VORLESUNGEN
ÜBER DIFFERENTIAL- UND
INTEGRALRECHNUNG

ZWEITER BAND

VORLESUNGEN ÜBER DIFFERENTIAL- UND INTEGRALRECHNUNG

VON

R. COURANT

ZWEITER BAND

FUNKTIONEN MEHRERER VERÄNDERLICHER

DRITTE, VERBESSERTE AUFLAGE

MIT 110 TEXTFIGUREN

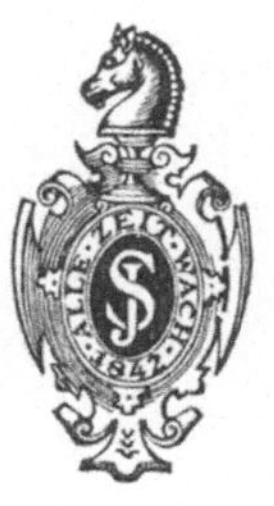

Springer-Verlag Berlin Heidelberg GmbH

1955

ISBN 978-3-662-35876-4   ISBN 978-3-662-36706-3 (eBook)
DOI 10.1007/978-3-662-36706-3

Aus dem Vorwort zur ersten Auflage.

Der vorliegende abschließende Band meiner Vorlesungen über Differential- und Integralrechnung behandelt die Lehre von den Funktionen mehrerer Veränderlicher. Bei der Darstellung habe ich denselben Grundsatz zu befolgen gesucht wie im ersten Bande: die Begriffsbildungen und Methoden aus ihren anschaulichen Quellen heraus zu motivieren und überall den Zugang zu den Anwendungen nach Möglichkeit zu erleichtern — ein Bestreben, das mit den Anforderungen der Strenge durchaus vereinbar erscheint.

Für die mathematischen Anfänger unter den Lesern möchte ich betonen, daß es eine schädliche Pedanterie wäre, wenn man unbedingt ein solches Buch Seite für Seite in der dargebotenen Reihenfolge durchstudieren wollte. Wer sich rasch die notwendigsten Kenntnisse aneignen will, wird zunächst das zweite und dann das vierte Kapitel lesen und erst danach durch Lektüre des dritten Kapitels die entstandenen Lücken ausfüllen. Das vorangestellte erste Kapitel soll überhaupt nicht vor den anderen systematisch studiert werden.

Am Schluß des Bandes sind in einem besonderen Anhang eine Reihe der wichtigsten Formeln und Tatsachen aus beiden Bänden zusammengestellt.

Göttingen, im November 1928.

R. COURANT.

Vorwort zur zweiten Auflage.

In der zweiten Auflage dieses Bandes sind, abgesehen von Verbesserungen und Berichtigungen im einzelnen, gegenüber der ersten Auflage einige größere Zusätze vorgenommen worden. Insbesondere sei auf die Ausgestaltung des Kapitels über Differentialgleichungen und auf die Einfügung eines neuen Abschnittes über die Gammafunktion hingewiesen.

Viele sachliche Hinweise und Berichtigungen habe ich freundlichen Zuschriften aus dem Kreise der Leser entnommen. Allen diesen Kritikern sage ich meinen herzlichen Dank. Besonders aber bin ich für ausgiebige Hilfe bei der Drucklegung und für weitgehende sachliche Unterstützung den Herren Dr. W. Magnus und Dr. R. Lüneburg verpflichtet.

Göttingen, im September 1931.

R. Courant.

Vorwort zur dritten Auflage.

Die dritte Auflage unterscheidet sich von der zweiten hauptsächlich durch die Aufnahme einer großen Reihe von Zusätzen, welche in der inzwischen erschienenen englischen Ausgabe enthalten sind.

New Rochelle, Januar 1955.

R. Courant.

Inhaltsverzeichnis.

Viertes Kapitel.

Integrale von Funktionen mehrerer Veränderlicher.

Anhang zum vierten Kapitel.

Fünftes Kapitel.

Integration über mehrdimensionale Bereiche. Fortsetzung.

Seite

Anhang zum fünften Kapitel.

Sechstes Kapitel.

Anwendungen, insbesondere Differentialgleichungen.

Erstes Kapitel

Vorbemerkungen über analytische Geometrie und Vektorrechnung.

Die mathematischen Tatsachen, welche den Hauptgegenstand des zweiten Teils dieser Vorlesungen bilden, finden vielfach ihre Veranschaulichung und Anwendung vermittels einfacher Grundbegriffe der analytischen Geometrie und der Vektorrechnung. Es scheint daher, obwohl ein gewisses Maß von Vorkenntnissen in dieser Richtung bei den meisten Lesern vorausgesetzt werden darf, zweckmäßig, in einem einleitenden Kapitel mit aller Kürze die einfachsten hierher gehörigen Dinge zusammenzustellen. Dieses Kapitel soll jedoch nicht vor der Lektüre des übrigen Buches studiert werden; vielmehr wird dem Leser geraten, erst beim Lesen der späteren Abschnitte nach Bedarf auf die hier bereitgehaltenen Tatsachen zurückzugreifen.

§ 1. Rechtwinklige Koordinaten und Vektoren.

1. Koordinatensysteme.

Zur Festlegung der Punkte einer Ebene bzw. des Raumes bedient man sich in bekannter Weise eines rechtwinkligen Koordinatensystems. In der Ebene wählen wir zwei, im Raume drei zueinander senkrechte Geraden, die x-Achse und die y-Achse bzw. die x-Achse, die y-Achse und die z-Achse. Auf jeder Achse wird dieselbe Maßeinheit zugrunde gelegt und dann in der üblichen Weise jedem Punkt der Ebene bzw. des Raumes eine x- und eine y-Koordinate bzw. eine x-, eine y- und eine z-Koordinate zugeordnet. Umgekehrt entspricht jedem Wertsystem (x, y) bzw. (x, y, z) genau ein Punkt der Ebene bzw. des Raumes; durch seine Koordinaten ist ein Punkt vollständig bestimmt.

Aus dem Satz des Pythagoras folgt für den *Abstand r zweier Punkte* mit den Koordinaten x_1, y_1 und x_2, y_2 bzw. x_1, y_1, z_1 und x_2, y_2, z_2 leicht die Formel

$$r = \sqrt{(x_1 - x_2)^2 + (y_1 - y_2)^2}$$

bzw.

$$r = \sqrt{(x_1 - x_2)^2 + (y_1 - y_2)^2 + (z_1 - z_2)^2}.$$

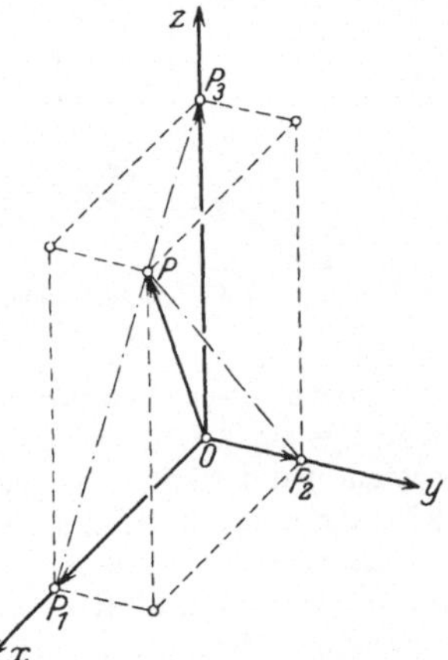

Fig. 1.
Räumliches Koordinatensystem.

Bei der Wahl eines rechtwinkligen Koordinatensystems bedarf für feinere Unterscheidungen ein Umstand besonderer Aufmerksamkeit, die sog. *Orientierung* des Koordinatensystems.

Im ersten Band, fünftes Kapitel, § 2, 1 haben wir zwischen positivem und negativem *Umlaufssinn* in der Ebene unterschieden. Nun ist durch die Drehung um 90°, welche die *positive* x-Achse eines ebenen Koordinatensystems auf dem kürzesten Wege in die *positive* y-Achse überführt, ein Drehsinn oder Umlaufssinn definiert. Je nachdem dieser Umlaufssinn positiv oder negativ ist, wollen wir das Koordinatensystem ein *positives (Rechts-) System* oder *negatives (Links-) System* nennen (s. Fig. 2 und 3). Es ist unmöglich, durch eine in der Ebene stattfindende Bewegung ein positives System in ein negatives System überzuführen. — Eine

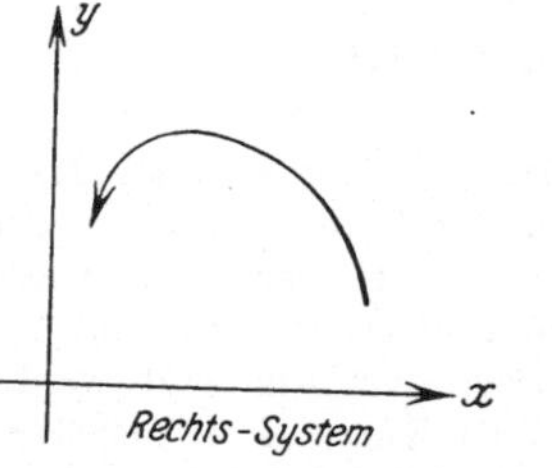

Fig. 2. Rechts-System.

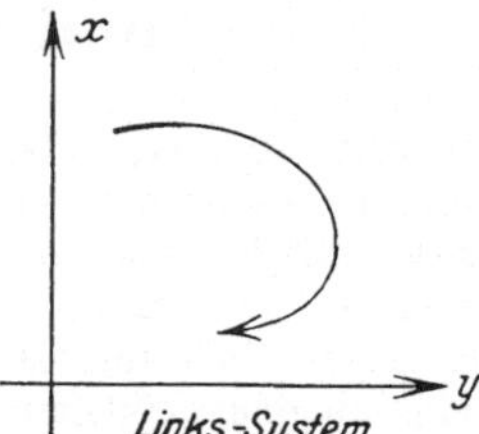

Fig. 3. Links-System.

ganz ähnliche Unterscheidung können wir für die räumlichen Koordinatensysteme treffen. Denkt man sich nämlich eine Person auf der x, y-Ebene so stehend, daß der Kopf in Richtung der positiven z-Achse weist, so können sich zwei Koordinatensysteme durch die Orientierung unterscheiden, mit der das Koordinatensystem in der

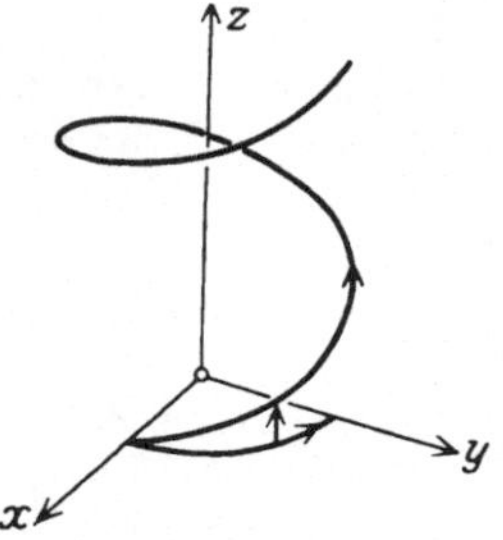

Fig. 4. Rechtsschraube.

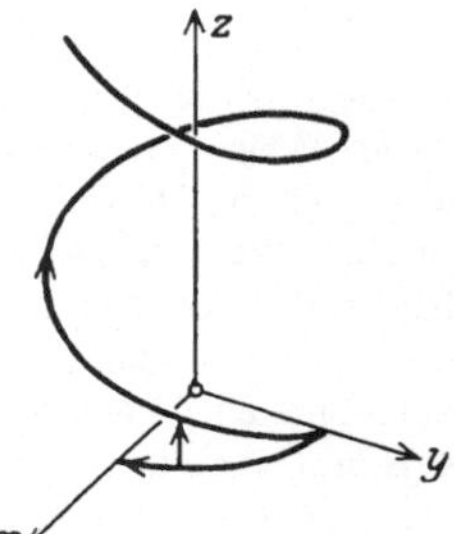

Fig. 5. Linksschraube.

x, y-Ebene versehen erscheint. Ist dieses ein positives System, so soll auch das räumliche System *positiv* heißen, andernfalls negativ (s. Fig. 4 und 5). Ein positives System kann durch eine gewöhnliche Rechtsschraube veranschaulicht werden; läßt man nämlich die x, y-Ebene eine Bewegung ausführen, die aus einer Drehung der Ebene in sich — in dem durch ihre Orientierung festgelegten Sinne — und einer gleichzeitigen Translation in Richtung der positiven z-Achse besteht, so ist diese Bewegung offenbar die einer Rechtsschraube. Analog wird ein negatives System durch eine Linksschraube veranschaulicht. Ein negatives System kann durch keine Bewegung in ein positives System übergeführt werden.

Wir werden im folgenden stets ein positives Koordinatensystem benutzen.

Genau in derselben Weise, wie wir hier dem rechtwinkligen x, y, z-Koordinatensystem eine Orientierung gegeben haben, kann man natürlich auch einem System von drei beliebigen andern, durch einen Punkt gehenden Achsen eine Orientierung zuschreiben, sofern dieselben nicht in einer Ebene liegen.

2. Richtungen und Vektoren. — Koordinatentransformation.

Eine orientierte, d.h. mit einem Durchlaufungssinn versehene Gerade l des Raumes oder der Ebene repräsentiert eine *Richtung*; jede orientierte Gerade, die sich mit ihrer Orientierung durch Parallelverschiebung in die Gerade l überführen läßt, repräsentiert dieselbe Richtung. Man pflegt eine Richtung in bezug auf ein Koordinatensystem dadurch zu kennzeichnen, daß man durch den Nullpunkt des Koordinatensystems eine orientierte Gerade derselben Richtung zieht und auf ihr den Punkt mit den Koordinaten α, β, γ, wählt, der vom Nullpunkt die Entfernung 1 hat. α, β und γ heißen die *Richtungskosinus* der Richtung. Sie sind die Kosinus der drei Winkel δ_1, δ_2 und δ_3, welche die orientierte Gerade l mit der positiven x-, y- und z-Achse bildet[1] (s. Fig. 6), und genügen nach unserer Abstandsformel der Relation

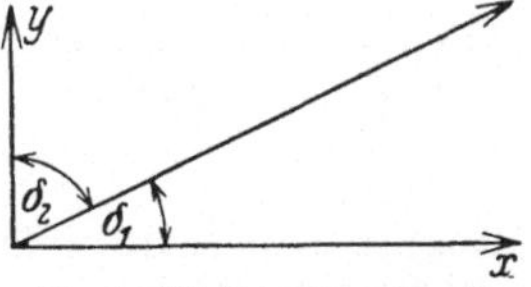

Fig. 6. Winkel einer Geraden mit den Achsen.

$$\alpha^2 + \beta^2 + \gamma^2 = 1.$$

Beschränken wir uns auf die x, y-Ebene, so wird eine Richtung durch die Winkel δ_1, δ_2 festgelegt, welche die orientierte Gerade l dieser Richtung durch den Nullpunkt mit der positiven x- und der positiven y-Achse bildet; oder durch deren Kosinus $\alpha = \cos \delta_1$, $\beta = \cos \delta_2$, welche die Gleichung

$$\alpha^2 + \beta^2 = 1$$

erfüllen.

Eine Strecke gegebener Länge und gegebener Richtung bezeichnen wir als einen *Vektor*; genauer als einen *gebundenen Vektor*, wenn es auf die feste Lage des Anfangspunktes im Raum ankommt; dagegen als einen *freien Vektor*, wenn die Lage des Anfangspunktes gleichgültig ist. Im folgenden lassen wir, wie auch später meistens, die Adjektive „frei" und „gebunden" fort und stellen uns, wenn nichts Besonderes gesagt ist, die Vektoren stets als frei vor. Vektoren bezeichnen wir mit kleinen, gelegentlich auch mit großen deutschen Buchstaben, etwa: $\mathfrak{a}, \mathfrak{b}, \mathfrak{c}, \mathfrak{x}, \mathfrak{A}$. Zwei freie Vektoren heißen gleich, wenn der eine in den anderen durch eine Parallelverschiebung übergeführt werden kann. Die Länge eines Vektors $\mathfrak{v}$ nennen wir auch seinen *absoluten Betrag* und schreiben dafür $|\mathfrak{v}|$.

Fällen wir von Anfangs- und Endpunkt eines Vektors die Lote auf eine gerichtete Gerade l, so erhalten wir auf l eine dem Vektor entsprechende orientierte Strecke. Stimmt die Orientierung dieser Strecke mit der von l überein, so soll ihre Länge die *Komponente von $\mathfrak{v}$ in der Richtung von l* heißen, sind die Orientierungen entgegengesetzt, so nennen wir den negativen Wert der Länge jener Strecke die Komponente von $\mathfrak{v}$ in der Richtung von l. Die Komponente von $\mathfrak{v}$ in der Richtung von l bezeichnen wir mit v_l. Ist δ der Winkel zwischen der Richtung von $\mathfrak{v}$ und der von l (s. Fig. 7), so gilt offenbar allgemein

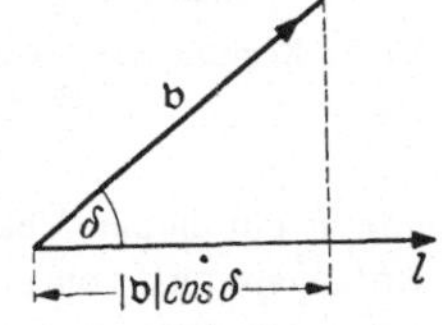

Fig. 7.
Projektion eines Vektors.

$$v_l = |\mathfrak{v}| \cos \delta.$$

Ein Vektor $\mathfrak{v}$ von der Länge 1 heißt *Einheitsvektor*; seine Komponente in einer Richtung l ist gleich dem Kosinus des Winkels zwischen l und $\mathfrak{v}$. Die Komponenten eines Vektors $\mathfrak{v}$ in Richtung der drei Achsen eines Koordinatensystems

---

[1] Unter dem Winkel, den eine orientierte Gerade mit einer anderen bildet, kann immer der zwischen 0 und π liegende verstanden werden, da im folgenden nur die Kosinus dieser Winkel betrachtet werden.

bezeichnen wir mit v_1, v_2, v_3. Schiebt man den Anfangspunkt von $\mathfrak{v}$ in den Nullpunkt, so erkennt man die Richtigkeit der Gleichung

$$|\mathfrak{v}| = \sqrt{v_1^2 + v_2^2 + v_3^2}.$$

Sind α, β und γ die Richtungskosinus der Richtung von $\mathfrak{v}$, so gilt:

$$v_1 = |\mathfrak{v}|\,\alpha, \quad v_2 = |\mathfrak{v}|\,\beta, \quad v_3 = |\mathfrak{v}|\,\gamma.$$

Durch seine Komponenten v_1, v_2, v_3 ist ein freier Vektor vollständig bestimmt. Eine Gleichung

$$\mathfrak{v} = \mathfrak{w}$$

zwischen zwei Vektoren bedeutet also die Zusammenfassung der drei gewöhnlichen Gleichungen

$$v_1 = w_1$$
$$v_2 = w_2$$
$$v_3 = w_3$$

zwischen den Komponenten.

Die Benutzung von Vektoren ist aus zwei verschiedenen Gründen vorteilhaft und naturgemäß. Einmal, weil zahlreiche geometrische und vor allen Dingen physikalische Begriffe wie Kraft, Geschwindigkeit, Beschleunigung sich unmittelbar unabhängig von dem zugrunde gelegten Koordinatensystem als Vektoren darbieten; zweitens, weil für das Rechnen mit Vektoren sich einfache Rechenregeln aufstellen lassen, die in Analogie zu den Rechenregeln für gewöhnliche Zahlen stehen und mit deren Hilfe man viele Überlegungen in einfacher und von dem zufällig gewählten Koordinatensystem unabhängiger Weise durchführen kann.

Wir definieren zunächst die *Summe zweier Vektoren* $\mathfrak{a}$ und $\mathfrak{b}$. Wir verschieben zu diesem Zweck den Vektor $\mathfrak{b}$ parallel zu sich, so daß sein Anfangspunkt in den Endpunkt von $\mathfrak{a}$ fällt. Dann ist durch den Anfangspunkt von $\mathfrak{a}$ und den Endpunkt

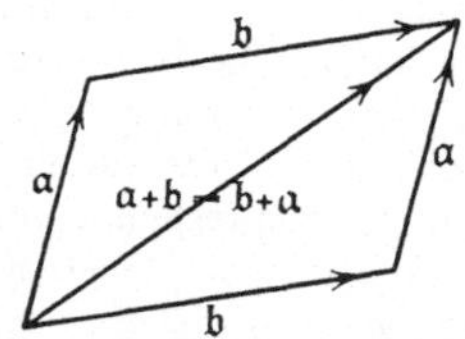

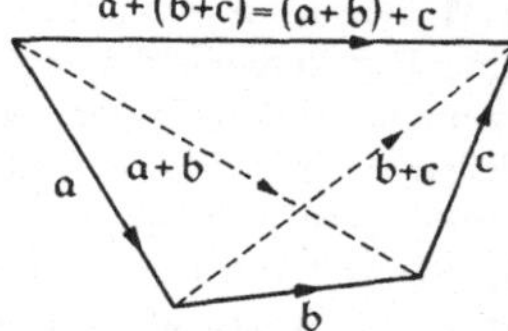

Fig. 8. Kommutatives Gesetz für die Addition von Vektoren.   Fig. 9. Assoziatives Gesetz für die Addition von Vektoren.

von $\mathfrak{b}$ ein neuer Vektor $\mathfrak{c}$ bestimmt (s. Fig. 8), dessen Anfangspunkt mit dem Anfangspunkt von $\mathfrak{a}$ und dessen Endpunkt mit dem Endpunkt von $\mathfrak{b}$ zusammenfällt; wir bezeichnen $\mathfrak{c}$ als die *Summe von $\mathfrak{a}$ und $\mathfrak{b}$* und schreiben:

$$\mathfrak{a} + \mathfrak{b} = \mathfrak{c}.$$

Es gilt offenbar das *kommutative* Gesetz

$$\mathfrak{a} + \mathfrak{b} = \mathfrak{b} + \mathfrak{a}$$

und das *assoziative* Gesetz

$$\mathfrak{a} + (\mathfrak{b} + \mathfrak{c}) = (\mathfrak{a} + \mathfrak{b}) + \mathfrak{c} = \mathfrak{a} + \mathfrak{b} + \mathfrak{c}$$

wie ein Blick auf die Fig. 8 und 9 zeigt.

Aus der Definition der Vektoraddition ergibt sich sofort der „*Projektionssatz*", daß *die Komponente der Summe zweier oder mehrerer Vektoren in einer Richtung l gleich der Summe der Komponenten der einzelnen Vektoren in dieser Richtung ist*:

$$(\mathfrak{a} + \mathfrak{b})_l = \mathfrak{a}_l + \mathfrak{b}_l.$$

Insbesondere sind die Komponenten von $\mathfrak{a} + \mathfrak{b}$ in Richtung der Koordinatenachsen $a_1 + b_1$, $a_2 + b_2$, $a_3 + b_3$.

Für die Bildung der Summe zweier Vektoren gilt also die einfache Regel: Die Komponenten der Summe sind die Summen entsprechender Komponenten der Summanden.

Jeden Punkt P mit den Koordinaten x, y und z können wir kennzeichnen durch den vom Nullpunkt nach P weisenden *Ortsvektor*, dessen Komponenten in den Achsenrichtungen gerade die Koordinaten des Punktes P sind. In den drei Achsenrichtungen nehmen wir drei Einheitsvektoren, $\mathfrak{e}_1$ in der x-Richtung, $\mathfrak{e}_2$ in der y-Richtung, $\mathfrak{e}_3$ in der z-Richtung. Wenn der Vektor $\mathfrak{v}$ die Komponenten v_1, v_2, v_3 hat, so ist

$$\mathfrak{v} = v_1 \mathfrak{e}_1 + v_2 \mathfrak{e}_2 + v_3 \mathfrak{e}_3.$$

Wir wollen $\mathfrak{v}_1 = v_1 \mathfrak{e}_1$, $\mathfrak{v}_2 = v_2 \mathfrak{e}_2$, $\mathfrak{v}_3 = v_3 \mathfrak{e}_3$ die *Vektorkomponenten* von $\mathfrak{v}$ nennen.

Mit Hilfe des eben formulierten Projektionssatzes gewinnen wir in einfacher Weise die *Transformationsformeln*, mit deren Hilfe sich die Koordinaten eines gegebenen Punktes P in einem x', y', z'-System aus den Koordinaten in einem x, y, z-System bestimmen, das mit dem x', y', z'-System den Nullpunkt gemeinsam hat, etwa aus diesem durch eine Drehung entstanden ist[1]. Die drei neuen Achsen bilden mit den drei alten Achsen Winkel, deren Kosinus in unmittelbar verständlicher Weise durch das folgende Schema angegeben werden mögen; es soll z.B. γ_1 den Kosinus des Winkels zwischen der x'-Achse und der z-Achse bedeuten usw.

	x	y	z
x'	α_1	β_1	γ_1
y'	α_2	β_2	γ_2
z'	α_3	β_3	γ_3

Von P fällen wir auf die x, y, z-Achsen die Lote mit den Fußpunkten P_1, P_2, P_3 (s. Fig. 1). Der Vektor von O nach P ist dann gleich der Summe der Vektoren von O nach P_1, von O nach P_2 und von O nach P_3. Die Richtungskosinus der x'-Achse im x, y, z-System sind $\alpha_1, \beta_1, \gamma_1$, die der y'-Achse $\alpha_2, \beta_2, \gamma_2$, die der z'-Achse $\alpha_3, \beta_3, \gamma_3$. Nach unserem Projektionssatz gilt für x', die Komponente des Vektors $\overrightarrow{OP}$ in Richtung der x'-Achse, daß dieselbe gleich der Summe der Komponenten von $\overrightarrow{OP_1}$, $\overrightarrow{OP_2}$, $\overrightarrow{OP_3}$ in Richtung der x'-Achse sein muß, also:

$$x' = \alpha_1 x + \beta_1 y + \gamma_1 z.$$

Denn es ist z.B. $\alpha_1 x$ die Komponente von x in Richtung der x'-Achse. Macht man dieselben Überlegungen für y' und z', so erhält man die *Transformations-*

---

[1] Man bedenke, daß nach unserer Verabredung in Nr. 1 beide Systeme Rechtssysteme sein sollen.

formeln

$$x' = \alpha_1 x + \beta_1 y + \gamma_1 z$$
$$y' = \alpha_2 x + \beta_2 y + \gamma_2 z$$
$$z' = \alpha_3 x + \beta_3 y + \gamma_3 z$$

und umgekehrt:

$$x = \alpha_1 x' + \alpha_2 y' + \alpha_3 z'$$
$$y = \beta_1 x' + \beta_2 y' + \beta_3 z'$$
$$z = \gamma_1 x' + \gamma_2 y' + \gamma_3 z'.$$

Da die Komponenten eines gebundenen Vektors $\mathfrak{v}$ in Richtung der Achsen sich durch die Formeln

$$v_1 = x_2 - x_1$$
$$v_2 = y_2 - y_1$$
$$v_3 = z_2 - z_1$$

ausdrücken, in denen x_1, y_1, z_1 die Koordinaten des Anfangspunktes, x_2, y_2, z_2 die Koordinaten des Endpunktes von $\mathfrak{v}$ sind, so gelten *für die Vektorkomponenten dieselben Transformationsformeln*

$$v_1' = \alpha_1 v_1 + \beta_1 v_2 + \gamma_1 v_3$$
$$v_2' = \alpha_2 v_1 + \beta_2 v_2 + \gamma_2 v_3$$
$$v_3' = \alpha_3 v_1 + \beta_3 v_2 + \gamma_3 v_3$$

wie für die Koordinaten.

3. Die innere Multiplikation von Vektoren.

Entsprechend den Festsetzungen über die Addition von Vektoren erklären wir *das Produkt eines Vektors* $\mathfrak{v}$ *mit einer Zahl c*: Hat $\mathfrak{v}$ die Komponenten v_1, v_2, v_3, so soll $c\mathfrak{v}$ der Vektor mit den Komponenten cv_1, cv_2, cv_3 sein. Diese Definition ist in Einklang mit der Erklärung der Vektoraddition: Es ist $\mathfrak{v} + \mathfrak{v} = 2\mathfrak{v}$, $\mathfrak{v} + \mathfrak{v} + \mathfrak{v} = 3\mathfrak{v}$, usw. Ist $c > 0$, so hat $c\mathfrak{v}$ dieselbe Richtung wie $\mathfrak{v}$, aber die Länge $c|\mathfrak{v}|$; ist $c < 0$, so ist die Richtung von $c\mathfrak{v}$ der Richtung von $\mathfrak{v}$ entgegengesetzt und die Länge von $c\mathfrak{v}$ ist $(-c)|\mathfrak{v}|$. Für $c = 0$ ist $c\mathfrak{v}$ der *Nullvektor* mit den Komponenten 0, 0, 0.

Man kann auch das *Produkt zweier Vektoren* $\mathfrak{u}$ und $\mathfrak{v}$ definieren, wobei diese „Multiplikation" von Vektoren ähnlichen Rechengesetzen genügt wie die gewöhnliche Multiplikation. Es gibt zwei verschiedene Arten der Vektormultiplikation. Wir führen zunächst die einfachere und für uns wichtigere „*innere Multiplikation*" der Vektoren $\mathfrak{u}$ und $\mathfrak{v}$ durch folgende Definition ein: *Als inneres oder „skalares" Produkt* $\mathfrak{u}\mathfrak{v}$ *der Vektoren* $\mathfrak{u}$ *und* $\mathfrak{v}$ *bezeichnen wir das Produkt ihrer absoluten Beträge und des Kosinus des Winkels δ zwischen ihren Richtungen:*

$$\mathfrak{u}\mathfrak{v} = |\mathfrak{u}|\,|\mathfrak{v}|\cos\delta.$$

Das innere Produkt ist also nichts als die Komponente des einen Vektors in bezug auf die Richtung des andern, multipliziert mit dem Betrage des zweiten.

Aus dem Projektionssatz folgt daher sofort das „*distributive Gesetz*"

$$(\mathfrak{u} + \mathfrak{v})\,\mathfrak{w} = \mathfrak{u}\mathfrak{w} + \mathfrak{v}\mathfrak{w},$$

während das „*kommutative Gesetz*" der Multiplikation

$$\mathfrak{u}\mathfrak{v} = \mathfrak{v}\mathfrak{u}$$

eine unmittelbare Folge der Definition ist.

Dagegen unterscheidet sich die innere Multiplikation der Vektoren von der gewöhnlichen Zahlenmultiplikation wesentlich dadurch, daß *das Produkt Null sein kann, ohne daß ein Faktor verschwindet.* Es ist nämlich stets dann und nur dann

$$\mathfrak{u}\,\mathfrak{v} = 0,$$

wenn die beiden Vektoren $\mathfrak{u}$ *und* $\mathfrak{v}$ *aufeinander senkrecht stehen, oder wenigstens einer der Vektoren der Nullvektor ist.*

Um zu einer Darstellung des inneren Produktes durch die Komponenten zu gelangen, denken wir uns die Vektoren $\mathfrak{u}$ und $\mathfrak{v}$ beide im Nullpunkt beginnend. Ihre Vektorkomponenten seien $\mathfrak{u}_1, \mathfrak{u}_2, \mathfrak{u}_3$ bzw. $\mathfrak{v}_1, \mathfrak{v}_2, \mathfrak{v}_3$, so daß $\mathfrak{u} = \mathfrak{u}_1 + \mathfrak{u}_2 + \mathfrak{u}_3$ und $\mathfrak{v} = \mathfrak{v}_1 + \mathfrak{v}_2 + \mathfrak{v}_3$ gilt. In $\mathfrak{u}\,\mathfrak{v} = (\mathfrak{u}_1 + \mathfrak{u}_2 + \mathfrak{u}_3)\,(\mathfrak{v}_1 + \mathfrak{v}_2 + \mathfrak{v}_3)$ können wir rechts auf Grund der oben bewiesenen Rechengesetze ausmultiplizieren; beachten wir dabei, daß die Produkte $\mathfrak{u}_1\mathfrak{v}_2$, $\mathfrak{u}_1\mathfrak{v}_3$, $\mathfrak{u}_2\mathfrak{v}_1$, $\mathfrak{u}_2\mathfrak{v}_3$, $\mathfrak{u}_3\mathfrak{v}_1$ und $\mathfrak{u}_3\mathfrak{v}_2$ verschwinden, weil die Faktoren aufeinander senkrecht stehen, so erhalten wir $\mathfrak{u}\,\mathfrak{v} = \mathfrak{u}_1\mathfrak{v}_1 + \mathfrak{u}_2\mathfrak{v}_2 + \mathfrak{u}_3\mathfrak{v}_3$. Die Faktoren rechts haben nun dieselbe Richtung, so daß definitionsgemäß $\mathfrak{u}_1\mathfrak{v}_1 = u_1 v_1$ usw. ist, wobei u_1, u_2, u_3 bzw. v_1, v_2, v_3 die Komponenten von $\mathfrak{u}$ bzw. $\mathfrak{v}$ sind. Es gilt also

$$\mathfrak{u}\,\mathfrak{v} = u_1 v_1 + u_2 v_2 + u_3 v_3.$$

Man hätte diese Gleichung auch als Definitionsgleichung des inneren Produktes wählen können, die als Rechenregel zur Bildung des inneren Produktes von zwei durch ihre Komponenten gegebenen Vektoren wichtig ist. Wählt man insbesondere für $\mathfrak{u}$ und $\mathfrak{v}$ Einheitsvektoren mit den Richtungskosinus $\alpha_1, \alpha_2, \alpha_3$ bzw. $\beta_1, \beta_2, \beta_3$, so wird das innere Produkt gleich dem Kosinus des von $\mathfrak{u}$ und $\mathfrak{v}$ eingeschlossenen Winkels, welcher demnach durch die Formel

$$\cos\delta = \alpha_1\beta_1 + \alpha_2\beta_2 + \alpha_3\beta_3$$

dargestellt wird.

Die *physikalische Bedeutung* des inneren Produktes wird z.B. durch die aus den Elementen bekannte Tatsache gegeben, daß eine Kraft $\mathfrak{k}$, welche einen Massenpunkt längs der gerichteten Strecke $\mathfrak{v}$ bewegt, dabei die *Arbeit* $\mathfrak{k}\mathfrak{v}$ leistet.

4. Die Gleichungen der Geraden und der Ebene.

Es sei in der x, y-Ebene eine Gerade oder im x, y, z-Raume eine Ebene gegeben. Um ihre Gleichung zu finden, errichten wir auf ihr ein Lot und definieren eine bestimmte zur Geraden bzw. Ebene senkrechte „*positive*" *Normalenrichtung*; welche von den beiden möglichen Richtungen als positive bezeichnet wird, ist dabei gleichgültig (s. Fig. 10). Den Vektor von der Länge 1 und der positiven Normalenrichtung nennen wir $\mathfrak{n}$. Die Punkte der Geraden bzw. der Ebene sind dadurch definiert, daß der vom Nullpunkt nach ihnen hinführende Ortsvektor $\mathfrak{r}$ eine konstante Projektion p auf die Nor-

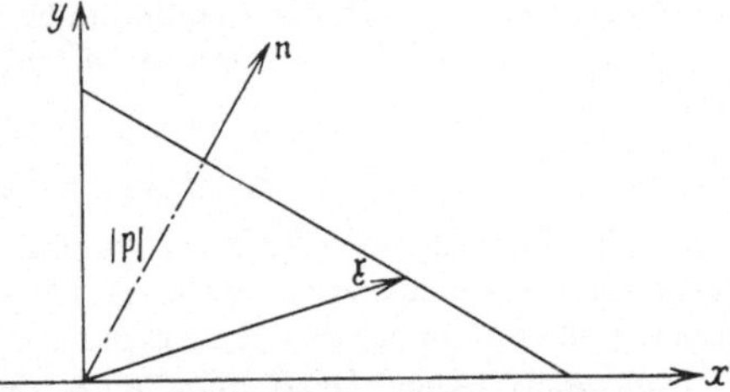

Fig. 10. Zur Ableitung der Gleichung einer Geraden.

malenrichtung hat, oder daß das innere Produkt dieses Ortsvektors mit dem Normalvektor $\mathfrak{n}$ konstant ist. Sind α, β bzw. α, β, γ die Richtungskosinus der positiven Normalenrichtung, d.h. die Komponenten von $\mathfrak{n}$, so ist also

$$\alpha x + \beta y - p = 0$$

bzw.

$$\alpha x + \beta y + \gamma z - p = 0$$

die gesuchte Gleichung der Geraden bzw. der Ebene. Die Bedeutung von p ist die folgende: Der Absolutwert $|p|$ von p ist der Abstand der Geraden (Ebene) vom Nullpunkt. p ist *positiv*, wenn die Gerade (Ebene) nicht durch den Nullpunkt geht und $\mathfrak{n}$ vom Nullpunkt *auf die Gerade (Ebene) zu gerichtet ist,* p ist negativ, wenn der Nullpunkt nicht auf der Geraden (Ebene) liegt und $\mathfrak{n}$ entgegengesetzt gerichtet ist, es ist $p = 0$, wenn die Gerade (Ebene) durch den Nullpunkt geht. Sind umgekehrt α, β bzw. α, β, γ Richtungskosinus, so stellen diese Gleichungen eine Gerade bzw. eine Ebene mit diesen Richtungskosinus und mit der Entfernung $|p|$ vom Nullpunkt dar.

Der Ausdruck $\alpha x + \beta y - p$ bzw. $\alpha x + \beta y + \gamma z - p$ auf der linken Seite dieser „Hesseschen *Normalform*" der Geradengleichung hat auch eine geometrische Bedeutung für beliebige Punkte P, die nicht mehr auf der Geraden bzw. Ebene liegen. Aus der Tatsache, daß $\alpha x + \beta y$ bzw. $\alpha x + \beta y + \gamma z$ die Projektion des Ortsvektors von O nach P auf die Normalenrichtung ist, ergibt sich nämlich sofort, daß der *Ausdruck* $\alpha x + \beta y - p$ bzw. $\alpha x + \beta y + \gamma z - p$ *den senkrechten Abstand des Punktes P von der Geraden bzw. Ebene bedeutet, und zwar positiv gerechnet für die Punkte auf der einen* — in Richtung der positiven Normalen liegenden — *Seite, negativ für die Punkte der andern Seite.*

Aus der Hesseschen Normalform der Gleichung erhalten wir durch Multiplikation mit irgendeinem nicht verschwindenden Faktor andere Darstellungen der Geraden bzw. Ebene. Ist umgekehrt irgendeine lineare Gleichung

$$A x + B y + D = 0 \quad \text{bzw.} \quad A x + B y + C z + D = 0$$

gegeben, so stellt sie sicherlich wieder eine Gerade bzw. Ebene dar, wenn nicht alle Koeffizienten A, B bzw. A, B, C verschwinden[1]. Denn dividieren wir etwa durch $\sqrt{A^2 + B^2 + C^2}$ und setzen

$$\alpha = \frac{A}{\sqrt{A^2 + B^2 + C^2}}, \quad \beta = \frac{B}{\sqrt{A^2 + B^2 + C^2}},$$

$$\gamma = \frac{C}{\sqrt{A^2 + B^2 + C^2}}, \quad p = -\frac{D}{\sqrt{A^2 + B^2 + C^2}},$$

so erhalten wir eine Gleichung, welche nach dem Obigen eine Ebene mit den Richtungskosinus α, β, γ und dem Abstand p vom Nullpunkt darstellt; und Entsprechendes gilt für die Geradengleichung.

Eine gerade Linie im Raume kann man durch zwei beliebige Ebenen charakterisieren, welche durch die Gerade hindurchgehen. Man erhält so analytisch für eine räumliche Gerade zwei lineare Gleichungen

$$A_1 x + B_1 y + C_1 z + D_1 = 0,$$
$$A_2 x + B_2 y + C_2 z + D_2 = 0,$$

denen die Koordinaten x, y, z der Punkte der Geraden genügen. Da durch eine gegebene Gerade unendlich viele Ebenen hindurchgehen, so ist die obige Darstellung einer räumlichen Geraden nicht eindeutig festgelegt.

Zur analytischen Darstellung einer Geraden ist häufig eine Parameterdarstellung mit Hilfe eines Parameters t bequemer. Betrachtet man nämlich drei lineare ganze Funktionen von t

$$x = a_1 + b_1 t,$$
$$y = a_2 + b_2 t,$$
$$z = a_3 + b_3 t,$$

---

[1] Wenn $A = B = 0$ (bzw. $A = B = C = 0$) ist, so muß auch $D = 0$ sein, und *alle* Punkte der Ebene (des Raumes) erfüllen die Gleichung.

wobei nicht alle b_i gleich Null sind, so durchläuft der Punkt (x, y, z) eine Gerade, wenn t die Zahlenachse durchläuft. Man erkennt dies unmittelbar, indem man t aus je zwei der Gleichungen eliminiert, wodurch für x, y, z zwei lineare Gleichungen entstehen.

Die Richtungskosinus α, β, γ unserer Geraden in der Parameterdarstellung werden proportional den Koeffizienten b_1, b_2, b_3. Denn diese Richtungskosinus sind ja (s. Fig. 11) proportional den Koordinatendifferenzen $x_1 - x_2$, $y_1 - y_2$, $z_1 - z_2$ zweier Geradenpunkte $P_1 P_2$ mit den Koordinaten

$$x_1 = a_1 + b_1 t_1,$$
$$y_1 = a_2 + b_2 t_1,$$
$$z_1 = a_3 + b_3 t_1$$

bzw.

$$x_2 = a_1 + b_1 t_2,$$
$$y_2 = a_2 + b_2 t_2,$$
$$z_2 = a_3 + b_3 t_2.$$

Also

$$\overline{P_1 P_2} \cos \delta_1 = x_2 - x_1 = b_1 (t_2 - t_1),$$
$$\overline{P_1 P_2} \cos \delta_2 = y_2 - y_1 = b_2 (t_2 - t_1),$$
$$\overline{P_1 P_2} \cos \delta_3 = z_2 - z_1 = b_3 (t_2 - t_1).$$

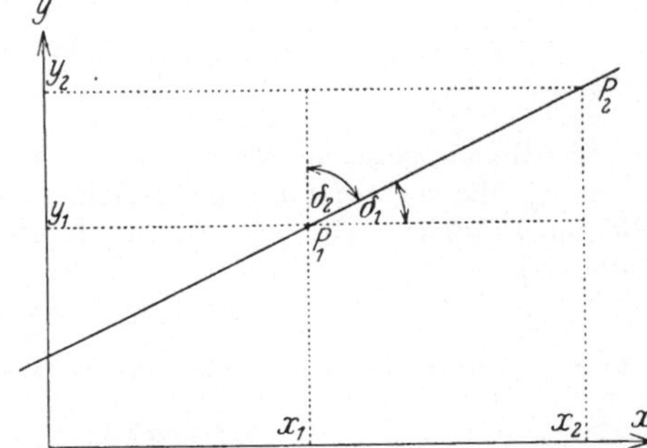

Fig. 11. Zur Parameterdarstellung einer Geraden durch zwei Punkte.

Es ist also

$$\alpha = \varrho\, b_1, \quad \beta = \varrho\, b_2, \quad \gamma = \varrho\, b_3, \quad \left(\text{wo } \varrho = \frac{t_2 - t_1}{\overline{P_1 P_2}}\right).$$

Da die Richtungskosinus die Quadratsumme 1 haben, folgt

$$\alpha = \frac{b_1}{\sqrt{b_1^2 + b_2^2 + b_3^2}}, \quad \beta = \frac{b_2}{\sqrt{b_1^2 + b_2^2 + b_3^2}}, \quad \gamma = \frac{b_3}{\sqrt{b_1^2 + b_2^2 + b_3^2}},$$

wobei die Doppeldeutigkeit der Quadratwurzel die Tatsache zum Ausdruck bringt, daß man jeden der beiden möglichen Richtungssinne auf der Geraden wählen darf.

Mit Hilfe der Richtungskosinus kann man übrigens die Parameterdarstellung der Geraden leicht in folgende Form bringen:

$$x = x_0 + \alpha\, \tau,$$
$$y = y_0 + \beta\, \tau,$$
$$z = z_0 + \gamma\, \tau,$$

wo x_0, y_0, z_0 ein fester Punkt auf der Geraden ist; dabei ergibt sich der neue Parameter τ aus dem früheren Parameter t etwa durch die Gleichung

$$x_0 + \alpha\, \tau = a_1 + b_1 t.$$

Wegen $\alpha^2 + \beta^2 + \gamma^2 = 1$ ist $\tau^2 = (x - x_0)^2 + (y - y_0)^2 + (z - z_0)^2$; es ist also τ absolut genommen der Abstand zwischen (x_0, y_0, z_0) und (x, y, z). Das Vorzeichen von τ gibt an, ob die orientierte Gerade vom Punkte (x_0, y_0, z_0) nach (x, y, z) gerichtet ist oder umgekehrt; im ersten Falle ist τ positiv, im zweiten negativ.

Aus dem Obenstehenden ergibt sich eine nützliche Darstellung der Koordinaten x, y, z eines Punktes P auf der Strecke zwischen den Punkten P_0 und P_1 mit den Koordinaten x_0, y_0, z_0 bzw. x_1, y_1, z_1 in der Form

$$x = \lambda_0 x_0 + \lambda_1 x_1, \quad y = \lambda_0 y_0 + \lambda_1 y_1, \quad z = \lambda_0 z_0 + \lambda_1 z_1,$$

wobei λ_0 und λ_1 positiv sind und $\lambda_0 + \lambda_1 = 1$ ist. Denn bezeichnen τ bzw. τ_1 die Abstände der Punkte P bzw. P_1 von P_0, so wird $\lambda_0 = 1 - \dfrac{\tau}{\tau_1}$ und $\lambda_1 = \dfrac{\tau}{\tau_1}$. Berechnet man nämlich etwa α aus $x_1 = x_0 + \alpha\,\tau_1$ und setzt den so erhaltenen Wert $\alpha = \dfrac{x_1 - x_0}{\tau_1}$ in die Gleichung $x = x_0 + \alpha\,\tau$ ein, so folgt sofort unsere Behauptung. Durch

$$x = x_0 + \alpha\,\tau,$$
$$y = y_0 + \beta\,\tau,$$
$$z = z_0 + \gamma\,\tau$$

sei eine Gerade gegeben. Wir suchen die Gleichung der Ebene durch den Punkt x_0, y_0, z_0, die senkrecht auf der Geraden steht. Da ihre Normalenrichtung die Richtungskosinus α, β, γ hat, so ist die HESSEsche Normalform der gesuchten Gleichung

$$\alpha\,x + \beta\,y + \gamma z - p = 0,$$

und da x_0, y_0, z_0 auf der Ebene liegt, so wird

$$p = \alpha\,x_0 + \beta\,y_0 + \gamma z_0,$$

daher ist die gesuchte Gleichung der Ebene durch x_0, y_0, z_0 senkrecht zur Geraden mit den Richtungskosinus α, β, γ:

$$\alpha(x - x_0) + \beta(y - y_0) + \gamma(z - z_0) = 0.$$

Entsprechend ist die Gleichung einer Geraden in der x, y-Ebene, die durch den Punkt x_0, y_0 geht und senkrecht auf der Geraden mit den Richtungskosinus α, β steht,

$$\alpha(x - x_0) + \beta(y - y_0) = 0.$$

Später brauchen wir eine *Formel für den Winkel δ zwischen zwei Ebenen*, die durch ihre Gleichungen

$$\alpha\,x + \beta\,y + \gamma z - p = 0,$$
$$\alpha'\,x + \beta'\,y + \gamma' z - p' = 0$$

gegeben sind. Da der Winkel δ zwischen den Ebenen gleich dem Winkel zwischen den Normalvektoren ist, so ist $\cos\delta$ das innere Produkt dieser Vektoren:

$$\cos\delta = \alpha\alpha' + \beta\beta' + \gamma\gamma'.$$

Entsprechend gilt für den *Winkel δ zwischen den Geraden*

$$\alpha\,x + \beta\,y - p = 0 \quad \text{und} \quad \alpha'\,x + \beta'\,y - p' = 0$$

der x, y-Ebene

$$\cos\delta = \alpha\alpha' + \beta\beta'.$$

§ 2. Dreiecksinhalt, Tetraedervolumen und äußere Vektormultiplikation.

1. Dreiecksinhalt.

Um den Flächeninhalt eines Dreieckes in der x, y-Ebene zu berechnen, denken wir es parallel zu sich so verschoben, daß eine seiner Ecken in den Nullpunkt O fällt, die beiden anderen P_1 und P_2 die Koordinaten x_1, y_1 bzw. x_2, y_2 haben

(s. Fig. 12). Die Gleichung der Geraden, welche O mit P_1 verbindet, schreiben wir in der Normalform

$$\frac{-y_1}{\sqrt{x_1^2 + y_1^2}}\, x + \frac{x_1}{\sqrt{x_1^2 + y_1^2}}\, y = 0$$

und erhalten somit als Abstand h des Punktes P_2 von der Geraden — bis auf das Vorzeichen — den Ausdruck

$$\pm h = \frac{-y_1 x_2}{\sqrt{x_1^2 + y_1^2}} + \frac{x_1 y_2}{\sqrt{x_1^2 + y_1^2}}\,.$$

Da die Länge der Strecke OP_1 gleich $\sqrt{x_1^2 + y_1^2}$ ist, so ergibt sich, abgesehen vom Vorzeichen, für den doppelten *Flächeninhalt des Dreiecks* durch Multiplikation der „Grundlinie" OP_1 mit ihrem Abstand h von P_2 der Ausdruck

$$2F = x_1 y_2 - x_2 y_1.$$

Dieser Ausdruck kann an sich positiv oder negativ sein; er wechselt sein Vorzeichen, wenn man P_1 mit P_2 vertauscht. Wir behaupten nun: *Der Aus-*

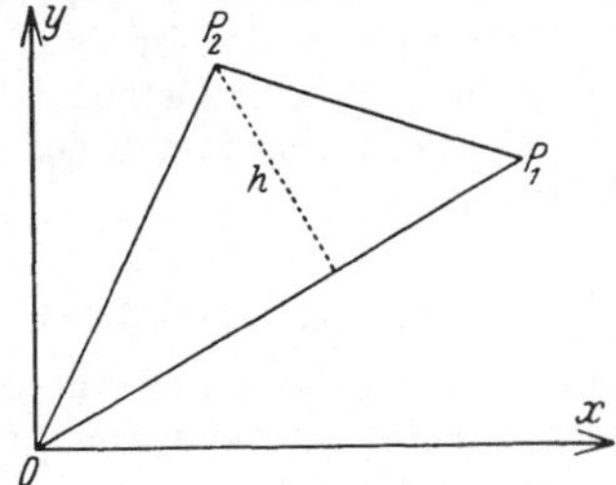

Fig. 12.
Inhaltsbestimmung eines Dreiecks OP_1P_2.

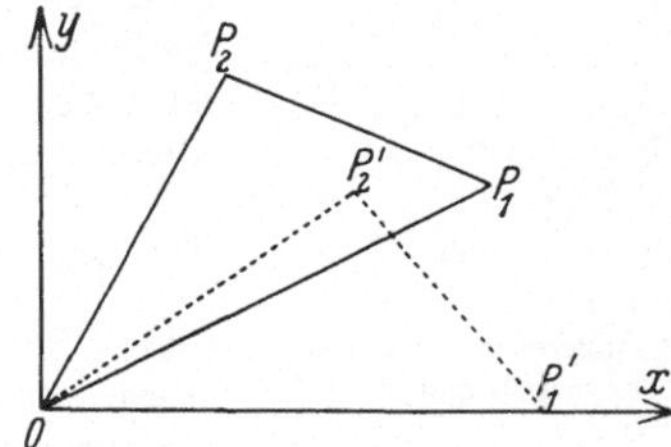

Fig. 13.
Zur Vorzeichenbestimmung des Dreiecksinhalts.

druck F erscheint mit dem positiven bzw. mit dem negativen Vorzeichen, je nachdem ob der Umlaufssinn OP_1P_2 mit dem Umlaufssinn des Koordinatensystems übereinstimmt oder nicht. Statt diese Tatsache durch eine nähere Analyse unserer obigen Herleitung zu beweisen — was an sich durchaus möglich ist —, ziehen wir zum Beweise folgende Betrachtung vor. Wir drehen das Dreieck OP_1P_2 um den Nullpunkt O, bis P_1 auf die positive x-Achse zu liegen kommt. (Den Fall, daß O, P_1, P_2 in einer Geraden liegen, also $F = \frac{1}{2}(x_1 y_2 - x_2 y_1) = 0$ ist, können wir beiseite lassen.) Dabei hat sich F nicht geändert. Nach der Drehung hat P_1 die Koordinaten $x_1' > 0$, $y_1' = 0$, die Koordinaten des neuen P_2 seien x_2' und y_2'. Der Flächeninhalt des Dreiecks ist jetzt

$$F = \tfrac{1}{2}\, x_1'\, y_2',$$

er hat also dasselbe Vorzeichen wie y_2'. Das Vorzeichen von y_2' ist aber gleich dem Vorzeichen des Umlaufssinnes OP_1P_2 (s. Fig. 13). Damit ist die Behauptung bewiesen.

Für den Ausdruck $x_1 y_2 - x_2 y_1$, welcher den doppelten mit Vorzeichen versehenen Flächeninhalt angibt, pflegt man die symbolische Schreibweise

$$x_1 y_2 - x_2 y_1 = \begin{vmatrix} x_1 & y_1 \\ x_2 & y_2 \end{vmatrix}$$

einzuführen und die Bezeichnung „*zweireihige Determinante*" zu benutzen.

Ist der eine Eckpunkt des Dreiecks nicht der Koordinatenursprung, sondern allgemein der Punkt (x_0, y_0), so ergibt eine Parallelverschiebung des Koordinatensystems für den Flächeninhalt des Dreiecks

$$F = \frac{1}{2} \begin{vmatrix} x_1 - x_0 & y_1 - y_0 \\ x_2 - x_0 & y_2 - y_0 \end{vmatrix}.$$

2. Äußere Multiplikation zweier Vektoren.

Neben der inneren Multiplikation spielt noch der Begriff des äußeren Produktes zweier Vektoren eine wichtige Rolle. Das äußere Produkt $\mathfrak{a} \times \mathfrak{b}$ der Vektoren $\mathfrak{a}$ und $\mathfrak{b}$ wird folgendermaßen definiert (s. Fig. 14):

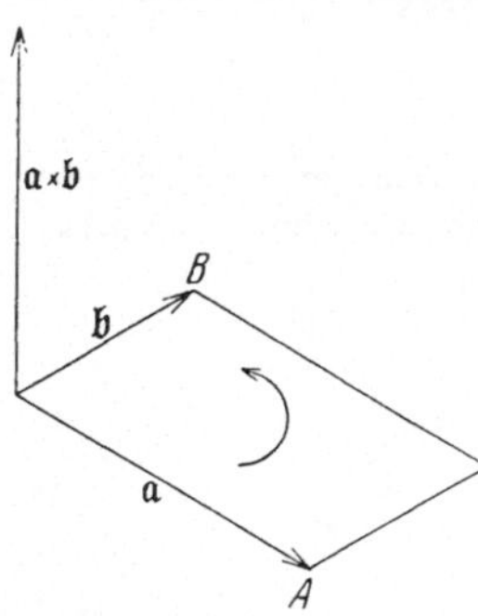

Fig. 14. Äußeres Produkt zweier Vektoren $\mathfrak{a}$ und $\mathfrak{b}$.

Wir tragen $\mathfrak{a}$ und $\mathfrak{b}$ von einem Punkt O aus ab. Dann spannen $\mathfrak{a}$ und $\mathfrak{b}$ im Raume ein Parallelogramm auf. Das äußere Produkt $\mathfrak{a} \times \mathfrak{b} = \mathfrak{c}$ ist ein Vektor, dessen Länge gleich dem Inhalt dieses Parallelogramms und dessen Richtung senkrecht zu der Ebene des Parallelogrammes ist, und zwar so, daß der Schraubungssinn von $\mathfrak{a}$ über $\mathfrak{b}$ nach $\mathfrak{c} = \mathfrak{a} \times \mathfrak{b}$ positiv ist. Für den Fall, daß $\mathfrak{a}$ und $\mathfrak{b}$ in ein und dieselbe Gerade fallen, ist $\mathfrak{a} \times \mathfrak{b} = 0$ zu setzen, weil der Flächeninhalt des Parallelogrammes gleich Null ist.

Rechenregeln für das Vektorprodukt.

1. Sind $\mathfrak{a}$ und $\mathfrak{b} \neq 0$, so ist dann und nur dann $\mathfrak{a} \times \mathfrak{b} = 0$, wenn $\mathfrak{a}$ und $\mathfrak{b}$ gleich oder entgegengesetzt gerichtet sind.

Denn nur in diesem Falle hat das von $\mathfrak{a}$ und $\mathfrak{b}$ aufgespannte Parallelogramm den Flächeninhalt Null.

2. Es ist

$$\mathfrak{b} \times \mathfrak{a} = - (\mathfrak{a} \times \mathfrak{b}).$$

Das folgt unmittelbar aus der Erklärung der Richtung von $\mathfrak{a} \times \mathfrak{b}$.

3. Bedeuten a und b Zahlen, so ist

$$a\,\mathfrak{a} \times b\,\mathfrak{b} = a\,b\,(\mathfrak{a} \times \mathfrak{b}).$$

Denn das von $a\,\mathfrak{a}$ und $b\,\mathfrak{b}$ aufgespannte Parallelogramm besitzt den ab-fachen Flächeninhalt des von $\mathfrak{a}$ und $\mathfrak{b}$ aufgespannten Parallelogramms, und liegt in derselben Ebene wie diese.

4. Es gelten die distributiven Gesetze

$$\mathfrak{a} \times (\mathfrak{b} + \mathfrak{c}) = \mathfrak{a} \times \mathfrak{b} + \mathfrak{a} \times \mathfrak{c}, \qquad (\mathfrak{b} + \mathfrak{c}) \times \mathfrak{a} = \mathfrak{b} \times \mathfrak{a} + \mathfrak{c} \times \mathfrak{a}.$$

Die zweite Formel folgt nach der Vertauschungsregel 2 sofort aus der ersten, die wir jetzt beweisen werden.

Wir stellen eine geometrische Vorschrift zur Bildung des Vektorproduktes $\mathfrak{a} \times \mathfrak{b}$ auf, die uns die Richtigkeit der distributiven Gesetze ohne weiteres erkennen läßt.

E sei die zu $\mathfrak{a}$ senkrechte Ebene durch den Punkt O. Wir projizieren $\mathfrak{b}$ senkrecht auf E, dadurch entsteht ein Vektor $\mathfrak{b}'$ (s. Fig. 15). Es ist $\mathfrak{a} \times \mathfrak{b}' = \mathfrak{a} \times \mathfrak{b}$, denn das von $\mathfrak{a}$ und $\mathfrak{b}'$ aufgespannte Parallelogramm hat mit dem von $\mathfrak{a}$ und $\mathfrak{b}$

aufgespannten Parallelogramm Grundlinie und Höhe gemeinsam und die Richtungen von $\mathfrak{a} \times \mathfrak{b}'$ und $\mathfrak{a} \times \mathfrak{b}$ sind gleich, weil $\mathfrak{a}$, $\mathfrak{b}$, $\mathfrak{b}'$ in einer Ebene liegen, und weil der Drehsinn von $\mathfrak{a}$ nach $\mathfrak{b}'$ derselbe wie der von $\mathfrak{a}$ nach $\mathfrak{b}$ ist. $\mathfrak{a}$ und $\mathfrak{b}'$ spannen ein **Rechteck** auf, daher ist die Länge von $\mathfrak{a} \times \mathfrak{b}' = \mathfrak{a} \times \mathfrak{b}$ das Produkt $|\mathfrak{a}|\,|\mathfrak{b}'|$. Man erhält also einen Vektor $\mathfrak{b}''$, der dieselbe Länge wie $\mathfrak{a} \times \mathfrak{b}' = \mathfrak{a} \times \mathfrak{b}$ hat, indem man $\mathfrak{b}'$ im Verhältnis $|\mathfrak{a}|:1$ vergrößert. $\mathfrak{a} \times \mathfrak{b} = \mathfrak{a} \times \mathfrak{b}'$ steht aber auf $\mathfrak{a}$ und $\mathfrak{b}$ senkrecht, so daß man $\mathfrak{a} \times \mathfrak{b} = \mathfrak{a} \times \mathfrak{b}'$ aus $\mathfrak{b}''$ durch eine Drehung um 90° mit der Achse $\mathfrak{a}$ erhält. Und zwar muß der Drehungssinn von der Spitze von $\mathfrak{a}$ aus positiv erscheinen; wir wollen eine solche Drehung eine *positive Drehung um den Vektor* $\mathfrak{a}$ *als Achse nennen.*

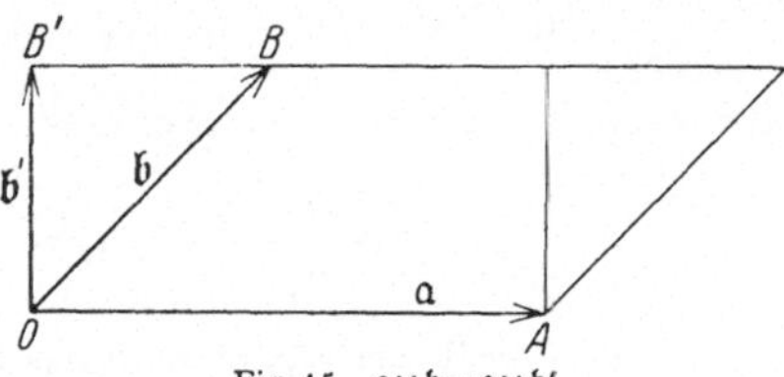

Fig. 15. $\mathfrak{a} \times \mathfrak{b} = \mathfrak{a} \times \mathfrak{b}'$.

Man kann also $\mathfrak{a} \times \mathfrak{b}$ folgendermaßen bilden: Zuerst $\mathfrak{b}$ senkrecht in die Ebene E projizieren, dann im Verhältnis $|\mathfrak{a}|:1$ vergrößern, dann positiv 90° um den Vektor $\mathfrak{a}$ drehen.

Zum Beweis von $\mathfrak{a} \times (\mathfrak{b} + \mathfrak{c}) = \mathfrak{a} \times \mathfrak{b} + \mathfrak{a} \times \mathfrak{c}$ gehen wir so vor: $\mathfrak{b}$ und $\mathfrak{c}$ sind die Seiten OB, OC eines Parallelogrammes $OBDC$, dessen Diagonale OD die Summe $\mathfrak{b} + \mathfrak{c}$ ist. Nun führen wir die drei Operationen des Projizierens, Vergrößerns und Drehens statt mit den einzelnen Vektoren $\mathfrak{a}$, $\mathfrak{b}$, $\mathfrak{a} + \mathfrak{b}$ gleich mit dem ganzen Parallelogramm $OBDC$ aus; dadurch erhalten wir ein Parallelogramm $OB_1 D_1 C_1$, dessen Seiten OB_1, OC_1 die Vektoren $\mathfrak{a} \times \mathfrak{b}$ und $\mathfrak{a} \times \mathfrak{c}$ sind, und dessen Diagonale das Produkt $\mathfrak{a} \times (\mathfrak{b} + \mathfrak{c})$ ist. Danach ist die Gleichung $\mathfrak{a} \times \mathfrak{b} + \mathfrak{a} \times \mathfrak{c} = \mathfrak{a} \times (\mathfrak{b} + \mathfrak{c})$ klar (s. Fig. 16).

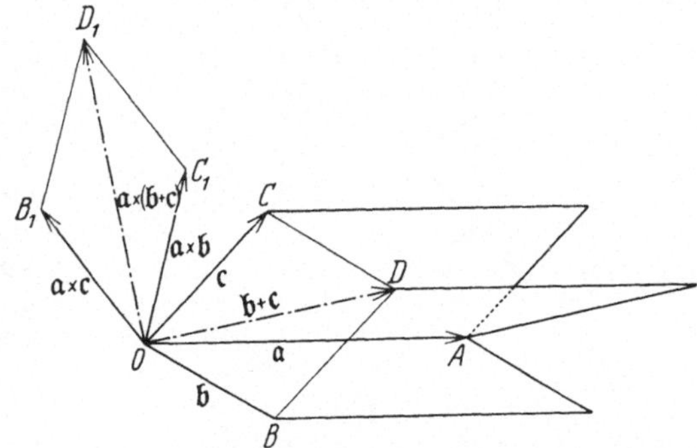

Fig. 16.   Distributives Gesetz für das äußere Produkt.
$\mathfrak{a} \times (\mathfrak{b} + \mathfrak{c}) = \mathfrak{a} \times \mathfrak{b} + \mathfrak{a} \times \mathfrak{c}$.

5. $\mathfrak{a}$ und $\mathfrak{b}$ seien durch ihre Komponenten a_1, a_2, a_3 bzw. b_1, b_2, b_3 in den Achsenrichtungen gegeben. Wie drücken sich die Achsenkomponenten des Vektorproduktes $\mathfrak{a} \times \mathfrak{b}$ durch die a_i und b_i aus?

Wir schreiben $\mathfrak{a}$ als Summe seiner Vektorkomponenten in den Achsenrichtungen. Sind $\mathfrak{e}_1, \mathfrak{e}_2, \mathfrak{e}_3$ die Einheitsvektoren in den Achsenrichtungen, so gilt

$$\mathfrak{a} = a_1 \mathfrak{e}_1 + a_2 \mathfrak{e}_2 + a_3 \mathfrak{e}_3,$$

entsprechend

$$\mathfrak{b} = b_1 \mathfrak{e}_1 + b_2 \mathfrak{e}_2 + b_3 \mathfrak{e}_3.$$

Nach den Distributivregeln erhalten wir

$$\mathfrak{a} \times \mathfrak{b} = a_1 \mathfrak{e}_1 \times b_1 \mathfrak{e}_1 + a_1 \mathfrak{e}_1 \times b_2 \mathfrak{e}_2 + a_1 \mathfrak{e}_1 \times b_3 \mathfrak{e}_3 + a_2 \mathfrak{e}_2 \times b_1 \mathfrak{e}_1 + a_2 \mathfrak{e}_2 \times b_2 \mathfrak{e}_2 +$$
$$+ a_2 \mathfrak{e}_2 \times b_3 \mathfrak{e}_3 + a_3 \mathfrak{e}_3 \times b_1 \mathfrak{e}_1 + a_3 \mathfrak{e}_3 \times b_2 \mathfrak{e}_2 + a_3 \mathfrak{e}_3 \times b_3 \mathfrak{e}_3,$$

dafür können wir aber nach den Rechenregeln 1 und 3 auch schreiben

$$\mathfrak{a} \times \mathfrak{b} = a_1 b_2 \mathfrak{e}_1 \times \mathfrak{e}_2 + a_1 b_3 \mathfrak{e}_1 \times \mathfrak{e}_3 + a_2 b_1 \mathfrak{e}_2 \times \mathfrak{e}_1 + a_2 b_3 \mathfrak{e}_2 \times \mathfrak{e}_3 + a_3 b_1 \mathfrak{e}_3 \times \mathfrak{e}_1 +$$
$$+ a_3 b_2 \mathfrak{e}_3 \times \mathfrak{e}_2.$$

Nun folgt aber aus der Definition des Vektorproduktes sofort

$$\mathfrak{e}_1 = (\mathfrak{e}_2 \times \mathfrak{e}_3) = - (\mathfrak{e}_3 \times \mathfrak{e}_2), \quad \mathfrak{e}_2 = (\mathfrak{e}_3 \times \mathfrak{e}_1) = - (\mathfrak{e}_1 \times \mathfrak{e}_3),$$

$$\mathfrak{e}_3 = (\mathfrak{e}_1 \times \mathfrak{e}_2) = - (\mathfrak{e}_2 \times \mathfrak{e}_1).$$

Also ist

$$\mathfrak{a} \times \mathfrak{b} = (a_2 b_3 - a_3 b_2)\, \mathfrak{e}_1 + (a_3 b_1 - a_1 b_3)\, \mathfrak{e}_2 + (a_1 b_2 - a_2 b_1)\, \mathfrak{e}_3.$$

Die Komponenten des Vektorproduktes $\mathfrak{a} \times \mathfrak{b} = \mathfrak{c}$ sind also

$$c_1 = \begin{vmatrix} a_2 & a_3 \\ b_2 & b_3 \end{vmatrix}, \quad c_2 = \begin{vmatrix} a_3 & a_1 \\ b_3 & b_1 \end{vmatrix}, \quad c_3 = \begin{vmatrix} a_1 & a_2 \\ b_1 & b_2 \end{vmatrix}.$$

In der Physik verwendet man das äußere Produkt zweier Vektoren zur Darstellung des *Momentes*. Eine Kraft $\mathfrak{k}$, deren Angriffspunkt der Endpunkt des Ortsvektors $\mathfrak{r}$ ist, hat um den Nullpunkt das Moment $\mathfrak{k} \times \mathfrak{r}$.

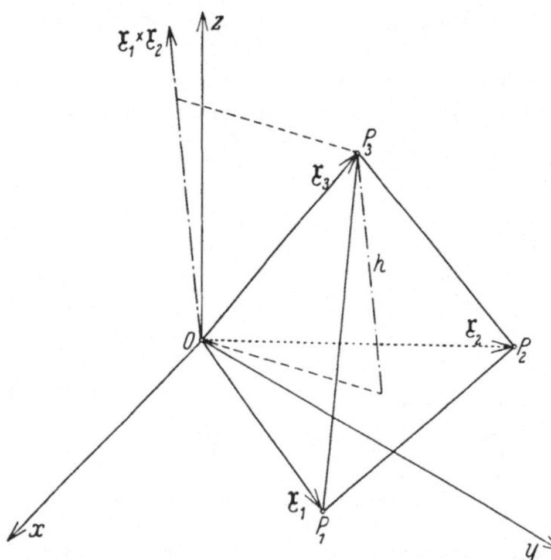

Fig. 17. Bestimmung des Volumens eines Tetraeders $O P_1 P_2 P_3$.

3. Das Tetraedervolumen.

Wir betrachten ein Tetraeder (s. Fig. 17), dessen Ecken der Nullpunkt O und drei andere Punkte P_1, P_2, P_3 sind, welche die Koordinaten x_1, y_1, z_1 bzw. x_2, y_2, z_2 bzw. x_3, y_3, z_3 haben. Um das Volumen dieses Tetraeders durch die Koordinaten seiner Eckpunkte auszudrücken, gehen wir so vor: Von den Vektoren $\mathfrak{r}_1 = O P_1$ und $\mathfrak{r}_2 = O P_2$ wird ein Dreieck aufgespannt, dessen Inhalt die halbe Länge des Vektorproduktes $\mathfrak{r}_1 \times \mathfrak{r}_2$ ist. Dieses Vektorprodukt hat die Richtung des von P_3 auf das Dreieck $O P_1 P_2$ gefällten Lotes; die Länge h dieses Lotes (die Höhe des Tetraeders) wird somit gegeben durch das innere Produkt des Vektors $\mathfrak{r}_3 = O P_3$ mit dem Einheitsvektor in der Richtung von $\mathfrak{r}_1 \times \mathfrak{r}_2$. ($h$ ist gleich der Komponente von $O P_3$ in der Richtung von $\mathfrak{r}_1 \times \mathfrak{r}_2$.) Da der Betrag von $\mathfrak{r}_1 \times \mathfrak{r}_2$ der doppelte Flächeninhalt F des Dreiecks $O P_1 P_2$ ist, und da das Tetraedervolumen V gleich $\tfrac{1}{3} F h$ ist, wird mithin

$$V = \tfrac{1}{6} (\mathfrak{r}_1 \times \mathfrak{r}_2)\, \mathfrak{r}_3$$

oder, da die Komponenten von $\mathfrak{r}_1 \times \mathfrak{r}_2$ gegeben sind durch:

$$\begin{vmatrix} y_1 & z_1 \\ y_2 & z_2 \end{vmatrix}, \quad \begin{vmatrix} z_1 & x_1 \\ z_2 & x_2 \end{vmatrix}, \quad \begin{vmatrix} x_1 & y_1 \\ x_2 & y_2 \end{vmatrix}.$$

wird

$$V = \frac{1}{6} \left\{ x_3 \begin{vmatrix} y_1 & z_1 \\ y_2 & z_2 \end{vmatrix} + y_3 \begin{vmatrix} z_1 & x_1 \\ z_2 & x_2 \end{vmatrix} + z_3 \begin{vmatrix} x_1 & y_1 \\ x_2 & y_2 \end{vmatrix} \right\}.$$

Dies gilt auch für den Fall, daß O, P_1, P_2 auf einer Geraden liegen; dann wird zwar die Richtung von $\mathfrak{r}_1 \times \mathfrak{r}_2$ unbestimmt, so daß man h nicht mehr als Komponente von $O P_3$ in der Richtung von $\mathfrak{r}_1 \times \mathfrak{r}_2$ auffassen kann, aber es wird $F = 0$, also auch $V = 0$, und dies folgt auch aus dem obenstehenden Ausdruck für V, da in diesem Falle sämtliche Komponenten von $\mathfrak{r}_1 \times \mathfrak{r}_2$ verschwinden.

Auch hier wird das Tetraedervolumen wie vorher der Dreiecksinhalt mit einem bestimmten Vorzeichen geliefert, und es zeigt sich, daß das Vorzeichen positiv ist, wenn die durch ihre Reihenfolge bestimmte Orientierung der drei Achsen OP_1, OP_2, OP_3 mit der Orientierung des Koordinatensystemes übereinstimmt, im entgegengesetzten Falle ist es negativ. Denn im ersten Falle liegt der Winkel δ zwischen $\mathfrak{r}_1 \times \mathfrak{r}_2$ und $\mathfrak{r}_3$ im Intervall $0 \leq \delta \leq \dfrac{\pi}{2}$, im zweiten Falle im Intervall $\dfrac{\pi}{2} \leq \delta \leq \pi$, wie unmittelbar aus der Definition von $\mathfrak{r}_1 \times \mathfrak{r}_2$ folgt, und V ist gleich $|\mathfrak{r}_1 \times \mathfrak{r}_2| \cdot |\mathfrak{r}_3| \cos \delta$.

Den in unseren Formeln auftretenden Ausdruck

$$x_3 \begin{vmatrix} y_1 & z_1 \\ y_2 & z_2 \end{vmatrix} + y_3 \begin{vmatrix} z_1 & x_1 \\ z_2 & x_2 \end{vmatrix} + z_3 \begin{vmatrix} x_1 & y_1 \\ x_2 & y_2 \end{vmatrix}$$

kürzen wir durch das Symbol

$$\begin{vmatrix} x_1 & y_1 & z_1 \\ x_2 & y_2 & z_2 \\ x_3 & y_3 & z_3 \end{vmatrix}$$

ab und nennen ihn eine *dreireihige Determinante*. Es ist also, ausführlich geschrieben,

$$\begin{vmatrix} x_1 & y_1 & z_1 \\ x_2 & y_2 & z_2 \\ x_3 & y_3 & z_3 \end{vmatrix} = x_3 y_1 z_2 - x_3 y_2 z_1 + x_2 y_3 z_1 - x_1 y_3 z_2 + x_1 y_2 z_3 - x_2 y_1 z_3 .$$

Genau wie im Falle des Dreiecks ergibt sich für das Volumen eines Tetraeders, dessen eine Ecke nicht durch den Koordinatenursprung, sondern durch den Punkt (x_0, y_0, z_0) gegeben ist, der Ausdruck

$$V = \frac{1}{6} \begin{vmatrix} x_1 - x_0 & y_1 - y_0 & z_1 - z_0 \\ x_2 - x_0 & y_2 - y_0 & z_2 - z_0 \\ x_3 - x_0 & y_3 - y_0 & z_3 - z_0 \end{vmatrix} .$$

§ 3. Die einfachsten Tatsachen über zwei- und dreireihige Determinanten.

1. Bildungsgesetze und Haupteigenschaften.

Die bei der Berechnung von Dreiecksinhalt und Tetraedervolumen auftretenden zwei- und dreireihigen Determinanten spielen samt ihren Verallgemeinerungen, den *mehrreihigen Determinanten*, in allen Zweigen der Mathematik für die übersichtliche Darstellung formaler Rechnungen eine wichtige Rolle. Wir wollen die Eigenschaften der Determinanten an den zwei- und dreireihigen Determinanten — die wir im wesentlichen allein brauchen werden — entwickeln. Dabei sei bemerkt, daß alle unsere Hauptsätze bei entsprechender Formulierung auch für beliebige Determinanten gelten; jedoch muß hinsichtlich deren Theorie auf die Lehrbücher der Algebra und Determinanten verwiesen werden[1].

---

[1] Vgl. etwa G. KOWALEWSKI: Einführung in die *Determinantentheorie*, 2. Auflage, Leipzig 1925, SCHOENFLIES-DEHN: Einführung in die analytische Geometrie, 2. Auflage, Berlin 1931 oder O. SCHREIER und E. SPERNER: Vorlesungen über Matrizen, Leipzig 1932.

Die Determinanten

$$\begin{vmatrix} a & b \\ c & d \end{vmatrix} \quad \text{bzw.} \quad \begin{vmatrix} a & b & c \\ d & e & f \\ g & h & k \end{vmatrix}$$

sind nach ihrer Definition in bestimmter Weise aus ihren „*Elementen*" a, b, c, d bzw. $a, b, c, d, e, f, g, h, k$ gebildete Ausdrücke. Man nennt die Horizontalreihen (in unserem Beispiel etwa d, e, f) die „*Zeilen*" und die Vertikalreihen (etwa c, f, k) die „*Spalten*" der Determinante.

Über die Bildung der zweireihigen Determinanten $\begin{vmatrix} a & b \\ c & d \end{vmatrix} = ad - bc$ ist kein Wort zu verlieren; für die dreireihigen Determinanten sei die „*Regel von Sarrus*" angegeben, welche die Symmetrie der Bildungsweise gut erkennen läßt:

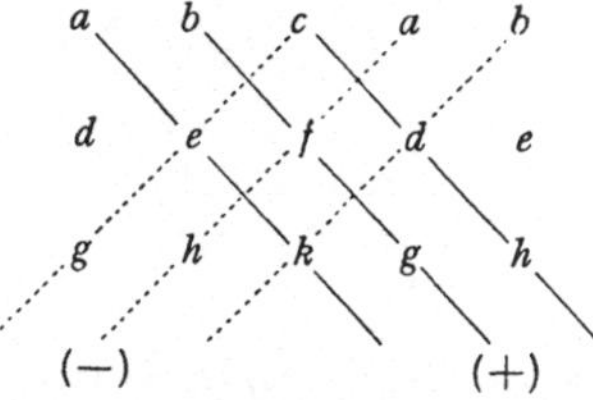

Man schreibe die beiden ersten Spalten hinter die dritte: nun bilde man die Produkte von je drei Zahlen in einer unter 45° zur Horizontalen geneigten Geraden, multipliziere die Produkte, die zu einer von links oben nach rechts unten verlaufenden Geraden gehören, mit $+1$, die anderen mit -1 und addiere sie. Man erhält auf diese Weise für die Determinante:

$$\begin{vmatrix} a & b & c \\ d & e & f \\ g & h & k \end{vmatrix} = aek + bfg + cdh - ceg - afh - bdk.$$

Wir beweisen jetzt einige Sätze über Determinanten:

1. *Werden Zeilen und Spalten einer Determinante vertauscht, so ändert sich ihr Wert nicht.* Das heißt es ist:

$$\begin{vmatrix} a & b \\ c & d \end{vmatrix} = \begin{vmatrix} a & c \\ b & d \end{vmatrix},$$

$$\begin{vmatrix} a & b & c \\ d & e & f \\ g & h & k \end{vmatrix} = \begin{vmatrix} a & d & g \\ b & e & h \\ c & f & k \end{vmatrix}.$$

Das folgt unmittelbar aus den obenstehenden Ausdrücken für die Determinanten.

2. *Vertauscht man zwei Zeilen oder zwei Spalten einer Determinante miteinander, so ändert sie ihr Vorzeichen*, d.h. sie multipliziert sich mit -1.

Dies braucht nach 1. nur für die Spalten bewiesen zu werden und läßt sich an Hand der oben angegebenen Bildungsgesetze der Determinanten unmittelbar bestätigen.

3. In § 2 hatten wir die dreireihigen Determinanten durch die Gleichung

$$\begin{vmatrix} x_1 & y_1 & z_1 \\ x_2 & y_2 & z_2 \\ x_3 & y_3 & z_3 \end{vmatrix} = x_3 \begin{vmatrix} y_1 & z_1 \\ y_2 & z_2 \end{vmatrix} + y_3 \begin{vmatrix} z_1 & x_1 \\ z_2 & x_2 \end{vmatrix} + z_3 \begin{vmatrix} x_1 & y_1 \\ x_2 & y_2 \end{vmatrix}$$

eingeführt. Wir schreiben sie nach 2. in der Form

$$\begin{vmatrix} x_1 & y_1 & z_1 \\ x_2 & y_2 & z_2 \\ x_3 & y_3 & z_3 \end{vmatrix} = x_3 \begin{vmatrix} y_1 & z_1 \\ y_2 & z_2 \end{vmatrix} - y_3 \begin{vmatrix} x_1 & z_1 \\ x_2 & z_2 \end{vmatrix} + z_3 \begin{vmatrix} x_1 & y_1 \\ x_2 & y_2 \end{vmatrix},$$

dann sind in den Determinanten rechts die Elemente genau so wie links angeordnet. Vertauscht man links die beiden letzten Zeilen miteinander und schreibt dann dieselbe Gleichung auf, so folgt mit Rücksicht auf 2:

$$\begin{vmatrix} x_1 & y_1 & z_1 \\ x_2 & y_2 & z_2 \\ x_3 & y_3 & z_3 \end{vmatrix} = - x_2 \begin{vmatrix} y_1 & z_1 \\ y_3 & z_3 \end{vmatrix} + y_2 \begin{vmatrix} x_1 & z_1 \\ x_3 & z_3 \end{vmatrix} - z_2 \begin{vmatrix} x_1 & y_1 \\ x_3 & y_3 \end{vmatrix}$$

und in ganz ähnlicher Weise

$$\begin{vmatrix} x_1 & y_1 & z_1 \\ x_2 & y_2 & z_2 \\ x_3 & y_3 & z_3 \end{vmatrix} = x_1 \begin{vmatrix} y_2 & z_2 \\ y_3 & z_3 \end{vmatrix} - y_1 \begin{vmatrix} x_2 & z_2 \\ x_3 & z_3 \end{vmatrix} + z_1 \begin{vmatrix} x_2 & y_2 \\ x_3 & y_3 \end{vmatrix}.$$

Wir nennen diese drei Gleichungen die *Entwicklungen nach den Elementen* der dritten, der zweiten und der ersten *Zeile*. Durch Vertauschen der Spalten mit den Zeilen, wodurch nach 1. der Wert der Determinante nicht geändert wird erhält man die *Entwicklungen nach den Spalten*

$$\begin{vmatrix} x_1 & y_1 & z_1 \\ x_2 & y_2 & z_2 \\ x_3 & y_3 & z_3 \end{vmatrix} = x_1 \begin{vmatrix} y_2 & z_2 \\ y_3 & z_3 \end{vmatrix} - x_2 \begin{vmatrix} y_1 & z_1 \\ y_3 & z_3 \end{vmatrix} + x_3 \begin{vmatrix} y_1 & z_1 \\ y_2 & z_2 \end{vmatrix}$$

$$\begin{vmatrix} x_1 & y_1 & z_1 \\ x_2 & y_2 & z_2 \\ x_3 & y_3 & z_3 \end{vmatrix} = - y_1 \begin{vmatrix} x_2 & z_2 \\ x_3 & z_3 \end{vmatrix} + y_2 \begin{vmatrix} x_1 & z_1 \\ x_3 & z_3 \end{vmatrix} - y_3 \begin{vmatrix} x_1 & z_1 \\ x_2 & z_2 \end{vmatrix}$$

$$\begin{vmatrix} x_1 & y_1 & z_1 \\ x_2 & y_2 & z_2 \\ x_3 & y_3 & z_3 \end{vmatrix} = z_1 \begin{vmatrix} x_2 & y_2 \\ x_3 & y_3 \end{vmatrix} - z_2 \begin{vmatrix} x_1 & y_1 \\ x_3 & y_3 \end{vmatrix} + z_3 \begin{vmatrix} x_1 & y_1 \\ x_2 & y_2 \end{vmatrix}.$$

Eine unmittelbare Folge ist der Satz:

4. *Anstatt eine Determinante mit einer Zahl ϱ zu multiplizieren, kann man alle Elemente einer Zeile oder einer Spalte mit ϱ multiplizieren.*

Aus 2. und 4. folgern wir:

5. *Sind die Elemente zweier Zeilen oder zweier Spalten einer Determinante proportional*, d.h. ist jedes Element der einen Zeile oder Spalte das Produkt desselben Faktors ϱ mit dem entsprechenden Element der anderen Spalte oder Zeile, *so ist die Determinante gleich Null.* Denn wir können nach 4. den Faktor ϱ vor die Determinante schreiben; vertauschen wir dann die elementweise gleichen Reihen, so ändert die Determinante ihren Wert nicht, aber nach 2. ihr Vorzeichen. Das ist nur möglich, wenn sie gleich Null ist.

Demnach ist z.B. eine Determinante, bei der in einer Spalte oder Zeile lauter Nullen stehen, gleich Null, was auch unmittelbar aus der Definition der Determinante folgt.

6. *Die Summe zweier Determinanten derselben Reihenzahl, welche sich nur in den Elementen einer entsprechenden Reihe (Zeile oder Spalte) unterscheiden, ist gleich der Determinante, die man folgendermaßen bildet: Man lasse die den beiden Determinanten gemeinsamen Reihen ungeändert und addiere die sich unterscheidenden Reihen elementeweise.* Zum Beispiel:

$$\begin{vmatrix} a & b & c \\ d & e & f \\ g & h & k \end{vmatrix} + \begin{vmatrix} a & m & c \\ d & n & f \\ g & p & k \end{vmatrix} = \begin{vmatrix} a & b+m & c \\ d & e+n & f \\ g & h+p & k \end{vmatrix}.$$

Entwickelt man nämlich nach den Elementen der fraglichen Reihen, die in unserem Falle aus den Elementen b, e, h bzw. m, n, p bestehen, und addiert, so erhält man den Ausdruck

$$(-b-m)\begin{vmatrix} d & f \\ g & k \end{vmatrix} + (e+n)\begin{vmatrix} a & c \\ g & k \end{vmatrix} + (-h-p)\begin{vmatrix} a & c \\ d & f \end{vmatrix},$$

der offenbar nichts anderes ist als die Entwicklung der Determinante

$$\begin{vmatrix} a & b+m & c \\ d & e+n & f \\ g & h+p & k \end{vmatrix}$$

nach der Reihe $b+m$, $e+n$, $h+p$. Damit ist die Behauptung bewiesen.

Für zweireihige Determinanten gilt eine ähnliche Überlegung.

7. *Man kann die mit einem Faktor multiplizierten Elemente einer Reihe (Spalte oder Zeile) elementweise zu denen einer parallelen Reihe addieren, ohne den Wert der Determinante zu ändern.*

Nach 6. ist die neu entstandene Determinante die Summe der ursprünglichen Determinante und einer Determinante, bei der zwei parallele Reihen proportional sind. Diese zweite Determinante ist aber nach 5. gleich Null[1].

---

[1] Ausgehend von unseren Entwicklungen nach Zeilen oder Spalten kann man übrigens auch vierreihige und höhere Determinanten definieren. Zu einem Schema von 16 Größen

$$\begin{pmatrix} a_1 & b_1 & c_1 & d_1 \\ a_2 & b_2 & c_2 & d_2 \\ a_3 & b_3 & c_3 & d_3 \\ a_4 & b_4 & c_4 & d_4 \end{pmatrix}$$

definieren wir z. B. durch den Ausdruck

$$a_1\begin{vmatrix} b_2 & c_2 & d_2 \\ b_3 & c_3 & d_3 \\ b_4 & c_4 & d_4 \end{vmatrix} - b_1\begin{vmatrix} a_2 & c_2 & d_2 \\ a_3 & c_3 & d_3 \\ a_4 & c_4 & d_4 \end{vmatrix} + c_1\begin{vmatrix} a_2 & b_2 & d_2 \\ a_3 & b_3 & d_3 \\ a_4 & b_4 & d_4 \end{vmatrix} - d_1\begin{vmatrix} a_2 & b_2 & c_2 \\ a_3 & b_3 & c_2 \\ a_4 & b_4 & c_4 \end{vmatrix}$$

eine vierreihige Determinante und können nun ebenso nacheinander fünfreihige, sechsreihige und allgemein durch Rekursion n-reihige Determinanten einführen. Es erweist sich, daß diese alle wesentlichen Eigenschaften mit den Determinanten aus zwei oder drei Reihen gemeinsam haben. Die „Regel von Sarrus" gilt allerdings für die Entwicklung mehr als dreireihiger Determinanten nicht mehr. Eine Durchführung der Betrachtungen würde aus dem hier gegebenen Rahmen hinausführen.

Die folgenden Beispiele erläutern die Anwendung dieser Sätze zur Berechnung von Determinanten. Es ist

$$\begin{vmatrix} a & 0 & 0 \\ 0 & e & 0 \\ 0 & 0 & k \end{vmatrix} = a\,e\,k,$$

wie man z. B. aus der SARRUSschen Regel entnehmen kann. *Eine Determinante, bei der nur die in der „Hauptdiagonale" stehenden Elemente von Null verschieden sind, ist gleich dem Produkt dieser Elemente.*

Berechnung einer Determinante:

$$\begin{vmatrix} 1 & 1 & -1 \\ 1 & -1 & 1 \\ -1 & 1 & 1 \end{vmatrix} = \begin{vmatrix} 2 & 0 & 0 \\ 1 & -1 & 1 \\ -1 & 1 & 1 \end{vmatrix} \quad \text{(zweite Zeile zur ersten addiert)},$$

$$\begin{vmatrix} 2 & 0 & 0 \\ 1 & -1 & 1 \\ -1 & 1 & 1 \end{vmatrix} = 2 \cdot \begin{vmatrix} -1 & 1 \\ 1 & 1 \end{vmatrix} \quad \text{(Entwicklung nach der ersten Zeile)}.$$

Mithin ist:

$$\begin{vmatrix} 1 & 1 & -1 \\ 1 & -1 & 1 \\ -1 & 1 & 1 \end{vmatrix} = -4.$$

Ein weiteres Beispiel:

$$\begin{vmatrix} 1 & x & x^2 \\ 1 & y & y^2 \\ 1 & z & z^2 \end{vmatrix} = \begin{vmatrix} 1 & x & x^2 \\ 0 & y-x & y^2-x^2 \\ 1 & z & z^2 \end{vmatrix} = \begin{vmatrix} 1 & x & x^2 \\ 0 & y-x & y^2-x^2 \\ 0 & z-x & z^2-x^2 \end{vmatrix}.$$

Entwickelt man nun nach der ersten Spalte, so erhält man:

$$\begin{vmatrix} 1 & x & x^2 \\ 0 & y-x & y^2-x^2 \\ 0 & z-x & z^2-x^2 \end{vmatrix} = \begin{vmatrix} y-x & y^2-x^2 \\ z-x & z^2-x^2 \end{vmatrix} = (y-x)(z-x)\begin{vmatrix} 1 & y+x \\ 1 & z+x \end{vmatrix}$$

$$= (y-x)(z-x)(z-y).$$

2. Anwendung auf lineare Gleichungen.

Von fundamentaler Bedeutung sind die Determinanten für die Theorie der linearen Gleichungen. Um die beiden Gleichungen

$$a\,x + b\,y = A,$$
$$c\,x + d\,y = B,$$

nach x und y aufzulösen, multiplizieren wir einmal die erste mit c, die zweite mit a, ein anderes Mal die erste mit d, die zweite mit b und subtrahieren dann die zweite von der ersten. Dann ergibt sich

$$(b\,c - a\,d)\,y = A\,c - B\,a$$

und

$$(a\,d - b\,c)\,x = A\,d - B\,b,$$

oder

$$x\begin{vmatrix} a & b \\ c & d \end{vmatrix} = \begin{vmatrix} A & b \\ B & d \end{vmatrix}, \quad y\begin{vmatrix} a & b \\ c & d \end{vmatrix} = \begin{vmatrix} a & A \\ c & B \end{vmatrix}.$$

Setzen wir voraus, daß die Determinante

$$\begin{vmatrix} a & b \\ c & d \end{vmatrix}$$

von Null verschieden ist, so folgen aus diesen Gleichungen sofort die Auflösungsformeln

$$x = \frac{\begin{vmatrix} A & b \\ B & d \end{vmatrix}}{\begin{vmatrix} a & b \\ c & d \end{vmatrix}}, \qquad y = \frac{\begin{vmatrix} a & A \\ c & B \end{vmatrix}}{\begin{vmatrix} a & b \\ c & d \end{vmatrix}},$$

deren Richtigkeit man durch Einsetzen bestätigen kann. Ist jedoch die Determinante $\begin{vmatrix} a & b \\ c & d \end{vmatrix} = 0$, so würde aus den Gleichungen

$$x \begin{vmatrix} a & b \\ c & d \end{vmatrix} = \begin{vmatrix} A & b \\ B & d \end{vmatrix}, \qquad y \begin{vmatrix} a & b \\ c & d \end{vmatrix} = \begin{vmatrix} a & A \\ c & B \end{vmatrix}$$

ein Widerspruch folgen, sobald von den Determinanten $\begin{vmatrix} A & b \\ B & d \end{vmatrix}$ und $\begin{vmatrix} a & A \\ c & B \end{vmatrix}$ eine von Null verschieden ist. Ist aber auch $\begin{vmatrix} A & b \\ B & d \end{vmatrix} = \begin{vmatrix} a & A \\ c & B \end{vmatrix} = 0$, so sagen unsere Formeln nichts über die Lösungen aus.

Wir halten also die für uns besonders wichtige Tatsache fest: *Ein Gleichungssystem der obigen Gestalt, dessen Determinante von Null verschieden ist, läßt sich immer in eindeutiger Weise auflösen.*

Ist unser Gleichungssystem *homogen*, d.h. ist $A = B = 0$, so ergibt sich aus unseren Ausführungen wegen $\begin{vmatrix} a & b \\ c & d \end{vmatrix} \neq 0$ sofort $x = 0$, $y = 0$.

Für drei Gleichungen mit drei Unbekannten

$$\begin{aligned} a\,x + b\,y + c\,z &= A \\ d\,x + e\,y + f\,z &= B \\ g\,x + h\,y + k\,z &= C \end{aligned}$$

führt eine ähnliche Betrachtung zu einem ähnlichen Ergebnis. Wir multiplizieren die erste Gleichung mit $\begin{vmatrix} e & f \\ h & k \end{vmatrix}$, die zweite mit $-\begin{vmatrix} b & c \\ h & k \end{vmatrix}$, die dritte mit $\begin{vmatrix} b & c \\ e & f \end{vmatrix}$ und addieren sie:

$$x \left\{ a \begin{vmatrix} e & f \\ h & k \end{vmatrix} - d \begin{vmatrix} b & c \\ h & k \end{vmatrix} + g \begin{vmatrix} b & c \\ e & f \end{vmatrix} \right\} +$$

$$+ y \left\{ b \begin{vmatrix} e & f \\ h & k \end{vmatrix} - e \begin{vmatrix} b & c \\ h & k \end{vmatrix} + h \begin{vmatrix} b & c \\ e & f \end{vmatrix} \right\} +$$

$$+ z \left\{ c \begin{vmatrix} e & f \\ h & k \end{vmatrix} - f \begin{vmatrix} b & c \\ h & k \end{vmatrix} + k \begin{vmatrix} b & c \\ e & f \end{vmatrix} \right\} = A \begin{vmatrix} e & f \\ h & k \end{vmatrix} - B \begin{vmatrix} b & c \\ h & k \end{vmatrix} + C \begin{vmatrix} b & c \\ e & f \end{vmatrix}.$$

Diese Gleichung kann aber nach den Ausführungen über die Entwicklung einer Determinante nach den Elementen einer Spalte in der Form

$$x \begin{vmatrix} a & b & c \\ d & e & f \\ g & h & k \end{vmatrix} + y \begin{vmatrix} b & b & c \\ e & e & f \\ h & h & k \end{vmatrix} + z \begin{vmatrix} c & b & c \\ f & e & f \\ k & h & k \end{vmatrix} = \begin{vmatrix} A & b & c \\ B & e & f \\ C & h & k \end{vmatrix}$$

geschrieben werden. Nach 5. verschwinden die Koeffizienten von y und z, also ist

$$x \begin{vmatrix} a & b & c \\ d & e & f \\ g & h & k \end{vmatrix} = \begin{vmatrix} A & b & c \\ B & e & f \\ C & h & k \end{vmatrix}.$$

In entsprechender Weise können wir die Gleichungen

$$y \begin{vmatrix} a & b & c \\ d & e & f \\ g & h & k \end{vmatrix} = \begin{vmatrix} a & A & c \\ d & B & f \\ g & C & k \end{vmatrix}$$

$$z \begin{vmatrix} a & b & c \\ d & e & f \\ g & h & k \end{vmatrix} = \begin{vmatrix} a & b & A \\ d & e & B \\ g & h & C \end{vmatrix}$$

aufstellen. Ist die Determinante

$$\begin{vmatrix} a & b & c \\ d & e & f \\ g & h & k \end{vmatrix}$$

nicht gleich Null, so erhalten wir aus den letzten drei Gleichungen die Werte der Unbekannten. Sobald diese Determinante nicht Null ist, lassen sich unsere Gleichungen in eindeutiger Weise nach x, y, z auflösen. Ist die Determinante Null, so folgt, daß auch die rechten Seiten der obigen Gleichungen Null sein müssen, daß also die Gleichungen nicht auflösbar sein können, außer wenn die rechten Seiten A, B, C den speziellen Bedingungen genügen, die durch das Verschwinden jener rechts stehenden Determinanten ausgedrückt werden.

Ist insbesondere unser Gleichungssystem homogen, also $A = B = C = 0$ und ist seine Determinante von Null verschieden, so folgt wieder $x = y = z = 0$.

Außer den oben behandelten Fällen, in denen die Zahl der Gleichungen gleich der Zahl der Unbekannten ist, spielen im folgenden gelegentlich Systeme von zwei (homogenen) Gleichungen für drei Unbekannte eine Rolle, also etwa ein System

$$\begin{aligned} a\,x + b\,y + c\,z &= 0, \\ d\,x + e\,y + f\,z &= 0. \end{aligned}$$

Sind die drei Determinanten

$$D_1 = \begin{vmatrix} b & c \\ e & f \end{vmatrix}, \qquad D_2 = \begin{vmatrix} c & a \\ f & d \end{vmatrix}, \qquad D_3 = \begin{vmatrix} a & b \\ d & e \end{vmatrix}$$

nicht alle gleich Null, also etwa $D_3 \neq 0$, so lassen sich unsere Gleichungen zunächst nach x und y auflösen; das liefert

$$x = \frac{z\,D_1}{D_3}, \qquad y = \frac{z\,D_2}{D_3}$$

oder

$$x : y : z = D_1 : D_2 : D_3.$$

Geometrisch bedeutet dies: Gegeben sind zwei Vektoren $\mathfrak{u}$ und $\mathfrak{v}$ mit den Komponenten a, b, c bzw. d, e, f. Gesucht ist ein Vektor $\mathfrak{x}$, der auf $\mathfrak{u}$ und $\mathfrak{v}$ senkrecht steht, d.h., der den Gleichungen genügt

$$\mathfrak{u}\,\mathfrak{x} = 0, \qquad \mathfrak{v}\,\mathfrak{x} = 0.$$

$\mathfrak{x}$ besitzt also die Richtung von $\mathfrak{u} \times \mathfrak{v}$.

§ 4. Die affinen Abbildungen und der Determinantenmultiplikationssatz.

Der letzte Gegenstand dieser Vorbemerkungen soll die Untersuchung der einfachsten Tatsachen über sog. affine Abbildungen sein, wobei sich ein wichtiger Satz über Determinanten ergeben wird.

1. Affine Abbildung der Ebene und des Raumes.

Unter einer *Abbildung* oder *Transformation* eines Teiles des Raumes (oder der Ebene) verstehen wir ein Gesetz, nach dem jedem Punkt ein anderer Raumpunkt (oder Punkt der Ebene) als „*Bildpunkt*" zugewiesen ist; den Punkt selbst nennen wir den *Originalpunkt*. Die Veranschaulichung des Begriffs der Abbildung wird durch die Vorstellung vermittelt, daß das betreffende Stück des Raumes oder der Ebene von irgendeiner deformierbaren Substanz erfüllt ist und daß unsere Abbildung eine Deformation darstellt, bei der jeder Punkt der Substanz aus seiner Anfangslage in eine gewisse Endlage übergeht.

Bei Benutzung eines rechtwinkligen Koordinatensystems wollen wir die Koordinaten des Originalpunktes mit x, y, z, die des zugehörigen Bildpunktes mit x', y', z' bezeichnen.

Die einfachsten und am leichtesten übersehbaren, für den allgemeinen Fall grundlegenden Abbildungen sind die sog. *affinen Abbildungen*. Eine affine Abbildung ist dadurch erklärt, daß sich die Koordinaten x', y', z' (bzw. in der Ebene x', y') des Bildpunktes ganz linear aus denen des Originalpunktes berechnen. Sie ist also durch drei Gleichungen

$$x' = a\,x + b\,y + c\,z + m$$
$$y' = d\,x + e\,y + f\,z + n$$
$$z' = g\,x + h\,y + k\,z + p$$

bzw. zwei Gleichungen

$$x' = a\,x + b\,y + m$$
$$y' = c\,x + d\,y + n$$

mit konstanten Koeffizienten $a, b, \ldots$ gegeben. Jedem Punkt des Raumes bzw. der Ebene wird somit ein Bildpunkt zugeordnet. Es erhebt sich sofort die Frage, ob man das Verhältnis von Bild und Original u m k e h r e n kann, d.h. ob jedem Punkt des Raumes bzw. der Ebene rückwärts ein Punkt als Original zugeordnet ist. Dazu ist natürlich notwendig und hinreichend, daß die Gleichungen

$$a\,x + b\,y + c\,z = x' - m$$
$$d\,x + e\,y + f\,z = y' - n \qquad \text{bzw.} \qquad \begin{aligned} a\,x + b\,y &= x' - m \\ c\,x + d\,y &= y' - n \end{aligned}$$
$$g\,x + h\,y + k\,z = z' - p$$

bei beliebigen rechten Seiten nach den Unbekannten x, y, z bzw. x, y aufgelöst werden können. Nach § 3 ist daher eine affine Abbildung umkehrbar, und zwar eindeutig umkehrbar[1], wenn ihre Determinante

$$\Delta = \begin{vmatrix} a & b & c \\ d & e & f \\ g & h & k \end{vmatrix} \qquad \text{bzw.} \qquad \Delta = \begin{vmatrix} a & b \\ c & d \end{vmatrix}$$

---

[1] Das heißt jeder Bildpunkt hat einen, aber auch nur einen Originalpunkt.

von Null verschieden ist. Wir betrachten nur solche affine Abbildungen und wollen nicht darauf eingehen, was eintritt, wenn $\Delta = 0$ ist.

Die allgemeine affine Abbildung können wir dadurch, daß wir einen Zwischenpunkt x'', y'', z'' einführen, in die Abbildungen

$$
\begin{aligned}
x'' &= a\,x + b\,y + c\,z \\
y'' &= d\,x + e\,y + f\,z \qquad \text{bzw.} \qquad
\begin{aligned}
y'' &= a\,x + b\,y \\
y'' &= c\,x + d\,y
\end{aligned} \\
z'' &= g\,x + h\,y + k\,z
\end{aligned}
$$

und

$$
\begin{aligned}
x' &= x'' + m \\
y' &= y'' + n \qquad \text{bzw.} \qquad
\begin{aligned}
x' &= x'' + m \\
y' &= y'' + n
\end{aligned} \\
z' &= z'' + p
\end{aligned}
$$

zerlegen; x, y, z wird erst auf x'', y'', z'', dann x'', y'', z'' auf x', y', z' abgebildet. Da die zweite Abbildung nichts weiter als eine Parallelverschiebung des Raumes bzw. der Ebene in sich bedeutet und daher leicht zu übersehen ist, so genügt es, allein die erste zu untersuchen. Wir beschränken uns also auf affine Abbildungen der Gestalt

$$
\begin{aligned}
x' &= a\,x + b\,y + c\,z \\
y' &= d\,x + e\,y + f\,z \qquad \text{bzw.} \qquad
\begin{aligned}
x' &= a\,x + b\,y \\
y' &= c\,x + d\,y
\end{aligned} \\
z' &= g\,x + h\,y + k\,z
\end{aligned}
$$

mit nicht verschwindender Determinante.

Die Ergebnisse des § 3 über lineare Gleichungen erlauben uns, die *umgekehrte* oder *inverse Abbildung* durch die Formeln

$$
\begin{aligned}
x &= a'\,x' + b'\,y' + c'\,z' \\
y &= d'\,x' + e'\,y' + f'\,z' \qquad \text{bzw.} \qquad
\begin{aligned}
x &= a'\,x' + b'\,y' \\
y &= c'\,x' + d'\,y'
\end{aligned} \\
z &= g'\,x' + h'\,y' + k'\,z'
\end{aligned}
$$

auszudrücken, in denen a', b', … gewisse aus den Größen a, b, … gebildete Ausdrücke sind. Wegen der eindeutigen Auflösbarkeit folgen aus diesen Gleichungen umgekehrt auch die vorangehenden. Insbesondere folgt daher aus $x = y = z = 0$ auch $x' = y' = z' = 0$.

Die geometrischen Eigenschaften der affinen Abbildung sind durch die folgenden Sätze gekennzeichnet:

1. *Das Bild einer Ebene bzw. einer Geraden (in der Ebene) ist eine Ebene bzw. eine Gerade.*

Denn wir können nach § 1 die Ebenen- bzw. Geradengleichungen in der Form

$$
A\,x + B\,y + C\,z + D = 0,
$$

bzw.

$$
A\,x + B\,y + D = 0
$$

schreiben. A, B, C bzw. A, B sind nicht alle gleich Null. Die Koordinaten der Bildpunkte der Ebene bzw. der Geraden genügen der Gleichung

$$
A(a'\,x' + b'\,y' + c'\,z') + B(d'\,x' + e'\,y' + f'\,z') + C(g'\,x' + h'\,y' + k'\,z') + D = 0,
$$

bzw.

$$
A(a'\,x' + b'\,y') + B(c'\,x' + d'\,y') + D = 0.
$$

Die Bildpunkte füllen daher selbst eine Ebene bzw. eine Gerade aus, denn die Koeffizienten

$$A' = a'A + d'B + g'C$$
$$B' = b'A + e'B + h'C \quad \text{bzw.} \quad \begin{aligned} A' &= a'A + c'B \\ B' &= b'A + d'B \end{aligned}$$
$$C' = c'A + f'B + k'C$$

der Koordinaten x', y', z' bzw. x', y' sind nicht alle drei bzw. zwei gleich Null; sonst würden die Gleichungen

$$a'A + d'B + g'C = 0$$
$$b'A + e'B + h'C = 0 \quad \text{bzw.} \quad \begin{aligned} a'A + c'B &= 0 \\ b'A + d'B &= 0 \end{aligned}$$
$$c'A + f'B + k'C = 0$$

gelten, die wir als Gleichungen mit den Unbekannten A, B, C bzw. A, B auffassen. Oben hatten wir aber gezeigt, daß aus diesen Gleichungen $A = B = C = 0$ bzw. $A = B = 0$ folgt.

2. *Das Bild einer Geraden im Raume ist eine Gerade.*

Dies folgt sofort daraus, daß eine Gerade als Schnittgebilde zweier Ebenen aufgefaßt werden kann; auch ihr Bild ist daher nach 1. das Schnittgebilde zweier Ebenen, also eine Gerade.

3. *Die Bilder zweier paralleler Ebenen des Raumes bzw. zweier paralleler Geraden der Ebene sind parallel.*

Denn wenn die Bilder Schnittpunkte hätten, so müßten sich die Originale in den Originalpunkten dieser Schnittpunkte schneiden.

4. *Die Bilder zweier paralleler Geraden des Raumes sind zwei parallele Geraden.*

Denn da die beiden Geraden in einer Ebene liegen und sich nicht schneiden, so gilt nach 1. und 2. dasselbe für die Bilder; die Bilder sind daher parallel.

Das Bild eines Vektors $\mathfrak{v}$ wird naturgemäß ein Vektor $\mathfrak{v}'$, der vom Bildpunkt des Anfangspunktes von $\mathfrak{v}$ nach dem Bild des Endpunktes von $\mathfrak{v}$ weist. Da die Vektorkomponenten die Differenzen entsprechender Koordinaten von Anfangs- und Endpunkt sind, so transformieren sie sich bei der allgemeinsten affinen Abbildung nach dem Schema

$$v_1' = a v_1 + b v_2 + c v_3$$
$$v_2' = d v_1 + e v_2 + f v_3$$
$$v_3' = g v_1 + h v_2 + k v_3.$$

2. Die Zusammensetzung affiner Abbildungen und die Reduktion der allgemeinen affinen Abbildung.

Wenn wir den Bildpunkt x', y', z' eines Punktes x, y, z bei der Abbildung

$$x' = a x + b y + c z$$
$$y' = d x + e y + f z$$
$$z' = g x + h y + k z$$

durch eine zweite affine Abbildung

$$x'' = a_1 x' + b_1 y' + c_1 z'$$
$$y'' = d_1 x' + e_1 y' + f_1 z'$$
$$z'' = g_1 x' + h_1 y' + k_1 z'$$

auf einen Punkt x'', y'', z'' abbilden, so entsteht dadurch, wie man sofort sieht, wieder eine affine Abbildung, und zwar

$$x'' = a_2 x + b_2 y + c_2 z$$
$$y'' = d_2 x + e_2 y + f_2 z$$
$$z'' = g_2 x + h_2 y + k_2 z$$

mit den Koeffizienten

$$a_2 = a_1 a + b_1 d + c_1 g, \qquad b_2 = a_1 b + b_1 e + c_1 h, \qquad c_2 = a_1 c + b_1 f + c_1 k,$$
$$d_2 = d_1 a + e_1 d + f_1 g, \qquad e_2 = d_1 b + e_1 e + f_1 h, \qquad f_2 = d_1 c + e_1 f + f_1 k,$$
$$g_2 = g_1 a + h_1 d + k_1 g, \qquad h_2 = g_1 b + h_1 e + k_1 h, \qquad k_2 = g_1 c + h_1 f + k_1 k.$$

Wir bezeichnen sie als aus den beiden ersten *zusammengesetzt*. Sind die Determinanten der beiden ersten Abbildungen von Null verschieden, so sind sie umkehrbar; also ist auch die zusammengesetzte Abbildung umkehrbar. Die Koeffizienten der zusammengesetzten Abbildung entstehen aus denen der zusammenzusetzenden Abbildungen dadurch, daß man entsprechende Elemente einer Spalte der ersten Abbildung und einer Zeile der zweiten miteinander multipliziert, die entstandenen drei Produkte addiert und dieses *Kompositum* oder *Produkt* der Spalte mit der Zeile zu dem Koeffizienten macht, der in der Spalte mit derselben Nummer wie die komponierende Spalte und in der Zeile mit derselben Nummer wie die komponierende Zeile steht.

Ganz ähnlich ergibt die Zusammensetzung der Abbildungen

$$x' = a x + b y \qquad \qquad x'' = a_1 x' + b_1 y'$$
$$\text{und}$$
$$y' = c x + d y \qquad \qquad y'' = c_1 x' + d_1 y'$$

die neue Abbildung

$$x'' = (a_1 a + b_1 c) x + (a_1 b + b_1 d) y$$
$$y'' = (c_1 a + d_1 c) x + (c_1 b + d_1 d) y.$$

Unter einer *primitiven* Abbildung verstehen wir eine solche, bei der von den drei bzw. zwei Koordinaten des Bildpunktes zwei bzw. eine mit den Koordinaten des Originalpunktes übereinstimmen. Wir können uns eine primitive Abbildung anschaulich als eine solche vorstellen, bei welcher die Ebene bzw. der Raum nur längs einer Richtung eine (allerdings von Ort zu Ort veränderliche) Dehnung erleidet, bei der also alle Punkte lediglich längs einer Schar paralleler Geraden bewegt werden. Analytisch stellt sich eine primitive affine Abbildung, bei welcher die Bewegung parallel zur x-Achse vor sich geht, durch Formeln der Gestalt

$$x' = a x + b y + c z$$
$$y' = y \qquad \qquad \text{oder} \qquad \begin{aligned} x' &= a x + b y \\ y' &= y \end{aligned}$$
$$z' = z$$

dar.

Die allgemeine affine Abbildung in der Ebene

$$x' = a x + b y$$
$$y' = c x + d y$$

mit nicht verschwindender Determinante kann man durch Zusammensetzung von primitiven Abbildungen erhalten.

Beim Beweis können wir $a \neq 0$ voraussetzen[1]. Wir führen einen Zwischenpunkt ξ, η durch die primitive Abbildung

$$\xi = a\,x + b\,y, \qquad \eta = y$$

ein, deren Determinante a von Null verschieden ist. Aus ξ, η ergibt sich x', y' durch die zweite primitive Abbildung

$$x' = \xi, \qquad y' = \frac{c}{a}\,\xi + \frac{a\,d - b\,c}{a}\,\eta$$

mit der Determinante

$$\frac{a\,d - b\,c}{a} = \frac{1}{a}\begin{vmatrix} a & b \\ c & d \end{vmatrix}.$$

Damit ist die gewünschte Zerlegung geleistet.

In ganz ähnlicher Weise *kann man im Raume die affine Abbildung*

$$x' = a\,x + b\,y + c\,z$$
$$y' = d\,x + e\,y + f\,z$$
$$z' = g\,x + h\,y + k\,z$$

mit nicht verschwindender Determinante in primitive Abbildungen zerlegen.

Von den drei Determinanten

$$\begin{vmatrix} a & b \\ d & e \end{vmatrix}, \qquad \begin{vmatrix} a & c \\ d & f \end{vmatrix}, \qquad \begin{vmatrix} b & c \\ e & f \end{vmatrix}$$

muß wenigstens eine von Null verschieden sein, sonst wäre, wie die Entwicklung nach den Elementen der letzten Zeile zeigt,

$$\begin{vmatrix} a & b & c \\ d & e & f \\ g & h & k \end{vmatrix} = 0.$$

Wir können dann ähnlich wie im obigen Falle ohne Einschränkung der Allgemeinheit annehmen, daß erstens $\begin{vmatrix} a & b \\ d & e \end{vmatrix} \neq 0$ und zweitens $a \neq 0$ ist. Den ersten Zwischenpunkt (ξ, η, ζ) führen wir durch

$$\xi = a\,x + b\,y + c\,z$$
$$\eta = \qquad y$$
$$\zeta = \qquad\qquad z$$

ein. Die Determinante dieser primitiven Abbildung ist $a \neq 0$. Bei der zweiten Abbildung in ξ', η', ζ' wollen wir $\xi' = \xi$, $\zeta' = \zeta$ setzen, aber auch schon erreichen, daß $\eta' = y'$ ist. Dann bleibt uns nur noch eine primitive Abbildung übrig. Führen wir in $\eta' = y' = d\,x + e\,y + f\,z$ anstatt x, y, z die Größen ξ, η, ζ ein, so erhalten

---

[1] Im Falle $a = 0$ ist nämlich $b \neq 0$ und man kann dann durch Vertauschung von x und y auf den Fall $a \neq 0$ zurückkommen. Eine solche Vertauschung, dargestellt durch die Transformation $X = y$, $Y = x$ wird ihrerseits z. B. durch die drei aufeinanderfolgenden primitiven Transformationen

$$\begin{aligned} \xi_1 &= x - y \\ \eta_1 &= y \end{aligned} ; \qquad \begin{aligned} \xi_2 &= \xi_1 \\ \eta_2 &= \xi_1 + \eta_1 = x \end{aligned} ; \qquad \begin{aligned} X &= -\xi_2 + \eta_2 = y \\ Y &= \eta_2 = x \end{aligned}$$

bewirkt.

wir die zweite primitive Abbildung in der Form:

$$\xi' = \xi$$
$$\eta' = \frac{d}{a}\,\xi + \frac{1}{a}\begin{vmatrix} a & b \\ d & e \end{vmatrix}\eta + \frac{1}{a}\begin{vmatrix} a & c \\ d & f \end{vmatrix}\zeta$$
$$\zeta' = \zeta.$$

Die Determinante dieser Abbildung ist $\dfrac{1}{a}\begin{vmatrix} a & b \\ d & e \end{vmatrix} \neq 0$. Die dritte Abbildung ergibt sich dann zwangsläufig:

$$x' = \xi'$$
$$y' = \eta'$$
$$z' = -\frac{\begin{vmatrix} d & e \\ g & h \end{vmatrix}}{\begin{vmatrix} a & b \\ d & e \end{vmatrix}}\,\xi' + \frac{\begin{vmatrix} a & b \\ g & h \end{vmatrix}}{\begin{vmatrix} a & b \\ d & e \end{vmatrix}}\,\eta' + \frac{\begin{vmatrix} a & b & c \\ d & e & f \\ g & h & k \end{vmatrix}}{\begin{vmatrix} a & b \\ d & e \end{vmatrix}}\,\zeta'.$$

3. Die geometrische Bedeutung der Transformationsdeterminante und der Multiplikationssatz.

Die Überlegungen des vorigen Abschnittes führen zu der geometrischen Bedeutung der Determinante einer affinen Abbildung und liefern uns gleichzeitig einen algebraischen Satz über die Multiplikation von Determinanten.

Wir betrachten in der Ebene ein Dreieck mit den Ecken $(0, 0)$; (x_1, y_1); (x_2, y_2), dessen Inhalt nach § 2 durch die Formel

$$F = \frac{1}{2}\begin{vmatrix} x_1 & x_2 \\ y_1 & y_2 \end{vmatrix}$$

gegeben ist; wir untersuchen, in welcher Beziehung der Flächeninhalt F' eines Dreieckes, das aus dem gegebenen durch eine primitive affine Abbildung

$$x' = a\,x + b\,y$$
$$y' = y$$

hervorgeht, zu F steht. Die Ecken des Bilddreiecks haben die Koordinaten: $0, 0$; $a\,x_1 + b\,y_1,\ y_1$; $a\,x_2 + b\,y_2,\ y_2$, und daher ist

$$F' = \frac{1}{2}\begin{vmatrix} x_1' & x_2' \\ y_1' & y_2' \end{vmatrix} = \frac{1}{2}\begin{vmatrix} a\,x_1 + b\,y_1 & a\,x_2 + b\,y_2 \\ y_1 & y_2 \end{vmatrix}.$$

Diese Determinante kann aber nach den Sätzen des § 3 folgendermaßen umgeformt werden:

$$F' = \frac{1}{2}\begin{vmatrix} a\,x_1 + b\,y_1 & a\,x_2 + b\,y_2 \\ y_1 & y_2 \end{vmatrix} = \frac{1}{2}\begin{vmatrix} a\,x_1 & a\,x_2 \\ y_1 & y_2 \end{vmatrix} = \frac{a}{2}\begin{vmatrix} x_1 & x_2 \\ y_1 & y_2 \end{vmatrix}$$
$$F' = a \cdot F.$$

Hätten wir die primitive Abbildung

$$x' = x$$
$$y' = c\,x + d\,y$$

genommen, so hätte sich in der gleichen Weise

$$F' = d \cdot F$$

ergeben. Es zeigt sich also, daß bei einer affinen primitiven Abbildung der Inhalt eines Dreiecks sich mit einer von dem Dreieck unabhängigen Konstanten multipliziert[1]. Da die allgemeine affine Abbildung aus primitiven zusammengesetzt werden kann, so gilt das für jede beliebige affine Abbildung. *Bei einer affinen Transformation steht der Flächeninhalt eines Bilddreiecks zu dem Flächeninhalt des Originaldreiecks in einem konstanten, von der Wahl der Dreiecke unabhängigen, lediglich durch die Koeffizienten der Transformation bestimmten Verhältnis.* Um den Wert dieses konstanten Verhältnisses zu ermitteln, betrachten wir insbesondere das Dreieck mit den Ecken $(0, 0)$, $(1, 0)$ und $(0, 1)$, also dem Inhalt $F = \frac{1}{2}$. Da das mittels der Abbildung

$$x' = a\,x + b\,y$$
$$y' = c\,x + d\,y$$

erhaltene Bild dieses Dreiecks die Ecken $(0, 0)$; (a, c); (b, d) den Inhalt

$$F' = \frac{1}{2} \begin{vmatrix} a & b \\ d & a \end{vmatrix} = F \begin{vmatrix} a & b \\ c & d \end{vmatrix}$$

hat, so erkennen wir: *Das konstante Flächenverhältnis $F':F$ bei der affinen Abbildung ist gleich der Transformationsdeterminante.*

In genau derselben Weise können wir im Falle der räumlichen Transformation vorgehen. Betrachten wir im Raum das Tetraeder mit den Ecken $(0, 0, 0)$; (x_1, y_1, z_1); (x_2, y_2, z_2); (x_3, y_3, z_3), und bilden wir es durch die primitive Abbildung

$$x' = a\,x + b\,y + c\,z$$
$$y' = \qquad\quad y$$
$$z' = \qquad\qquad\quad z$$

ab, so ergibt sich für das Volumen V' des Bildtetraeders, mit den Ecken $(0, 0, 0)$; $(a\,x_1 + b\,y_1 + c\,z_1, y_1, z_1)$; $(a\,x_2 + b\,y_2 + c\,z_2, y_2, z_2)$; $(a\,x_3 + b\,y_3 + c\,z_3, y_3, z_3)$:

$$V' = \frac{1}{6} \begin{vmatrix} a\,x_1 + b\,y_1 + c\,z_1 & a\,x_2 + b\,y_2 + c\,z_2 & a\,x_3 + b\,y_3 + c\,z_3 \\ y_1 & y_2 & y_3 \\ z_1 & z_2 & z_3 \end{vmatrix}$$

$$= \frac{a}{6} \begin{vmatrix} x_1 & x_2 & x_3 \\ y_1 & y_2 & y_3 \\ z_1 & z_2 & z_3 \end{vmatrix}.$$

Es ist also

$$V' = a\,V,$$

wenn V das Volumen des Originaltetraeders ist. Ähnlich ergibt sich das Volumen V' bei der primitiven Abbildung

$$x' = x$$
$$y' = d\,x + e\,y + f\,z$$
$$z' = z$$

zu

$$V' = e\,V,$$

---

[1] Für Dreiecke, von denen keine Ecke mit dem Koordinatenursprung zusammenfällt, ergibt sich diese Tatsache genau so auf Grund der allgemeinen auf S. 12 angegebenen Formel für den Flächeninhalt.

und bei der primitiven Abbildung

$$x' = x$$
$$y' = y$$
$$z' = g\,x + h\,y + k\,z$$

zu

$$V' = k\,V.$$

Hieraus folgt, daß auch bei einer beliebigen affinen Transformation das Volumen eines Tetraeders sich mit einer Konstanten multipliziert[1]. Um für die Abbildung

$$x' = a\,x + b\,y + c\,z$$
$$y' = d\,x + e\,y + f\,z$$
$$z' = g\,x + h\,y + k\,z$$

diese Konstante zu finden, betrachten wir das Tetraeder mit den Ecken $(0, 0, 0)$; $(1, 0, 0)$; $(0, 1, 0)$; $(0, 0, 1)$, dessen Bildtetraeder die Ecken $(0, 0, 0)$; (a, d, g); (b, e, h); (c, f, k) hat. Für die Volumina V' und V von Bild und Original gilt daher:

$$V' = \frac{1}{6} \begin{vmatrix} a & b & c \\ d & e & f \\ g & h & k \end{vmatrix}, \qquad V = \frac{1}{6},$$

mithin ist die Determinante $\begin{vmatrix} a & b & c \\ d & e & f \\ g & h & k \end{vmatrix}$ die gesuchte Konstante.

Auch das Vorzeichen der Determinante hat eine geometrische Bedeutung. Denn aus dem, was wir in § 2 über den Zusammenhang des Umlaufssinnes bzw. des Schraubungssinnes beim Inhalt von Dreieck bzw. Tetraeder gesehen haben, folgt ohne weiteres, daß eine *Abbildung mit positiver Determinante den Umlaufs- bzw. den Schraubungssinn erhält, eine Abbildung mit negativer Determinante ihn dagegen umkehrt.*

Wir betrachten jetzt die Zusammensetzung von zwei Abbildungen

$$\begin{aligned} x' &= a\,x + b\,y + c\,z & \qquad x'' &= a_1 x' + b_1 y' + c_1 z' \\ y' &= d\,x + e\,y + f\,z & \qquad y'' &= d_1 x' + e_1 y' + f_1 z' \\ z' &= g\,x + h\,y + k\,z & \qquad z'' &= g_1 x' + h_1 y' + k_1 z' \end{aligned}$$

$$x'' = (a_1 a + b_1 d + c_1 g)\,x + (a_1 b + b_1 e + c_1 h)\,y + (a_1 c + b_1 f + c_1 k)\,z$$
$$y'' = (d_1 a + e_1 d + f_1 g)\,x + (d_1 b + e_1 e + f_1 h)\,y + (d_1 c + e_1 f + f_1 k)\,z$$
$$z'' = (g_1 a + h_1 d + k_1 g)\,x + (g_1 b + h_1 e + k_1 h)\,y + (g_1 c + h_1 f + k_1 k)\,z.$$

Beim Übergang von x, y, z zu x', y', z' multipliziert sich das Volumen eines Tetraeders mit

$$\begin{vmatrix} a & b & c \\ d & e & f \\ g & h & k \end{vmatrix},$$

---

[1] Wenn keine Ecke des Tetraeders mit dem Koordinatenursprung zusammenfällt, so folgt dieser Satz aus der allgemeinen Formel von S. 15 für das Volumen.

beim Übergang von x', y', z' zu x'', y'', z'' mit

$$\begin{vmatrix} a_1 & b_1 & c_1 \\ d_1 & e_1 & f_1 \\ g_1 & h_1 & k_1 \end{vmatrix},$$

beim direkten Übergang von x, y, z zu x'', y'', z'' mit

$$\begin{vmatrix} a_1a + b_1d + c_1g & a_1b + b_1e + c_1h & a_1c + b_1f + c_1k \\ d_1a + e_1d + f_1g & d_1b + e_1e + f_1h & d_1c + e_1f + f_1k \\ g_1a + h_1d + k_1g & g_1b + h_1e + k_1h & g_1c + h_1f + k_1k \end{vmatrix}.$$

Daher gilt die folgende Gleichung, die man als den *Determinantenmultiplikationssatz* bezeichnet.

$$\begin{vmatrix} a_1 & b_1 & c_1 \\ d_1 & e_1 & f_1 \\ g_1 & h_1 & k_1 \end{vmatrix} \begin{vmatrix} a_2 & b_2 & c_2 \\ d_2 & e_2 & f_2 \\ g_2 & h_2 & k_2 \end{vmatrix} = \begin{vmatrix} a_1a_2 + b_1d_2 + c_1g_2 & a_1b_2 + b_1e_2 + c_1h_2 & a_1c_2 + b_1f_2 + c_1k_2 \\ d_1a_2 + e_1d_2 + f_1g_2 & d_1b_2 + e_1e_2 + f_1h_2 & d_1c_2 + e_1f_2 + f_1k_2 \\ g_1a_2 + h_1d_2 + k_1g_2 & g_1b_2 + h_1e_2 + k_1h_2 & g_1c_2 + h_1f_2 + k_1k_2 \end{vmatrix}.$$

Die Elemente der Determinante rechts wollen wir wie oben als die

Komposita der Zeilen von $\begin{vmatrix} a_1 & b_1 & c_1 \\ d_1 & e_1 & f_1 \\ g_1 & h_1 & k_1 \end{vmatrix}$ mit den Spalten von $\begin{vmatrix} a_2 & b_2 & c_2 \\ d_2 & e_2 & f_2 \\ g_2 & h_2 & k_2 \end{vmatrix}$ bezeichnen;

im Schnittpunkt der i-ten Zeile mit der k-ten Spalte steht also bei der Produktdeterminante das Kompositum der i-ten Zeile von $\begin{vmatrix} a_1 & b_1 & c_1 \\ d_1 & e_1 & f_1 \\ g_1 & h_1 & k_1 \end{vmatrix}$ mit der k-ten Spalte

von $\begin{vmatrix} a_2 & b_2 & c_2 \\ d_2 & e_2 & f_2 \\ g_2 & h_2 & k_2 \end{vmatrix}$. Da man die Zeilen einer Determinante mit ihren Spalten vertauschen darf, so erhält man das Produkt zweier Determinanten auch durch Komposition von Spalten und Zeilen, von Spalten und Spalten, von Zeilen und Zeilen.

Selbstverständlich gelten für zweireihige Determinanten entsprechende Sätze; es ist nämlich

$$\begin{vmatrix} a_1 & b_1 \\ c_1 & d_1 \end{vmatrix} \begin{vmatrix} a_2 & b_2 \\ c_2 & d_2 \end{vmatrix} = \begin{vmatrix} a_1a_2 + b_1b_2 & a_1c_2 + b_1d_2 \\ c_1a_2 + d_1b_2 & c_1c_2 + d_1d_2 \end{vmatrix}$$

(Komposition von Zeilen mit Zeilen) usw.

Zweites Kapitel.

Funktionen mehrerer Veränderlicher und ihre Ableitungen.

Nachdem wir uns im ersten Teile der Vorlesungen ausschließlich mit Funktionen einer einzigen unabhängigen Veränderlichen beschäftigt haben, gehen wir jetzt zur Betrachtung mehrerer unabhängiger Veränderlicher über. Schon die Anwendungen drängen uns hierzu. In der Tat handelt es sich bei fast allen Abhängigkeiten, die im Naturgeschehen vorkommen, nicht um Funktionen einer einzigen unabhängigen Veränderlichen; es liegt vielmehr meist so, daß die abhängige Größe durch zwei, drei oder mehr unabhängige Veränderliche bestimmt wird. So ist etwa das Volumen eines idealen Gases nur dann eine Funktion des Druckes allein, wenn wir die Temperatur konstant halten; im allgemeinen aber ändert sich auch diese, und das Volumen muß einem Paare von Werten, nämlich dem Wert des Druckes und dem der Temperatur zugeordnet werden; es erweist sich so als eine Funktion von zwei unabhängigen Veränderlichen.

Auch vom rein mathematischen Standpunkte aus besteht die zwingende Notwendigkeit, den Funktionen mehrerer Veränderlicher eine genaue Untersuchung zu widmen. Dabei kommt uns das, was wir bisher gelernt haben, in vollstem Maße zugute, so daß wir in sehr vielen Punkten nur einfache Ergänzungen anzubringen haben.

Meist genügt es, sich auf den Fall von zwei unabhängigen Veränderlichen x und y zu beschränken, solange für Funktionen von drei und mehr Veränderlichen keine wesentlich neuen Überlegungen notwendig werden. Wir wollen daher im folgenden zur Vereinfachung der Ausdrucks- und Schreibweise überall, wo die Natur der Sache nicht besondere Betrachtungen für mehr unabhängige Veränderliche erfordert, nur zwei unabhängige Veränderliche heranziehen.

§ 1. Der Funktionsbegriff bei mehreren Veränderlichen.

1. Funktionen und ihr Definitionsbereich.

Gleichungen der Form

$$u = x^2 + y^2, \quad u = x - y, \quad u = xy \quad \text{oder} \quad u = \sqrt{1 - x^2 - y^2}$$

ordnen einem Wertepaare (x, y) einen Funktionswert u zu. Bei den ersten drei unserer Ausdrücke besteht diese Zuordnung für jedes Wertsystem (x, y), bei der letzten Funktion hat sie aber einen Sinn nur für solche Wertepaare (x, y), für welche die Beziehung $x^2 + y^2 \leq 1$ gilt.

Wir nennen u eine *Funktion* der *unabhängigen Veränderlichen* x und y. Diese Ausdrucksweise gebrauchen wir allgemein, wenn jedem in Betracht gezogenen Wertepaare (x, y) durch irgendeine Vorschrift ein Wert u als *abhängige Veränderliche* zugeordnet wird und schreiben $u = f(x, y)$, indem wir durch das Symbol f jene Zuordnungsvorschrift kennzeichnen. Die Vorschrift kann auf eine „Funktionsgleichung" wie oben hinauslaufen, auf eine Wortumschreibung wie „u ist der Flächeninhalt eines Rechtecks mit den Seitenlängen x und y", auf naturwissenschaftliche Beobachtung wie bei der Messung einer meteorologischen oder erdmagnetischen Größe u für verschiedene geographische Längen x und Breiten y usw.; das Wesentliche ist nur, daß eine Zuordnung vorliegt. Ebenso heißt u eine Funktion der drei unabhängigen Veränderlichen x, y, z, oder $u = f(x, y, z)$, bzw. eine Funktion der n unabhängigen Veränderlichen $x_1, \ldots, x_n$, wenn durch eine Vorschrift dem Wertetripel x, y, z bzw. dem Wertsystem $x_1, \ldots, x_n$ eine weitere Zahl u zugeordnet ist. Beispielsweise ist etwa der Inhalt $u = xyz$ eines Quaders abhängig von den Kantenlängen x, y und z; die Leistung $L = \frac{1}{2} EJ \cos \varphi$ eines Wechselstromes ist eine Funktion der Spannungsamplitude E, der Stromstärkenamplitude J und der „Phasenverschiebung" φ zwischen E und J; die magnetische Deklination hängt funktional von der geographischen Länge, der Breite und der Zeit ab, ebenso die Summe $u = x_1 + x_2 + \cdots + x_n$ von den n Summanden $x_1, x_2, \ldots, x_n$.

Bei zwei unabhängigen Veränderlichen x und y veranschaulichen wir das Wertepaar (x, y) durch einen Punkt in einem ebenen rechtwinkligen Koordinatensystem mit den Koordinaten x und y und nennen diesen Punkt gelegentlich auch den *Argumentpunkt* der Funktion. Dieser Argumentpunkt darf bei den Funktionen $u = x^2 + y^2$, $u = x - y$ und $u = xy$ die ganze x, y-Ebene überstreichen; man sagt, diese Funktionen seien in der ganzen x, y-Ebene definiert. Bei der zuletzt betrachteten Funktion $u = \sqrt{1 - x^2 - y^2}$ müssen wir die Veränderlichkeit des Argumentpunktes hingegen auf das Innere und den Rand der Kreisfläche $x^2 + y^2 \leqq 1$ einschränken; die Funktion ist nur auf dieser Kreisscheibe definiert.

Ebenso wie bei einer Funktion einer Veränderlichen das Argument „unstetig" oder „stetig" veränderlich sein kann, ist es bei dem Argumentpaare einer Funktion von zwei Veränderlichen. So können etwa in der Biologie als unstetig veränderliche Argumente die — notwendig ganzzahligen — Anzahlen von pflanzlichen und tierischen Organen auftreten; demgegenüber liefern Längen, Gewichte u. dgl. stetig veränderliche Argumente. Wir werden es im folgenden zu allermeist mit einem **stetig veränderlichen Argumentpaar** zu tun haben: es wird nämlich der Argumentpunkt (x, y) in einem bestimmten „*Bereich*" der x, y-Ebene beliebig wählbar sein (entsprechend dem früheren „Intervall" einer einzigen unabhängigen Veränderlichen). Ein solcher Bereich G kann die ganze Ebene sein; er kann aus einem Flächenstücke bestehen, das von einer einzigen geschlossenen, sich selbst nicht treffenden Kurve C umrandet wird („*einfach zusammenhängender*" Bereich, Fig. 18); er kann schließlich auch von mehreren geschlossenen Kurven begrenzt sein („*mehrfach zusammenhängender*" Bereich; die Anzahl der Randkurven definiert den „*Zusammenhang*"; z.B. zeigt Fig. 19 einen *dreifach zusammenhängenden Bereich*). Die „*Randkurven*", wie überhaupt grundsätzlich alle Kurven, die wir im Laufe der Vorlesung zu betrachten haben, wollen wir als **stückweise glatt** annehmen; d.h.

wir setzen ein für allemal voraus, daß jede solche Kurve aus endlich vielen Bögen besteht, deren jeder eine durchweg bis zu den Endpunkten heran stetige Tangente besitzt; solche Randkurven können also noch eine endliche Anzahl von Ecken oder auch Spitzen aufweisen.

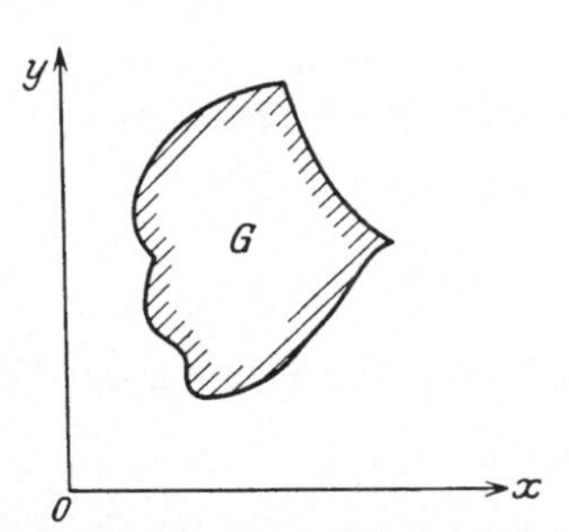

Fig. 18. Einfach zusammenhängender Bereich.

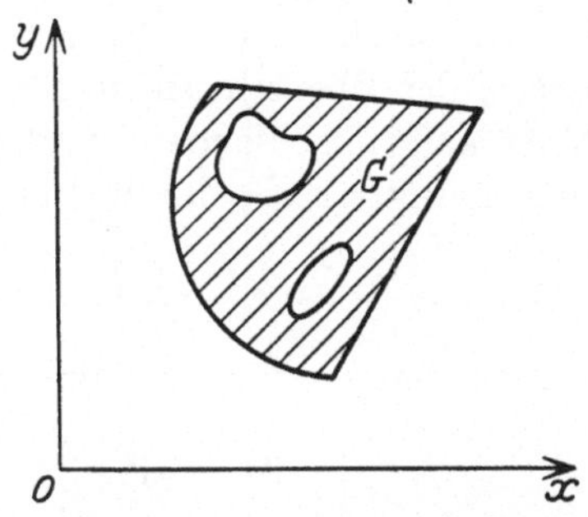

Fig. 19. Dreifach zusammenhängender Bereich.

Die wichtigsten Bereiche, welche bei der Betrachtung von Funktionen immer wieder vorkommen, sind erstens die sog. *Intervallbereiche* oder *Rechtecksbereiche* (Fig. 20), charakterisiert durch Ungleichungen der Form

$$a \leq x \leq b,$$
$$c \leq y \leq d$$

(hier ist einfach jede der unabhängigen Veränderlichen auf ein bestimmtes Intervall beschränkt, und der Argumentpunkt durchläuft ein

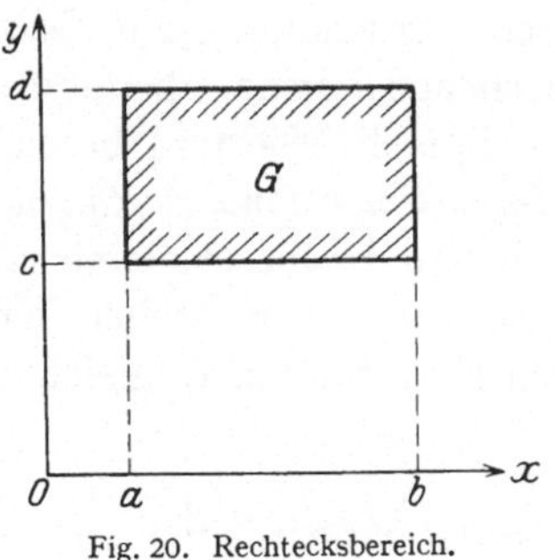

Fig. 20. Rechtecksbereich.

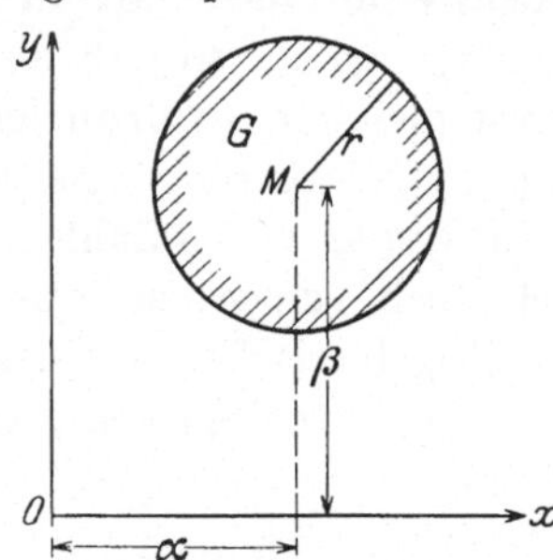

Fig. 21. Kreisbereich.

Rechteck); zweitens *Kreisbereiche* (Fig. 21), charakterisiert durch eine Ungleichung der Form

$$(x - \alpha)^2 + (y - \beta)^2 \leq r^2;$$

hier durchläuft der Argumentpunkt die Punkte einer Kreisscheibe mit den Mittelpunktskoordinaten α, β und dem Radius r.

Liegt ein Punkt P im Innern eines Bereiches G, etwa als Mittelpunkt eines Kreisbereiches, so nennen wir G auch eine *Umgebung* des

Punktes P. Eine Umgebung von P enthält immer einen passend kleinen Kreis um P.

Es sei nur noch kurz darauf hingewiesen, daß sich im Falle von mehr unabhängigen Veränderlichen, etwa drei Veränderlichen x, y und z alles entsprechend verhält, nur daß der Argumentpunkt statt in einem Bereich der Ebene in einem räumlichen Bereich stetig veränderlich ist. Dieser kann insbesondere wieder ein *Intervallbereich (Rechtecksbereich)* sein, charakterisiert durch drei Ungleichungen der Form

$$a \leq x \leq b, \quad c \leq y \leq d, \quad e \leq z \leq f,$$

oder ein *Kugelbereich*, charakterisiert durch eine Ungleichung der Form

$$(x - \alpha)^2 + (y - \beta)^2 + (z - \gamma)^2 \leq r^2.$$

Endlich sei — allerdings kaum wesentlich für die Zwecke dieses Buches — noch auf eine feinere Unterscheidung aufmerksam gemacht, deren Kenntnis bei weitergehenden Studien von Bedeutung wird. In vielen Fällen pflegt man zu einem Bereich die „*Randpunkte*" oder den „*Rand*", d.h. die Punkte der begrenzenden Kurven, nicht hinzuzurechnen. Man spricht dann von einem *offenen* Bereich oder auch von einem *Gebiet* (vgl. Anhang, § 1, 2). Rechnet man die Randpunkte zu dem Bereich hinzu, wie wir das meist tun werden, und will man das besonders betonen, so spricht man von einem *abgeschlossenen* Bereich.

Auch wenn mehr als drei unabhängige Veränderliche vorliegen, etwa x, y, z, w, ..., so daß die geometrische Anschauung zur Deutung des Systemes der unabhängigen Veränderlichen versagt, benutzt man doch noch gelegentlich eine geometrische Sprechweise und bezeichnet z.B. ein System von n Zahlen als *Punkt im n-dimensionalen Raume*. Es versteht sich von selbst, was wir unter einem Rechtecksbereich oder einem Kugelbereiche in einem solchen Raume zu verstehen haben, nämlich Gesamtheiten von Punkten, deren Koordinaten Ungleichungen der Form

$$a_1 \leq x \leq a_2, \quad b_1 \leq y \leq b_2, \quad c_1 \leq z \leq c_2, \quad d_1 \leq w \leq d_2, \quad \ldots$$

bzw.

$$(x - \alpha)^2 + (y - \beta)^2 + (z - \gamma)^2 + (w - \delta)^2 + \cdots \leq r^2$$

genügen.

Nunmehr präzisieren wir die Erklärung des Funktionsbegriffes allgemein folgendermaßen: *Ist G ein Bereich, in welchem die unabhängigen Veränderlichen x, y, ... beliebig veränderlich sind, und ist durch irgendein Zuordnungsgesetz jeder Stelle $(x, y, \ldots)$ dieses Bereiches ein bestimmter Wert u zugeordnet, so heißt in diesem Bereich $u = f(x, y, \ldots)$ eine Funktion der stetigen unabhängigen Veränderlichen x, y, ...*

Genau wie bei einer unabhängigen Veränderlichen haben wir zu beachten, daß eine Funktion dem System der unabhängigen Veränderlichen $x, y, \ldots$ den Wert der abhängigen Veränderlichen u in eindeutiger Weise zuordnet. Wenn daher eine solche Funktion durch einen analytischen Ausdruck gegeben ist, der eine Mehrdeutigkeit in sich schließt, z. B. eine Quadratwurzel $\sqrt{1 - x^2 - y^2}$, so ist durch diesen Ausdruck allein die Funktion noch nicht definiert, vielmehr muß man außerdem noch angeben, welche der verschiedenen Bestimmungen gilt, hier z. B. ob das positive oder negative Vorzeichen der Quadratwurzel genommen werden soll. Man sagt dann, daß unser Ausdruck mehrere verschiedene eindeutige *Funktionszweige* definiert (vgl. Bd. I, S. 12). Will man alle diese Funktionszweige gleichzeitig betrachten, ohne einen von ihnen zu bevorzugen, so pflegt man sie zu einer *mehrdeutigen* Funktion zusammenzufassen. Wir werden uns jedoch grundsätzlich bei allen Betrachtungen auf eindeutige Funktionszweige beschränken.

2. Die einfachsten Typen von Funktionen.

Genau wie bei einer Veränderlichen sind auch jetzt die einfachsten Funktionen die *ganzen rationalen* Funktionen oder *Polynome.* Die allgemeinste ganze rationale Funktion ersten Grades oder *ganze lineare* Funktion hat die Gestalt

$$u = a x + b y + c,$$

wobei a, b und c Konstanten sind. Das allgemeinste Polynom zweiten Grades hat dementsprechend die Gestalt

$$u = a x^2 + b x y + c y^2 + d x + e y + f;$$

das allgemeinste Polynom überhaupt ist eine Summe von Gliedern der Form $a_{mn} x^m y^n$, wobei die Konstanten a_{mn} je nach den verschiedenen Werten von m und n verschiedene Werte haben können.

Gebrochene rationale Funktionen sind Quotienten von Polynomen; zu ihnen gehört z. B. die *gebrochene lineare* Funktion

$$u = \frac{a x + b y + c}{a' x + b' y + c'}.$$

Durch Radizieren gelangt man von den rationalen Funktionen zu gewissen algebraischen Funktionen[1], z. B.

$$u = \sqrt{\frac{x - y}{x + y}} + \sqrt[3]{\frac{(x + y)^2}{x^3 + x y}}.$$

---

[1] Für eine scharfe Definition des Begriffes „algebraisch" und „transzendent" vgl. S. 105.

Beim Aufbau verwickelterer Funktionen mehrerer Veränderlicher werden wir fast immer auf die uns wohlbekannten Funktionen einer Veränderlichen zurückgreifen[1]; z. B.

$$u = \sin(x\,y) \quad \text{oder} \quad u = \log\left(y^2 + \cos\frac{x}{2}\right).$$

3. Geometrische Veranschaulichung der Funktionen.

Ebenso wie wir uns Funktionen einer Veränderlichen durch Kurven veranschaulichen, suchen wir Funktionen von zwei Veränderlichen geometrisch durch Flächen[2] darzustellen und schränken den Funktionsbegriff so ein, daß eine derartige geometrische Veranschaulichung wirklich möglich ist. Zu ihr gelangt man am einfachsten, indem man ein rechtwinkliges räumliches Koordinatensystem mit den Koordinaten x, y und u betrachtet und jedem Punkt (x, y) des Definitionsbereiches G den über ihm liegenden Raumpunkt mit der dritten Koordinate $u = f(x, y)$ zuordnet. Durchläuft der Punkt (x, y) den Definitionsbereich G, so überstreicht der betrachtete Raumpunkt P eine Fläche im Raume. Diese nehmen wir als geometrische Veranschaulichung der Funktion.

Umgekehrt stellt man bekanntlich in der analytischen Geometrie in entsprechender Weise räumliche Flächen durch Funktionen zweier Veränderlicher dar, so daß zwischen solchen räumlichen Flächen und den Funktionen von zwei Veränderlichen eine wechselseitige Beziehung hergestellt wird. Beispielsweise entspricht der Funktion

$$u = \sqrt{1 - x^2 - y^2}$$

mit positivem Wurzelvorzeichen die oberhalb der x, y-Ebene gelegene Hälfte einer *Kugelfläche* vom Radius 1 um den Koordinatenanfangspunkt (Fig. 23 der Funktion $u = x^2 + y^2$ ein sog. *Rotationsparaboloid*); (Fig. 24) (es entsteht durch Drehung der Parabel $u = x^2$ um die u-Achse); den Funktionen $u = x^2 - y^2$ und $u = x y$ ein „*hyperbolisches Paraboloid*" (Fig. 25). Die lineare Funktion $u = a x + b y + c$ hat zum Bilde eine im Raum gelegene *Ebene*[3].

Diese Darstellung mittels rechtwinkliger Koordinaten zeigt jedoch zwei Übelstände. Einmal versagt unsere Anschauung, sobald wir nicht

---

[1] Vgl. auch den Abschnitt über zusammengesetzte Funktionen, S. 63 ff.

[2] Es ist damit eine im Raum gelegene, im allgemeinen krumme Fläche, nicht etwa ein Flächeninhalt gemeint.

[3] Wenn in der Funktion $u = f(x, y)$ eine der unabhängigen Veränderlichen, etwa y, gar nicht in Erscheinung tritt, wenn also u nur von x abhängt, etwa $u = g(x)$, so wird diese Funktion im x, y, u-Raume gedeutet durch eine Zylinderfläche, die wir erhalten, indem wir auf der u, x-Ebene in den Punkten der Kurve $u = g(x)$ überall die senkrechten Geraden errichten.

zwei, sondern drei oder mehr unabhängige Veränderliche vor uns haben. Zweitens aber ist es auch schon bei zwei unabhängigen Veränderlichen oft angenehmer, die Betrachtung auf die x, y-Ebene allein zu beziehen und nicht in den Raum hineinzugehen, weil wir in der Ebene ungehindert zeichnen und konstruieren können. Diesem Gesichtspunkt wird

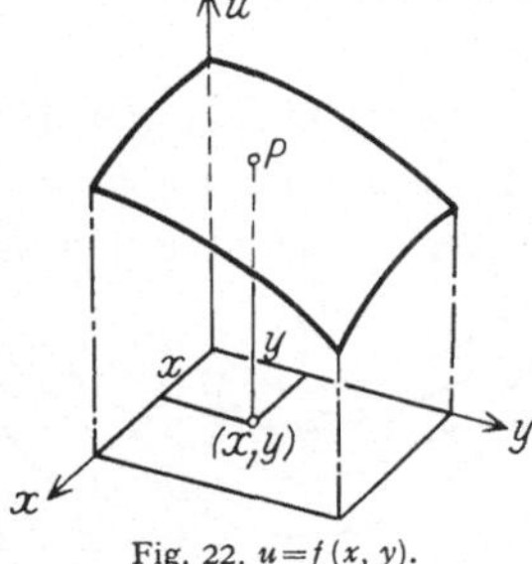
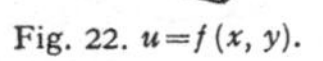

Fig. 22. $u = f(x, y)$.

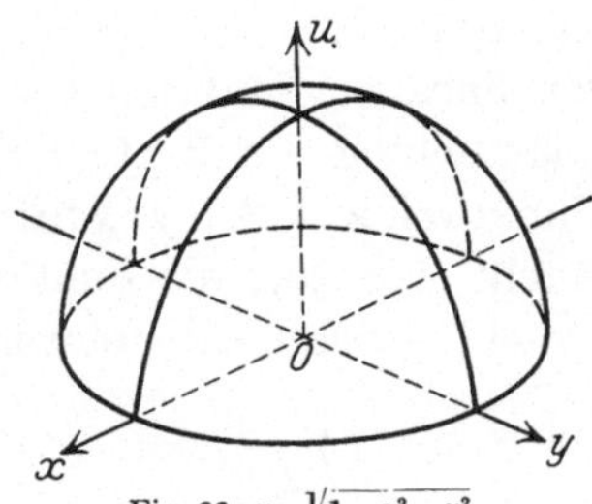

Fig. 23. $u = \sqrt{1 - x^2 - y^2}$.

die zweite geometrische Deutung des Funktionsverlaufes gerecht, nämlich die graphische Darstellung der Funktionen durch *Höhenlinien* (*Schichtlinien, Niveaulinien*). Wir suchen in der x, y-Ebene alle diejenigen Punkte auf, für welche

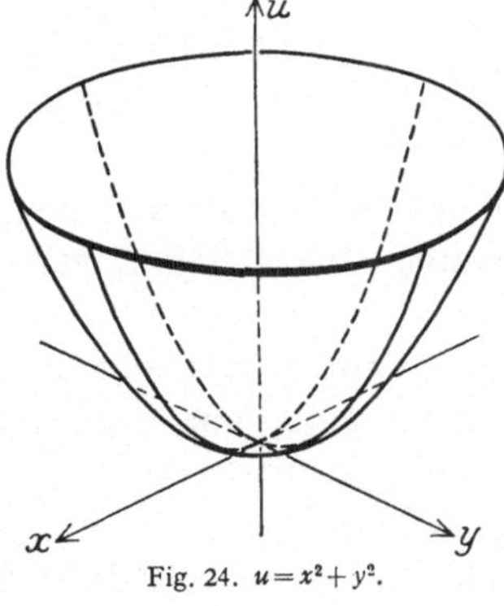

Fig. 24. $u = x^2 + y^2$.

Fig. 25. $u = x^2 - y^2$.

$u = f(x, y)$ einen konstanten Wert, z. B. $u = k$, besitzt. Diese Punkte werden im allgemeinen einen oder mehrere Kurvenzüge ausmachen, die sog. Höhenlinie zu dem betreffenden konstanten Werte der Funktion. Man kann sie auch erhalten, indem man die Fläche $u = f(x, y)$ mit der Ebene $u = k$ parallel zur x, y-Ebene schneidet und die Schnittkurve senkrecht auf die x, y-Ebene projiziert (man denke an Meßtischblätter!). Das System dieser Höhenlinien mit den daran geschriebenen Werten $k_1, k_2, \ldots$ der Höhe $u = k$ veranschaulicht uns nun ebenfalls den Funktionsverlauf. Man nennt es eine *Netztafel* oder *Kurventafel* für $u = f(x, y)$. Gewöhnlich erteilt man der Konstanten k Werte einer arithmetischen

Progression, etwa $k = \nu h$ mit $\nu = 0, 1, 2, \ldots$. Dann gibt uns die Dichte der Höhenlinien ein Maß für die Steigung der Fläche $u = f(x, y)$; denn zwischen je zwei benachbarten Höhenlinien ändert sich der Wert der Funktion um denselben Betrag. Wo die Höhenlinien sich eng zusammendrängen, steigt daher die Fläche steil an oder fällt jäh ab; wo sie weit auseinanderliegen, befinden wir uns auf der Fläche in flachem Gelände.

Der linearen Funktion $u = ax + by + c$ entspricht bei der Höhenliniendarstellung ein System von parallelen Geraden $ax + by + c = k$. Die Funktion $u = x^2 + y^2$ wird durch ein System konzentrischer Kreise dargestellt (Fig. 26); die Funktion $u = x^2 - y^2$ — deren entsprechende

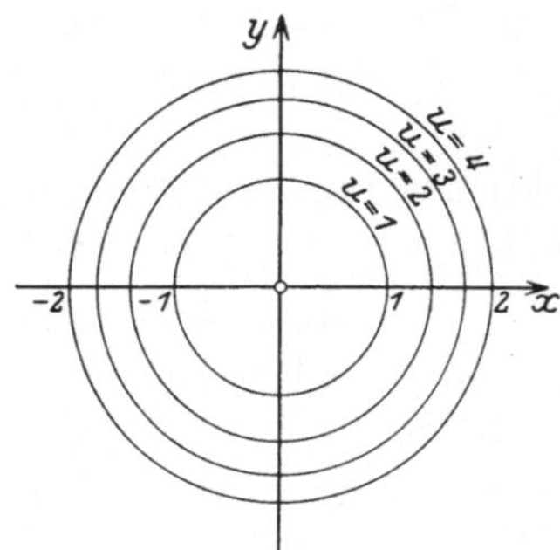

Fig. 26. Höhenlinien von $u = x^2 + y^2$.

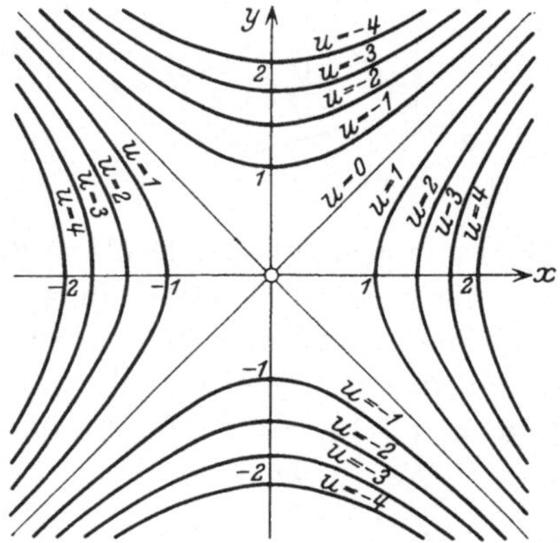

Fig. 27. Höhenlinien von $u = x^2 - y^2$.

Fläche im x, y, u-Raum (Fig. 25) im Nullpunkt des Koordinatensystems einen sog. *Sattelpunkt* hat — durch das System der in Fig. 27 gezeichneten Hyperbeln.

Die Darstellung der Funktion $u = f(x, y)$ durch Höhenlinien hat die Annehmlichkeit, eine anschauliche Übertragung auf Funktionen $u = f(x, y, z)$ von drei Veränderlichen x, y und z zuzulassen. An die Stelle der Höhenlinien treten jetzt die sog. *Niveauflächen* $f(x, y, z) = k$, wobei k eine Konstante bedeutet, die wir nachher eine passende Wertefolge durchlaufen lassen. Zum Beispiel sind die Niveauflächen für die Funktion $u = x^2 + y^2 + z^2$ konzentrische Kugeln um den Nullpunkt des Koordinatensystems.

§ 2. Stetigkeit.

1. Definition.

Die grundsätzliche Forderung, eine Funktion in der angegebenen Weise veranschaulichen zu können, führt ebenso wie bei einer Veränderlichen analytisch zur Forderung der *Stetigkeit*. Ganz ähnlich wie früher erfassen wir den Stetigkeitsbegriff hier durch folgende Definition:

Eine in einem Bereiche G definierte Funktion $u = f(x, y)$ heißt in einer Stelle (ξ, η) des Bereiches stetig, wenn für sämtliche wenig vom Punkte (ξ, η) entfernte Punkte (x, y) des Bereiches auch der Funktionswert $f(x, y)$ wenig von $f(\xi, \eta)$ verschieden ist, und zwar beliebig wenig, falls nur (x, y) genügend nahe an (ξ, η) liegt.

Genauer: *Sobald eine beliebig kleine positive Genauigkeitsschranke ε vorgegeben ist, soll es möglich sein, einen positiven (im allgemeinen von ε abhängigen und mit ε zugleich gegen Null strebenden) Abstand $\delta = \delta(\varepsilon)$ anzugeben, so daß für alle Punkte (x, y) des Bereiches, die vom Punkte (ξ, η) höchstens um δ entfernt sind, für welche also*

$$(x - \xi)^2 + (y - \eta)^2 \leq \delta^2$$

ist[1], *die Beziehung*

$$|f(x, y) - f(\xi, \eta)| \leq \varepsilon$$

besteht. Oder, anders geschrieben: Es soll

$$|f(\xi + h, \eta + k) - f(\xi, \eta)| \leq \varepsilon$$

sein für jedes Wertepaar (h, k), für welches $h^2 + k^2 \leq \delta^2$ gilt und $(\xi + h, \eta + k)$ dem Bereiche angehört.

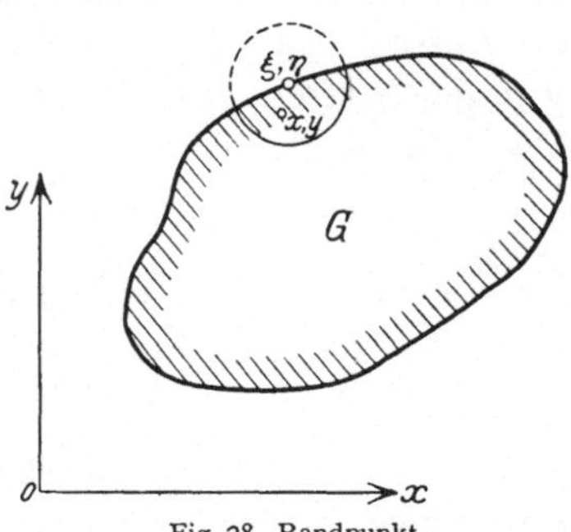

Fig. 28. Randpunkt.

Ist eine Funktion in jedem Punkte eines Bereiches G stetig, so sprechen wir von einer *im Bereiche G stetigen* Funktion.

Bei der *Stetigkeitsdefinition* kann man statt der Forderung für den Abstand: $h^2 + k^2 \leq \delta^2$ auch die *gleichwertige Forderung* setzen: *Es soll zu beliebig kleinem $\varepsilon > 0$ zwei positive Zahlen δ_1 und δ_2 geben, so daß $|f(\xi + h, \eta + k) - f(\xi, \eta)| \leq \varepsilon$ wird, sobald*

$$|h| \leq \delta_1, \quad |k| \leq \delta_2$$

gilt.

Beide Forderungen sind gleichwertig. Denn ist die ursprüngliche Forderung erfüllt, so auch die zweite mit $\delta_1 = \delta_2 = \dfrac{\delta}{\sqrt{2}}$; umgekehrt: ist die zweite Forderung erfüllt, so auch die erste, wenn man für δ die kleinere der beiden Zahlen δ_1, und δ_2 nimmt.

Fast von selbst verstehen sich folgende Tatsachen: *Summe und Produkt stetiger Funktionen sind wieder stetig, der Quotient stetiger Funktionen ist überall dort stetig, wo der Nenner nicht verschwindet; stetige Funktionen von stetigen Funktionen sind wieder stetige Funktionen (vgl.*

---

[1] Für einen inneren Punkt (ξ, η) des Bereiches G erfüllen die Punkte (x, y) bei genügend kleinem δ die ganze Kreisscheibe $(x - \xi)^2 + (y - \eta)^2 \leq \delta^2$, für einen Randpunkt das einer solchen Kreisscheibe und dem Bereiche G gemeinsame Flächenstück (Fig. 28).

die Bemerkung S. 64). Insbesondere sind *ganze rationale Funktionen überall stetig und alle gebrochen rationalen Funktionen überall dort, wo der Nenner nicht verschwindet*[1].

2. Der Grenzbegriff bei mehreren stetigen Veränderlichen.

Der Grenzbegriff bei einer Funktion zweier Veränderlicher hängt mit dem Begriffe der Stetigkeit nahe zusammen. Wir nehmen an, daß die Funktion $f(x, y)$ in einem Bereiche G definiert und daß (ξ, η) ein Punkt entweder im Innern oder auf dem Rande von G ist. Dann hat die Aussage, daß g der Grenzwert von $f(x, y)$ ist, wenn x gegen ξ und y gegen η strebt, die folgende Bedeutung: *Für jedes $\varepsilon > 0$ gibt es ein $\delta > 0$ derart, daß*

$$|f(x, y) - g| < \varepsilon$$

für alle Punkte (x, y) in G gilt, für welche die Ungleichung

$$0 < (x - \xi)^2 + (y - \eta)^2 \leqq \delta^2$$

besteht. Es soll hier bemerkt werden, daß ebenso wie im Falle von Funktionen einer Veränderlichen der Punkt (x, y) vom Punkte (ξ, η) verschieden sein muß.

Wir schreiben für die Existenz des Grenzwertes g symbolisch:

$$\lim_{\substack{x \to \xi \\ y \to \eta}} f(x, y) = g, \quad \text{oder} \quad f(x, y) \to g \quad \text{für} \quad (x, y) \to (\xi, \eta).$$

Um dies zu betonen, sagt man manchmal: „Der Doppellimes von $f(x, y)$ ist g, wenn x gegen ξ und y gegen η strebt.“

Gebraucht man die Sprache der Grenzwerte, dann kann man sagen, daß eine Funktion $f(x, y)$ in einem Punkte (ξ, η) dann und nur dann stetig ist, wenn

$$\lim_{\substack{x \to \xi \\ y \to \eta}} f(x, y) = f(\xi, \eta)$$

ist.

Auf diese Begriffe fällt ein neues Licht, wenn man Punktfolgen betrachtet. Man sagt, eine Folge von Punkten (x_1, y_1), (x_2, y_2), $\ldots$,

---

[1] Eine andere fast selbstverständliche Tatsache, deren besondere Formulierung dennoch nützlich ist, ist folgende: *Wenn eine in einem Bereiche G stetige Funktion $f(x, y)$ in einem inneren Punkte P des Bereiches von Null verschieden ist, so läßt sich um P eine ganz zu G gehörige Umgebung, etwa ein passend kleiner Kreis um P, abgrenzen, so daß f auch dort nirgends den Wert Null annimmt.* In der Tat, ist in P der Funktionswert gleich a, so können wir um P sicherlich wegen der Stetigkeit einen so kleinen Kreis abgrenzen, daß sich dort die Funktionswerte von a um weniger als $\dfrac{a}{2}$ unterscheiden, also sicher nicht Null sind.

$(x_n, y_n), \ldots$ strebt gegen einen Grenzpunkt (ξ, η), wenn mit wachsendem n $\sqrt{(x_n - \xi)^2 + (y_n - \eta)^2}$ gegen Null strebt. Dann kann sofort gezeigt werden: Wenn $f(x, y) \to g$ für $(x, y) \to (\xi, \eta)$, dann ist $\lim\limits_{n \to \infty} f(x_n, y_n) = g$ für jede Punktfolge (x_n, y_n) in G, welche gegen (ξ, η) strebt. Die Umkehrung ist auch richtig, wenn $\lim\limits_{n \to \infty} f(x_n, y_n)$ für jede gegen (ξ, η) strebende Folge von Punkten (x_n, y_n) in G existiert, dann existiert der Doppelgrenzwert $f(x, y)$ für $x \to \xi$ und $y \to \eta$, und ist gleich g. Der Beweis soll hier übergangen werden.

In unserer Definition des Grenzwertes ließen wir den Punkt (x, y) in dem Bereiche G veränderlich sein. Wir können aber auch dem Punkt (x, y) Einschränkungen auferlegen. Zum Beispiel können wir verlangen, daß er in einem Unterbereiche G' von G oder auf einer Kurve C oder in einer Punktmenge M in G liege. In diesem Falle sagt man, daß $f(x, y)$ den Grenzwert g hat, sobald (x, y) gegen (ξ, η) in G' (oder auf C oder in M) strebt. Um unsere Definition anwenden zu können, muß G' (oder C oder M) selbstverständlich Punkte beliebig nahe an (ξ, η) enthalten.

Unsere *Stetigkeitsdefinition* fordert nun die folgenden beiden Dinge: *Einmal, sobald (x, y) gegen (ξ, η) in G strebt, soll die Funktion $f(x, y)$ einen Grenzwert g haben; zweitens soll dieser Grenzwert g mit dem Funktionswert an der betreffenden Stelle (ξ, η) übereinstimmen.*

Es versteht sich von selbst, daß wir nunmehr auch die Stetigkeit einer Funktion nicht bloß für einen Bereich G, sondern auch z.B. längs einer Kurve C in derselben Weise definieren können.

3. Beispiele für Unstetigkeitsstellen.

Bei Funktionen einer Veränderlichen haben wir verschiedene Typen von *Unstetigkeiten* kennengelernt: Unendlichkeitsstellen, Sprungstellen und Unbestimmtheitsstellen. Bei mehreren Veränderlichen ist eine so einfache Klassifikation der hauptsächlichsten Typen nicht mehr möglich. Insbesondere verwickelt sich die Sachlage dadurch, daß Unstetigkeiten nicht nur in einzelnen Punkten, sondern auch längs ganzer Linien auftreten können. So stellt für die Funktion $u = \dfrac{1}{x - y}$ die ganze Gerade $x = y$ eine Unendlichkeitslinie dar. Je nachdem wir uns dieser Geraden von der einen oder anderen Seite her nähern, wächst der Funktionswert in positivem oder negativem Sinne über alle Grenzen.

Die Funktion $u = \dfrac{1}{(x - y)^2}$ hat dieselbe Gerade zur Unendlichkeitslinie, jedoch mit dem Unterschied, daß die Funktionswerte von beiden Seiten her in positivem Sinne über alle Grenzen streben. Die Funktion

$u = \dfrac{1}{x^2 + y^2}$ hat keine Unendlichkeitslinien, sondern nur den Unendlichkeitspunkt $x = 0$, $y = 0$. Der Funktion $u = \sin \dfrac{1}{\sqrt{x^2 + y^2}}$ kommt
an der Stelle $x = 0$, $y = 0$ ein **Unbestimmtheitspunkt** zu; ihr Bild
entsteht einfach aus dem Bilde der schon in Bd. I, S. 51 betrachteten
Funktion $u = \sin \dfrac{1}{x}$, wenn wir die Kurve um die u-Achse rotieren lassen.

Ein weiteres lehrreiches Beispiel für eine Unstetigkeitsstelle liefert
uns die rationale Funktion $u = \dfrac{2\,x\,y}{x^2 + y^2}$. Sie ist zunächst für die Stelle
$x = 0$, $y = 0$ nicht definiert; wir ergänzen die Definition, indem wir
$u(0, 0) = 0$ festsetzen. Unsere Funktion besitzt dann im Nullpunkt
eine eigenartige Unstetigkeit. Setzen wir $x = 0$, bewegen wir uns also
auf der y-Achse, so geht die Funktion über in die Funktion $u(0, y) = 0$,
welche für alle Werte von y den Wert Null hat; ebenso wird auch auf
der x-Achse $u(x, 0) = 0$ für alle Werte von x. Die Funktion $f(x, y)$
ist also im Nullpunkte eine stetige Funktion von y, sobald man $x = 0$
festhält, und eine stetige Funktion von x, sobald man $y = 0$ festhält.
Trotzdem ist die Funktion, als Funktion der beiden Veränderlichen
x und y betrachtet, unstetig. Denn betrachtet man irgendeinen vom
Nullpunkt verschiedenen Punkt etwa der Geraden $y = x$, so gilt für
diesen $u = 1$; in beliebiger Nähe des Anfangspunktes gibt es daher
Punkte (x, y), in welchen $u = 1$ wird[1]. Nähern wir uns dem Anfangspunkte längs der Geraden $y = x$, so strebt daher der Funktionswert
nicht gegen Null, sondern gegen 1. Es ist also keine Rede davon, daß
unsere Funktion im Nullpunkt stetig wäre[2] oder sich im Nullpunkt
stetig ergänzen ließe.

---

[1] Allgemeiner ist auf der Geraden $y = x \,\mathrm{tg}\,\alpha$ unter dem Winkel α gegen
die x-Achse $u = \dfrac{2\,\mathrm{tg}\,\alpha}{1 + \mathrm{tg}^2\alpha} = 2\sin\alpha\cos\alpha = \sin 2\alpha$. Die Fläche der Funktion
$u = \dfrac{2\,x\,y}{x^2 + y^2}$ entsteht also dadurch, daß sich eine zur u-Achse senkrechte Gerade
um diese von der Anfangslage auf der x-Achse dreht und gleichzeitig so hebt
bzw. senkt, daß der Drehung um den Winkel α die Höhe $\sin 2\alpha$ entspricht. Bis
zu $\alpha = 45°$ steigt die Gerade bis zur Höhe 1, bewegt sich dann wieder abwärts
bis in die y-Achse und weiter bis zu Tiefe -1, um nachher wieder nach der x-Achse
emporzukommen. Man nennt diese durch Bewegung einer Geraden erzeugte Fläche
Zylindroid; sie ist für die Mechanik von Bedeutung.

[2] Dagegen ist die Funktion
$$u = x\,y\,\frac{x^2 - y^2}{x^2 + y^2}, \qquad u(0, 0) = 0$$
im Anfangspunkte stetig (vgl. weiterhin S. 53). In der Tat ist
$$|u(h, k) - u(0, 0)| = |h\,k|\,\frac{|h^2 - k^2|}{h^2 + k^2} \leqq |h\,k|.$$
In der Stetigkeitsdefinition kann also $\delta_1 = \delta_2 = \sqrt{\varepsilon}$ genommen werden.

Das Beispiel zeigt uns, daß eine Funktion bei festem x stetig in y und bei festem y stetig in x sein kann und doch unstetig, wenn man sie als Funktion der beiden Veränderlichen x und y zugleich betrachtet. Das Wesentliche an der Stetigkeit ist eben, daß der Funktionswert an einer Stelle P mit beliebiger Genauigkeit durch den Funktionswert an einer Stelle Q angenähert wird, wie immer auch die Stelle Q gewählt sein mag, wenn sie nur hinreichend nahe an P liegt; es ist unzulässig, sich bei der Wahl des Nachbarpunktes Q auf bestimmte Richtungen von P aus zu beschränken.

4. Die Größenordnung des Verschwindens einer Funktion[1].

Ist $f(x, y)$ an der Stelle (ξ, η) stetig, so bedeutet dies, daß die Differenz $f(x, y) - f(\xi, \eta)$ gegen Null strebt, wenn der Punkt (x, y) gegen (ξ, η) rückt. Indem wir die Koordinatendifferenzen $h = x - \xi$ und $k = y - \eta$ einführen, können wir dies auch so ausdrücken: Die Funktion $\varphi(h, k) = f(\xi + h, \eta + k) - f(\xi, \eta)$ von h und k besitzt den Grenzwert Null, wenn h und k gleichzeitig gegen Null streben.

Solche Funktionen $\varphi(h, k)$, die zugleich mit h und k gegen Null streben, werden uns häufig begegnen[2]. Ganz ähnlich wie bei einer unabhängigen Veränderlichen ist es auch hier für viele Zwecke nützlich, das Verschwinden von $\varphi(h, k)$ bei $h \to 0$, $k \to 0$ genauer zu beschreiben, nämlich verschiedene „*Ordnungen*" *des Verschwindens* oder der Kleinheit von $\varphi(h, k)$ bzw. verschiedene „*Größenordnungen*" von $\varphi(h, k)$ zu unterscheiden. Wir benutzen zu diesem Zwecke als Maßstab den Abstand

$$\varrho = \sqrt{h^2 + k^2} = \sqrt{(x - \xi)^2 + (y - \eta)^2}$$

des Punktes mit den Koordinaten $x = \xi + h$ und $y = \eta + k$ vom Punkte mit den Koordinaten ξ und η und sagen: *Eine Funktion $\varphi(h, k)$ verschwindet für $\varrho \to 0$ „von derselben Ordnung" wie ϱ, genauer von mindestens derselben Ordnung wie $\varrho = \sqrt{h^2 + k^2}$, wenn es eine feste, d.h. eine von h und k unabhängige, positive Konstante C gibt derart, daß*

$$\left| \frac{\varphi(h, k)}{\varrho} \right| \leq C$$

bleibt für alle hinreichend kleinen ϱ; genauer: wenn dies bei passend gewähltem positiven δ für alle h und k zutrifft, für welche $0 < \sqrt{h^2 + k^2} < \delta$

---

[1] Diese Nummer ist für das erste Studium entbehrlich.

[2] Namentlich in der älteren Literatur findet sich auch die Wendung: $\varphi(h, k)$ wird mit h und k zugleich „unendlich klein"; diese Redeweise hat einen durchaus präzisen Sinn, wenn man sie einfach als Wortumschreibung von: „$\varphi(h, k)$ strebt mit h und k gegen Null" auffaßt. Doch ziehen wir es vor, den irreführenden Ausdruck „unendlich klein" ganz zu vermeiden.

gilt. Wir sagen weiterhin: $\varphi(h, k)$ *verschwindet stärker oder von höherer Ordnung*[1] *als* ϱ, *wenn der Quotient* $\dfrac{\varphi(h, k)}{\varrho}$ *gegen Null strebt für* $\varrho \to 0$. Man schreibt dann auch[2]

$$\varphi(h, k) = o(\varrho).$$

Betrachten wir einige Beispiele! Da $\dfrac{|h|}{\sqrt{h^2 + k^2}} \leq 1$ und $\dfrac{|k|}{\sqrt{h^2 + k^2}} \leq 1$ ist, verschwinden die Komponenten h und k des Abstandes ϱ in der x- und y-Richtung mindestens von der Ordnung des Abstandes selbst. Ebenso steht es bei einer linearen homogenen Funktion $ah + bk$ mit konstantem a und b, oder mit der Funktion $\varrho \sin \dfrac{1}{\varrho}$. Die Potenzen ϱ^α des Abstandes verschwinden für festes $\alpha > 1$ von höherer Ordnung als ϱ, symbolisch $\varrho^\alpha = o(\varrho)$ für $\alpha > 1$. Auch ein homogenes quadratisches Polynom $ah^2 + bhk + ck^2$ von h und k verschwindet für $\varrho \to 0$ stärker als ϱ,

$$ah^2 + bhk + ck^2 = o(\varrho).$$

Allgemein pflegt man zu erklären: Ist $\omega(h, k)$ eine für alle von Null verschiedenen h und k in einem passenden kleinen Kreise um den Nullpunkt definierte, von Null verschiedene Vergleichsfunktion, so *verschwindet* $\varphi(h, k)$ *für* $\varrho \to 0$ *mindestens von der Ordnung von* $\omega(h, k)$, wenn bei geeignetem konstantem C

$$\left| \frac{\varphi(h, k)}{\omega(h, k)} \right| \leq C$$

ausfällt. $\varphi(h, k)$ *verschwindet von höherer Ordnung als* $\omega(h, k)$:

$$\varphi(h, k) = o\big(\omega(h, k)\big), \quad \text{falls} \quad \frac{\varphi(h, k)}{\omega(h, k)} \to 0 \quad \text{bei} \quad \varrho \to 0.$$

Zum Beispiel ist das homogene Polynom $ah^2 + bhk + ck^2$ von der Ordnung von ϱ^2, weil $|ah^2 + bhk + ck^2| \leq \big(|a| + \tfrac{1}{2}|b| + |c|\big)\,(h^2 + k^2)$ ist; weiter z. B. $\varrho = o\left(\dfrac{1}{|\log \varrho|}\right)$, denn es ist $\lim\limits_{\varrho \to 0} (\varrho \cdot \log \varrho) = 0$.

---

[1] Zur Vermeidung von Verwechselungen mache man sich ausdrücklich klar, daß stärkeres Verschwinden für $\varrho \to 0$ (höhere Ordnung des Verschwindens) kleinere Werte in der Umgebung von $\varrho = 0$ bedeutet. Zum Beispiel verschwindet ϱ^2 stärker als ϱ, und ϱ^2 ist kleiner als ϱ.

[2] Buchstabe o vom Anfangsbuchstaben von „Ordnung". Will man nicht ausdrücken, daß $\varphi(h, k)$ von höherer Ordnung als ϱ verschwindet, sondern nur von mindestens derselben Ordnung, so bedient man sich nicht mehr des Zeichens o, sondern des großen Buchstabens O und schreibt $\varphi(h, k) = O(\varrho)$. Doch werden wir von diesem Symbol keinen Gebrauch machen.

§ 3. Die Ableitungen einer Funktion.

1. Definition. Geometrische Veranschaulichung.

Setzt man in einer Funktion von mehreren Veränderlichen für alle Veränderlichen bis auf eine einzige bestimmte Zahlenwerte ein und betrachtet nur die eine übrigbleibende Veränderliche, etwa x als veränderlich, so gelangt man zu einer Funktion dieser einen Veränderlichen. Betrachten wir etwa eine Funktion $u = f(x, y)$ der beiden Veränderlichen x und y und erteilen y einen bestimmten festen Zahlenwert, sagen wir $y = y_0 = c$, so kann man sich die so entstehende Funktion

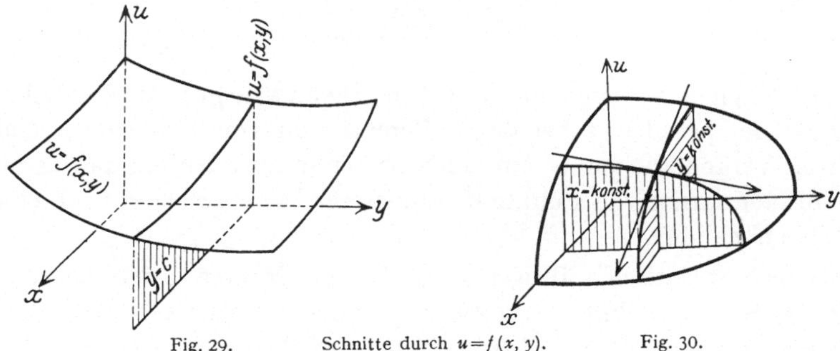

Fig. 29.　　　Schnitte durch $u = f(x, y)$.　　　Fig. 30.

$u = f(x, y_0)$ der einen unabhängigen Veränderlichen x einfach veranschaulichen, indem man die Fläche $u = f(x, y)$ mit der Ebene $y = y_0$ senkrecht zur y-Achse (parallel zur x, u-Ebene) schneidet. Die in dieser Schnittebene entstehende Schnittkurve wird durch die Gleichung $u = f(x, y_0)$ dargestellt. Differenziert man diese Funktion der einen Veränderlichen x in der uns geläufigen Weise an der Stelle x_0 nach dieser Veränderlichen x — wir setzen dabei voraus, daß die Ableitung wirklich existiert —, untersucht man also das Ansteigen der Schnittkurve $u = f(x, y_0)$ an der Stelle $x = x_0$, so erhält man die sog. *partielle Ableitung* der Funktion $f(x, y)$ *nach* x an der Stelle (x_0, y_0). Sie ist gemäß der uns geläufigen Definition der Ableitung der Grenzwert[1]

$$\lim_{h \to 0} \frac{f(x_0 + h, y_0) - f(x_0, y_0)}{h}.$$

Geometrisch bedeutet diese partielle Ableitung den trigonometrischen Tangens des Winkels, welchen die Tangente an die Schnittkurve $u = f(x, y_0)$ mit einer Parallelen zur x-Achse bildet. Sie gibt uns also die Steigung der Fläche $u = f(x, y)$ in der Richtung der x-Achse an.

---

[1] Wenn (x_0, y_0) ein Randpunkt des Definitionsbereiches ist, so ist dabei die Einschränkung zu machen, daß bei dem Grenzübergang der Punkt $(x_0 + h, y_0)$ stets im Bereiche bleiben muß.

Zur abgekürzten symbolischen Darstellung dieser partiellen Ableitung bedient man sich verschiedener Bezeichnungen, von denen hier folgende erwähnt seien:

$$\lim_{h \to 0} \frac{f(x_0 + h, y_0) - f(x_0, y_0)}{h} = f_x(x_0, y_0) = u_x(x_0, y_0).$$

Will man zum Ausdruck bringen, daß die partielle Ableitung Grenzwert eines Differenzenquotienten, oder wie wir sagen, ein *partieller Differentialquotient* ist, so schreibt man

$$\frac{\partial f}{\partial x} \quad \text{oder auch} \quad \frac{\partial}{\partial x} f.$$

Dabei bedienen wir uns der **runden geschwungenen** Symbole ∂ — statt der geraden d bei der Differentiation von Funktionen einer einzigen Veränderlichen — um von vornherein anzudeuten, daß es sich um Differentiation von Funktionen mehrerer Veränderlicher nach einer von ihnen handelt.

Vielfach erweist sich übrigens auch für die Differentiation das schon in Bd. I, S. 83 erwähnte CAUCHYsche Symbol D als zweckmäßig, das allerdings in diesem Buche nicht gebraucht wird; man schreibt mit ihm:

$$\frac{\partial f}{\partial x} = D_x f. \qquad .$$

Ganz entsprechend erklären wir die partielle Ableitung von $f(x, y)$ nach y an der Stelle (x_0, y_0) durch die Beziehung

$$\lim_{k \to 0} \frac{f(x_0, y_0 + k) - f(x_0, y_0)}{k} = f_y(x_0, y_0) = D_y f(x_0, y_0).$$

Geometrisch gibt sie das Steigungsmaß der Schnittkurve zwischen der Fläche $u = f(x, y)$ und der zur x-Achse senkrechten Ebene $x = x_0$.

Denkt man sich nachträglich die bisher feste Stelle (x_0, y_0) veränderlich und läßt demgemäß den Index 0 fort, d.h. führt man die Differentiation für alle Punkte des Definitionsbereiches von $f(x, y)$ aus, so erhält man die beiden Ableitungen wiederum als Funktionen

$$u_x(x, y) = f_x(x, y) = \frac{\partial f(x, y)}{\partial x} \quad \text{und} \quad u_y(x, y) = f_y(x, y) = \frac{\partial f(x, y)}{\partial y}$$

von x und y.

Zum Beispiel hat die Funktion $u = x^2 + y^2$ die partiellen Ableitungen $u_x = 2x$ (bei der Differentiation nach x wird y^2 als Konstante betrachtet und ergibt die Ableitung 0) und $u_y = 2y$. Die partiellen Ableitungen von $u = x^3 y$ lauten $u_x = 3x^2 y$ und $u_y = x^3$.

Genau so wird bei mehr, allgemein n Veränderlichen definiert:

$$\frac{\partial f(x_1, x_2, \ldots, x_n)}{\partial x_1} = \lim_{h \to 0} \frac{f(x_1 + h, x_2, \ldots, x_n) - f(x_1, x_2, \ldots, x_n)}{h}$$

$$= f_{x_1}(x_1, x_2, \ldots, x_n) = D_{x_1} f(x_1, x_2, \ldots, x_n)$$

usw., vorausgesetzt, daß dieser Grenzwert existiert.

Natürlich können wir auch *höhere partielle Ableitungen* von $f(x, y)$ bilden, indem wir die partiellen Ableitungen „erster Ordnung" $f_x(x, y)$ und $f_y(x, y)$ als Funktionen von x und y wiederum partiell nach einer der Veränderlichen differenzieren und entsprechend fortfahren. Indem wir durch die Reihenfolge der Indizes bzw. der Symbole ∂x und ∂y im „Nenner" die Reihenfolge der Differentiation andeuten, schreiben wir für die zweiten partiellen Ableitungen von $u = f(x, y)$

$$\frac{\partial}{\partial x}\left(\frac{\partial f}{\partial x}\right) = \frac{\partial^2 f}{\partial x^2} = f_{xx} = D^2_{xx} f,$$

$$\frac{\partial}{\partial y}\left(\frac{\partial f}{\partial x}\right) = \frac{\partial^2 f}{\partial x\, \partial y} = f_{xy} = D^2_{xy} f,$$

$$\frac{\partial}{\partial x}\left(\frac{\partial f}{\partial y}\right) = \frac{\partial^2 f}{\partial y\, \partial x} = f_{yx} = D^2_{yx} f,$$

$$\frac{\partial}{\partial y}\left(\frac{\partial f}{\partial y}\right) = \frac{\partial^2 f}{\partial y^2} = f_{yy} = D^2_{yy} f;$$

auf dieselbe Art bezeichnen wir auch die dritten Ableitungen:

$$\frac{\partial}{\partial x}\left(\frac{\partial^2 f}{\partial x^2}\right) = \frac{\partial^3 f}{\partial x^3} = f_{xxx},$$

$$\frac{\partial}{\partial y}\left(\frac{\partial^2 f}{\partial x^2}\right) = \frac{\partial^3 f}{\partial x^2\, \partial y} = f_{xxy},$$

$$\frac{\partial}{\partial x}\left(\frac{\partial^2 f}{\partial x\, \partial y}\right) = \frac{\partial^3 f}{\partial x\, \partial y\, \partial x} = f_{xyx}, \quad \text{usw.}$$

und allgemein die n-ten Ableitungen

$$\frac{\partial}{\partial x}\left(\frac{\partial^{n-1} f}{\partial x^{n-1}}\right) = \frac{\partial^n f}{\partial x^n} = f_{x^n},$$

$$\frac{\partial}{\partial y}\left(\frac{\partial^{n-1} f}{\partial x^{n-1}}\right) = \frac{\partial^n f}{\partial x^{n-1}\, \partial y} = f_{x^{n-1} y} \quad \text{usw.}$$

Schließlich noch einige Beispiele zur praktischen Durchführung der partiellen Differentiation! Nach der Definition werden alle unabhängigen Veränderlichen festgehalten bis auf diejenige, nach der gerade differenziert wird; man hat sie bei der Differentiation einfach als Konstanten anzusehen und kann daher die partielle Differentiation mit Hilfe derselben Regeln durchführen wie die Differentiation der Funktionen einer Veränderlichen. So berechnen wir:

1. Funktion $\qquad f(x, y) = x y,$

erste Ableitungen $\qquad f_x = y, \quad f_y = x,$

zweite Ableitungen $\quad f_{xx} = 0, \; f_{xy} = f_{yx} = 1, \; f_{yy} = 0;$

2. Funktion $\qquad f(x, y) = \sqrt{x^2 + y^2},$

erste Ableitungen $\quad f_x = \dfrac{x}{\sqrt{x^2 + y^2}}, \quad f_y = \dfrac{y}{\sqrt{x^2 + y^2}}.$

Für den Radiusvektor $r = \sqrt{x^2 + y^2}$ vom Nullpunkte zum Punkte (x, y) sind also die partiellen Ableitungen nach x bzw. y gleich dem Kosinus $\cos \varphi = \dfrac{x}{r}$ bzw. dem Sinus $\sin \varphi = \dfrac{y}{r}$ des Winkels φ, den er mit der positiven x-Achse einschließt.

Zweite Ableitungen

$$f_{xx} = \frac{\sqrt{x^2 + y^2} - \dfrac{x^2}{\sqrt{x^2 + y^2}}}{x^2 + y^2} = \frac{y^2}{\sqrt{x^2 + y^2}^{\,3}} = \frac{\sin^2 \varphi}{r},$$

$$f_{xy} = f_{yx} = -\frac{x y}{\sqrt{x^2 + y^2}^{\,3}} = -\frac{\sin \varphi \cos \varphi}{r},$$

$$f_{yy} = \frac{\sqrt{x^2 + y^2} - \dfrac{y^2}{\sqrt{x^2 + y^2}}}{x^2 + y^2} = \frac{x^2}{\sqrt{x^2 + y^2}^{\,3}} = \frac{\cos^2 \varphi}{r}.$$

3. Reziproker Radiusvektor im Raume:

$$f(x, y, z) = \frac{1}{\sqrt{x^2 + y^2 + z^2}} = \frac{1}{r},$$

erste Ableitungen

$$f_x = -\frac{x}{\sqrt{x^2 + y^2 + z^2}^{\,3}} = -\frac{x}{r^3},$$

$$f_y = -\frac{y}{\sqrt{x^2 + y^2 + z^2}^{\,3}} = -\frac{y}{r^3},$$

$$f_z = -\frac{z}{\sqrt{x^2 + y^2 + z^2}^{\,3}} = -\frac{z}{r^3},$$

zweite Ableitungen

$$f_{xx} = -\frac{1}{r^3} + \frac{3 x^2}{r^5}, \quad f_{yy} = -\frac{1}{r^3} + \frac{3 y^2}{r^5}, \quad f_{zz} = -\frac{1}{r^3} + \frac{3 z^2}{r^5},$$

$$f_{xy} = f_{yx} = \frac{3 x y}{r^5}, \quad f_{yz} = f_{zy} = \frac{3 y z}{r^5}, \quad f_{zx} = f_{xz} = \frac{3 z x}{r^5}.$$

Hieraus entnehmen wir, daß für die Funktion $f = \dfrac{1}{\sqrt{x^2 + y^2 + z^2}}$ die Gleichung

$$f_{xx} + f_{yy} + f_{zz} = -\frac{3}{r^3} + \frac{3(x^2 + y^2 + z^2)}{r^5} = 0$$

gilt, und zwar, abgesehen vom Nullpunkt, für alle Werte von x, y, z oder, wie man sagt, *identisch* in x, y, z.

4. Funktion
$$f(x, y) = \frac{1}{\sqrt{y}}\, e^{-\frac{(x-a)^2}{4y}},$$

erste Ableitungen
$$f_x = \frac{1}{\sqrt{y}}\, \frac{-(x-a)}{2y}\, e^{-\frac{(x-a)^2}{4y}},$$

$$f_y = \left(\frac{-1}{2y^{\frac{3}{2}}} + \frac{(x-a)^2}{4y^{\frac{5}{2}}}\right) e^{-\frac{(x-a)^2}{4y}},$$

zweite Ableitungen
$$f_{xx} = \left(\frac{-1}{2y^{\frac{3}{2}}} + \frac{(x-a)^2}{4y^{\frac{5}{2}}}\right) e^{-\frac{(x-a)^2}{4y}},$$

$$f_{xy} = f_{yx} = \left(\frac{3}{4}\frac{x-a}{y^{\frac{5}{2}}} - \frac{(x-a)^3}{8y^{\frac{7}{2}}}\right) e^{-\frac{(x-a)^2}{4y}},$$

$$f_{yy} = \left(\frac{3}{4}\frac{1}{y^{\frac{5}{2}}} - \frac{3}{4}\frac{(x-a)^2}{y^{\frac{7}{2}}} + \frac{(x-a)^4}{16y^{\frac{9}{2}}}\right) e^{-\frac{(x-a)^2}{4y}}.$$

Es ist also
$$f_{xx} - f_y = 0$$
identisch in x und y.

Genau so wie bei einer unabhängigen Veränderlichen ist es eine besondere Eigenschaft einer Funktion $f(x, y)$, daß sie Ableitungen besitzt[1]. Bei den praktisch wichtigen Funktionen ist jedoch diese Eigenschaft stets, abgesehen höchstens von einzelnen Ausnahmestellen, vorhanden.

2. Existenz der partiellen Ableitungen nach x und y und Stetigkeit.

Bei Funktionen einer Veränderlichen haben wir erkannt, daß aus der Existenz der Ableitung einer Funktion an einer Stelle ohne weiteres die Stetigkeit der Funktion an dieser Stelle folgt (vgl. Bd. I, S. 89). Bei Funktionen mehrerer Veränderlicher gilt statt dessen der folgende Satz: *Wenn für eine Funktion $f(x, y)$ in einem Bereiche G überall die beiden partiellen Ableitungen f_x und f_y existieren und beschränkt sind, d.h. wenn es eine feste, von x und y unabhängige Schranke M gibt, so daß überall in diesem Bereiche $|f_x(x, y)| < M$ und $|f_y(x, y)| < M$ bleibt, so ist die Funktion in diesem Bereiche stetig.*

Zum Beweise betrachten wir zwei Punkte mit den Koordinaten x und y bzw. $x+h$ und $y+k$, welche beide im Bereiche G liegen; auch der sie verbindende rechtwinklige Streckenzug über den Punkt

---

[1] Der Ausdruck „differenzierbar" bedeutet nicht etwa nur, daß die partiellen Ableitungen nach x und y vorhanden sind, vgl. S. 53f.

$(x+h, y)$ hin soll ganz in G liegen; das trifft sicher zu, wenn sich beide Punkte im Inneren des Bereiches und genügend nahe aneinander befinden. Dann ist

$$f(x+h, y+k) - f(x, y) = \{f(x+h, y+k) - f(x+h, y)\} \\ + \{f(x+h, y) - f(x, y)\}.$$

Die beiden Summanden in der ersten Klammer rechts unterscheiden sich bloß in y, die der zweiten bloß in x. Wir können daher jede der beiden Klammern auf der rechten Seite nach dem gewöhnlichen Mittelwertsatz der Differentialrechnung aus Bd. I, zweites Kapitel § 3, Nr. 8 umformen, indem wir die erste Klammer als Funktion von y und die zweite Klammer als Funktion von x betrachten. So entsteht die Beziehung

$$f(x+h, y+k) - f(x, y) = k f_y(x+h, y+\vartheta_1 k) + h f_x(x+\vartheta_2 h, y),$$

wobei ϑ_1 und ϑ_2 zwei Zahlen zwischen 0 und 1 bedeuten. Die Ableitung nach y soll mit anderen Worten in einem Punkte der senkrechten Strecke von $(x+h, y)$ nach $(x+h, y+k)$ und die Ableitung nach x in einem Punkte der waagerechten Strecke von (x, y) nach $(x+h, y)$ gebildet werden. Da jedenfalls nach unserer Voraussetzung beide Ableitungen absolut kleiner als M sind, so folgt

$$|f(x+h, y+k) - f(x, y)| \leq M(|h| + |k|).$$

Hierin wird die rechte Seite für hinreichend kleine $|h|$ und $|k|$ selbst beliebig klein, und die behauptete Stetigkeit von $f(x, y)$ ist damit bewiesen.

3. Die Vertauschbarkeit der Reihenfolge bei der Differentiation.

An den Beispielen von S. 48f. erkennt man, daß dort $f_{yx} = f_{xy}$ ist; mit anderen Worten: Man darf in diesen Fällen ebensogut erst nach y und dann nach x differenzieren, wie zuerst nach x und dann nach y. Dieser Beobachtung liegt der folgende allgemeine und außerordentlich wichtige Satz zugrunde: *Wenn die „gemischten" zweiten Ableitungen f_{xy} und f_{yx} einer Funktion $f(x, y)$ in einem Bereiche G stetige Funktionen von x und y sind, so gilt überall im Innern dieses Bereiches*

$$f_{yx} = f_{xy},$$

d.h. wir dürfen die Reihenfolge der Differentiationen nach x und y miteinander vertauschen.

Der Beweis ergibt sich wie in der vorigen Nummer mit Hilfe des gewöhnlichen Mittelwertsatzes der Differentialrechnung. Wir betrachten bei $h \neq 0$, $k \neq 0$ die vier Punkte (x, y), $(x+h, y)$, $(x, y+k)$ und $(x+h, y+k)$ — welche, wenn (x, y) ein innerer Punkt von G ist, durch Wahl von hinreichend kleinen h und k alle vier samt dem von ihnen bestimmten Rechteck in G liegen —, und bilden den Ausdruck

$$A = f(x+h, y+k) - f(x+h, y) - f(x, y+k) + f(x, y).$$

Diesen Ausdruck können wir zunächst, indem wir die Funktion

$$\varphi(x) = f(x, y+k) - f(x, y)$$

der Variablen x einführen und die Variable y nur als „Parameter" auffassen, in der Gestalt

$$A = \varphi(x+h) - \varphi(x)$$

schreiben. Indem wir nun die rechte Seite nach dem gewöhnlichen Mittelwertsatz der Differentialrechnung umformen, erhalten wir hieraus

$$A = h\,\varphi'(x + \vartheta h),$$

wobei ϑ zwischen Null und Eins liegt. Nun ist aber

$$\varphi'(x) = f_x(x, y+k) - f_x(x, y);$$

wegen der vorausgesetzten Existenz der „gemischten" zweiten Ableitung f_{xy} können wir die rechte Seite wiederum nach dem Mittelwertsatz umformen und erhalten so für A die Gleichung

$$A = h k f_{xy}(x + \vartheta h, y + \vartheta' k),$$

worin ϑ und ϑ' zwei Zahlen zwischen Null und Eins bedeuten.

Ganz analog können wir aber auch von der Funktion

$$\psi(y) = f(x+h, y) - f(x, y)$$

ausgehen und die Größe A durch die Gleichung

$$A = \psi(y+k) - \psi(y)$$

darstellen. Wie vorhin gelangen wir so zur Beziehung

$$A = h k f_{yx}(x + \vartheta_1 h, y + \vartheta_1' k) \quad \text{mit} \quad 0 < \vartheta_1 < 1 \quad \text{und} \quad 0 < \vartheta_1' < 1$$

und die Gleichsetzung beider Ausdrücke für A liefert die Gleichung

$$f_{xy}(x + \vartheta h, y + \vartheta' k) = f_{yx}(x + \vartheta_1 h, y + \vartheta_1' k).$$

Lassen wir hierin h und k gleichzeitig gegen Null streben und berücksichtigen die Voraussetzung, daß die Ableitungen $f_{xy}(x, y)$ und $f_{yx}(x, y)$

im Punkte (x, y) stetig sein sollen, so ergibt sich sofort die Gleichung

$$f_{xy}(x, y) = f_{yx}(x, y),$$

welche unsere Behauptung ausdrückt[1].

Der Satz von der Umkehrbarkeit der Differentiationsfolge hat weitreichende Folgen. Vor allem erkennt man, daß die Anzahl der voneinander verschiedenen Ableitungen zweiter und höherer Ordnung für eine Funktion von mehreren Veränderlichen wesentlich geringer ist, als anfänglich zu erwarten stand. Setzen wir voraus, daß alle zu bildenden Ableitungen in dem betrachteten Bereich stetige Funktionen der unabhängigen Veränderlichen sind, und wenden wir unseren Satz statt auf die Funktion $u = f(x, y)$ auf die Funktionen $f_x(x, y)$ oder $f_y(x, y)$ oder $f_{xy}(x, y)$ usw. an, so gelangen wir zu den Gleichungen

$$f_{xxy} = f_{xyx} = f_{yxx},$$
$$f_{xyy} = f_{yxy} = f_{yyx},$$
$$f_{xxyy} = f_{xyxy} = f_{xyyx} = f_{yxxy} = f_{yxyx} = f_{yyxx}$$

---

[1] Für feineres Verständnis ist die Bemerkung nützlich, daß unser Satz über die Vertauschbarkeit der Differentiationsfolge auch noch unter schwächeren Voraussetzungen gilt. Es genügt nämlich die Voraussetzung, daß nur die eine gemischte zweite Ableitung f_{xy} existiert und an der betreffenden Stelle stetig ist. Zum Beweise knüpfen wir an die obige Gleichung

$$A = f(x + h, y + k) - f(x, y + k) - f(x + h, y) + f(x, y)$$

an, dividieren durch hk und lassen dann k allein gegen Null streben. Dann besitzt die rechte Seite, also auch die linke, einen Grenzwert, nämlich

$$\lim_{k \to 0} \frac{A}{kh} = \frac{f_y(x + h, y) - f_y(x, y)}{h}.$$

Weiter wurde oben schon bewiesen, unter ausschließlicher Annahme der Existenz von f_{xy}, daß

$$\frac{A}{hk} = f_{xy}(x + \vartheta h, y + \vartheta' k)$$

ist. Wegen der vorausgesetzten Stetigkeit von f_{xy} ist für beliebig kleines $\varepsilon > 0$ und hinreichend kleine $|h|$ und $|k|$

$$f_{xy}(x, y) - \varepsilon < f_{xy}(x + \vartheta h, y + \vartheta' k) < f_{xy}(x, y) + \varepsilon,$$

also folgt

$$f_{xy}(x, y) - \varepsilon \leq \frac{f_y(x + h, y) - f_y(x, y)}{h} \leq f_{xy}(x, y) + \varepsilon$$

oder

$$\lim_{h \to 0} \frac{f_y(x + h, y) - f_y(x, y)}{h} = f_{xy}(x, y),$$

d.h.

$$f_{yx}(x, y) = f_{xy}(x, y).$$

und ganz allgemein zu dem Ergebnis: *Bei mehrfacher Differentiation einer Funktion zweier Veränderlicher darf man die Reihenfolge der Differentiationen beliebig vertauschen, solange nur die entstehenden Ableitungen stetige Funktionen bleiben*[1].

Unter den oben formulierten Stetigkeitsvoraussetzungen hat also eine Funktion von zwei Veränderlichen drei Ableitungen zweiter Ordnung

$$f_{xx}, \quad f_{xy}, \quad f_{yy},$$

vier Ableitungen dritter Ordnung

$$f_{xxx}, \quad f_{xxy}, \quad f_{xyy}, \quad f_{yyy}$$

und allgemein $(n+1)$ Ableitungen n-ter Ordnung

$$f_{x^n}, \quad f_{x^{n-1}y}, \quad f_{x^{n-2}y^2}, \quad \ldots, \quad f_{xy^{n-1}}, \quad f_{y^n}.$$

Es versteht sich von selbst, daß ähnliches auch für Funktionen von mehr als zwei unabhängigen Veränderlichen gilt. Denn wir könnten unseren Beweis ebenso auf die Vertauschbarkeit der Differentiation nach x und z oder nach y und z usw. beziehen; bei jeder Vertauschung zweier Differentiationsreihenfolgen werden ja immer nur zwei unabhängige Veränderliche in Mitleidenschaft gezogen.

§ 4. Das vollständige Differential einer Funktion und seine geometrische Bedeutung.

1. Der Begriff der Differenzierbarkeit.

Bei Funktionen einer Veränderlichen hängt die Existenz der Ableitung aufs engste mit der Möglichkeit zusammen, die Funktion $\eta = f(\xi)$ in der Umgebung einer Stelle x durch eine lineare Funktion $\eta = \varphi(\xi)$

---

[1] Von grundsätzlicher Wichtigkeit ist es, an einem Beispiel darzutun, daß ohne Voraussetzung der Stetigkeit der zweiten Ableitung f_{xy} oder f_{yx} der Satz nicht immer richtig zu sein braucht, daß vielmehr $f_{xy} \neq f_{yx}$ sein kann. Ein Beispiel dafür liefert uns die bereits S. 42 erwähnte, im Nullpunkte stetige Funktion $f(x, y) = x\, y\, \dfrac{x^2 - y^2}{x^2 + y^2}$ mit $f(0, 0) = 0$, bei welcher noch alle Ableitungen zweiter Ordnung existieren, aber nicht mehr stetig sind. Wir haben

$$f_x(0, y) = \lim_{x \to 0} \frac{f(x, y) - f(0, y)}{x} = \lim_{x \to 0} y\, \frac{x^2 - y^2}{x^2 + y^2} = -y,$$

$$f_y(x, 0) = \lim_{y \to 0} \frac{f(x, y) - f(x, 0)}{y} = \lim_{y \to 0} x\, \frac{x^2 - y^2}{x^2 + y^2} = x,$$

und daher

$$f_{xy}(0, 0) = -1 \quad \text{und} \quad f_{yx}(0, 0) = +1.$$

Diese beiden Ausdrücke stimmen nicht überein, was nach unserem Satz nur an der Unstetigkeit von f_{xy} im Anfangspunkt liegen kann.

anzunähern. Diese lineare Funktion ist durch die Gleichung

$$\varphi(\xi) = f(x) + (\xi - x)\, f'(x)$$

bestimmt. Sie stellt geometrisch in den laufenden Koordinaten ξ und η die Tangente an die Kurve $\eta = f(\xi)$ im Punkte P mit den Koordinaten $\xi = x$ und $\eta = f(x)$ dar und ist analytisch dadurch charakterisiert, daß sie sich von der Funktion $f(\xi)$ in der Umgebung von P um eine Größe $o(h)$ von höherer Ordnung (vgl. S. 44) als der Abszissenunterschied $h = \xi - x$ unterscheidet. — Es ist also

$$f(\xi) - \varphi(\xi) = f(\xi) - f(x) - (\xi - x)\, f'(x) = o(h)$$

oder anders geschrieben

$$f(x + h) - f(x) - h f'(x) = o(h) = \varepsilon h,$$

wobei ε eine zugleich mit h gegen Null strebende Zahl bedeutet. Die Größe $h f'(x)$, den „linearen Anteil des Zuwachses" von $f(x)$, der einem Zuwachse der unabhängigen Veränderlichen um h entspricht, nannten wir in Bd. I, zweites Kap., § 3, Nr. 9 das Differential der Funktion $f(x)$ und bezeichneten es mit

$$dy = df(x) = h y' = h f'(x)$$

(auch mit $dy = y'\, dx$, weil die Funktion $y = x$ das Differential $dy = dx = 1 \cdot h$ hat). Dieses Differential ist, wie wir jetzt sagen können, eine Funktion der beiden unabhängigen Veränderlichen x und h, wobei an und für sich über die Größe von h nichts Besonderes festgesetzt zu werden braucht. Allerdings macht man von dieser Begriffsbildung des Differentials naturgemäß nur dann Gebrauch, wenn die Größe h klein genug ist, damit das Differential $h f'(x)$ eine für den betreffenden Zweck wirklich hinreichend genaue Annäherung an die Funktionsdifferenz $f(x + h) - f(x)$ darstellt.

Man kann auch umgekehrt, anstatt von dem Begriff der Ableitung einer Funktion $f(x)$ auszugehen, die Forderung an die Spitze stellen: es soll möglich sein, die Funktion $\eta = f(\xi)$ in der Umgebung des Punktes P durch eine lineare Funktion so anzunähern, daß die Differenz zwischen der Funktion und der linearen Annäherungsfunktion von höherer Ordnung als der Zuwachs h der unabhängigen Veränderlichen mit $h \to 0$ verschwindet. Mit anderen Worten: wir verlangen, daß es für die Funktion $f(\xi)$ an der Stelle $\xi = x$ eine zwar von x, nicht aber von h abhängende Größe A geben soll, so daß

$$f(x + h) - f(x) = A h + o(h) = A h + \varepsilon h$$

wird, wo ε zugleich mit h gegen Null strebt. Diese Forderung ist gleichbedeutend mit der Forderung, daß $f(x)$ an der Stelle x differenzierbar ist; für A muß alsdann die Ableitung $f'(x)$ an der Stelle x genommen werden. Man erkennt dies sofort, indem man die Forderung in die Gestalt

$$\frac{f(x+h)-f(x)}{h}=A+\varepsilon$$

bringt und den Grenzübergang $h\to 0$ vollzieht. Differenzierbarkeit nach einer Veränderlichen und Möglichkeit der Annäherung durch eine lineare Funktion in dem angegebenen Sinne sind also gleichbedeutende Eigenschaften.

Indem man beachtet, daß $A+\varepsilon=\alpha(x,h)$ eine Funktion von h ist, die für $h\to 0$ gegen $A(x)$ strebt, gelangt man zu der äquivalenten Charakterisierung: $f(x)$ heißt an der Stelle x differenzierbar, wenn $f(x+h)-f(x)=h\cdot\alpha(x,h)$ ist, wo $\alpha(x,h)$ eine als Funktion von h für $h=0$ stetige Größe bedeutet.

Diese Begriffsbildungen können wir auf Funktionen von zwei und mehr Veränderlichen ganz naturgemäß übertragen.

Wir sagen, die Funktion $u=f(x,y)$ sei an der Stelle (x,y) *differenzierbar, wenn sie sich in der Umgebung dieses Punktes durch eine lineare Funktion approximieren läßt*, d.h. eine Darstellung gestattet

$$f(x+h,y+k)=f(x,y)+Ah+Bk+\varepsilon_1 h+\varepsilon_2 k,$$

wobei A und B nicht von den beiden voneinander unabhängigen Größen h und k abhängen und ε_1 und ε_2 zugleich mit h und k gegen Null streben. Mit anderen Worten: der Unterschied zwischen unserer Funktion $f(x+h,y+k)$ an der Stelle $(x+h,y+k)$ und der in h und k linearen Funktion $f(x,y)+Ah+Bk$ soll von der Größenordnung $o(\varrho)$ sein[1], also von höherer Ordnung als der Abstand $\varrho=\sqrt{h^2+k^2}$ des Punktes $(x+h,y+k)$ vom Punkte (x,y) mit $\varrho\to 0$ verschwinden.

Wenn die Möglichkeit einer solchen angenäherten Darstellung besteht, so folgt daraus sofort, daß sich die Funktion $f(x,y)$ an der Stelle (x,y) nach x und y partiell differenzieren läßt und daß

$$f_x=A \quad\text{und}\quad f_y=B$$

wird. Denn setzen wir $k=0$ und dividieren durch h, so erhalten wir die Beziehung

$$\frac{f(x+h,y)-f(x,y)}{h}=A+\varepsilon_1,$$

---

[1] Die Äquivalenz beider Definitionen ergibt sich aus folgenden Bemerkungen: Es ist stets $|\varepsilon_1 h+\varepsilon_2 k|\leq|\varepsilon|\,|\sqrt{h^2+k^2}|$, wo $\varepsilon=|\varepsilon_1|+|\varepsilon_2|$ gesetzt wird und zugleich mit ε_1 und ε_2 gegen Null strebt. Somit folgt aus der ersten Definition der Differenzierbarkeit auch die zweite. Da ferner $|\varepsilon\sqrt{h^2+k^2}|\leq|\varepsilon|\,(|h|+|k|)$ ist, so muß umgekehrt beim Bestehen der zweiten Forderung die fragliche Differenz die Form $\vartheta\varepsilon(|h|+|k|)$ mit $-1\leq\vartheta\leq+1$ besitzen, und hieraus folgt sofort, daß auch die Forderung der ersten Definition erfüllt ist.

und da ε_1 zugleich mit h gegen Null strebt, ergibt sich in der Tat durch Grenzübergang $h\to0$ für die linke Seite ein Grenzwert, und zwar A; ebenso folgt die Gleichung $f_y(x, y) = B$.

Umgekehrt wollen wir zeigen, daß eine Funktion $u = f(x, y)$ jedenfalls in unserem Sinne differenzierbar, d.h. durch eine lineare Funktion approximierbar ist, wenn sie stetige Ableitungen erster Ordnung an der betreffenden Stelle besitzt. Wir können in der Tat den Zuwachs

$$\Delta u = f(x + h, y + k) - f(x, y)$$

der Funktion in der Form schreiben

$$\Delta u = \{f(x + h, y + k) - f(x, y + k)\} + \{f(x, y + k) - f(x, y)\}.$$

Die beiden Klammern formen wir wie früher (S. 50) nach dem gewöhnlichen Mittelwertsatze der Differentialrechnung um in $\Delta u = h f_x(x + \vartheta_1 h, y + k) + k f_y(x, y + \vartheta_2 k)$. Da nach Voraussetzung die partiellen Ableitungen f_x und f_y im Punkte (x, y) stetig sind, so dürfen wir weiter schreiben $f_x(x + \vartheta_1 h, y + k) = f_x(x, y) + \varepsilon_1$ und $f_y(x, y + \vartheta_2 k) = f_y(x, y) + \varepsilon_2$, wobei die Zahlen ε_1 und ε_2 mit h und k gleichzeitig gegen Null streben. Wir erhalten also

$$\Delta u = h f_x(x, y) + k f_y(x, y) + \varepsilon_1 h + \varepsilon_2 k$$
$$= h f_x(x, y) + k f_y(x, y) + o\left(\sqrt{h^2 + k^2}\right)$$

und diese Gleichung drückt unsere Behauptung aus[1]. Eine Funktion mit stetigen ersten Ableitungen wollen wir gelegentlich als *stetig differenzierbar* bezeichnen. Sind auch noch alle Ableitungen zweiter Ordnung stetig, so nennen wir die Funktion *zweimal stetig differenzierbar*, usw.

Ebenso wie bei einer unabhängigen Veränderlichen läßt sich die Definition der Differenzierbarkeit einer Funktion durch folgende äquivalente Definition ersetzen: Die Funktion $f(x, y)$ heißt an der Stelle x, y differenzierbar, wenn

$$f(x + h, y + k) - f(x, y) = \alpha h + \beta k$$

ist, wo α und β außer von x, y noch von h und k abhängen und für $h = 0$, $k = 0$ stetig sind.

Es bedarf keiner besonderen Ausführungen, daß und wie sich unsere Betrachtungen auch auf Funktionen von drei und noch mehr Veränderlichen übertragen lassen.

2. Differentiation nach einer gegebenen Richtung.

Eine wichtige Eigenschaft der differenzierbaren Funktionen ist, daß sie partielle Ableitungen besitzen nicht nur nach x und y, oder wie wir

---

[1] Wenn wir nur die Existenz, nicht die Stetigkeit der Ableitungen f_x und f_y voraussetzen, braucht die Funktion nicht differenzierbar zu sein (vgl. S. 59f).

auch sagen, in der x- und y-Richtung, sondern daß sie auch in jeder anderen Richtung differenzierbar sind. Dabei verstehen wir unter der *Ableitung in der Richtung* α folgendes:

Wir lassen den Punkt $(x+h,\ y+k)$ gegen den Punkt $(x,\ y)$ streben, und zwar so, daß er sich längs derjenigen Geraden durch $(x,\ y)$ bewegt, die mit der positiven x-Achse den festen Winkel α einschließt. Mit anderen Worten: h und k streben nicht irgendwie unabhängig voneinander gegen Null, sondern wir haben

$$h = \varrho \cos \alpha \quad \text{und} \quad k = \varrho \sin \alpha,$$

wobei ϱ den Abstand $\sqrt{h^2 + k^2}$ des Punktes $(x+h,\ y+k)$ vom Punkte $(x,\ y)$ bedeutet und mit h und k gegen Null abnimmt. Bilden wir dann in gewohnter Weise die Differenz $f(x+h,\ y+k) - f(x,\ y)$ und dividieren sie durch ϱ, so nennen wir den Grenzwert

$$D^{(\alpha)} f(x,\ y) = \lim_{\varrho \to 0} \frac{f(x + \varrho \cos \alpha,\ y + \varrho \sin \alpha) - f(x,\ y)}{\varrho}$$

dieses Bruches, falls er existiert, die Ableitung der Funktion $f(x,\ y)$ an der Stelle $(x,\ y)$ in der Richtung α. Speziell erhalten wir für $\alpha = 0$, also für $k = 0$ und $h = \varrho$ die partielle Ableitung nach x, für $\alpha = \frac{\pi}{2}$, also für $h = 0$ und $k = \varrho$ die partielle Ableitung nach y.

Ist nun die Funktion $f(x,\ y)$ differenzierbar, so gilt die Beziehung

$$f(x + h,\ y + k) - f(x,\ y) = h f_x + k f_y + \varepsilon \varrho$$
$$= \varrho (f_x \cos \alpha + f_y \sin \alpha + \varepsilon).$$

Für $\varrho \to 0$ strebt auch ε gegen 0, und wir bekommen für die *Ableitung in der Richtung* α

$$D^{(\alpha)} f(x,\ y) = f_x \cos \alpha + f_y \sin \alpha;$$

sie ist also eine lineare Verbindung der Ableitungen f_x *und* f_y *in der x- und y-Richtung mit den Koeffizienten* $\cos \alpha$ *und* $\sin \alpha$. Dieses Ergebnis steht jedenfalls fest, wenn wir lediglich wissen, daß die Ableitungen f_x und f_y existieren und an der betreffenden Stelle stetig sind.

Beispielsweise lauten für den Radiusvektor $r = \sqrt{x^2 + y^2}$ vom Ursprung nach dem Punkte $(x,\ y)$ die partiellen Ableitungen

$$r_x = \frac{x}{\sqrt{x^2 + y^2}} = \frac{x}{r} = \cos \varphi \quad \text{und} \quad r_y = \frac{y}{\sqrt{x^2 + y^2}} = \frac{y}{r} = \sin \varphi,$$

wobei $\varphi = \operatorname{arc\,tg} \frac{y}{x}$ den Winkel von r gegen die x-Achse bedeutet. In der Richtung α hat daher r die Ableitung

$$D^{(\alpha)} r = r_x \cos \alpha + r_y \sin \alpha = \cos \varphi \cos \alpha + \sin \varphi \sin \alpha = \cos (\varphi - \alpha);$$

insbesondere in der eigenen, durch φ gegebenen Richtung die Ableitung 1 und senkrecht dazu die Ableitung 0.

Für x gewinnen wir in der Richtung φ des Radiusvektors die Ableitung $D^{(\varphi)} x = \cos \varphi$ und für y die Ableitung $D^{(\varphi)} y = \sin \varphi$, senkrecht dazu die Ableitungen $D^{\left(\varphi + \frac{\pi}{2}\right)} x = -\sin \varphi$ und $D^{\left(\varphi + \frac{\pi}{2}\right)} y = \cos \varphi$.

Allgemein schreibt man die Ableitung einer Funktion $f(x, y)$ in der Richtung des Radiusvektors r auch $\dfrac{\partial f(x, y)}{\partial r}$. Dann besteht die viel gebrauchte Beziehung

$$\frac{\partial}{\partial r} = \cos \varphi \, \frac{\partial}{\partial x} + \sin \varphi \, \frac{\partial}{\partial y}\,,$$

in der die Differentiationssymbole $\dfrac{\partial}{\partial r}$, $\dfrac{\partial}{\partial x}$, $\dfrac{\partial}{\partial y}$ bedeuten, daß man dahinter eine beliebige differenzierbare Funktion u von x und y setzen darf.

Es ist übrigens nützlich zu bemerken, daß wir die Ableitung der Funktion $f(x, y)$ nach der Richtung α auch dann erhalten, wenn wir den Punkt Q mit den Koordinaten $x + h$ und $y + k$ nicht geradlinig in der Richtung α gegen den Punkt P mit den Koordinaten x und y rücken lassen, sondern auf einer beliebigen Kurve, deren Tangente im Punkte P die Richtung α hat. Es ist nämlich dann, wenn die Gerade $\overline{PQ}$ die Richtung β besitzt, $h = \varrho \cos \beta$, $k = \varrho \sin \beta$, und wir haben in unseren obigen im Beweis benutzten Formeln α durch β zu ersetzen. Da aber für $\varrho \to 0$ nach Voraussetzung β gegen α strebt, so erhalten wir wieder den früheren Ausdruck für $D^{(\alpha)} f(x, y)$.

Ganz ebenso können wir eine differenzierbare Funktion $f(x, y, z)$ von drei Veränderlichen nach einer beliebigen Richtung im Raume differenzieren. Eine solche Richtung im Raume denken wir uns gegeben durch die Kosinus der drei Winkel, die sie mit den Koordinatenachsen bildet. Nennen wir diese Winkel α, β und γ und betrachten zugleich mit dem Punkte (x, y, z) den Punkt $(x + h, y + k, z + l)$, wobei

$$h = \varrho \cos \alpha,$$
$$k = \varrho \cos \beta,$$
$$l = \varrho \cos \gamma$$

ist, so erhalten wir, genau wie oben, als Ableitung der Funktion in der durch die Winkel (α, β, γ) gegebenen Richtung den Ausdruck

$$f_x \cos \alpha + f_y \cos \beta + f_z \cos \gamma.$$

3. Geometrische Deutung. Tangentialebene.

Wir können uns alle diese Dinge für eine Funktion $u = f(x, y)$ sehr leicht geometrisch klar machen. Genau so wie uns die partielle Ableitung nach x die Steigung der Tangente der Durchschnittskurve unserer Fläche mit einer Ebene senkrecht zur x, y-Ebene, parallel zur x, u-Ebene angibt, bedeutet die Ableitung in der Richtung α die Steigung der Durchschnittskurve der Fläche mit einer Ebene, die senkrecht zur x, y-Ebene läuft und mit der x-Achse den Winkel α einschließt. Die Formel $D^{(\alpha)} f(x, y) = f_x \cos \alpha + f_y \sin \alpha$ besagt nun, daß und wie wir die Steigung der Tangenten aller solcher ebenen Durchschnittskurven, d.h. aller Tangenten an die Fläche in einem gewissen Punkte, aus den Steigungen zweier Tangenten berechnen können.

Wir haben nämlich die differenzierbare Funktion $\zeta = f(\xi, \eta)$ an der Stelle (x, y) durch die lineare Funktion

$$l(\xi, \eta) = f(x, y) + (\xi - x)\, f_x + (\eta - y)\, f_y$$

approximiert, wobei wir die laufenden Koordinaten mit ξ und η bezeichnen. Geometrisch verkörpert diese lineare Funktion eine Ebene, die wir in Analogie zur Tangente an eine ebene Kurve *Tangentialebene* nennen. Die Differenz aus dieser linearen Funktion und der Funktion $f(\xi, \eta)$ strebt zusammen mit $\xi - x = h$ und $\eta - y = k$ gegen Null, und zwar stärker als $\sqrt{h^2 + k^2}$. Dies besagt aber nach der Definition der Tangenten ebener Kurven nichts anderes, als daß der Schnitt der Tangentialebene mit irgendeiner zur x, y-Ebene senkrechten Ebene die Tangente an die betreffende ebene Schnittkurve ist. Wir sehen also, daß *diese Flächentangenten im Punkte (x, y, u) in einer Ebene, der Tangentialebene, liegen.*

Diese Eigenschaft ist der geometrische Ausdruck der Differenzierbarkeit unserer Funktion im Punkte mit den Koordinaten $x, y, u = f(x, y)$. Als Gleichung der Tangentialebene in den laufenden Koordinaten ξ, η und ζ schreiben wir nochmals hin:

$$\zeta - u = (\xi - x)\, f_x + (\eta - y)\, f_y.$$

Wie aus den Ausführungen von S. 56 hervorgeht, steht die Differenzierbarkeit unserer Funktion fest, sobald an der betreffenden Stelle die partiellen Ableitungen stetig sind. Im Gegensatz zu den Verhältnissen bei einer einzigen unabhängigen Veränderlichen ist jedoch die bloße Existenz der partiellen Ableitungen f_x und f_y noch nicht hinreichend für die Differenzierbarkeit der Funktion. Wenn die Ableitungen an der betreffenden Stelle nicht stetig sind, so braucht nicht mehr notwendig dort eine Tangentialebene an die Fläche zu existieren, oder analytisch gesprochen, die Differenz zwischen $f(x + h, y + k)$ und der linearen Funktion $f(x, y) + h f_x(x, y) + k f_y(x, y)$ in h und k muß nicht von höherer als erster Ordnung in $\sqrt{h^2 + k^2}$ verschwinden. Ein einfaches Beispiel zeigt uns das deutlich. Wir setzen

$$f(x, y) = 0 \qquad \text{für} \quad x = 0 \qquad \text{und} \quad y = 0, \quad \text{und}$$
$$f(x, y) = |x| \qquad \text{für} \quad x - y = 0 \quad \text{und} \quad x + y = 0.$$

Zwischen diesen Geraden definieren wir die Funktion $f(x, y)$ so, daß sie geometrisch durch Ebenen dargestellt wird. Die Fläche $u = f(x, y)$ besteht also aus acht dreieckigen Ebenenstücken, die über den Geraden $x = 0$, $y = 0$, $y = x$ und $y = -x$ in Kanten dachartig gegeneinanderstoßen. Offenbar hat diese Fläche im Nullpunkt keine Tangentialebene, obwohl die Ableitungen $f_x(0, 0)$ und $f_y(0, 0)$ beide existieren, nämlich gleich Null sind. Die Ableitungen sind aber im Nullpunkt nicht stetig, ja sie existieren nicht einmal auf den Kanten, wie man ohne weiteres einsieht[1].

4. Das vollständige Differential oder der lineare Anteil einer Funktion.

Wie bei Funktionen einer Veränderlichen erweist es sich auch bei Funktionen von mehreren Veränderlichen oft als zweckmäßig, für den linearen Anteil einer differenzierbaren Funktion $u = f(x, y)$ eine besondere sprachliche und symbolische Bezeichnung einzuführen, nämlich diesen linearen Anteil als das *Differential* der Funktion zu bezeichnen und zu schreiben

$$ du = df(x, y) = \frac{\partial f}{\partial x} h + \frac{\partial f}{\partial y} k = \frac{\partial f}{\partial x} dx + \frac{\partial f}{\partial y} dy. $$

Das Differential, gelegentlich auch *vollständiges* oder *totales Differential* genannt, ist eine Funktion von vier unabhängigen Veränderlichen, nämlich erstens von den Koordinaten x und y an der betrachteten Stelle und zweitens von den Zuwächsen $h = dx$ und $k = dy$, den

---

[1] Ein weiteres Beispiel von ähnlichem Typus gibt die Funktion

$$ u = f(x, y) = \frac{xy}{\sqrt{x^2 + y^2}} \qquad \text{für} \quad x^2 + y^2 \neq 0, $$
$$ u = 0 \qquad \text{für} \quad x = 0, \ y = 0; $$

bei Einführung von Polarkoordinaten wird

$$ u = \frac{r}{2} \sin 2\varphi. $$

Die ersten Ableitungen nach x und y sind überall in der Umgebung des Nullpunktes vorhanden und verschwinden im Nullpunkt selbst, sind aber in dessen Umgebung nicht stetig, denn es ist z. B.

$$ u_x = y \left(\frac{1}{\sqrt{x^2 + y^2}} - \frac{x^2}{\sqrt{x^2 + y^2}^3} \right) = \frac{y^3}{\sqrt{x^2 + y^2}^3}. $$

Nähern wir uns dem Nullpunkt längs der x-Achse, so strebt u_x gegen Null, dagegen längs der y-Achse gegen 1. Die Funktion ist im Nullpunkt nicht differenzierbar; es existiert dort keine Tangentialebene an die Fläche $u = f(x, y)$. Denn wegen $f_x(0, 0) = f_y(0, 0) = 0$ müßte diese Tangentialebene gemäß ihrer oben aufgestellten Gleichung mit der Ebene $u = 0$ zusammenfallen; für die Punkte der Geraden $\varphi = \frac{\pi}{4}$ ist jedoch $\sin 2\varphi = 1$ und $u = \frac{r}{2}$, also der Abstand u des Flächenpunktes von der Ebene $u = 0$ nicht von kleinerer Größenordnung als r, wie es bei einer Tangentialebene der Fall sein müßte.

Differentialen der unabhängigen Veränderlichen oder *unabhängigen Differentialen*. Es hat nichts mit dem unklaren Begriff einer „unendlich kleinen" Größe zu tun; seine Bedeutung ist lediglich die, daß der „lineare Anteil" du eine um so bessere Annäherung an den Zuwachs $\Delta u = f(x+h, y+k) - f(x, y)$ der Funktion $u = f(x, y)$ bei der Vermehrung des Arguments x um $h = dx$ und des Arguments y um $k = dy$ gibt, je kleiner h und k sind. Nebenbei faßt man so übersichtlich in einer Formel die Ausdrücke der verschiedenen partiellen Ableitungen zusammen. Man gewinnt nämlich aus dem vollständigen Differential z.B. die Ableitung $\dfrac{\partial f}{\partial x}$, indem man $dy = 0$ und $dx = 1$ setzt.

Wie nochmals hervorgehoben sei, hat es nur dann einen wirklichen Sinn, von einem vollständigen Differential der Funktion $f(x, y)$ zu sprechen, wenn diese gemäß der obigen Definition differenzierbar ist (wozu die Stetigkeit, aber keineswegs die bloße Existenz der beiden Ableitungen nach x und y genügt).

Wenn die Funktion $f(x, y)$ auch stetige höhere partielle Ableitungen besitzt, so kann man von dem Differential $df(x, y)$ wiederum das Differential bilden, d.h. seine partiellen Ableitungen nach x und y mit $h = dx$ bzw. mit $k = dy$ multiplizieren und sodann diese Produkte addieren. Bei der Differentiation hat man die Größen $h = dx$ bzw. $k = dy$ als Konstante anzusehen, entsprechend der Tatsache, daß das Differential $df = hf_x + kf_y$ eine Funktion von vier unabhängigen Veränderlichen x, y, h und k ist. Man erhält so das *zweite Differential*[1] der Funktion

$$d^2 f = d\,(df) = \frac{\partial}{\partial x}\left(\frac{\partial f}{\partial x}\,h + \frac{\partial f}{\partial y}\,k\right)h + \frac{\partial}{\partial y}\left(\frac{\partial f}{\partial x}\,h + \frac{\partial f}{\partial y}\,k\right)k$$

$$= \frac{\partial^2 f}{\partial x^2}h^2 + 2\frac{\partial^2 f}{\partial x\,\partial y}hk + \frac{\partial^2 f}{\partial y^2}k^2 = \frac{\partial^2 f}{\partial x^2}dx^2 + 2\frac{\partial^2 f}{\partial x\,\partial y}dx\,dy + \frac{\partial^2 f}{\partial y^2}dy^2.$$

Entsprechend bilden wir weiter die *höheren Differentiale*

$$d^3 f = d\,(d^2 f) = \frac{\partial^3 f}{\partial x^3}dx^2 + 3\frac{\partial^3 f}{\partial x^2\,\partial y}dx^2\,dy + 3\frac{\partial^3 f}{\partial x\,\partial y^2}dx\,dy^2 + \frac{\partial^3 f}{\partial y^3}dy^3,$$

$$d^4 f = \frac{\partial^4 f}{\partial x^4}dx^4 + 4\frac{\partial^4 f}{\partial x^3\,\partial y}dx^3\,dy + 6\frac{\partial^4 f}{\partial x^2\,\partial y^2}dx^2\,dy^2 + 4\frac{\partial^4 f}{\partial x\,\partial y^3}dx\,dy^3 +$$

$$+ \frac{\partial^4 f}{\partial y^4}dy^4$$

und, wie man leicht durch den Schluß von n auf $n+1$ zeigt, allgemein

$$d^n f = \frac{\partial^n f}{\partial x^n}dx^n + \binom{n}{1}\frac{\partial^n f}{\partial x^{n-1}\,dy}dx^{n-1}\,dy + \cdots +$$

$$+ \binom{n}{n-1}\frac{\partial^n f}{\partial x\,dy^{n-1}}dx\,dy^{n-1} + \frac{\partial^n f}{\partial y^n}dy^n.$$

---

[1] Wir werden übrigens sehen (S. 73f.), daß die hier rein formal eingeführten Differentiale höherer Ordnung gerade die Anteile entsprechender Ordnung beim Zuwachs der Funktion darstellen.

Den letzten Ausdruck können wir auch symbolisch durch die Gleichung

$$d^n f = \left(\frac{\partial f}{\partial x} \, dx + \frac{\partial f}{\partial y} \, dy \right)^{(n)} = (f_x \, dx + f_y \, dy)^{(n)}$$

darstellen, wobei rechts formal nach dem binomischen Satz zu entwickeln ist, dann aber statt der Produkte und Potenzen der Größen $\frac{\partial f}{\partial x} \, dx$ und $\frac{\partial f}{\partial y} \, dy$ die entsprechenden Ausdrücke

$$\frac{\partial^n f}{\partial x^n} \, dx^n, \qquad \frac{\partial^n f}{\partial x^{n-1} \, dy} \, dx^{n-1} dy, \ldots, \qquad \frac{\partial^n f}{\partial y^n} \, dy^n$$

eingetragen werden.

Für das Rechnen mit Differentialen gilt beiläufig bemerkt folgende Regel:

$$d(f \cdot g) = f \, dg + g \, df,$$

welche unmittelbar aus der Regel für die Differentiation eines Produktes folgt.

Schließlich sei bemerkt, daß sich die Überlegungen dieser Nummer unmittelbar auch auf mehr als zwei unabhängige Veränderliche übertragen lassen.

5. Anwendung auf die Fehlerrechnung.

Der praktische Vorteil, im Differential $df = hf_x + kf_y$ einer Funktion $f(x, y)$ einen bequemen Näherungswert für die tatsächliche Funktionsdifferenz $\Delta u = f(x+h, y+k) - f(x, y)$ beim Übergange von (x, y) zu $(x+h, y+k)$ zur Verfügung zu haben, tritt bei den Anwendungen besonders in der sog. *Fehlerrechnung* zutage (vgl. Bd. I, S. 308). Es sei z. B. gefragt nach dem möglichen Fehler bei der Bestimmung der Dichte s eines festen Körpers nach der Auftriebsmethode. Bedeutet m das Gewicht des Körpers in Luft und $\overline{m}$ das Gewicht in Wasser, so gibt der Gewichtsverlust $m - \overline{m}$ nach dem Archimedischen Prinzip das Gewicht der verdrängten Wassermenge oder auch das ihm zahlenmäßig gleiche Volumen dieser Wassermenge und damit das Volumen des Körpers. Die Dichte s bietet sich somit als Funktion $s = \dfrac{m}{m - \overline{m}}$ der beiden unabhängigen Veränderlichen m und $\overline{m}$ dar. Der Fehler bei der Messung von s, den die Fehler dm bei m und $d\overline{m}$ bei $\overline{m}$ im Gefolge haben, wird näherungsweise durch das vollständige Differential

$$ds = \frac{\partial s}{\partial m} \, dm + \frac{\partial s}{\partial \overline{m}} \, d\overline{m}$$

geliefert. Die partiellen Ableitungen ergeben sich nach der Quotientenregel

$$\frac{\partial s}{\partial m} = - \frac{\overline{m}}{(m - \overline{m})^2} \quad \text{und} \quad \frac{\partial s}{\partial \overline{m}} = \frac{m}{(m - \overline{m})^2};$$

daher ist das Differential

$$d s = \frac{-\overline{m}\, d m + m\, d\overline{m}}{(m - \overline{m})^2}.$$

Der Fehler bei s fällt hiernach am größten aus, wenn etwa $d m$ negativ und $d\overline{m}$ positiv ist, d.h. wenn statt m ein zu kleines $m + d m$ und statt $\overline{m}$ ein zu großes $\overline{m} + d\overline{m}$ gemessen wird. Zum Beispiel läßt sich für ein Messingstück, das in Luft mit 5 mg möglichem Fehler rund 100 g und in Wasser mit 8 mg möglichem Fehler rund 88 g wiegt, die Dichte rund bis auf

$$\frac{88 \cdot 5 \cdot 10^{-3} + 100 \cdot 8 \cdot 10^{-3}}{12^2} \approx 9 \cdot 10^{-3}$$

oder etwa 1 % ermitteln.

§ 5. Zusammengesetzte Funktionen und Einführung neuer unabhängiger Veränderlicher.

1. Allgemeines. — Kettenregel.

Es kommt häufig vor, daß die Funktion u der unabhängigen Veränderlichen x, y als zusammengesetzte Funktion in der Form

$$u = f(\xi, \eta, \ldots)$$

erscheint, wobei die unabhängigen Veränderlichen der Funktion f ihrerseits wieder Funktionen von x, y sind:

$$\xi = \varphi(x, y), \quad \eta = \psi(x, y), \ldots.$$

Wir sagen dann, daß

$$u = f(\xi, \eta, \ldots) = f\big(\varphi(x, y),\ \psi(x, y), \ldots\big) = F(x, y)$$

als zusammengesetzte Funktion von x, y, … gegeben ist.

Zum Beispiel erscheint die Funktion

$$u = e^{x y} \sin(x + y) = F(x, y)$$

vermöge der Relationen

$$u = e^{\xi} \sin \eta = f(\xi, \eta); \quad \xi = x y, \quad \eta = x + y$$

als solche zusammengesetzte Funktion und ebenso die Funktion

$$u = \log(x^4 + y^4) \cdot \arcsin \sqrt{1 - x^2 - y^2} = F(x, y)$$

vermöge der Relationen

$$u = \eta \arcsin \xi = f(\xi, \eta),$$
$$\xi = \sqrt{1 - x^2 - y^2}, \quad \eta = \log(x^4 + y^4).$$

Zur Präzisierung der Begriffe nehmen wir folgendes an: Die Funktionen $\xi = \varphi(x, y)$, $\eta = \psi(x, y)$, ... sind in einem gewissen Bereiche G der unabhängigen Veränderlichen x, y definiert; durchläuft der Argumentpunkt (x, y) diesen Bereich, so liegt der Punkt mit den Koordinaten ξ, η, ... in einem gewissen Bereiche B der unabhängigen Veränderlichen ξ, η, ..., in welchem wiederum die Funktion $u = f(\xi, \eta, ...)$ definiert sein möge. Dann ist die zusammengesetzte Funktion

$$u = f\big(\varphi(x, y),\ \psi(x, y), ...\big) = F(x, y)$$

im Bereiche G definiert. In vielen Fällen wird eine solche genaue Betrachtung der Bereiche G und B gar nicht nötig sein; so bei dem ersten der oben betrachteten Beispiele, wo der Argumentpunkt (x, y) die ganze x, y-Ebene überstreichen kann und die Funktion $u = e^{\xi} \sin \eta$ in der ganzen ξ, η-Ebene definiert ist. Dagegen zeigt das zweite Beispiel die Notwendigkeit, bei der Definition von zusammengesetzten Funktionen bestimmte Bereiche G und B ins Auge zu fassen. Die Funktionen

$$\xi = \sqrt{1 - x^2 - y^2} \quad \text{und} \quad \eta = \log(x^4 + y^4)$$

sind nämlich nur in dem Bereiche G definiert, welcher aus den Punkten $0 < x^2 + y^2 \leq 1$ besteht, d.h. in den Punkten der Kreisfläche mit dem Radius 1 um den Mittelpunkt des x, y-Koordinatensystems mit Ausschluß dieses Mittelpunktes. Innerhalb dieses Bereiches ist $|\xi| < 1$, während η alle negativen Werte und den Wert Null annimmt. Für den so gekennzeichneten Bereich B der unabhängigen Veränderlichen ξ, η ist aber die Funktion $\eta \arcsin \xi$ definiert.

Eine aus stetigen Funktionen zusammengesetzte Funktion ist wiederum stetig. Genauer: *Wenn die Funktion $u = f(\xi, \eta, ...)$ in B stetig ist, und die Funktionen $\xi = \varphi(x, y)$, $\eta = \psi(x, y)$, ... in G stetig sind, so ist auch die zusammengesetzte Funktion $u = F(x, y)$ in G stetig.*

Der Beweis folgt sofort aus dem Begriff der Stetigkeit: Es sei (x_0, y_0) ein Punkt in G, und ξ_0, η_0, ... mögen die entsprechenden Werte von ξ, η, ... sein. Dann ist für jedes positive ε die Differenz

$$f(\xi, \eta, ...) - f(\xi_0, \eta_0, ...)$$

numerisch kleiner als ε, vorausgesetzt daß die Ungleichungen

$$|\xi - \xi_0| < \delta, \quad |\eta - \eta_0| < \delta, ...$$

für eine genügend kleine positive Zahl δ alle erfüllt sind. Infolge der Stetigkeit von $\varphi(x, y)$, $\psi(x, y)$, ... sind aber alle diese Ungleichungen erfüllt, wenn

$$|x - x_0| < \gamma, \quad |y - y_0| < \gamma$$

gilt, wobei γ eine genügend kleine positive Größe ist. Daraus folgt die Stetigkeit der zusammengesetzten Funktion.

Wir wollen nun weitergehend beweisen: Eine aus differenzierbaren Funktionen zusammengesetzte Funktion ist wieder differenzierbar. Genauer formulieren wir folgenden Satz, der uns gleichzeitig die Regel für die Differentiation der zusammengesetzten Funktionen, die sog. *Kettenregel*, liefert:

Wenn $\xi = \varphi(x, y)$, $\eta = \psi(x, y)$, ... *in G differenzierbare Funktionen von x und y sind und* $f(\xi, \eta, \ldots)$ *in B eine differenzierbare Funktion von* $\xi, \eta, \ldots$ *ist, so ist auch die zusammengesetzte Funktion*

$$u = f\big(\varphi(x, y),\ \psi(x, y), \ldots\big) = F(x, y)$$

als Funktion von x und y differenzierbar und ihre partiellen Ableitungen werden durch die Formeln

$$F_x = f_\xi \varphi_x + f_\eta \psi_x + \cdots,$$
$$F_y = f_\xi \varphi_y + f_\eta \psi_y + \cdots$$

oder abgekürzt

$$u_x = u_\xi \xi_x + u_\eta \eta_x + \cdots,$$
$$u_y = u_\xi \xi_y + u_\eta \eta_y + \cdots$$

gegeben. Um die partielle Ableitung nach x zu bilden, hat man demnach die zusammengesetzte Funktion nach allen Größen $\xi, \eta, \ldots$ zu differenzieren, die von x abhängen, jede dieser partiellen Ableitungen mit der Ableitung der betreffenden Größe nach x zu multiplizieren und zum Schluß alle derartigen Produkte zu addieren. In diesem Prozeß besteht die Verallgemeinerung der schon aus Bd. I, Kap. III, § 4 bekannten Kettenregel auf Funktionen von mehreren Veränderlichen.

Unsere Behauptung läßt sich in besonders einfacher und prägnanter Weise mit Hilfe des Differentials schreiben, nämlich durch die Gleichung

$$du = u_x\, dx + u_y\, dy = u_\xi\, d\xi + u_\eta\, d\eta + \cdots$$
$$= u_\xi(\xi_x\, dx + \xi_y\, dy) + u_\eta(\eta_x\, dx + \eta_y\, dy) + \cdots$$
$$= (u_\xi \xi_x + u_\eta \eta_x + \cdots)\, dx + (u_\xi \xi_y + u_\eta \eta_y + \cdots)\, dy,$$

deren Sinn folgender ist: Der lineare Anteil des Zuwachses der zusammengesetzten Funktion $u = f(\xi, \eta, \ldots) = F(x, y)$ wird berechnet, indem man zunächst diesen linearen Anteil schreibt, als ob $\xi, \eta, \ldots$ unabhängige Veränderliche wären, und nachher für $d\xi, d\eta, \ldots$ wieder die linearen Anteile der Zuwächse der Funktionen $\xi = \varphi(x, y)$, $\eta = \psi(x, y), \ldots$ einträgt. In dieser Tatsache, welche ein unmittelbarer Ausdruck der oben durchgeführten Überlegungen ist, zeigt sich die Bequemlichkeit und Schmiegsamkeit der Schreibweise mit Differentialen.

Um unsere Behauptung zu beweisen, brauchen wir lediglich unsere Differenzierbarkeitsvoraussetzungen auszunutzen. Sie besagen folgendes: Erteilen wir den unabhängigen Veränderlichen x und y die Zuwächse Δx und Δy, so ändern sich die Größen $\xi, \eta, \ldots$ um die Ausdrücke der Form

$$\Delta \xi = \varphi_x \Delta x + \varphi_y \Delta y + \varepsilon_1 \Delta x + \gamma_1 \Delta y,$$
$$\Delta \eta = \psi_x \Delta x + \psi_y \Delta y + \varepsilon_2 \Delta x + \gamma_2 \Delta y,$$
$$\cdot\ \cdot$$

wobei die Zahlen $\varepsilon_1, \varepsilon_2, \ldots$; $\gamma_1, \gamma_2, \ldots$ zugleich mit Δx und Δy oder mit $\sqrt{\Delta x^2 + \Delta y^2}$ gegen Null streben. Ferner: ändern sich die Größen $\xi, \eta, \ldots$ um $\Delta \xi, \Delta \eta, \ldots$, so erfährt die Funktion $u = f(\xi, \eta, \ldots)$ einen Zuwachs der Form

$$\Delta u = f_\xi \Delta \xi + f_\eta \Delta \eta + \cdots + \delta_1 \Delta \xi + \delta_2 \Delta \eta + \cdots,$$

wobei wiederum die Größen $\delta_1, \delta_2, \ldots$ zugleich mit $\Delta \xi, \Delta \eta, \ldots$ oder mit $\sqrt{\Delta \xi^2 + \Delta \eta^2 + \cdots}$ gegen Null streben (bzw. genau gleich Null genommen werden können, wenn die betreffenden Zuwächse $\Delta \xi, \Delta \eta, \ldots$ verschwinden).

Nehmen wir nun im letzten Ausdruck als Zuwächse $\Delta \xi, \Delta \eta, \ldots$ die oben angegebenen, die wir durch Abänderung von x um Δx und y um Δy erhielten, so gewinnen wir sofort

$$\Delta u = (f_\xi \varphi_x + f_\eta \psi_x + \cdots)\, \Delta x +$$
$$+\, (f_\xi \varphi_y + f_\eta \psi_y + \cdots)\, \Delta y + \varepsilon \Delta x + \gamma \Delta y.$$

Dabei setzen sich die Größen ε und γ aus $\varepsilon_1, \varepsilon_2, \ldots$; $\gamma_1, \gamma_2, \ldots$ und $\delta_1, \delta_2, \ldots$ zusammen; es ist nämlich

$$\varepsilon = f_\xi \varepsilon_1 + f_\eta \varepsilon_2 + \cdots + \varphi_x \delta_1 + \psi_y \delta_2 + \varepsilon_1 \delta_1 + \varepsilon_2 \delta_2 + \cdots,$$
$$\gamma = f_\xi \gamma_1 + f_\eta \gamma_2 + \cdots + \varphi_y \delta_1 + \psi_x \delta_2 + \gamma_1 \delta_1 + \gamma_2 \delta_2 + \cdots.$$

Rechts stehen offenbar Summen von Produkten, in denen mindestens ein Faktor eine der Größen $\varepsilon_1, \varepsilon_2, \ldots, \gamma_1, \gamma_2, \ldots, \delta_1, \delta_2, \ldots$ ist. Wir erkennen hieraus, daß auch ε und γ zugleich mit Δx und Δy gegen Null streben.

Nach den Ergebnissen des vorigen Paragraphen drückt sich aber hierin die Behauptung unseres obigen Satzes aus.

Es versteht sich von selbst, daß unser Resultat ganz unabhängig von der Anzahl der Variablen $x, y, \ldots$ ist und z.B. auch gilt, wenn die Größen $\xi, \eta, \ldots$ nur von einer unabhängigen Veränderlichen x abhängen, so daß die Größe u eine zusammengesetzte Funktion nur der einen unabhängigen Veränderlichen x wird.

Wollen wir die höheren partiellen Ableitungen berechnen, so haben wir die rechten Seiten unserer obigen Gleichungen weiter nach

x und y zu differenzieren, wobei $f_\xi, f_\eta, \dots$ wieder als zusammengesetzte Funktionen zu behandeln sind. Wir erhalten so, wenn wir uns der Einfachheit halber auf drei Funktionen ξ, η und ζ beschränken:

$$u_{xx} = f_{\xi\xi}\xi_x^2 + f_{\eta\eta}\eta_x^2 + f_{\zeta\zeta}\zeta_x^2 + 2f_{\xi\eta}\xi_x\eta_x + 2f_{\eta\zeta}\eta_x\zeta_x +$$
$$+ 2f_{\xi\zeta}\xi_x\zeta_x + f_\xi\xi_{xx} + f_\eta\eta_{xx} + f_\zeta\zeta_{xx},$$
$$u_{xy} = f_{\xi\xi}\xi_x\xi_y + f_{\eta\eta}\eta_x\eta_y + f_{\zeta\zeta}\zeta_x\zeta_y + f_{\xi\eta}(\xi_x\eta_y + \xi_y\eta_x) + f_{\eta\zeta}(\eta_x\zeta_y + \eta_y\zeta_x) +$$
$$+ f_{\xi\zeta}(\xi_x\zeta_y + \xi_y\zeta_x) + f_\xi\xi_{xy} + f_\eta\eta_{xy} + f_\zeta\zeta_{xy},$$
$$u_{yy} = f_{\xi\xi}\xi_y^2 + f_{\eta\eta}\eta_y^2 + f_{\zeta\zeta}\zeta_y^2 + 2f_{\xi\eta}\xi_y\eta_y + 2f_{\eta\zeta}\eta_y\zeta_y + 2f_{\xi\zeta}\xi_y\zeta_y +$$
$$+ f_\xi\xi_{yy} + f_\eta\eta_{yy} + f_\zeta\zeta_{yy}.$$

2. Beispiele[1].

1. Wir betrachten die Funktion

$$u = e^{x^2\sin^2 y + 2xy\sin x\sin y + y^2}.$$

Wir setzen

$$\xi = x^2\sin^2 y, \qquad \eta = 2xy\sin x\sin y, \qquad \zeta = y^2$$

und erhalten

$$\xi_x = 2x\sin^2 y, \qquad \eta_x = 2y\sin x\sin y + 2xy\cos x\sin y, \qquad \zeta_x = 0;$$
$$\xi_y = 2x^2\sin y\cos y, \qquad \eta_y = 2x\sin x\sin y + 2xy\sin x\cos y, \qquad \zeta_y = 2y;$$
$$u_\xi = u_\eta = u_\zeta = e^{\xi+\eta+\zeta};$$

es ist also

$$u_x = 2e^{x^2\sin^2 y + 2xy\sin x\sin y + y^2}(x\sin^2 y + y\sin x\sin y + xy\cos x\sin y)$$

und

$$u_y = 2e^{x^2\sin^2 y + 2xy\sin x\sin y + y^2}(x^2\sin y\cos y + x\sin x\sin y +$$
$$+ xy\sin x\cos y + y).$$

2. Bei der Funktion

$$u = \sin(x^2 + y^2)$$

nehmen wir $\xi = x^2 + y^2$ und erhalten

$$u_x = 2x\cos(x^2 + y^2), \qquad u_y = 2y\cos(x^2 + y^2),$$
$$u_{xx} = -4x^2\sin(x^2 + y^2) + 2\cos(x^2 + y^2), \qquad u_{xy} = -4xy\sin(x^2 + y^2),$$
$$u_{yy} = -4y^2\sin(x^2 + y^2) + 2\cos(x^2 + y^2).$$

3. Bei der Funktion

$$u = \operatorname{arc\,tg}(x^2 + xy + y^2)$$

führt die Ersetzung

$$\xi = x^2, \qquad \eta = xy, \qquad \zeta = y^2$$

---

[1] Es sei betont, daß die folgenden Differentiationen auch ohne Anwendung der Kettenregel für mehrere Veränderliche direkt wie bei den Beispielen auf S. 48ff. durchgeführt werden können.

zu
$$u_x = \frac{2x + y}{1 + (x^2 + xy + y^2)^2},$$
$$u_y = \frac{x + 2y}{1 + (x^2 + xy + y^2)^2}.$$

Ein Beispiel für den Fall, daß die vorgelegte Funktion eine Funktion einer einzigen Variablen x ist, liefert

$$\big(g(x)\big)^{h(x)} = \xi^\eta = f(\xi, \eta)$$

mit $\xi = g(x)$ und $\eta = h(x)$. Unsere Differentiationsregel gibt uns sofort

$$\frac{dF(x)}{dx} = f_\xi \xi' + f_\eta \eta' = \eta \xi^{\eta-1} \xi' + \xi^\eta \log \xi \cdot \eta'$$
$$= \big(g(x)\big)^{h(x)} \left\{ h(x) \frac{g'(x)}{g(x)} + h'(x) \log g(x) \right\},$$

ein Ergebnis, von dem wir einen speziellen Fall schon in Bd. I, S. 179 auf eine etwas künstliche Art erhalten haben.

3. Einführung neuer unabhängiger Veränderlicher.

Eine besonders wichtige Anwendung erfahren die in Nr. 1 entwickelten Tatsachen bei der Einführung neuer unabhängiger Veränderlicher. Betrachten wir z. B. den Fall einer Funktion

$$u = f(\xi, \eta)$$

der beiden unabhängigen Veränderlichen ξ, η, welche wir als rechtwinklige Koordinaten in der ξ, η-Ebene deuten, und führen wir in der Ebene durch die Transformation

$$\xi = \alpha_1 x + \beta_1 y, \qquad x = \alpha_1 \xi + \alpha_2 \eta,$$
$$\eta = \alpha_2 x + \beta_2 y, \qquad y = \beta_1 \xi + \beta_2 \eta$$

neue rechtwinklige Koordinaten x, y in bezug auf ein gedrehtes Koordinatensystem ein (vgl. Kap. I, § 1, S. 5 f.), so geht unsere Funktion $u = f(\xi, \eta)$ in eine neue Funktion von x und y über:

$$u = f(\xi, \eta) = F(x, y)$$

und diese neue Funktion entsteht aus $f(\xi, \eta)$ durch einen Zusammensetzungsprozeß der in Nr. 1 beschriebenen Art. Wir sagen: In die Beziehung $u = f(\xi, \eta)$ zwischen der abhängigen Größe u und den unabhängigen Variabeln ξ und η werden neue unabhängige Veränderliche x und y eingeführt.

Die Differentiationsregel von Nr. 1 ergibt sofort

$$u_x = u_\xi \alpha_1 + u_\eta \alpha_2,$$
$$u_y = u_\xi \beta_1 + u_\eta \beta_2,$$

wobei durch die Symbole u_x und u_y die Ableitungen der Funktion $F(x, y)$, durch die Symbole u_ξ, u_η die Ableitungen der Funktion $f(\xi, \eta)$ bezeichnet sind.

Die partiellen Ableitungen einer beliebigen Funktion transformieren sich also bei Drehung des Koordinatensystems genau wie die unabhängigen Veränderlichen. Dasselbe Resultat gilt bei Einführung von neuen rechtwinkligen Koordinaten im Raume.

Ein wichtiger anderer Fall für die Einführung neuer unabhängiger Veränderlicher bildet der Übergang zu Polarkoordinaten r und φ, welche mit den rechtwinkligen Koordinaten x und y durch die Gleichungen

$$x = r \cos \varphi, \qquad r = \sqrt{x^2 + y^2},$$
$$y = r \sin \varphi, \qquad \varphi = \operatorname{arc\,tg} \frac{y}{x}$$

verknüpft sind. Bei Einführung von Polarkoordinaten wird

$$u = f(x, y) = f(r \cos \varphi, \ r \sin \varphi) = F(r, \varphi)$$

und die Größe u erscheint wiederum als zusammengesetzte Funktion der unabhängigen Veränderlichen r und φ. Wir erhalten also bei Einführung der Polarkoordinaten als unabhängige Veränderliche aus unserer Kettenregel die Differentiationsformeln

$$u_x = u_r r_x + u_\varphi \varphi_x = u_x \frac{x}{r} - u_\varphi \frac{y}{r^2} = u_r \cos \varphi - u_\varphi \frac{\sin \varphi}{r},$$
$$u_y = u_r r_y + u_\varphi \varphi_y = u_r \frac{y}{r} + u_\varphi \frac{x}{r^2} = u_r \sin \varphi + u_\varphi \frac{\cos \varphi}{r}.$$

Aus ihnen leitet sich die weitere häufig angewandte Gleichung

$$u_x^2 + u_y^2 = u_r^2 + \frac{1}{r^2} u_\varphi^2$$

ab. Für die höheren Ableitungen erhält man durch Differentiation nach der Kettenregel die Beziehungen

$$u_{xx} = u_{rr} \cos^2 \varphi + u_{\varphi\varphi} \frac{\sin^2 \varphi}{r^2} - 2 u_{r\varphi} \frac{\cos \varphi \sin \varphi}{r} + u_r \frac{\sin^2 \varphi}{r} +$$
$$+ 2 u_\varphi \frac{\cos \varphi \sin \varphi}{r^2},$$

$$u_{xy} = u_{yx} = u_{rr} \cos \varphi \sin \varphi - u_{\varphi\varphi} \frac{\cos \varphi \sin \varphi}{r^2} + u_{r\varphi} \frac{\cos^2 \varphi - \sin^2 \varphi}{r} +$$
$$+ u_\varphi \frac{\sin^2 \varphi - \cos^2 \varphi}{r^2} - u_r \frac{\sin \varphi \cos \varphi}{r},$$

$$u_{yy} = u_{rr} \sin^2 \varphi + u_{\varphi\varphi} \frac{\cos^2 \varphi}{r^2} + 2 u_{r\varphi} \frac{\cos \varphi \sin \varphi}{r} + u_r \frac{\cos^2 \varphi}{r} -$$
$$- 2 u_\varphi \frac{\cos \varphi \sin \varphi}{r^2}.$$

Aus ihnen entnimmt man die folgende Formel, welche den häufig vorkommenden sog. LAPLACE*schen* oder *Potentialausdruck* $\Delta u = u_{xx} + u_{yy}$ auf Polarkoordinaten transformiert:

$$\Delta u = u_{xx} + u_{yy} = u_{rr} + u_{\varphi\varphi} \frac{1}{r^2} + u_r \frac{1}{r} = \frac{1}{r^2} \left\{ r \frac{\partial}{\partial r} \left(r \frac{\partial u}{\partial r} \right) + \frac{\partial^2 u}{\partial \varphi^2} \right\}.$$

Von den Formeln

$$u_r = u_x \frac{x}{r} + u_y \frac{y}{r} = u_x \cos \varphi + u_y \sin \varphi,$$

$$u_\varphi = - u_x y + u_y x = - u_x r \sin \varphi + u_y r \cos \varphi,$$

die die Regeln für die Differentiation einer Funktion $f(x, y)$ nach r und φ angeben, ist uns die erste bereits auf S. 58 beim Differenzieren von $f(x, y)$ in der Richtung des Radiusvektors r begegnet.

Ganz allgemein können wir, wenn ein Zusammensetzungsprozeß (s. Nr. 1)

$$u = f(\xi, \eta, \ldots),$$
$$\xi = \varphi(x, y), \qquad \eta = \psi(x, y), \ldots$$

gegeben ist, diesen auffassen als Einführung neuer unabhängiger Veränderlicher x, y, statt $\xi, \eta, \ldots$, wobei die zusammengehörigen Systeme der unabhängigen Veränderlichen beide Male zur Festlegung derselben Zahl u dienen.

In allen Fällen, bei denen es sich um die Differentiation zusammengesetzter Funktionen

$$u = f(\xi, \eta, \ldots)$$

handelt, hat man folgenden Sachverhalt zu beachten. Man muß klar unterscheiden zwischen der abhängigen Größe u und der Funktion $f(\xi, \eta, \ldots)$ welche die unabhängigen Veränderlichen $\xi, \eta, \ldots$ mit der Größe $u = f(\xi, \eta, \ldots)$ verknüpft. Die Differentiationssymbole $u_\xi, u_\eta, \ldots$ erhalten einen Sinn erst dann, wenn die funktionale Verknüpfung von u mit den unabhängigen Veränderlichen festgelegt ist. Genau genommen, sollte man also bei der Zusammensetzung von Funktionen $u = f(\xi, \eta, \ldots) = F(x, y)$ nicht u_ξ oder u_η bzw. u_x oder u_y schreiben, sondern f_ξ oder f_η bzw. F_x und F_y. Trotzdem macht man häufig der Kürze halber von den einfacheren Bezeichnungen u_ξ, u_η, u_x, u_y Gebrauch, wenn Verwechselungen ausgeschlossen erscheinen.

Folgende Beispiele mögen jedoch zeigen, daß die Differentiation einer Größe einen ganz verschiedenen Sinn erhalten kann je nach der Art des funktionalen Zusammenhangs zwischen ihr und den unabhängigen Veränderlichen, d.h. je nachdem nach welcher unabhängigen Veränderlichen differenziert wird und welche andern Größen als unabhängige Veränderliche bei einer Differentiation fest bleiben. $u = 2\xi + \eta = f(\xi, \eta)$ geht bei der „identischen" Transformation $\xi = x, \eta = y$ in die Funktion

$u = 2x + y$ über, und wir haben $u_x = 2$, $u_y = 1$. Führen wir jedoch ein zweites Mal als neue unabhängige Veränderliche $\xi = x$ (wie beim ersten Male) und $\xi + \eta = v$ ein, so wird $u = x + v$ und wir erhalten $u_x = 1$, $u_v = 1$. Die Differentiation nach derselben unabhängigen Veränderlichen x ergibt also im zweiten Falle ein anderes Resultat als im ersten.

§ 6. Der Mittelwertsatz und der TAYLORsche Satz bei mehreren unabhängigen Veränderlichen.

1. Problemstellung und Vorbereitungen.

Bei einer unabhängigen Veränderlichen haben wir in Bd. I, sechstes Kapitel, § 2, gesehen, daß und wie wir eine Funktion in der Umgebung einer Stelle mit einer Genauigkeit von höherer als n-ter Ordnung durch eine ganze rationale Funktion n-ten Grades, das TAYLORsche Näherungspolynom, approximieren können, sobald die Funktion Ableitungen bis zur $(n+1)$-ten Ordnung besitzt. Die Annäherung durch den linearen Anteil der Funktion, wie sie das Differential liefert, ist nur der erste Schritt zu dieser feineren Annäherung. Man kann nun auch bei mehreren unabhängigen Veränderlichen, z.B. bei zwei unabhängigen Veränderlichen, versuchen, eine Funktion in der Umgebung einer bestimmten Stelle angenähert durch eine ganze rationale Funktion n-ten Grades darzustellen. Mit passender Bezeichnung kommt es also darauf an, bei beliebigem n für $f(x+h, y+k)$ ein „TAYLOR*sches Näherungspolynom*" vom Grade n in den Differenzen h und k für die gewählte Stelle (x, y) anzugeben.

Man kann unsere Frage durch einen sehr einfachen Gedanken auf die schon von einer unabhängigen Veränderlichen her bekannten Dinge zurückführen. Anstatt nämlich die Funktion $f(x+h, y+k)$ zu betrachten, führen wir noch eine Hilfsgröße t ein und untersuchen den Ausdruck

$$F(t) = f(x + ht, \; y + kt)$$

als Funktion von t, indem wir für den Augenblick x, y, h und k als fest ansehen. Durchläuft t die Werte von 0 bis 1, so durchläuft der Punkt mit den Koordinaten $x + ht$ und $y + kt$ geradlinig die Verbindungslinie zwischen (x, y) und $(x+h, y+k)$.

Wir wollen zunächst die Ableitungen von $F(t)$ berechnen. Setzen wir von der Funktion $f(x, y)$ voraus, daß alle im folgenden auftretenden Ableitungen stetig sind, so erhalten wir durch Differentiation nach der Kettenregel (§ 5) sofort die Gleichungen

$$F'(t) = h f_x + k f_y,$$
$$F''(t) = h^2 f_{xx} + 2 h k f_{xy} + k^2 f_{yy},$$
$$\cdots \cdots \cdots \cdots \cdots \cdots \cdots$$

Allgemein ergibt sich, wie durch den Schluß von m auf $m+1$ leicht zu bestätigen ist, für die n-te Ableitung der Ausdruck

$$F^{(n)}(t) = h^n f_{x^n} + \binom{n}{1} h^{n-1} k f_{x^{n-1}y} + \binom{n}{2} h^{n-2} k^2 f_{x^{n-2}y^2} + \cdots + k^n f_{y^n},$$

den wir wie auf S. 62 auch symbolisch in der Form

$$F^{(n)}(t) = (h f_x + k f_y)^{(n)}$$

schreiben können; die Klammer rechts haben wir formal nach dem binomischen Satz zu entwickeln und hinterher die Potenzen und Produkte der Größen $\dfrac{\partial f}{\partial x}$ und $\dfrac{\partial f}{\partial y}$ durch die entsprechenden n-ten Ableitungen $\dfrac{\partial^n f}{\partial x^n}$, $\dfrac{\partial^n f}{\partial x^{n-1} \partial y}$, ... zu ersetzen. In allen Ableitungen sind dabei als Argumente an Stelle der Größen x und y die Größen $x + h t$ und $y + k t$ zu schreiben.

2. Der Mittelwertsatz.

Den Ausgangspunkt zur Aufstellung unseres Approximationspolynoms bildet ein *Mittelwertsatz* analog dem uns von einer unabhängigen Veränderlichen her bekannten Mittelwertsatze. Er verknüpft die Differenz $f(x+h, y+k) - f(x, y)$ mit den partiellen Ableitungen f_x und f_y. Dabei setzen wir ausdrücklich die Stetigkeit dieser Ableitungen voraus. Wir gehen aus vom gewöhnlichen Mittelwertsatz für die Funktion $F(t)$ in der Form $\dfrac{F(t) - F(0)}{t} = F'(\vartheta t)$ mit einem Wert ϑ zwischen 0 und 1 und erhalten hieraus sofort die Formel

$$\frac{f(x + h t, y + k t) - f(x, y)}{t} = h f_x(x + \vartheta h t, \; y + \vartheta k t) +$$
$$+ k f_y(x + \vartheta h t, \; y + \vartheta k t).$$

Setzen wir in ihr $t = 1$, so ergibt sich der gewünschte *Mittelwertsatz für Funktionen zweier Veränderlicher* in der Gestalt

$$f(x + h, y + k) - f(x, y) = h f_x(x + \vartheta h, y + \vartheta k) + k f_y(x + \vartheta h, y + \vartheta k)$$
$$= h f_x(\xi, \eta) + k f_y(\xi, \eta).$$

Es ist also die *Funktionsdifferenz für die Punkte $(x+h, y+k)$ und (x, y) gleich dem Differential, gebildet für eine Zwischenstelle (ξ, η) auf der geradlinigen Verbindungsstrecke der beiden Punkte.* Bemerkenswert hierbei ist, daß für die Zwischenwerte beider Zuwächse derselbe Bruch ϑ zur Verwendung kommt sowohl bei f_x als auch bei f_y.

Als eine einfache Folge des Mittelwertsatzes beweist man die folgende Tatsache: Eine Funktion $f(x, y)$, deren partielle Ableitungen f_x und f_y in einem Bereiche überall existieren und den Wert Null haben, ist eine Konstante. In der Tat zieht im Mittelwertsatze das Verschwinden der rechten Seite das Verschwinden der linken Seite nach sich; dies aber bedeutet, da die Werte h und k ganz beliebig gewählt sind, daß die Funktion überall in dem betreffenden Gebiete denselben Wert hat. Da umgekehrt die Funktion $f(x, y) = \text{konst.}$ durch eine zur x, y-Ebene parallele Ebene dargestellt wird und offenbar überall die beiden partiellen Ableitungen $f_x = 0$ und $f_y = 0$ besitzt, so erkennen wir in dem *Verschwinden der Ableitungen f_x und f_y die notwendigen und hinreichenden Bedingungen für die Konstanz einer Funktion $f(x, y)$.*

3. Die TAYLORsche Formel für mehrere unabhängige Veränderliche.

Wenn wir auf die Funktion $F(t)$ die TAYLORsche Formel mit dem Restgliede von LAGRANGE (vgl. Bd. I, sechstes Kapitel, S. 277) anwenden und zum Schluß $t = 1$ setzen, erhalten wir ganz entsprechend als *TAYLORsche Formel* für zwei unabhängige Veränderliche

$$f(x + h,\ y + k) = f(x, y) + \{h f_x(x, y) + k f_y(x, y)\} +$$
$$+ \frac{1}{2!} \{h^2 f_{xx}(x, y) + 2 h k f_{xy}(x, y) + k^2 f_{yy}(x, y)\} + \cdots +$$
$$+ \frac{1}{n!} \left\{ h^n f_{x^n}(x, y) + \binom{n}{1} h^{n-1} k f_{x^{n-1} y}(x, y) + \cdots + k^n f_{y^n}(x, y) \right\} + R_n$$

mit dem symbolisch geschriebenen *Restgliede*

$$R_n = \frac{1}{(n + 1)!} \{h f_x(x + \vartheta h,\ y + \vartheta k) + k f_y(x + \vartheta h,\ y + \vartheta k)\}^{(n+1)},$$
$$0 < \vartheta < 1.$$

Die homogenen Polynome ersten, zweiten, ..., n-ten und $(n + 1)$-ten Grades in h und k, in welche der Zuwachs $f(x + h, y + k) - f(x, y)$ der Funktion $f(x, y)$ beim Übergange vom Punkte (x, y) zum Punkte $(x + h, y + k)$ hierdurch zerlegt wird, sind bis auf die Faktoren

$$\frac{1}{1!}\, ,\ \frac{1}{2!}\, ,\ \ldots,\ \frac{1}{n!}\, ,\ \frac{1}{(n + 1)!}$$

gerade das erste, zweite, ..., n-te Differential

$$df = h f_x + k f_y,$$
$$d^2 f = (h f_x + k f_y)^{(2)} = h^2 f_{xx} + 2 h k f_{xy} + k^2 f_{yy},$$
$$\cdots\cdots\cdots\cdots\cdots\cdots\cdots\cdots\cdots\cdots\cdots\cdots\cdots\cdots$$
$$d^n f = (h f_x + k f_y)^{(n)} = h^n f_{x^n} + \binom{n}{1} h^{n-1} k f_{x^{n-1} y} + \cdots + k^n f_{y^n}$$

von $f(x, y)$ im Punkte (x, y) bzw. das $(n + 1)$-te Differential $d^{n+1} f$ an einer Zwischenstelle (ξ, η) auf der geradlinigen Verbindungsstrecke von (x, y) und $(x + h, y + k)$. Somit können wir die TAYLORsche Formel übersichtlicher auch schreiben

$$f(x + h,\ y + k) = f(x, y) + df(x, y) + \frac{1}{2!}\, d^2 f(x, y) + \cdots +$$

$$+ \frac{1}{n!}\, d^n f(x, y) + R_n$$

mit

$$R_n = \frac{1}{(n + 1)!}\, d^{n+1} f(x + \vartheta h,\ y + \vartheta k),\qquad 0 < \vartheta < 1.$$

Der Rest R_n verschwindet jedenfalls von höherer Ordnung als das letzte berücksichtigte Glied $d^n f$, d.h. es ist für $h \to 0$ und $k \to 0$: $R_n = o\left(\sqrt{h^2 + k^{2n}}\right)$.

Bei der TAYLORschen Formel in einer Veränderlichen spielte der Grenzübergang $n \to \infty$ zur *unendlichen TAYLORschen Reihe* eine wichtige Rolle und führte uns zu Potenzreihenentwickelungen vieler Funktionen. Bei mehreren Veränderlichen wird ein solches Verfahren im allgemeinen zu kompliziert; wir werden hier noch mehr als bei einer unabhängigen Veränderlichen das Hauptgewicht darauf legen, daß durch die TAYLORsche Formel der Zuwachs $f(x + h,\ y + k) - f(x, y)$ einer Funktion in Zuwächse $df, d^2 f, \ldots$ verschiedener Ordnungen aufgelöst wird.

§7. Anwendungen des Vektorbegriffes.

Viele Tatsachen und Zusammenhänge der Differential- und Integralrechnung bei mehreren Veränderlichen gewinnen eine wesentlich durchsichtigere und einfachere Form, wenn man die Begriffe und Bezeichnungen der Vektorrechnung anwendet. Es seien daher zum Schluß dieses Kapitels noch einige Ausführungen über diese Dinge eingeschaltet.

1. Vektorfelder und Vektorscharen.

Der Schritt, welcher die Verbindung der Vektorrechnung mit unserem Gegenstand herstellt, besteht in folgendem: Wir betrachten nicht bloß, wie im ersten Kapitel, einen einzelnen Vektor oder eine Anzahl einzelner Vektoren, sondern eine *Vektormannigfaltigkeit*, welche von einem oder mehreren stetig veränderlichen Parametern abhängt.

Betrachten wir z.B. eine räumliche Substanz, die ein Stück des Raumes erfüllt und die sich bewegt, dann wird in einem bestimmten Zeitmoment die Substanz an jeder Stelle eine bestimmte durch einen Vektor $\mathfrak{u}$ dargestellte Geschwindigkeit besitzen. Jedem Punkt des von der Substanz erfüllten Raumes ist also ein bestimmter an ihn gebundener Vektor $\mathfrak{u}$ zugeordnet. Wir sagen, daß diese Vektoren ein Vektorfeld in dem betreffenden Bereiche bilden. Die drei Komponenten des Feldvektors werden dabei als drei Funktionen

$$u_1(x_1, x_2, x_3), \quad u_2(x_1, x_2, x_3), \quad u_3(x_1, x_2, x_3)$$

der drei Ortskoordinaten erscheinen, die wir hier mit x_1, x_2, x_3 statt mit x, y, z bezeichnet haben.

Ein Beispiel für ein Geschwindigkeitsfeld wird durch die Fig. 31 dargestellt, welche das Geschwindigkeitsfeld einer mit konstanter Winkelgeschwindigkeit um eine Achse rotierenden Substanz andeutet.

Ebenso bilden die Kräfte, welche auf die Punkte einer sich bewegenden dreidimensionalen Substanz wirken, ein solches Vektorfeld. Als Beispiel für ein Kraftfeld betrachten wir die auf die Masse 1 wirkende Anziehung eines Massenpunktes nach dem Gravitationsgesetz. Alle Vektoren dieses Kraftfeldes sind gemäß dem NEWTONschen Gesetz nach dem anziehenden Punkte gerichtet, während ihre Länge proportional dem Quadrat des reziproken Abstandes von diesem Punkte ist.

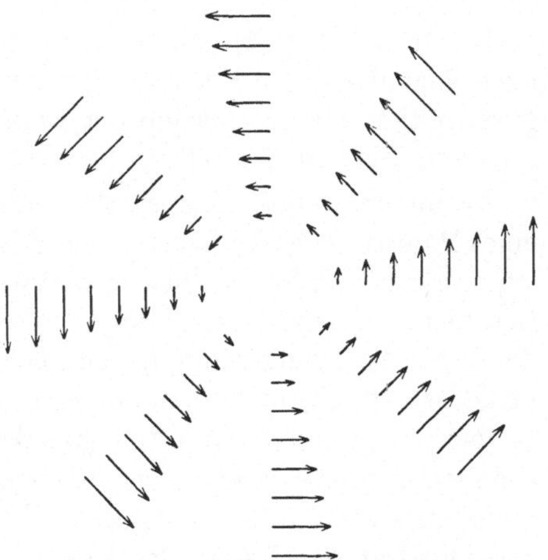

Fig. 31. Geschwindigkeitsfeld bei Rotation.

Jedes Vektorfeld besitzt in bezug auf ein neues gegen das ursprüngliche gedrehte rechtwinklige Koordinatensystem neue Komponenten. Sind die neuen rechtwinkligen Koordinaten durch die Transformationsgleichungen (Kap. I, § 1, Nr. 2)

$$\xi_1 = \alpha_1 x_1 + \beta_1 x_2 + \gamma_1 x_3$$
$$\xi_2 = \alpha_2 x_1 + \beta_2 x_2 + \gamma_2 x_3$$
$$\xi_3 = \alpha_3 x_1 + \beta_3 x_2 + \gamma_3 x_3$$

bzw.

$$x_1 = \alpha_1 \xi_1 + \alpha_2 \xi_2 + \alpha_3 \xi_3$$
$$x_2 = \beta_1 \xi_1 + \beta_2 \xi_2 + \beta_3 \xi_3$$
$$x_3 = \gamma_1 \xi_1 + \gamma_2 \xi_2 + \gamma_3 \xi_3$$

verknüpft, so bestehen zwischen den Komponenten u_1, u_2, u_3 in bezug auf das x-System und den neuen Komponenten $\omega_1(\xi_1, \xi_2, \xi_3)$, $\omega_2(\xi_1, \xi_2, \xi_3)$, $\omega_3(\xi_1, \xi_2, \xi_3)$ in bezug auf das ξ-System die entsprechenden

Transformationsgleichungen

$$\omega_1 = \alpha_1 u_1 + \beta_1 u_2 + \gamma_1 u_3$$
$$\omega_2 = \alpha_2 u_1 + \beta_2 u_2 + \gamma_2 u_3$$
$$\omega_3 = \alpha_3 u_1 + \beta_3 u_2 + \gamma_3 u_3$$

bzw.

$$u_1 = \alpha_1 \omega_1 + \alpha_2 \omega_2 + \alpha_3 \omega_3$$
$$u_2 = \beta_1 \omega_1 + \beta_2 \omega_2 + \beta_3 \omega_3$$
$$u_3 = \gamma_1 \omega_1 + \gamma_3 \omega_2 + \gamma_3 \omega_3$$

(vgl. Kap. I, § 1, S. 6). Diese Komponenten ω_1, ω_2, ω_3 im neuen System entstehen also durch Einführung neuer unabhängiger Veränderlicher und gleichzeitige Transformation der Funktionen, welche die Komponenten im alten System darstellen.

Wenn in physikalischen Anwendungen jedem einzelnen Punkte eines Raumstückes der Wert u einer Funktion $u = f(x_1, x_2, x_3)$ zugeordnet ist, wie z. B. die Massendichte, und wenn man hervorheben will, daß es sich nicht um eine Vektorkomponente handelt, sondern um eine Größe, die bei Einführung eines neuen Koordinatensystems ihren Wert beibehält, so spricht man auch von einer *skalaren Funktion* oder von einem *Skalar* bzw., wenn die Zuordnung zu den einzelnen Raumpunkten hervorgehoben werden soll, von dem *Felde eines Skalars*. Zu jedem Vektorfeld $\mathfrak{u}$ bildet z. B. die Größe $|\mathfrak{u}|^2 = u_1^2 + u_2^2 + u_3^2$ einen Skalar; denn sie stellt das Quadrat der Länge des Vektors dar und behält denselben Wert ganz unabhängig von dem Koordinatensystem, auf welches wir die Vektorkomponenten beziehen.

In den oben betrachteten Beispielen ist uns von vornherein das Vektorfeld $\mathfrak{u}$ gegeben und mit dem Vektorfeld sind seine Komponenten für jedes rechtwinklige Koordinatensystem bestimmt. Sind umgekehrt in einem bestimmten Koordinatensystem, etwa einem x-System, drei Funktionen $u_1(x_1, x_2, x_3)$, $u_2(x_1, x_2, x_3)$, $u_3(x_1, x_2, x_3)$ gegeben, so definieren sie in diesem System ein Vektorfeld $\mathfrak{u}$ mit diesen Komponenten; wir erhalten die Komponentendarstellung in einem andern rechtwinkligen ξ-System gemäß den obigen Gleichungen, indem wir die Komponenten in die neuen Komponenten ω_i transformieren.

Neben den Vektorfeldern betrachtet man auch Mannigfaltigkeiten oder Scharen von Vektoren, welche nicht sämtlichen Punkten eines räumlichen Bereiches zugeordnet sind, sondern z. B. von einem Parameter t abhängen, was wir durch die Schreibweise $\mathfrak{u}(t)$ zum Ausdruck bringen. Denkt man den Vektor $\mathfrak{u}$ als Ortsvektor, vom Anfangspunkt des Koordinatensystems des u_1, u_2, u_3-Raumes abgetragen, so beschreibt sein Endpunkt bei variablem t eine Raumkurve, welche durch drei Gleichungen in Parameterform gegeben ist:

$$u_1 = \varphi(t), \quad u_2 = \psi(t), \quad u_3 = \chi(t).$$

Vektoren, welche in dieser Weise von Parametern t abhängen, kann man nach diesen Parametern differenzieren. Unter der Ableitung eines Vektors $\mathfrak{u}(t)$ verstehen wir denjenigen Vektor $\mathfrak{u}'(t)$, den man durch den Grenzübergang

$$\lim_{h \to 0} \frac{\mathfrak{u}(t+h) - \mathfrak{u}(t)}{h}$$

erhält, und dessen Komponenten u_1', u_2', u_3' die Größen

$$u_1' = \frac{d u_1}{d t}, \quad u_2' = \frac{d u_2}{d t}, \quad u_3' = \frac{d u_3}{d t}$$

sind.

Wir erkennen unmittelbar, daß die *Grundregeln für die Differentiation auch bei Vektoren gelten*. Zunächst ist offenbar, wenn

$$\mathfrak{w} = \mathfrak{u} + \mathfrak{v}$$

gesetzt wird:

$$\mathfrak{w}' = \mathfrak{u}' + \mathfrak{v}'.$$

Ferner ergibt sich für das *skalare* Produkt $\mathfrak{u}\,\mathfrak{v} = u_1 v_1 + u_2 v_2 + u_3 v_3$ zweier Vektoren $\mathfrak{u}$ und $\mathfrak{v}$ (vgl. S. 6f.) sofort die Differentiationsregel

$$\frac{d(\mathfrak{u}\,\mathfrak{v})}{d t} = \mathfrak{u}\,\mathfrak{v}' + \mathfrak{u}'\,\mathfrak{v}.$$

Für das *vektorielle* Produkt (vgl. S. 12f.) erhalten wir in derselben Weise die Differentiationsregel

$$\frac{d(\mathfrak{u} \times \mathfrak{v})}{d t} = \mathfrak{u} \times \mathfrak{v}' + \mathfrak{u}' \times \mathfrak{v}.$$

2. Anwendung auf die Theorie der Kurvenkrümmung. Zerlegung einer Bewegung in Tangential- und Normalkomponente.

Wir machen einige einfache Anwendungen dieser Betrachtungen. Ist $\mathfrak{x}(t)$ ein vom Parameter t abhängiger Ortsvektor im x_1, x_2, x_3-Raume, der also eine Kurve definiert, so wird der Vektor $\mathfrak{x}'(t)$ tangential zu der Kurve im Kurvenpunkte (t) liegen; denn der Vektor $\mathfrak{x}(t+h) - \mathfrak{x}(t)$ und damit auch der von ihm nur durch den Faktor $\frac{1}{h}$ unterschiedene Vektor $\frac{\mathfrak{x}(t+h) - \mathfrak{x}(t)}{h}$ hat die Richtung der Verbindungslinie des Kurvenpunktes (t) und des Kurvenpunktes $(t+h)$ (vgl. Fig. 32); im Grenzfall $h \to 0$ muß die Richtung dieser Sehne in die Tangentenrichtung übergehen. Wird speziell statt t die von einem gewissen Anfangspunkte

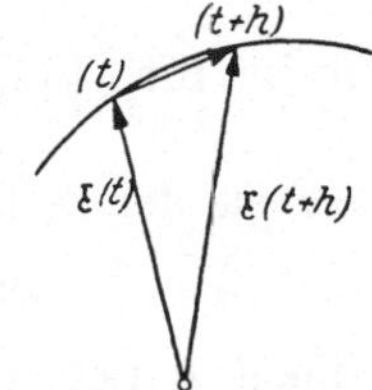

Fig. 32. Differentiation des Ortsvektors einer Kurve.

aus gezählte Bogenlänge s der Kurve genommen und die Differentiation nach s durch einen Punkt bezeichnet, so drückt sich dies in der Gleichung

$$\dot{x}_1^2 + \dot{x}_2^2 + \dot{x}_3^2 = 1$$

aus, welche auch in der Form

$$\dot{\mathfrak{x}}\,\dot{\mathfrak{x}} = \dot{\mathfrak{x}}^2 = 1$$

geschrieben und für Raumkurven in genau derselben Weise wie die entsprechende Tatsache für ebene Kurven hergeleitet werden kann (vgl. Bd. I, fünftes Kapitel, § 2, Nr. 5). Der Vektor $\dot{\mathfrak{x}}$ hat also die Länge 1. Differenzieren wir die Gleichung $\dot{\mathfrak{x}}\,\dot{\mathfrak{x}} = 1$ noch einmal nach s, so erhalten wir

$$\dot{\mathfrak{x}}\,\ddot{\mathfrak{x}} = 0.$$

Diese Gleichung besagt, daß der Vektor $\ddot{\mathfrak{x}}$ mit den Komponenten $\ddot{x}_1(s)$, $\ddot{x}_2(s)$ und $\ddot{x}_3(s)$ senkrecht auf der Tangente steht. Wir nennen diesen Vektor den *Krümmungsvektor* oder *Hauptnormalenvektor* und seinen absoluten Betrag, d. h. also seine Länge

$$k = \frac{1}{\varrho} = \sqrt{\ddot{x}_1^2 + \ddot{x}_2^2 + \ddot{x}_3^2}$$

die *Krümmung* der Kurve in dem betreffenden Punkte. Den reziproken Wert der Krümmung $\varrho = \frac{1}{k}$ nennen wir wieder den *Krümmungsradius* und den Endpunkt des im Kurvenpunkt beginnenden Krümmungsvektors den *Krümmungsmittelpunkt*.

Tatsächlich stimmt dieser Begriff der Krümmung mit dem in Bd. I im fünften Kapitel, § 4, Nr. 4 definierten überein. Es ist nämlich $\dot{\mathfrak{x}}$ ein Vektor von der Länge 1. Denken wir uns von einem festen Anfangspunkte O aus die Vektoren $\dot{\mathfrak{x}}(s+h)$ und $\dot{\mathfrak{x}}(s)$ abgetragen, so wird die Differenz $\dot{\mathfrak{x}}(s+h) - \dot{\mathfrak{x}}(s)$ ähnlich wie in der Fig. 32 durch den die beiden Endpunkte der Vektoren $\dot{\mathfrak{x}}(s)$ und $\dot{\mathfrak{x}}(s+h)$ verbindenden Vektor dargestellt. Dessen Länge, dividiert durch den Winkel α, welcher von den beiden Vektoren $\dot{\mathfrak{x}}(s+h)$ und $\dot{\mathfrak{x}}(s)$ eingeschlossen wird, strebt für $h \to 0$ gegen 1, da der Betrag von $\dot{\mathfrak{x}}$ gleich 1 ist. Daher ist

$$\lim_{h \to 0} \frac{\alpha}{h} = \lim_{h \to 0} \frac{1}{h}\sqrt{(\dot{x}_1(s+h) - \dot{x}_1(s))^2 + (\dot{x}_2(s+h) - \dot{x}_2(s))^2 + (\dot{x}_3(s+h) - \dot{x}_3(s))^2}.$$

Hier ist der rechts stehende Grenzwert gerade gleich unserer Wurzel $\sqrt{\ddot{x}_1^2 + \ddot{x}_2^2 + \ddot{x}_3^2}$. Den Grenzwert von $\frac{\alpha}{h}$, d. h. dem Quotienten aus dem Winkel zwischen den Kurvenrichtungen zweier benachbarter Punkte durch die dazwischenliegende Bogenlänge h im Grenzfalle $h \to 0$, haben wir aber schon früher als Krümmung bezeichnet.

Der Begriff des Krümmungsvektors spielt in der Mechanik eine wichtige Rolle. Stellen wir uns vor, daß ein Massenpunkt sich mit der Zeit t längs einer Kurve $\mathfrak{x}(t)$ bewegt. Die Geschwindigkeit der Bewegung wird dann ihrer Richtung und Größe nach durch den Vektor $\mathfrak{x}'(t)$, die Beschleunigung durch den Vektor $\mathfrak{x}''(t)$ gegeben, wobei durch den Strich die Differentiation nach der Zeit t bezeichnet ist. Nach der gewöhnlichen Kettenregel gilt

$$\mathfrak{x}' = \dot{\mathfrak{x}}\, \frac{ds}{dt}$$

(mit dem Punkte als Differentiationszeichen nach der Bogenlänge s) und weiterhin

$$\mathfrak{x}'' = \dot{\mathfrak{x}}\, \frac{d^2 s}{dt^2} + \ddot{\mathfrak{x}} \left(\frac{ds}{dt} \right)^2 .$$

Diese Gleichung besagt nach unseren Feststellungen über die Längen von $\dot{\mathfrak{x}}$ und $\ddot{\mathfrak{x}}$: *Der „Beschleunigungsvektor" der Bewegung ist die Summe von zwei Vektoren. Der eine ist tangential zur Kurve gerichtet und seine Länge ist gleich* $\dfrac{d^2 s}{dt^2}$, *d.h. gleich der Beschleunigung des Punktes in seiner Bahn (Tangentialbeschleunigung); der zweite Bestandteil ist nach dem Krümmungsmittelpunkt hin gerichtet und seine Länge ist gleich dem Quadrate der Bahngeschwindigkeit multipliziert mit der Krümmung (Normalbeschleunigung).*

3. Der Gradient eines Skalars.

Wir wenden uns jetzt wieder der Betrachtung der Vektorfelder zu und wollen kurz einige sehr häufig vorkommende Begriffe besprechen, welche mit dem Begriff eines Vektorfeldes verknüpft sind.

Es sei $u = f(x_1, x_2, x_3)$ irgendeine Funktion in unserem Bereich, nach unserer jetzigen Ausdrucksweise also eine skalare Größe. Dann dürfen wir die drei partiellen Ableitungen

$$u_1 = f_{x_1}, \qquad u_2 = f_{x_2}, \qquad u_3 = f_{x_3}$$

im x-System als Komponenten eines Vektors $\mathfrak{u}$ auffassen. Gehen wir durch Drehung zu einem neuen ξ-System über, so erhalten wir gemäß den Transformationsformeln von S. 76 für diesen Vektor $\mathfrak{u}$ die Komponenten

$$\omega_1 = \alpha_1 u_1 + \beta_1 u_2 + \gamma_1 u_3$$
$$\omega_2 = \alpha_2 u_1 + \beta_2 u_2 + \gamma_2 u_3$$
$$\omega_3 = \alpha_3 u_1 + \beta_3 u_2 + \gamma_2 u_3 .$$

Führt man andererseits in $f(x_1, x_2, x_3)$ durch die entsprechende Transformation die rechtwinkligen Koordinaten ξ_1, ξ_2, ξ_3 als neue Veränderliche ein, so erhält man nach der Kettenregel

$$f_{\xi_1} = f_{x_1}\alpha_1 + f_{x_2}\beta_1 + f_{x_3}\gamma_1$$
$$f_{\xi_2} = f_{x_1}\alpha_2 + f_{x_2}\beta_2 + f_{x_3}\gamma_2$$
$$f_{\xi_3} = f_{x_1}\alpha_3 + f_{x_2}\beta_3 + f_{x_3}\gamma_3.$$

Es wird also

$$\omega_1 = f_{\xi_1}, \qquad \omega_2 = f_{\xi_2}, \qquad \omega_3 = f_{\xi_3}$$

und wir erkennen, daß auch im neuen Koordinatensystem die Komponenten unseres Vektors $\mathfrak{u}$ durch die partiellen Ableitungen der Größe f nach den rechtwinkligen Koordinaten gegeben werden. Es gehört also zu jeder Funktion f im dreidimensionalen Raume ein bestimmter Vektor, dessen Komponenten in jedem Koordinatensystem durch die drei partiellen Ableitungen nach den Koordinaten gegeben werden. Wir nennen diesen Vektor den *Gradienten der Funktion f* und schreiben

$$\mathfrak{u} = \operatorname{grad} f.$$

Der Gradientenvektor ist für eine Funktion von drei Veränderlichen ein Analogon zur Ableitung bei einer Funktion einer Veränderlichen.

Um eine anschauliche Vorstellung von der Bedeutung des Gradienten zu erhalten, wollen wir die Ableitung der Funktion in der Richtung $(\alpha_1, \alpha_2, \alpha_3)$ bilden, wo α_1, α_2 und α_3 die drei Richtungswinkel der betreffenden Richtung, also drei der Bedingung $\cos^2\alpha_1 + \cos^2\alpha_2 + \cos^2\alpha_3 = 1$ genügende Zahlen sind. Wir haben aber auf S. 58 für diese Ableitung den Ausdruck

$$D^{(\alpha)}f = f_{x_1}\cos\alpha_1 + f_{x_2}\cos\alpha_2 + f_{x_3}\cos\alpha_3$$

gefunden. Stellen wir uns einen Vektor $\mathfrak{e}$ von der Länge 1 und der Richtung $(\alpha_1, \alpha_2, \alpha_3)$ vor, so sind seine Komponenten gerade $e_1 = \cos\alpha_1$, $e_2 = \cos\alpha_2$, $e_3 = \cos\alpha_3$, und wir erhalten daher für die Ableitung der Funktion f in der Richtung $(\alpha_1, \alpha_2, \alpha_3)$ den Ausdruck

$$D^{(\alpha)}f = \mathfrak{e}\operatorname{grad} f,$$

also das innere Produkt des Gradienten mit dem in der Richtung $(\alpha_1, \alpha_2, \alpha_3)$ weisenden Einheitsvektor, d.h. die Projektion des Gradienten auf diesen (vgl. Kap. I, S. 3).

Auf dieser Tatsache beruht die große Bedeutung des Gradientenbegriffes. Stellt man sich z.B. die Frage, in welcher Richtung der Funktionswert am schnellsten ansteigt oder abfällt, so hat man die Richtung derart zu wählen, daß der obige Ausdruck möglichst groß positiv oder negativ wird. Das ist offenbar gerade dann der Fall, wenn die Richtung von $\mathfrak{e}$ mit der des Gradienten gleich oder entgegengesetzt wird. Der *Gradient gibt uns also durch seine Richtung die Richtung des stärksten Anstiegs oder Abfalles der Funktion, durch seinen absoluten Betrag die Geschwindigkeit oder die Steilheit des Anstiegs oder Abfalles an.*

Auf die geometrische Bedeutung und Veranschaulichung des Gradientenbegriffes werden wir noch im nächsten Kapitel zurückkommen. An dieser Stelle können wir aber schon anschaulich die Lage des Gradienten folgendermaßen festlegen: Beschränken wir uns zunächst auf Vektoren in zwei Dimensionen, so haben wir den Gradienten einer Funktion $f(x, y)$ zu betrachten. Wir wollen uns vorstellen, daß diese Funktion durch ihre Niveaulinien

$$f(x, y) = c$$

in der x, y-Ebene dargestellt ist. Dann wird offenbar die Ableitung der Funktion $f(x, y)$ nach der Richtung dieser Niveaulinien (vgl. S. 57) verschwinden; denn bedeuten P und Q zwei Punkte auf derselben Niveaulinie, so ist in unmittelbar verständlicher Bezeichnung $f(P) - f(Q) = 0$, und diese Gleichung bleibt bestehen, wenn wir durch die Entfernung h der beiden Punkte P und Q dividieren und den Grenzübergang $h \to 0$ ausführen. Da demnach die Projektion des Gradienten auf die Richtung der Tangente an die Niveaulinie Null ist, *steht der Gradient in jedem Punkte senkrecht auf der zugehörigen Niveaulinie.* Ganz das Entsprechende gilt nun auch für die Gradienten in drei Dimensionen. Stellen wir die Funktion $f(x_1, x_2, x_3)$ durch die Niveauflächen

$$f(x_1, x_2, x_3) = c$$

dar, so hat der Gradient die Komponente Null für jede Richtung tangential zu einer Niveaufläche, steht also senkrecht zur Niveaufläche.

In vielen Anwendungen treten gerade solche Vektorfelder auf, die Gradienten einer skalaren Größe darstellen. Zum Beispiel ist das Kraftfeld der Gravitation ein solches Gradientenfeld. Die Komponenten der NEWTONschen Gravitationskraft werden nämlich, wenn der anziehende Punkt die Koordinaten ξ_1, ξ_2 und ξ_3, und der angezogene Punkt die Koordinaten x_1, x_2 und x_3 hat, durch die Ausdrücke

$$C \frac{\xi_1 - x_1}{\sqrt{(\xi_1 - x_1)^2 + (\xi_2 - x_2)^2 + (\xi_3 - x_3)^2}^3},$$

$$C \frac{\xi_2 - x_2}{\sqrt{(\xi_1 - x_1)^2 + (\xi_2 - x_2)^2 + (\xi_3 - x_3)^2}^3},$$

$$C \frac{\xi_3 - x_3}{\sqrt{(\xi_1 - x_1)^2 + (\xi_2 - x_2)^2 + (\xi_3 - x_3)^2}^3},$$

mit konstantem C gegeben; und zwar ist $C = mM\varkappa$, wo m die Masse des einen, M die Masse des anderen Punktes und $\varkappa$ die „Gravitationskonstante" ist. (Die Faktoren

$$\frac{\xi_1 - x_1}{\sqrt{(\xi_1 - x_1)^2 + (\xi_2 - x_2)^2 + (\xi_3 - x_3)^2}} \quad \text{usw.}$$

sind die Kosinus der Winkel zwischen der Verbindungslinie der beiden Punkte und den Achsen.) Man erkennt sofort durch Differentiation, daß die obigen Komponenten die Ableitungen der Funktion

$$C \frac{1}{\sqrt{(\xi_1 - x_1)^2 + (\xi_2 - x_2)^2 + (\xi_3 - x_3)^2}}$$

nach den Koordinaten x_1 bzw. x_2 und x_3 sind. Unser Kraftvektor ist also bis auf einen Proportionalitätsfaktor gleich dem Gradienten der Funktion

$$\frac{1}{r} = \frac{1}{\sqrt{(\xi_1 - x_1)^2 + (\xi_2 - x_2)^2 + (\xi_3 - x_3)^2}}.$$

Wenn ein Kraftfeld durch Gradientenbildung aus einer skalaren Funktion entsteht, so nennt man diese skalare Funktion häufig das *Potential* oder die *Kräftefunktion* des Kraftfeldes. Wir werden auf diesen Begriff später in allgemeinerem Zusammenhange bei der Betrachtung der Arbeit und Energie (Kap. V, § 1 und Kap. VI, § 1) stoßen.

4. Divergenz und Rotation eines Vektorfeldes.

Ebenso wie wir als Gradienten jeder Funktion oder jedem Skalar ein Vektorfeld durch den Differentiationsprozeß zuordnen, können wir uns zu jedem Vektorfeld $\mathfrak{u}$ durch einen Differentiationsprozeß einen Skalar verschaffen, die sog. Divergenz dieses Vektorfeldes. Wir definieren, indem wir ein x-Koordinatensystem zugrunde legen, in diesem als *Divergenz des Vektors* $\mathfrak{u}$ die Funktion

$$\operatorname{div} \mathfrak{u} = \frac{\partial u_1}{\partial x_1} + \frac{\partial u_2}{\partial x_2} + \frac{\partial u_3}{\partial x_3},$$

also die Summe der drei Ableitungen der Vektorkomponenten nach jeweils der entsprechenden Koordinate. Wenn die Divergenz wirklich eine vom Koordinatensystem unabhängige, zu dem Vektorfeld $\mathfrak{u}$ gehörige skalare Größe sein soll, so muß auch, bezogen auf das ξ-System,

$$\operatorname{div} \mathfrak{u} = \frac{\partial \omega_1}{\partial \xi_1} + \frac{\partial \omega_2}{\partial \xi_2} + \frac{\partial \omega_3}{\partial \xi_3}$$

sein, wenn $\omega_1, \omega_2, \omega_3$ die Komponenten von $\mathfrak{u}$ im ξ-System sind. In der Tat kann man die Gleichung

$$\frac{\partial u_1}{\partial x_1} + \frac{\partial u_2}{\partial x_2} + \frac{\partial u_3}{\partial x_3} = \frac{\partial \omega_1}{\partial \xi_1} + \frac{\partial \omega_2}{\partial \xi_2} + \frac{\partial \omega_3}{\partial \xi_3}$$

durch Anwendung der Kettenregel und der Transformationsformel von S. 76 unmittelbar bestätigen.

Wir begnügen uns hier mit der formalen Einführung der Divergenz, während wir ihre geometrisch-anschauliche Bedeutung erst später in Kap. V, § 5 diskutieren wollen.

Dasselbe gilt für den Begriff der *Rotation* (Wirbel, curl) eines Vektorfeldes. Diese Rotation ist wieder ein Vektor, und zwar werden die Komponenten r_1, r_2, r_3 dieses Vektors

$$\mathfrak{r} = \text{rot } \mathfrak{u}$$

durch die Gleichungen

$$r_1 = \frac{\partial u_3}{\partial x_2} - \frac{\partial u_2}{\partial x_3}, \qquad r_2 = \frac{\partial u_1}{\partial x_3} - \frac{\partial u_3}{\partial x_1}, \qquad r_3 = \frac{\partial u_2}{\partial x_1} - \frac{\partial u_1}{\partial x_2}$$

definiert. Um zu zeigen, daß unsere Definition der Rotation wirklich einen vom Koordinatensystem unabhängigen Vektor liefert, könnten wir durch direkte Rechnung bestätigen, daß die Größen

$$\varrho_1 = \frac{\partial \omega_3}{\partial \xi_2} - \frac{\partial \omega_2}{\partial \xi_3}, \qquad \varrho_2 = \frac{\partial \omega_1}{\partial \xi_3} - \frac{\partial \omega_3}{\partial \xi_1}, \qquad \varrho_3 = \frac{\partial \omega_2}{\partial \xi_1} - \frac{\partial \omega_1}{\partial \xi_2},$$

welche die Rotation im ξ-System definieren, mit den Größen r_1, r_2, r_3 durch die Transformationsgleichungen für Vektorkomponenten zusammenhängen. Wir übergehen jedoch hier diese Rechnung, weil sich in Kap. V, § 6 wieder von selbst eine anschauliche Deutung der Rotation und damit ihr Vektorcharakter ergeben wird.

Zusammenfassen lassen sich alle diese Begriffsbildungen des Gradienten, des Rotors und der Divergenz mit Hilfe eines symbolischen Vektors mit den Komponenten $\dfrac{\partial}{\partial x_1}, \dfrac{\partial}{\partial x_2}, \dfrac{\partial}{\partial x_3}$, den man oft auch *Nabla* nennt und mit ∇ bezeichnet. Der Gradient grad f eines Skalarfeldes $f(x_1, x_2, x_3)$ ist das Produkt ∇f der skalaren Größe f mit dem symbolischen Vektor ∇, also ein Vektor mit den Komponenten

$$\frac{\partial f}{\partial x_1}, \qquad \frac{\partial f}{\partial x_2}, \qquad \frac{\partial f}{\partial x_3}.$$

Die Rotation rot $\mathfrak{u}$ eines Vektorfeldes $\mathfrak{u}(x, y, z)$ ist das äußere Produkt rot $\mathfrak{u} = \nabla \times \mathfrak{u}$ des Vektors $\mathfrak{u}$ mit dem symbolischen Vektor ∇, und die Divergenz schließlich ist das innere Produkt

$$\text{div } \mathfrak{u} = \nabla \mathfrak{u} = \frac{\partial u_1}{\partial x_1} + \frac{\partial u_2}{\partial x_2} + \frac{\partial u_3}{\partial x_3}.$$

Zum Schluß einige immer wiederkehrende Beziehungen. *Die Rotation eines Gradienten ist Null*, in Formel:

$$\text{rot grad } f = 0.$$

In der Tat folgt diese Behauptung, wie man sofort erkennt, aus der Vertauschbarkeit der Differentiationsreihenfolge.

Die Divergenz einer Rotation ist Null, in Formel:

$$\operatorname{div} \operatorname{rot} \mathfrak{u} = 0;$$

auch dies folgt ohne weiteres wegen der Umkehrbarkeit der Differentiationsfolge aus den Definitionsgleichungen.

Die *Divergenz eines Gradienten* ist der in der Analysis immer wiederkehrende und außerordentlich wichtige sog. *Potentialausdruck,* d.h. die Summe der drei zweiten „Haupt"-Ableitungen einer Funktion, in Formel:

$$\operatorname{div} \operatorname{grad} u = \varDelta u = \frac{\partial^2 u}{\partial x_1^2} + \frac{\partial^2 u}{\partial x_2^2} + \frac{\partial^2 u}{\partial x_3^2},$$

wobei $\varDelta u$ als Abkürzung für den Ausdruck auf der rechten Seite gesetzt ist. Für das Differentiationssymbol $\varDelta = \frac{\partial^2}{\partial x_1^2} + \frac{\partial^2}{\partial x_2^2} + \frac{\partial^2}{\partial x_3^2}$ gebraucht man die Bezeichnung Laplacescher *Operator.*

Endlich ist noch ein Wort darüber zu sagen, daß man die Sprechweise der Vektoranalysis auch häufig bei mehr als drei unabhängigen Veränderlichen anwendet und dementsprechend gelegentlich z.B. ein System von n Funktionen mit n unabhängigen Veränderlichen als ein Vektorfeld im n-dimensionalen Raum bezeichnet. Der Begriff der inneren Multiplikation, ebenso wie der Begriff des Gradienten behalten dann ihren Sinn bei, während im übrigen verwickeltere Verhältnisse als bei drei Dimensionen herrschen.

Anhang zum zweiten Kapitel.

§ 1. Das Häufungsstellenprinzip in mehreren Dimensionen und seine Anwendungen.

Ganz ähnlich wie bei einer unabhängigen Veränderlichen wird man auch bei mehreren unabhängigen Veränderlichen vorgehen, wenn man die Begriffsbildungen und ihre Begründungen so verschärfen will, daß jede Berufung auf die Anschauung vermieden werden kann. Es wird genügen, in Kürze diese Fragen für zwei unabhängige Veränderliche zu behandeln, da bei mehr als zwei unabhängigen Veränderlichen die Verhältnisse ganz analog liegen.

1. Formulierung des Häufungsstellenprinzips.

An die Spitze stellen wir wieder das *Häufungsstellenprinzip von* Bolzano *und* Weierstrass. Wir bezeichnen als eine Stelle P oder einen Punkt im Bereiche von zwei Dimensionen ein System von Zahlen (x, y), die wir geometrisch in der üblichen Weise durch einen Punkt mit den rechtwinkligen Koordinaten x und y in einer x, y-Ebene repräsentieren können. Wir betrachten sodann eine unendliche Menge von solchen Stellen $P(x, y)$, die alle in einem beschränkten abgeschlossenen Bereiche liegen sollen, für welche also z.B. $|x| \leq C$, $|y| \leq C$ gilt, wobei C eine feste Zahl bedeutet. Das Häufungsstellenprinzip lautet folgendermaßen: *Jede unendliche in einem beschränkten abgeschlossenen Bereiche liegende Menge von Punkten besitzt in diesem mindestens eine Häufungsstelle*; d.h. es gibt im Bereich mindestens einen Punkt Q mit den Koordinaten ξ und η, so daß in jede auch noch so kleine um den Punkt Q abgegrenzte Umgebung, etwa in jeden Bereich

$$|x - \xi| \leq \delta, \qquad |y - \eta| \leq \delta$$

bei beliebig klein gewähltem positivem δ immer noch unendlich viele Punkte der gegebenen Menge hineinfallen. Oder auch: *Man kann aus der unendlichen Menge von Punkten eine Folge $P_1, P_2, P_3, \ldots$ auswählen, derart daß diese Punkte gegen eine Grenzstelle Q konvergieren.*

Dieses Häufungsstellenprinzip ist in mehreren Dimensionen ebenso einleuchtend wie bei einer unabhängigen Veränderlichen. Man kann einen analytischen Beweis genau wie den entsprechenden Beweis in Bd. I, S. 54 führen, wenn man nur statt Intervallen Rechtecksbereiche zugrunde legt. Wir wollen jedoch unser Beweisprinzip im Hinblick auf andere Anwendungen hier ein wenig allgemeiner formulieren, indem wir folgenden als „*Prinzip der Intervallschachtelung*" bezeichneten Satz voranschicken. *Wenn bei einer unendlichen Folge von beschränkten abgeschlossenen Bereichen $G_1, G_2, G_3, \ldots$ jeder folgende Bereich ganz in dem vorangehenden liegt und wenn G_n in ein Quadrat eingeschlossen werden kann, dessen Seite mit wachsendem n gegen Null strebt, so definiert diese Folge von Bereichen einen und nur einen Punkt Q, der allen Bereichen G_n gemeinsam angehört.* Der Beweis ist ganz einfach; denn wählen wir in jedem der Bereiche irgendeinen Punkt P_n, so müssen die x-Koordinaten und die y-Koordinaten dieses Punktes für sich, wie man sofort (z.B. nach dem Konvergenzprinzip für eine Veränderliche) erkennt, Grenzwerte ξ bzw. η besitzen, welche dann den Punkt Q definieren.

Das Häufungsstellenprinzip ist nun unmittelbar eine Folge des Intervallschachtelungsprinzips; denn sind in unserem Bereich G unendlich viele Punkte gegeben, so denken wir uns das Quadrat $|x| \leq C$, $|y| \leq C$, innerhalb dessen unsere Menge liegt, zunächst in vier kongruente Quadrate der Seitenlänge C eingeteilt; zählen wir zu jedem Quadrat den Rand hinzu, so müssen in mindestens einem der Quadrate, etwa Q_1, unendliche viele Punkte der gegebenen Punktmenge liegen. Dieses Quadrat teilen wir weiter in vier kongruente Quadrate der Seitenlänge $\frac{C}{2}$ ein; in mindestens einem dieser vier Quadrate, etwa in Q_2, müssen wiederum unendlich viele Punkte der Zahlenmenge liegen. Auf Q_2 wenden wir dasselbe Verfahren an; wir gelangen so zu einem Quadrat der Seitenlänge $\frac{c}{4}$ mit unendlich vielen Punkten der Punktmenge, usw. Die Quadratfolge Q_1, Q_2, Q_3, … definiert nun nach unserem Intervallschachtelungsprinzip genau einen Punkt Q, der ein Häufungspunkt der in unserem Satz genannten Art ist. Wir brauchen nämlich nur im Quadrate Q_n einen geeigneten Punkt P_n unserer Menge zu wählen, dann konvergieren diese Punkte P_n mit wachsendem n offenbar gegen Q.

Aus dem Häufungsstellenprinzip können wir nun bei mehreren unabhängigen Veränderlichen ganz analoge Folgerungen ziehen wie bei einer unabhängigen Veränderlichen; da die Beweise ebenso verlaufen, genügt es, die einzelnen Tatsachen hervorzuheben. Als erste sei das *Konvergenzkriterium von* CAUCHY genannt, welches wir folgendermaßen aussprechen können: *Eine Folge von Stellen $P_1, P_2, P_3, \ldots$ mit den Koordinaten (x_1, y_1), (x_2, y_2), (x_3, y_3), … konvergiert dann und nur dann gegen eine Grenzstelle, wenn zu jedem noch so kleinen $\varepsilon > 0$ ein Index $N = N(\varepsilon)$ bestimmt werden kann derart, daß der Abstand $\sqrt{(x_n - x_m)^2 + (y_n - y_m)^2}$ des n-ten und m-ten Punktes kleiner als ε wird, sobald nur n und m beide größer als N sind.*

Ganz entsprechend wie bei einer unabhängigen Veränderlichen beweist man ferner folgende Sätze: *Eine in einem abgeschlossenen Bereich stetige Funktion nimmt in diesem Bereich einen größten und einen kleinsten Wert an.*

Jede in einem abgeschlossenen Bereich stetige Funktion $f(x, y)$ ist in diesem Bereich gleichmäßig stetig, d.h. es gibt für diesen Bereich G zu jeder Genauigkeitsschranke ε eine lediglich von ε, nicht aber von der besonderen Stelle (x_0, y_0) des Bereiches abhängige Zahl $\delta = \delta(\varepsilon)$, so daß $|f(x, y) - f(x_0, y_0)| < \varepsilon$ ist, wenn die beiden im Bereiche G gelegenen Stellen (x, y) und (x_0, y_0) einen Abstand kleiner als δ haben.

2. Einige Begriffe der Punktmengenlehre.

Der allgemeine Begriff des Häufungspunktes ist entscheidend für viele feinere mengentheoretische Untersuchungen zur Grundlegung der Analysis. Obwohl diese Dinge für viele Zwecke dieses Buches entbehrlich sind, seien doch hier einige Grundbegriffe der Vollständigkeit halber genannt.

Eine — aus unendlich vielen Punkten bestehende — beschränkte Punktmenge heißt *abgeschlossen*, wenn sie alle ihre Häufungspunkte enthält. Zum Beispiel bilden alle Punkte einer geschlossenen Kurve oder Fläche eine abgeschlossene Punktmenge. Eine in einer abgeschlossenen Punktmenge stetige Funktion nimmt sicher an einer Stelle der Menge einen größten und ebenso einen kleinsten Wert an, was wörtlich so bewiesen wird wie der entsprechende Satz für den Spezialfall abgeschlossener Bereiche. So z.B. nimmt eine auf einem geschlossenen Kreise stetige Funktion dort irgendwo einen größten Wert an.

Die obere Grenze des Abstandes, den je zwei Punkte einer Menge voneinander besitzen, nennt man den *Durchmesser dieser Punktmenge*; ist die Menge abgeschlossen, so wird diese obere Grenze tatsächlich für ein Punktepaar der Menge angenommen, was daraus folgt, daß die Entfernung zweier Punkte von diesen stetig abhängt und daß diese stetige Funktion nach dem obigen Satze einen größten Wert annehmen muß.

Aus demselben Grunde besteht folgende Tatsache: Wenn ein Punkt P nicht zu einer abgeschlossenen Punktmenge M gehört, so gibt es einen positiven *kürzesten Abstand von P nach M*, d.h. einen Punkt Q in M, welcher von P eine kleinere, höchstens gleiche Entfernung hat wie jeder andere Punkt von M. Dies ermöglicht es uns, nun zu beweisen, daß die in § 1 (S. 34) definierten abgeschlossenen Bereiche tatsächlich abgeschlossene Punktmengen im Sinne der hier gegebenen Definition sind. Denn wenn C eine geschlossene Kurve und B der abgeschlossene Bereich ist, der aus allen Punkten im Innern von C und auf C besteht, so müssen wir zeigen, daß alle Häufungspunkte von B zu B gehören. Wir wollen das Gegenteil annehmen, nämlich, daß es einen nicht zu B gehörenden Häufungspunkt P von B gibt. Da P nicht auf C liegt, hat er nach dem obigen Satz einen positiven kürzesten Abstand von B (weil B ein abgeschlossener Bereich ist). Wir können daher einen so kleinen Kreis um P schlagen, daß kein Punkt von B in diesem Kreise liegt; wir brauchen nur den Radius des Kreises kleiner zu wählen, als den kürzesten Abstand von P nach C. Der Punkt P liegt außerhalb C, weil er sonst zu B gehören würde; und da jeder Punkt im kleinen Kreise mit P durch ein die Kurve C nicht kreuzendes Liniensegment verbunden werden kann, liegt jeder Punkt des Kreises außerhalb C. Also gehört kein Punkt des Kreises zu B. Wir nahmen aber an, daß P ein Häufungspunkt von B ist, daß der Kreis also eine unendliche Anzahl von Punkten von B enthält. Daher führt die Annahme, daß es einen nicht zu B gehörenden Häufungspunkt von B gibt, zu einem Widerspruch, und somit ist unsere Behauptung bewiesen. Es ist offensichtlich, wie dieser Satz auf abgeschlossene Bereiche zu übertragen ist, die von endlich vielen Kurven berandet werden.

Eine wichtige Eigenschaft der abgeschlossenen Mengen ist im *Schachtelungsprinzip für abgeschlossene Mengen* enthalten:

Wenn die Mengen M_1, M_2, M_3, ... alle abgeschlossen sind, und eine jede der Mengen in der vorangehenden enthalten ist, dann gibt es einen Punkt (ξ, η), welcher allen Mengen angehört.

In jeder der Mengen M_n wählen wir nun einen Punkt P_n. Die Folge P_n muß entweder eine unendliche Anzahl von Wiederholungen desselben Punktes oder eine unendliche Anzahl von verschiedenen Punkten enthalten. Wenn ein Punkt P unzählige Male wiederholt wird, dann gehört er allen Mengen an; denn wenn M_n irgendeine Menge ist, so gehört P der Menge M_{n_1} an, wobei $n_1 > n$ und M_{n_1} in M_n enthalten ist. Wenn es eine unendliche Anzahl von verschiedenen Punkten P_n gibt, dann müssen sie dem Häufungsstellensatz gemäß einen Häufungspunkt (ξ, η) haben. Dieser Punkt gehört jedem M_n an. Denn für alle $m > n$ gehört der Punkt P_m zu M_n, da er ein Punkt von M_m ist und M_m in M_n enthalten ist. Es ist daher (ξ, η) ein Häufungspunkt der Punkte P_m von M_n, und, da M_n abgeschlossen ist, ist (ξ, η) ein Punkt von M_n. Also gibt es einen Punkt, der allen Mengen M_n angehört, und der Satz ist hiermit bewiesen[1].

Eine Menge heißt *offen*, wenn zusammen mit jedem Punkte derselben eine ganze, etwa kreisförmige Umgebung des Punktes zur Menge gehört. Eine offene Menge heißt *zusammenhängend*, wenn es zu irgend zwei Punkten A und B derselben eine Kette von n Punkten $P_1, P_2, \ldots,$ $P_n = B$ mit dazugehörigen, ganz zur Menge gehörigen Umgebungen $U_1, U_2, \ldots, U_n$ gibt, derart, daß A in U_1, P_1 in $U_2, \ldots P_{n-1}$ in U_n liegt, wenn man also je zwei aufeinanderfolgende Punkte der Kette in einen ganz zur Menge gehörenden Kreis einschließen kann.

Eine offene zusammenhängende Menge wird als *Gebiet* bezeichnet; also z. B. das Innere einer geschlossenen Kurve oder die Punktmenge, die aus den inneren Punkten eines Kreises entsteht, wenn man noch die Punkte eines Radius wegläßt. Die Häufungspunkte eines Gebietes, welche nicht selbst zum Gebiet gehören, heißen *Randpunkte. Die Randpunkte R eines Gebietes G bilden eine abgeschlossene Menge.* Wir wollen hier einen Beweis dieser Behauptung skizzieren. Ein Häufungspunkt P von R gehört nicht zu G, da jeder Punkt von G in einem Kreise liegt, welcher nur aus Punkten von G besteht und deshalb keine Punkte von R enthält. Der Punkt P ist auch ein Häufungspunkt von G, da man einen Punkt Q von R beliebig nahe an P, und Punkte von G beliebig nahe an Q finden kann. P gehört somit zu R.

Nimmt man zum Gebiete G seine Randpunkte hinzu, so erhält man eine abgeschlossene Menge. Denn jeder Häufungspunkt der so erhaltenen Menge ist entweder ein Häufungspunkt von R und gehört zu R, oder ein Häufungspunkt von G und gehört entweder zu G oder zu R.

---

[1] Die Annahme, daß die Mengen M_n abgeschlossen sind, ist notwendig, wie das folgende Beispiel zeigt. Es sollen M_n die Mengen $0 < x < \dfrac{1}{n}$ sein. Jede dieser Mengen ist in der vorangehenden enthalten, aber es gibt keinen Punkt, der allen Mengen angehört. Denn ist $x = 0$, so gehört der Punkt keiner der Mengen an, und ist $x > 0$, dann gehört er keiner Menge M_n an, für welche $\dfrac{1}{n} < x$.

Solche Mengen werden *abgeschlossene Bereiche* genannt, und sind für unsere Zwecke besonders nützlich.

Zuletzt wollen wir noch die *Umgebung* eines Punktes P als eine beliebige, P enthaltende offene Menge definieren. Wenn wir die Koordinaten von P mit (ξ, η) bezeichnen, dann sind die zwei einfachsten Umgebungen von P die aus allen Punkten (x, y) bestehende kreisförmige Umgebung, für welche

$$(x - \xi)^2 + (y - \eta)^2 < \delta^2$$

ist, und die aus allen Punkten (x, y) bestehende quadratische Umgebung, für welche

$$|x - \xi| < \delta \quad \text{und} \quad |y - \eta| < \delta$$

gilt.

3. Der Überdeckungssatz.

Als eine weitere Folgerung des Häufungsstellenprinzips sei eine Tatsache erwähnt, deren besondere Formulierung für manche Beweise und feinere Betrachtungen nützlich ist: *Wenn jedem Punkte eines beschränkten abgeschlossenen Bereiches G eine Umgebung, etwa ein Kreis oder ein Quadrat, zugeordnet ist, so kann man von diesen Umgebungen eine endliche Anzahl auswählen, derart, daß diese endlich vielen abgeschlossenen Bereiche den Bereich G vollständig überdecken*[1].

Der Beweis folgt fast unmittelbar aus dem Intervallschachtelungsprinzip durch eine indirekte Schlußweise. Wir nehmen an, der Satz wäre nicht richtig und teilen wie beim vorigen Beweis den in Frage kommenden Teil der Ebene in vier Quadrate ein. Dadurch wird auch der Bereich G in höchstens vier Stücke zerlegt. Würde sich G nicht mit endlich vielen unserer Umgebungen überdecken lassen, so müßte es unter diesen Teilbereichen von G mindestens einen, etwa G_1 geben, der sich nicht von endlich vielen unserer Umgebungen bedecken läßt. Verfeinern wir dann die Quadrateinteilung, indem wir zu Quadraten der Seitenlänge $\frac{c}{2}$ übergehen, so wird auch G_1 in mehrere Teilbereiche zerlegt, von denen sicherlich einer, etwa G_2, sich wiederum nicht mit endlich vielen unserer Umgebungen überdecken ließe. Die Fortsetzung dieses Verfahrens liefert eine Folge von ineinandergeschachtelten Bereichen $G_1, G_2, G_3, \ldots$, eingeschlossen in Quadrate von gegen Null strebender Seitenlänge und von der Eigenschaft, daß keiner von ihnen sich mit endlich vielen unserer Umgebungen überdecken läßt. Da nun diese Bereiche einen Grenzpunkt Q definieren und dieser Grenzpunkt zum abgeschlossenen Bereich G gehört, so erhalten wir sofort einen

---

[1] In der Literatur führt dieser Satz den Namen: „HEINE-BORELscher Überdeckungssatz".

Widerspruch; denn zu Q gehört nach Voraussetzung eine unserer Umgebungen; diese aber enthält auch noch ein kleines Quadrat um den Punkt Q herum und überdeckt somit sicherlich von einem gewissen n ab alle Bereiche G_n, während wir doch eben zu der Folgerung gelangt waren, daß sich keiner der Bereiche G_n mit endlich vielen dieser Umgebungen überdecken läßt. Somit führt unsere dem Überdeckungssatz widersprechende Annahme zu einem Widerspruch, und daher ist der Überdeckungssatz bewiesen.

§ 2. Nähere Diskussion des Grenzbegriffes bei mehreren Veränderlichen.

Es ist nützlich, die verschiedenartigen Grenzwertbetrachtungen bei mehreren Veränderlichen unter einheitlichen Gesichtspunkten zusammenzufassen und zu präzisieren. Dabei beschränken wir uns wiederum auf den typischen Fall von zwei Veränderlichen.

1. Doppelfolgen und ihre Grenzwerte.

Entsprechend wie wir bei einer unabhängigen Veränderlichen von der Betrachtung von Zahlenfolgen a_n ausgingen, wobei der Index n die Reihe der ganzen Zahlen durchlief, werden für mehrere Veränderliche sog. *Doppelfolgen* von Wichtigkeit, d.h. Mengen von Zahlen mit zwei Indizes

$$a_{nm};$$

hierbei durchlaufen beide Indizes n und m unabhängig voneinander die Folge der ganzen Zahlen, so daß wir etwa die Zahlen

$$a_{11}, a_{12}, a_{21}, a_{13}, a_{22}, a_{31}, a_{14}, a_{23}, \ldots$$

erhalten. Beispiele dazu bilden die Zahlenmengen

$$a_{nm} = \frac{1}{n+m}, \qquad a_{nm} = \frac{1}{n^2+m^2}, \qquad a_{nm} = \frac{n}{n+m}$$

Wir sagen nun, unsere *Doppelfolge a_{nm} konvergiert für $n \to \infty$ und $m \to \infty$ gegen einen Grenzwert g, wenn die absolute Differenz $|a_{nm} - g|$ kleiner als eine beliebig kleine vorgegebene Zahl ε wird, sobald nur n und m beide hinreichend groß gemacht werden*, etwa beide größer als eine Schranke N, die nur noch von ε abhängt. Wir schreiben dann

$$\lim_{\substack{n \to \infty \\ m \to \infty}} a_{nm} = g.$$

So ist z. B.

$$\lim_{\substack{n \to \infty \\ m \to \infty}} \frac{1}{n+m} = 0$$

oder

$$\lim_{\substack{n \to \infty \\ m \to \infty}} \frac{m + n^2}{m\, n^2} = \lim_{\substack{n \to \infty \\ m \to \infty}} \left(\frac{1}{n^2} + \frac{1}{m} \right) = 0.$$

Nach CAUCHY können wir im übrigen die Konvergenz ohne Bezugnahme auf den Grenzwert entscheiden, indem nämlich gilt: *Die Zahlenfolge a_{nm} konvergiert dann und nur dann, wenn zu jeder noch so klein vorgegebenen Genauigkeitsgrenze $\varepsilon > 0$ eine Zahl $N = N(\varepsilon)$ gefunden werden kann, so daß $|a_{nm} - a_{n'm'}| < \varepsilon$ gilt, wenn die Zahlen n und m sowie n' und m' größer als N, sonst aber beliebig gewählt werden.*

Zahlreiche Fragen der Analysis bei mehreren Veränderlichen laufen nun darauf hinaus, solche doppelten Grenzübergänge aufzulösen in die Aufeinanderfolge zweier gewöhnlicher Grenzübergänge. Mit anderen Worten: Statt gleichzeitig n und m über alle Grenzen wachsen zu lassen, wird man versuchen, erst einen der Indizes, etwa m, festzuhalten und nur den Grenzübergang $n \to \infty$ zu vollziehen; der so gefundene Grenzwert, wenn er existiert, wird dann im allgemeinen noch von m abhängen und etwa durch eine Zahl g_m gegeben sein; mit dieser Zahl werden wir dann den Grenzübergang $m \to \infty$ vornehmen, und es entsteht die Frage, ob und wann dieser Grenzwert von g_m mit dem ursprünglichen Doppellimes identisch ist, und ferner die weitere Frage, ob es bei der Auflösung des Doppellimes in zwei aufeinanderfolgende Grenzübergänge gleichgültig ist, in welcher Reihenfolge wir vorgehen; ob wir auch erst $\lim\limits_{m \to \infty} a_{nm} = \gamma_n$ und dann $\lim\limits_{n \to \infty} \gamma_n$ hätten bilden können, ohne ein anderes Resultat zu erhalten.

Wir wollen uns über diese Fragen zunächst an einigen Beispielen orientieren. Für die Doppelfolge $a_{nm} = \dfrac{1}{n + m}$ erhalten wir bei festem m offenbar $\lim\limits_{n \to \infty} a_{nm} = g_m = 0$ also auch $\lim\limits_{m \to \infty} g_m = 0$, und dasselbe Resultat ergibt sich, wenn wir den Grenzübergang in umgekehrter Reihenfolge vornehmen. Bei der Zahlenfolge

$$a_{nm} = \frac{n}{n + m} = \frac{1}{1 + \dfrac{m}{n}}$$

erhalten wir jedoch

$$\lim_{n \to \infty} a_{nm} = g_m = 1$$

und daher nunmehr

$$\lim_{m \to \infty} g_m = 1;$$

führen wir aber den Grenzübergang in umgekehrter Reihenfolge aus, so ergibt sich zunächst

$$\lim_{m \to \infty} a_{nm} = \gamma_n = 0$$

und daher

$$\lim_{n \to \infty} \gamma_n = 0.$$

Es ist also das Resultat bei der sukzessiven Ausführung des Grenzüberganges in diesem Falle nicht von der Reihenfolge unabhängig:

$$\lim_{m \to \infty} \left(\lim_{n \to \infty} a_{nm} \right) \neq \lim_{n \to \infty} \left(\lim_{m \to \infty} a_{nm} \right).$$

Im übrigen existiert hier der Doppellimes bei gleichzeitigem Grenzübergang nicht[1].

Ein weiteres Beispiel gibt die Folge der Zahlen

$$a_{nm} = \frac{\sin n}{m}.$$

Hier existiert bestimmt der Doppellimes $\lim_{\substack{n \to \infty \\ m \to \infty}} a_{nm}$ und hat den Wert Null, da der Zähler des Bruches immer absolut genommen höchstens 1 sein kann und der Nenner gegen unendlich wächst. Es ergibt sich auch derselbe Grenzwert, wenn wir zunächst m gegen unendlich streben lassen, wobei sofort $\lim_{m \to \infty} a_{mn} = \gamma_n = 0$, also auch $\lim_{n \to \infty} \gamma_n = 0$ herauskommt. Wollen wir aber den Grenzübergang in umgekehrter Reihenfolge vornehmen, indem wir zunächst m festhalten und n über alle Grenzen wachsen lassen, so scheitern wir an der Schwierigkeit, daß $\lim_{n \to \infty} \sin n$ überhaupt gar nicht existiert. Es ist also hier die Auflösung des Doppellimes in eine Aufeinanderfolge gewöhnlicher Grenzwerte nicht auf beide Arten möglich.

Die hier waltenden Verhältnisse kann man nun allgemein durch zwei Sätze charakterisieren. Der erste Satz lautet: Wenn der Doppellimes $\lim_{\substack{n \to \infty \\ m \to \infty}} a_{nm} = g$ und der einfache Limes $\lim_{n \to \infty} a_{nm} = g_m$ existiert, dann existiert auch $\lim_{m \to \infty} g_m$ und es ist $\lim_{m \to \infty} g_m = g$. Existiert außerdem noch $\lim_{m \to \infty} a_{nm} = \gamma_n$, so besitzt auch γ_n bei $n \to \infty$ den gleichen Grenzwert g.

---

[1] Denn ein solcher Doppellimes müßte, wenn er existierte, jedenfalls den Wert Null haben, weil durch hinreichend großes n und m, etwa indem wir $m = n^2$ und n hinreichend groß wählen, unsere Zahlen a_{nm} beliebig klein gemacht werden können. Andererseits ist, wenn wir $n = m$ wählen, der Wert unserer Zahlen gleich $\frac{1}{2}$, wie groß auch immer n genommen wird, und damit ergibt sich ein Widerspruch gegen die Annahme der Existenz des Doppellimes. Aber selbst wenn $\lim_{m \to \infty} \left(\lim_{n \to \infty} a_{nm} \right) = \lim_{n \to \infty} \left(\lim_{m \to \infty} a_{nm} \right)$ ist, so braucht der Doppellimes $\lim_{\substack{n \to \infty \\ m \to \infty}} a_{nm}$ nicht zu existieren, wie das Beispiel $a_{nm} = \dfrac{1}{(n - m) + \dfrac{1}{2}}$ zeigt.

Es ist also in einer Formel geschrieben

$$g = \lim_{\substack{n \to \infty \\ m \to \infty}} a_{nm} = \lim_{m \to \infty} \left(\lim_{n \to \infty} a_{nm} \right) = \lim_{n \to \infty} \left(\lim_{m \to \infty} a_{nm} \right),$$

und die Auflösung des Doppellimes in einfache Grenzübergänge ist unabhängig von der Reihenfolge möglich.

Der Beweis folgt fast unmittelbar aus den Definitionen der Grenzwerte. Wegen der Existenz von $\lim\limits_{\substack{n \to \infty \\ m \to \infty}} a_{nm} = g$ ist bei beliebig klein vorgegebenem $\varepsilon > 0$ und dazu passend groß bestimmtem $N = N(\varepsilon)$ die Beziehung $|a_{nm} - g| < \varepsilon$ erfüllt, sobald nur n und m beide größer als N sind. Lassen wir hierin m fest und n über alle Grenzen wachsen, so folgt sofort $\left| \lim\limits_{n \to \infty} a_{nm} - g \right| = |g_m - g| \leqq \varepsilon$ und diese Gleichung enthält, da ε beliebig klein gewählt werden kann, wenn nur m hinreichend groß ist, die Aussage $\lim\limits_{m \to \infty} \left(\lim\limits_{n \to \infty} a_{nm} \right) = g$. Der andere Teil der Behauptung ergibt sich ganz analog.

Der zweite Satz stellt den Zusammenhang gewissermaßen in umgekehrter Richtung her. Er beruht auf folgendem Begriffe der *gleichmäßigen Konvergenz:* Wir sagen, daß die *Zahlenfolge a_{nm} für $n \to \infty$ gleichmäßig in m gegen den Grenzwert g_m konvergiert, wenn nicht nur für jedes m der Grenzwert* $\lim\limits_{n \to \infty} a_{nm} = g_m$ *existiert, sondern wenn zu jeder beliebig klein gewählten Genauigkeitsschranke $\varepsilon > 0$ eine nur von ε, aber nicht von m abhängige Zahl $N = N(\varepsilon)$ gefunden werden kann, so daß* $|g_m - a_{nm}| < \varepsilon$ *ist, sobald nur $n > N$ wird.* Zum Beispiel konvergiert die Zahlenfolge $a_{nm} = \dfrac{n}{m(n+m)} = \dfrac{1}{m} - \dfrac{1}{n+m}$ gleichmäßig gegen den Grenzwert $g_m = \dfrac{1}{m}$, wie man sofort aus der Abschätzung

$$\left| a_{nm} - \frac{1}{m} \right| = \frac{1}{n+m} < \frac{1}{n}$$

erkennt; man braucht also nur $N \geqq \dfrac{1}{\varepsilon}$ zu setzen. Dagegen gilt eine solche gleichmäßige Konvergenz z. B. nicht mehr für die Zahlenfolge $a_{nm} = \dfrac{m}{m+n}$. Zwar wird bei festem m auch immer noch $\lim\limits_{n \to \infty} a_{nm} = g_m = 0$ sein; aber die Konvergenz ist nicht mehr gleichmäßig. Denn geben wir irgendeine Genauigkeitsschranke ε, z. B. $\varepsilon = \dfrac{1}{100}$ vor, so können wir n so groß machen wie wir wollen, immer gibt es noch solche Zahlen m, für welche $|a_{nm} - g_m| = a_{nm} > \varepsilon$ wird. Wir brauchen nur m gleich $2n$ zu wählen, um $a_{nm} = \dfrac{2}{3}$ zu erhalten, also einen Wert, der sich von dem Grenzwert Null um mehr als $\dfrac{1}{100}$ unterscheidet.

Es gilt nun folgender Satz: *Wenn der Grenzwert* $\lim\limits_{n \to \infty} a_{n\,m} = g_m$ *gleichmäßig in* m *existiert, und wenn fernerhin der Grenzwert* $\lim\limits_{m \to \infty} g_m = g$ *existiert, so können wir diesen sukzessive erhaltenen Grenzwert auch als Doppellimes auffassen:*

$$\lim_{m \to \infty} \left(\lim_{n \to \infty} a_{n\,m} \right) = \lim_{\substack{n \to \infty \\ m \to \infty}} a_{n\,m},$$

und daher die Reihenfolge der Grenzübergänge umtauschen, sobald wir auch der Existenz von $\lim\limits_{m \to \infty} a_{n\,m} = \gamma_\iota$ *sicher sind.*

Der Beweis läßt sich unter Berücksichtigung der Ungleichung $|a_{n\,m} - g| \le |a_{n\,m} - g_m| + |g_m - g|$ ganz ähnlich wie oben führen und kann dem Leser überlassen bleiben.

2. Doppellimes bei stetigen Veränderlichen.

In vielen Fällen treten Grenzwertbetrachtungen bei mehreren Veränderlichen auf, wobei sowohl gewisse Indizes, z. B. n, über alle Grenzen wachsen, als auch eine oder mehrere stetige Veränderliche x, y usw. stetig bestimmten Grenzwerten ξ bzw. η usw. zustreben; oder Grenzwerte, bei denen statt der Indizes überhaupt nur stetige Veränderliche als Argumente auftreten, die gegen bestimmte Grenzen konvergieren. Prinzipiell ändert sich dabei nichts gegen unsere früheren Betrachtungen. Wir bemerken zunächst, daß ein schon früher ausführlich diskutierter Begriff, nämlich der Grenzwert einer Funktionenfolge $f_n(x)$ oder $f_n(x, y)$ bei wachsendem n sich dieser Auffassung unterordnet. Die Größe $f_n(x)$ oder $f_n(x, y)$ hängt außer von dem in einem Bereich stetig veränderlichen Argument x bzw. (x, y) noch von dem ganzzahligen Argument n, dem Index, ab. Wir haben früher gesehen (Bd. I, Kap. VIII, S. 344) — für mehrere unabhängige Veränderliche ändert sich in den Definitionen und Beweisen nichts —, daß im Falle gleichmäßiger Konvergenz der Funktionenfolge $f_n(x)$ die Grenzfunktion $f(x)$ wiederum stetig ist, vorausgesetzt, daß die Funktionen $f_n(x)$ es sind. Diese Stetigkeit führt uns zu den Gleichungen

$$f(\xi) = \lim_{x \to \xi} f(x) = \lim_{x \to \xi} \left(\lim_{n \to \infty} f_n(x) \right) = \lim_{n \to \infty} f_n(\xi) = \lim_{n \to \infty} \left(\lim_{x \to \xi} f_n(x) \right),$$

welche die Vertauschbarkeit der Grenzübergänge $n \to \infty$ und $x \to \xi$ ausdrücken.

Weitere Beispiele für die Rolle, welche die Frage nach der Vertauschbarkeit von Grenzübergängen in der Analysis spielt, haben wir z. B. bei der Reihenfolge der Differentiation und auch sonst schon kennengelernt und werden immer wieder neue antreffen. Es sei hier nur noch das Beispiel der Funktion

$$f(x, y) = \frac{x^2 - y^2}{x^2 + y^2}$$

erörtert. Bei festem $y \neq 0$ erhalten wir offenbar für $x \to 0$ den Grenzwert $\lim\limits_{x \to 0} f(x, y) = -1$, bei festem $x \neq 0$ dagegen für $y \to 0$ den Grenzwert $\lim\limits_{y \to 0} f(x, y) = +1$. Es ist also hier gewiß $\lim\limits_{y \to 0}\left(\lim\limits_{x \to 0} f(x, y)\right) \neq \lim\limits_{x \to 0}\left(\lim\limits_{y \to 0} f(x, y)\right)$, somit die Reihenfolge der Grenzübergänge nicht gleichgültig, was mit der Unstetigkeit unserer Funktion im Nullpunkt zusammenhängt. Im übrigen sei allgemein noch bemerkt, daß bei *stetigen Veränderlichen für die Auflösung eines Doppellimes in die Sukzession einfacher und die Vertauschbarkeit der Grenzübergänge ganz die entsprechenden Sätze gelten, wie wir sie eben in Nr. 1 für Doppelfolgen aufgestellt haben.*

3. Der Satz von DINI über die gleichmäßige Konvergenz monotoner Funktionsfolgen.

Für manche feineren Betrachtungen in der Analysis ist ein allgemeiner Satz über gleichmäßige Konvergenz nützlich, der hier beiläufig formuliert und bewiesen werden soll. Wir wissen von früher, Bd. I, S. 339ff., daß eine Funktionenfolge gegen eine stetige Grenzfunktion konvergieren kann, ohne daß die Konvergenz gleichmäßig zu sein braucht. In einem wichtigen Falle jedoch können wir aus der Stetigkeit der Grenzfunktion auf die Gleichmäßigkeit der Konvergenz schließen. Nämlich wenn die Funktionenfolge monotonen Charakter hat, d.h. wenn bei wachsendem Index n der Funktionswert selbst entweder überall nicht zunimmt oder überall nicht abnimmt. Ohne Beschränkung der Allgemeinheit dürfen wir dabei monotones Anwachsen voraussetzen und gelangen so zur Formulierung des folgenden Satzes: *Wenn in einem abgeschlossenen Bereich G die Folge stetiger Funktionen $f_n(x, y)$ gegen eine stetige Grenzfunktion $f(x, y)$ konvergiert, und wenn an jeder Stelle*

$$f_{n+1}(x, y) \geq f_n(x, y)$$

gilt, so ist die Konvergenz in dem Bereiche G gleichmäßig. Wir führen den Beweis, der gleichzeitig eine typische Anwendung des Häufungsstellenprinzips gibt, indirekt. Wäre die Konvergenz ungleichmäßig, so gäbe es eine positive Zahl α derart, daß man zu beliebig großem n immer noch eine Stelle P_n im Bereiche G finden kann, so daß an dieser Stelle P_n der Funktionswert $f_n(P_n)$ — diese Bezeichnung ist unmittelbar verständlich — sich von dem Grenzwert $f(P_n)$ um mehr als α unterscheidet. Betrachten wir, indem wir n die Folge der ganzen Zahlen durchlaufen lassen, die Folge dieser Stellen P_n, so gibt es nach dem Häufungsstellenprinzip für diese mindestens einen Häufungspunkt Q, der ebenfalls dem abgeschlossenen Bereiche G angehören muß. Nun gilt jedenfalls für jeden Punkt P in G und jede natürliche Zahl μ

$$f(P) = f_\mu(P) + R_\mu(P),$$

wo $f_\mu(P)$ und der „Rest" $R_\mu(P)$ stetige Funktionen der Stelle P sind. Ferner ist wegen der vorausgesetzten Monotonieeigenschaft

$$R_\mu(P) \geq R_n(P),$$

sobald $n > \mu$ ist. Insbesondere wird also für $n > \mu$ an der Stelle P_n die Beziehung gelten

$$R_\mu(P_n) \geq R_n(P_n) \geq \alpha.$$

Betrachten wir die Teilfolge der Stellen P_n, die gegen den Grenzwert Q streben, so müßte wegen der Stetigkeit der Funktion R_μ bei fest gewähltem μ auch $R_\mu(Q) \geq \alpha$ sein. Da aber bei diesem Grenzübergang gegen den Häufungspunkt Q der Index n über alle Grenzen wächst, so dürfen wir den Index μ beliebig groß wählen; denn die obige Ungleichung gilt dann immer noch für alle unendlich vielen n, die größer als μ sind; und daher widerspricht die Beziehung $R_\mu(Q) \geq \alpha$ der Tatsache, daß $R_\mu(Q)$ bei wachsendem μ gegen Null strebt. Somit hat die Annahme der ungleichmäßigen Konvergenz zu einem Widerspruch geführt und unser Satz ist bewiesen.

§3. Homogene Funktionen.

Zum Schluß wollen wir noch einen speziellen Punkt, nämlich die Theorie der *homogenen Funktionen* berühren. Die einfachsten homogenen Funktionen, die in der Analysis und ihren Anwendungen auftreten, sind die homogenen ganzen rationalen Funktionen mehrerer Veränderlicher. Wir nennen eine Funktion der Form $ax + by$ eine homogene Funktion ersten Grades in x und y, eine Funktion der Gestalt $ax^2 + bxy + cy^2$ eine homogene Funktion zweiten Grades, und nennen allgemein eine *ganze rationale Funktion von x und y oder mehreren Veränderlichen homogen vom Grade h, wenn die Summe der Exponenten der unabhängigen Veränderlichen bei jedem Glied den Wert h hat*, wenn die Glieder also bis auf die Koeffizienten die Gestalt x^h, $x^{h-1}y$, $x^{h-2}y^2$, ..., y^h besitzen. Eine solche homogene Funktion hat die Eigenschaft, daß für jeden Wert von t die Gleichung

$$f(tx, ty) = t^h f(x, y)$$

gilt. Wir wollen nun ganz allgemein als eine *homogene Funktion vom Grade h eine Funktion bezeichnen, welche dieser Gleichung*

$$f(tx, ty, \ldots) = t^h f(x, y, \ldots)$$

genügt. Beispiele von nicht mehr ganzen rationalen, homogenen Funktionen sind

$$\operatorname{tg}\left(\frac{y}{x}\right), \quad (h = 0),$$

$$x^2 \sin \frac{x}{y} + y \sqrt{x^2 + y^2} \log \frac{x + y}{x}, \quad (h = 2).$$

Der Betrag eines Vektors als Funktion seiner Komponenten x, y, z:

$$\sqrt{x^2 + y^2 + z^2}, \quad (h = 1).$$

Der Kosinus des Winkels zweier Vektoren mit den Komponenten x, y, z und u, v, w:

$$\frac{x u + y v + z w}{\sqrt{x^2 + y^2 + z^2}\,\sqrt{u^2 + v^2 + w^2}}, \quad (h = 0).$$

Für homogene Funktionen gilt nun, vorausgesetzt, daß sie differenzierbar sind, die folgende charakteristische EULERsche *Relation*

$$x f_x + y f_y + z f_z + \cdots = h f(x, y, z, \ldots).$$

Zum Beweise differenzieren wir die Gleichung $f(tx, ty, tz, \ldots) = t^h f(x, y, z, \ldots)$, welche ja für alle Werte des Parameters t gilt, nach t und erhalten, wenn wir auf der linken Seite die Regel für die Differentiation zusammengesetzter Funktionen anwenden, das Resultat

$$x f_x(tx, ty, \ldots) + y f_y(tx, ty, \ldots) + \cdots = h t^{h-1} f(x, y, \ldots).$$

Setzen wir hierin schließlich $t = 1$, so folgt sofort die Behauptung.

Auch umgekehrt kann man leicht zeigen, daß das Bestehen der EULERSCHEN Relation nicht nur eine Folge der Homogenität ist, sondern daß aus dieser Relation der homogene Charakter der Funktion $f(x, y, \ldots)$ folgt, daß also die EULERsche *Beziehung notwendig und hinreichend für die Homogenität der Funktion ist.* Wir können nämlich die Tatsache, daß die Funktion homogen vom Grade h ist, auch dadurch zum Ausdruck bringen, daß wir sagen, die durch die Zahl x^h dividierte Funktion hängt lediglich noch von den Verhältnissen $y : x$ und $z : x$ usw. ab. Es genügt also, aus dem Bestehen der EULERschen Relation den Schluß zu ziehen, daß bei Einführung der neuen unabhängigen Veränderlichen $\xi = x, \ \eta = \frac{y}{x}, \ \zeta = \frac{z}{x}, \ldots$ die Funktion

$$\frac{1}{x^h} f(x, y, z, \ldots) = \frac{1}{\xi^h} f(\xi, \eta \xi, \zeta \xi, \ldots) = g(\xi, \eta, \zeta, \ldots)$$

in Wirklichkeit von der Veränderlichen ξ nicht mehr abhängt, d.h., daß die Gleichung $g_\xi = 0$ besteht. Um dies zu zeigen, bilden wir nach der Kettenregel

$$g_\xi = (f_x + \eta f_y + \cdots)\,\frac{1}{\xi^h} - \frac{h}{\xi^{h+1}}\,f$$

$$= (x f_x + y f_y + \cdots)\,\frac{1}{x^{h+1}} - \frac{h}{x^{h+1}}\,f;$$

der Ausdruck auf der rechten Seite verschwindet aber wegen der vorausgesetzten EULERschen Relation, womit unsere Behauptung bewiesen ist.

Auf etwas elegantere, aber weniger direkte Art kann man die letzte Behauptung folgendermaßen beweisen: Wir wollen auf Grund der EULERschen Relation zeigen, daß die Funktion

$$g(t) = t^h f(x, y, \ldots) - f(t x, t y, \ldots)$$

für alle Werte von t Null ist. Sicherlich ist $g(1) = 0$. Ferner wird

$$g'(t) = h t^{h-1} f(x, y, \ldots) - x f_x(t x, t y, \ldots) - y f_y(t x, t y, \ldots) - \cdots,$$

und da nach der EULERschen Relation, angewandt auf die Argumente $t x, t y, \ldots$ die Beziehung

$$x f_x(t x, t y, \ldots) + y f_y(t x, t y, \ldots) + \cdots = \frac{h}{t}\, f(t x, t y, \ldots)$$

besteht, erhalten wir sofort für $g(t)$ die Differentialgleichung

$$g'(t) = g(t)\,\frac{h}{t}\,.$$

Setzen wir $g(t) = \gamma(t)\, t^h$, so wird $g'(t) = \frac{h}{t}\, g(t) + t^h \gamma'(t)$ und es entsteht für $\gamma(t)$ die Differentialgleichung

$$t^h \gamma'(t) = 0,$$

deren einzige Lösung $\gamma = \text{const} = c$ ist. Da aber für $t = 1$ sicherlich auch $\gamma(t) = 0$ sein muß, so wird $c = 0$, mithin $g(t) = 0$ für alle t, wie bewiesen werden sollte.

Drittes Kapitel.

Ausbau und Anwendungen der Differentialrechnung.

§ 1. Implizite Funktionen.

1. Allgemeines.

Wir haben für die Differentiation von Funktionen mehrerer Veränderlichen noch nicht die volle Beherrschung erreicht; es fehlt uns die Übertragung des Begriffes der inversen Funktion auf mehrere Veränderliche und die Technik ihrer Differentiation. Die inverse Funktion zu $y = f(x)$ entsteht durch Auflösung der Gleichung $y - f(x) = 0$ nach x.

Diese Aufgabe werden wir in diesem Paragraphen verallgemeinern, indem wir versuchen, eine Gleichung der allgemeineren Form $F(x, y) = 0$ nach y oder x aufzulösen, und entsprechende Auflösungsprobleme für Funktionen von mehr Veränderlichen behandeln. Sodann werden wir in § 3 auch Gleichungssysteme mit mehreren Gleichungen diskutieren.

Schon in der elementaren analytischen Geometrie treten Kurven häufig nicht in einer Darstellung $y = f(x)$ oder $x = \varphi(y)$ auf, sondern werden durch eine allgemeine Gleichung zwischen x und y von der Form $F(x, y) = 0$ gegeben, wie z. B. der Kreis $x^2 + y^2 - 1 = 0$ oder die Ellipse $\dfrac{x^2}{a^2} + \dfrac{y^2}{b^2} - 1 = 0$ oder die Lemniskate $(x^2 + y^2)^2 - 2a^2(x^2 - y^2) = 0$. Um dann y als Funktion von x oder x als Funktion von y zu erhalten, muß man diese Gleichung nach y oder x auflösen. Man sagt, daß die so gewonnenen Funktionen $y = f(x)$ oder $x = \varphi(y)$ *implizit* durch die Gleichung $F(x, y) = 0$ geliefert werden und daß erst die wirkliche Auflösung dieser Gleichung *explizit* $y = f(x)$ oder $x = \varphi(y)$ ergibt. In den angegebenen Fällen und häufig auch sonst in den Anwendungen läßt sich die explizite Auflösung tatsächlich leicht mit bekannten elementaren Funktionen bewerkstelligen. In anderen Fällen kann dieses Ziel wenigstens durch Anwendung unendlicher Reihen oder anderer unendlicher Prozesse erreicht werden, d. h. man kann die Auflösungsfunktion $y = f(x)$ bzw. $x = \varphi(y)$ mit beliebig genauer Annäherung berechnen.

Für viele Zwecke ist es aber wesentlich bequemer, keine solche explizite Darstellung der Funktion durch exakte oder angenäherte Auflösung der Gleichung $F(x, y) = 0$ vorzunehmen, sondern die Betrachtungen unmittelbar an die implizite Definition anzuknüpfen, bei welcher keine der Veränderlichen x oder y bevorzugt erscheint.

Es wäre allerdings ein Irrtum zu glauben, daß jeder Funktion $F(x, y)$ durch die Gleichung $F(x, y) = 0$ implizit eine Funktion $y = f(x)$ oder $x = \varphi(y)$ zugeordnet wird. Vielmehr kann man leicht Beispiele von Funktionen $F(x, y)$ geben, welche, gleich Null gesetzt, keine Auflösung durch eine Funktion einer Veränderlichen gestatten. Der Gleichung $x^2 + y^2 = 0$ z. B. genügt das einzige Wertepaar $x = 0$, $y = 0$, der Gleichung $x^2 + y^2 + 1 = 0$ überhaupt kein (reelles) Wertsystem (x, y). Es ergibt sich daher die Notwendigkeit, genauer zu untersuchen, wann eine Gleichung $F(x, y) = 0$ implizit eine Funktion $y = f(x)$ definiert, und welche Eigenschaften die so definierte Funktion hat.

2. Geometrische Deutung.

Um uns diese Verhältnisse klarzumachen, denken wir uns die Funktion $u = F(x, y)$ durch eine Fläche im dreidimensionalen Raum dargestellt. Schneiden wir diese Fläche mit der x, y-Ebene, so fragt es sich, ob es eine Schnittkurve gibt, die sich in der Form $y = f(x)$ bzw. $x = \varphi(y)$

darstellen läßt. (Wie weit sich eine solche Schnittkurve erstreckt, ist eine andere Frage, die wir hier gänzlich auf sich beruhen lassen.)

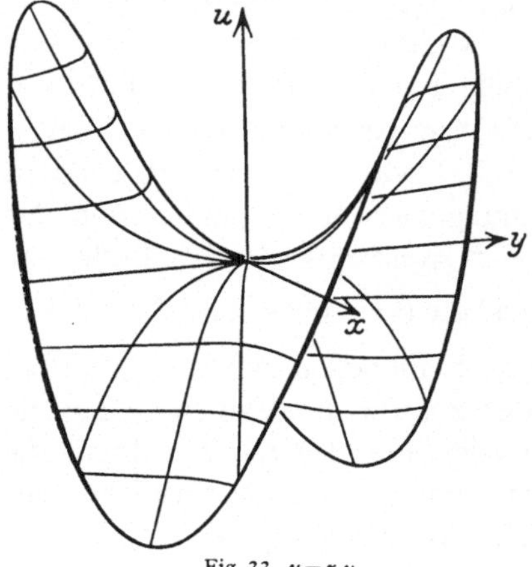

Fig. 33. $u = x\,y$.

Eine erste Möglichkeit ist, daß die Fläche und die Ebene keinen gemeinsamen Punkt haben. Zum Beispiel liegt das Paraboloid $u = F(x, y) = x^2 + y^2 + 1$ gänzlich oberhalb der (x, y) Ebene. In einem solchen Falle gibt es selbstverständlich keine Schnittkurve. Man braucht also nur solche Fälle zu betrachten, in welchen es einen Punkt (x_0, y_0) mit $F(x_0, y_0) = 0$ gibt; die Werte x_0, y_0 heißen eine „Anfangslösung".

Wenn es eine Anfangslösung gibt, bleiben zwei Möglichkeiten übrig. Entweder ist die Tangentialebene im Punkte (x_0, y_0) horizontal, oder sie ist es nicht. Ist sie es, dann kann leicht an Beispielen gezeigt werden, daß die Lösung $y = f(x)$ oder $x = \varphi(y)$ nicht existieren muß. Zum

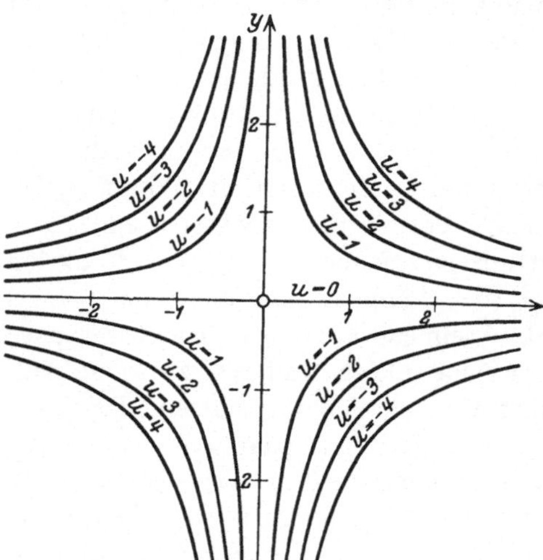

Fig. 34. $u = x\,y$ in Höhenlinien.

Beispiel hat das Paraboloid $u = x^2 + y^2$ die Anfangslösung $x = 0$, $y = 0$, enthält aber keinen anderen Punkt in der $x\,y$-Ebene. Die Fläche $u = x\,y$ hat dieselbe Anfangslösung $x = 0$, $y = 0$ und schneidet die $x\,y$-Ebene längs der Geraden $x = 0$, $y = 0$ (Fig. 33 und 34). Man kann jedoch in keiner Umgebung des Nullpunktes den *ganzen* Schnitt durch eine Funktion $y = f(x)$ oder durch eine Funktion $x = \varphi(y)$ darstellen. Andererseits ist es gut möglich, daß die Gleichung $F(x, y) = 0$ eine Lösung hat, auch wenn die Tangentialebene in der Anfangslösung horizontal ist, wie z.B. im Falle $(y - x)^4 = 0$. In dem (entarteten) Falle einer horizontalen Tangentialebene kann daher keine allgemeine Behauptung aufgestellt werden.

Es bleibt nun die Möglichkeit übrig, daß in der Anfangslösung die Tangentialebene nicht horizontal ist. Dann erkennen wir intuitiv, daß die Fläche $u = F(x, y)$ sich sozusagen nicht stark genug biegen kann, um einen Schnitt mit der xy-Ebene in der Nähe von (x_0, y_0) in einer einzigen, eindeutig definierten Schnittkurve zu vermeiden, und daß ein Teil der Kurve in der Nähe der Anfangslösung durch die Gleichung $y = f(x)$ oder $x = \varphi(y)$ dargestellt werden kann. Die Forderung, daß die Tangentialebene nicht horizontal sein soll, bedeutet dasselbe wie die Forderung, daß $F_x(x_0, y_0)$ und $F_y(x_0, y_0)$ nicht zugleich Null sein sollen. Diesen Fall wollen wir im nächsten Abschnitt näher besprechen.

3. Die Differentiation der implizit gegebenen Funktionen.

Der präzise allgemeine Satz, welcher die Existenz der impliziten Funktionen aussagt und gleichzeitig eine Regel für deren Differentiation angibt, lautet folgendermaßen: *Ist $F(x, y)$ eine Funktion von x und y mit stetigen Ableitungen F_x und F_y und ist an der Stelle (x_0, y_0) die Gleichung $F(x_0, y_0) = 0$ erfüllt, während die partielle Ableitung $F_y(x_0, y_0)$ dort von Null verschieden ist, so läßt sich um x_0 herum in der x-Richtung ein Intervall $x_1 \leq x \leq x_2$ so abgrenzen, daß in ihm durch die Gleichung $F(x, y) = 0$ in eindeutiger Weise eine stetige Funktion $y = f(x)$ bestimmt ist. Für diese Funktion gilt an der Stelle x_0 die Gleichung $y_0 = f(x_0)$, und an jeder Stelle des genannten Intervalles ist die Gleichung*

$$F\big(x, f(x)\big) = 0$$

erfüllt. Die Funktion $y = f(x)$ ist differenzierbar, und ihre Ableitung bzw. ihr Differential werden durch die Gleichungen

$$y' = f'(x) = -\frac{F_x}{F_y} \quad \text{bzw.} \quad dy = df(x) = -\frac{F_x}{F_y}\,dx$$

geliefert.

Wir nehmen zunächst an, daß der erste Teil des Satzes, nämlich die Existenz und Stetigkeit einer implizit gegebenen Funktion schon bewiesen sei, und führen lediglich den Beweis für die Differenzierbarkeit und die angegebene Differentiationsregel, um erst dann in Nr. 6 den allgemeinen analytischen Beweis für Existenz und Stetigkeit nachzuholen.

Könnten wir die Gleichung $F\big(x, f(x)\big) = 0$ nach der Kettenregel differenzieren, so würden wir sofort die letzte Gleichung erhalten. Da jedoch die Differenzierbarkeit von $f(x)$ erst bewiesen werden muß, wird eine etwas umständlichere Betrachtung nötig.

Wir gehen aus von der Gleichung

$$F(x + h,\ y + k) = F(x, y) + h F_x(x, y) + k F_y(x, y) + \varepsilon_1 h + \varepsilon_2 k,$$

welche die — durch die angenommene Stetigkeit von F_x und F_y gewährleistete — Differenzierbarkeit der Funktion $F(x, y)$ ausdrückt. In ihr bedeuten ε_1 und ε_2 zwei Zahlen, welche mit h und k oder mit

$\varrho = \sqrt{h^2 + k^2}$ zugleich gegen Null streben. Beschränken wir uns jetzt auf solche Wertsysteme (x, y) und $(x+h, y+k)$, für welche x und $x+h$ im Intervall $x_1 \leq x \leq x_2$ liegen und sowohl $y = f(x)$ als auch $y+k = f(x+h)$, also $F(x, y) = 0$ und $F(x+h, y+k) = 0$ ist, so reduziert sich die obige Gleichung auf

$$0 = h F_x + k F_y + \varepsilon_1 h + \varepsilon_2 k.$$

Wegen der als bewiesen angenommenen Stetigkeit von $f(x)$ strebt gleichzeitig mit h auch k und somit auch ε_1 und ε_2 gegen Null. Wir erhalten daher aus unserer Beziehung durch Division[1] mit $h F_y$

$$\left(1 + \frac{\varepsilon_2}{F_y}\right)\frac{k}{h} + \frac{F_x}{F_y} + \frac{\varepsilon_1}{F_y} = 0$$

und hieraus durch Grenzübergang $h \to 0$

$$\lim_{h \to 0} \frac{k}{h} + \frac{F_x}{F_y} = 0.$$

Nun ist aber

$$\frac{k}{h} = \frac{f(x+h) - f(x)}{h},$$

und daher ergibt sich die fragliche Differenzierbarkeit von $f(x)$ und als gesuchte Differentiationsregel

$$y' = \lim_{h \to 0} \frac{f(x+h) - f(x)}{h} = \lim_{h \to 0} \frac{k}{h} = -\frac{F_x}{F_y}.$$

Wir können diese Regel auch in der Gestalt

$$F_x + F_y y' = 0$$

oder

$$dF = F_x\, dx + F_y\, dy = 0$$

schreiben. Diese letzte Gleichung sagt also aus, daß die Differentiale dx und dy infolge der Gleichung $F(x, y) = 0$ nicht unabhängig voneinander gewählt werden dürfen.

Mit Hilfe der gewonnenen „*Differentiationsregel für implizite Funktionen*" kann man eine implizit gegebene Funktion meist einfacher differenzieren, als wenn man erst die explizite Funktionsdarstellung aufschreibt. Man kommt sogar auch dann zum Ziele, wenn diese explizite Darstellung nach dem Existenzsatze zwar theoretisch möglich ist, aber praktisch durch die üblichen Funktionen (rationale, trigonometrische Funktionen u. dgl.) entweder gar nicht oder nur höchst umständlich geleistet werden kann.

Differenzieren wir die Gleichung $y' = -\dfrac{F_x}{F_y}$, deren rechte Seite eine zusammengesetzte Funktion von x ist, gemäß der Kettenregel[2]

---

[1] Diese Division ist wegen der Voraussetzung $F_y \neq 0$ erlaubt.

[2] Dabei setzen wir Existenz und Stetigkeit der zweiten partiellen Ableitungen von $F(x, y)$ voraus.

nach x und setzen dabei rechts für y' den Wert $y' = -\dfrac{F_x}{F_y}$ ein, so ergibt sich

$$y'' = -\frac{F_{xx}F_y^2 - 2F_{xy}F_xF_y + F_{yy}F_x^2}{F_y^3}$$

als Ausdruck der zweiten Ableitung von $y = f(x)$.

Ähnlich können wir durch fortgesetzte Differentiation auch die weiteren Ableitungen der Auflösungsfunktion $y = f(x)$ gewinnen.

4. Beispiele.

1. Aus der *Kreisgleichung*

$$F(x, y) = x^2 + y^2 - 1 = 0$$

findet man für die Auflösungsfunktion $y = f(x)$ die Ableitung

$$y' = -\frac{F_x}{F_y} = -\frac{x}{y}.$$

Dies ist leicht unmittelbar zu bestätigen: Die Kreisgleichung definiert implizit, wie man durch Auflösen nach y sieht, die Funktion $y = \sqrt{1 - x^2}$ oder die Funktion $y = -\sqrt{1 - x^2}$ von x, je nachdem der obere Halbkreis $y \geq 0$ oder der untere Halbkreis $y \leq 0$ ins Auge gefaßt wird. Differentiation liefert im ersten Falle

$$y' = -\frac{x}{\sqrt{1 - x^2}}$$

und im zweiten Falle

$$y' = \frac{x}{\sqrt{1 - x^2}},$$

also gemeinsam $y' = -\dfrac{x}{y}$.

2. Bei der *Lemniskate* (Bd. I, S. 67)

$$F(x, y) = (x^2 + y^2)^2 - 2a^2(x^2 - y^2) = 0$$

würde es umständlich sein, nach y aufzulösen. Für $x = 0$, $y = 0$, wird $F = 0$, $F_x = 0$, $F_y = 0$; also versagt hier unsere Regel, im Einklang mit der Tatsache, daß durch den Nullpunkt zwei verschiedene Äste der Lemniskate gehen. Für alle anderen Punkte der Kurve jedoch erhalten wir nach unserer Regel für die Ableitung der Auflösungsfunktion $y = f(x)$ unmittelbar

$$y' = -\frac{F_x}{F_y} = -\frac{4x(x^2 + y^2) - 4a^2x}{4y(x^2 + y^2) + 4a^2y}.$$

Ohne erst den expliziten Ausdruck von y einzutragen, können wir schon aus dieser Beziehung das für den Kurvenverlauf Bedeutsame entnehmen. Zum Beispiel können Maxima oder Minima eintreten für

$y' = 0$, d. h. für $x = 0$ oder $x^2 + y^2 = a^2$. Nach der Lemniskatengleichung folgt für $x = 0$ auch $y = 0$; im Nullpunkt liegt jedoch, wie z. B. Fig. 25 Bd. I, S. 67 zeigt, kein Extremum. $x^2 + y^2 = a^2$ gibt bei Eintragen in die Lemniskatengleichung die weitere Beziehung $x^2 - y^2 = \dfrac{a^2}{2}$. Diese beiden Gleichungen liefern die vier Punkte $\left(\pm \dfrac{a}{2}\sqrt{3},\ \pm \dfrac{a}{2} \right)$ als Maxima bzw. Minima.

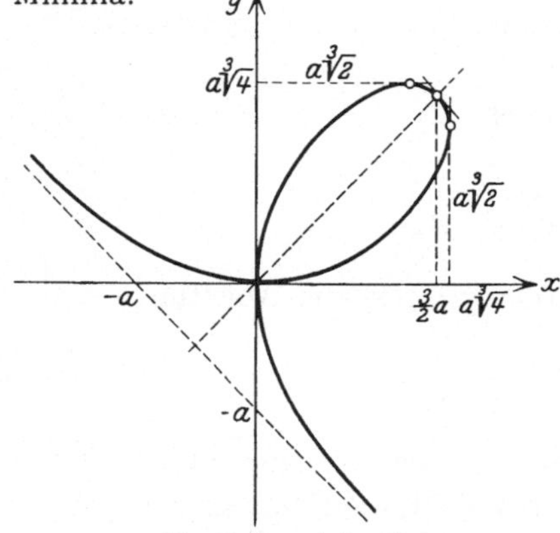

Fig. 35. Cartesisches Blatt.

3. Beim DESCARTESschen Blatt (*Folium Cartesii*)

$$F(x, y) = x^3 + y^3 - 3\,a\,x\,y = 0$$

(Fig. 35) wäre die explizite Auflösung äußerst unbequem. Im Nullpunkt, wo sich die Kurve selbst durchsetzt, versagt unsere Regel wiederum, weil dort $F = F_x = F_y = 0$ ist. Für alle anderen Punkte findet man

$$y' = - \frac{F_x}{F_y} = - \frac{x^2 - a\,y}{y^2 - a\,x}.$$

Hiernach liegt z. B. eine Nullstelle der Ableitung vor für $x^2 - a\,y = 0$, also für $y = \dfrac{x^2}{a}$ oder (nach der Kurvengleichung) für

$$x = a\sqrt[3]{2}, \quad y = a\sqrt[3]{4}.$$

5. Mehr als zwei Veränderliche.

Der allgemeine Satz über implizite Funktionen läßt sich natürlich auf den Fall mehrerer unabhängiger Veränderlicher verallgemeinern, und zwar folgendermaßen: *Es sei $F(x, y, \ldots, z, u)$ eine Funktion der unabhängigen Veränderlichen $x, y, \ldots, z, u$ mit stetigen Ableitungen $F_x, F_y, \ldots, F_z, F_u$. Für das spezielle Wertsystem $x_0, y_0, \ldots, z_0, u_0$ der Veränderlichen $x, y, \ldots, z, u$ soll $F(x_0, y_0, \ldots, z_0, u_0) = 0$ und*

$$F_u(x_0, y_0, \ldots, z_0, u_0) \neq 0$$

sein. Dann läßt sich um die Stelle $(x_0, y_0, \ldots, z_0)$ herum ein Bereich G so abgrenzen, daß in ihm die Größe u durch die Gleichung

$$F(x, y, \ldots, z, u) = 0$$

eindeutig als Funktion $u = f(x, y, \ldots, z)$ von $x, y, \ldots, z$ bestimmt ist. Mit dieser Funktion f besteht also für jede Stelle des Bereiches G die Gleichung

$$F\big(x, y, \ldots, z, f(x, y, \ldots, z)\big) = 0.$$

Es ist

$$u_0 = f(x_0, y_0, \ldots, z_0).$$

Die Funktion f ist eine stetige Funktion der unabhängigen Veränderlichen $x, y, \ldots, z$; sie besitzt (stetige) Ableitungen, welche durch die Gleichungen

$$F_x + F_u f_x = 0,$$
$$F_y + F_u f_y = 0,$$
$$\ldots\ldots\ldots\ldots$$
$$F_z + F_u f_z = 0$$

gegeben werden.

Für Existenz- und Stetigkeitsbeweis sei wieder auf die nachfolgende Nummer verwiesen; die Differentiationsformeln folgen aus denen für den Fall einer Veränderlichen, indem man etwa $y, \ldots, z$ konstant läßt.

Wenn wir wollen, können wir unsere Differentiationsformeln auch in die einzige Gleichung

$$F_x\, dx + F_y\, dy + \cdots + F_z\, dz + F_u\, du = 0$$

zusammenfassen, in Worten: *Wenn man in einer Funktion $F(x, y, \ldots, z, u)$ die Veränderlichen $x, y, \ldots, z, u$ nicht unabhängig voneinander veränderlich annimmt, sondern der Bedingung $F = 0$ unterwirft, so sind die linearen Anteile ihrer Zuwächse ebenfalls abhängig voneinander, und zwar sind sie durch die Bedingung $dF = 0$, d.h. durch die lineare Gleichung*

$$F_x\, dx + F_y\, dy + \cdots + F_z\, dz + F_u\, du = 0$$

zwischen $dx, dy, \ldots, dz, du$ miteinander verknüpft.

Ersetzt man du durch den Ausdruck $u_x\, dx + u_y\, dy + \cdots + u_z\, dz$ und setzt dann die Koeffizienten der voneinander unabhängigen Differentiale $dx, dy, \ldots, dz$ sämtlich gleich Null, so erhält man in der Tat die obigen Differentiationsformeln.

Beiläufig sei bemerkt, daß der Begriff der impliziten Funktionen eine allgemeine Definition des Begriffes „*algebraische Funktion*" gestattet. Wir nennen nämlich $u = f(x, y, \ldots)$ eine algebraische Funktion der unabhängigen Veränderlichen $x, y, \ldots$, wenn u implizite durch eine Gleichung $F(x, y, \ldots, u) = 0$ definiert ist, wobei F eine ganze rationale Funktion der Argumente $x, y, \ldots, u$ bedeutet, wenn also u einer „algebraischen Gleichung genügt". Alle Funktionen, welche keiner algebraischen Gleichung genügen, nennt man *transzendent*.

Als Beispiel für unsere Differentiationsformeln betrachten wir die Kugelgleichung

$$x^2 + y^2 + u^2 - 1 = 0.$$

Für die partiellen Ableitungen ergeben sich die Werte

$$u_x = -\frac{x}{u}, \qquad u_y = -\frac{y}{u},$$

und durch weiteres Differenzieren erhalten wir

$$u_{xx} = -\frac{1}{u} + \frac{x}{u^2} u_x = -\frac{x^2 + u^2}{u^3},$$

$$u_{xy} = \frac{x}{u^2} u_y = -\frac{xy}{u^3},$$

$$u_{yy} = -\frac{1}{u} + \frac{y}{u^2} u_y = -\frac{y^2 + u^2}{u^3}.$$

6. Beweis für die Existenz und Stetigkeit der impliziten Funktionen.

Wenn auch in vielen Fällen die vorausgesetzte Existenz und Stetigkeit der impliziten Funktionen sich unmittelbar daraus ergibt, daß man die Gleichung $F(x, y) = 0$ tatsächlich mit Hilfe gebräuchlicher Funktionen auflösen kann, so ist es doch notwendig, den oben formulierten Existenzsatz allgemein analytisch zu beweisen.

Als ersten Schritt führen wir die Abgrenzung eines Intervalles $x_1 \leq x \leq x_2$ aus, in dem durch die Gleichung $F(x, y) = 0$ eindeutig eine Funktion $y = f(x)$ festgelegt wird. Dabei kommt es uns keineswegs darauf an, dieses Intervall so weit wie möglich auszudehnen.

Zunächst beachten wir, daß sich — wegen $F_y(x_0, y_0) \neq 0$ und wegen der vorausgesetzten Stetigkeit von $F_y(x, y)$ — um den Punkt P mit den Koordinaten x_0 und y_0 herum eine passend zu wählende Umgebung von P, etwa ein rechteckiger Bereich G, abgrenzen läßt, in welcher sicherlich überall $F_y \neq 0$ bleibt und das gleiche Vorzeichen bewahrt. Ohne die Allgemeinheit zu beschränken, dürfen wir annehmen, daß dieses Vorzeichen das positive ist, daß also $F_y > 0$ überall in G gilt; wäre nämlich $F_y < 0$, so brauchten wir nur die Funktion F durch die Funktion $-F$ zu ersetzen, was der Gleichung $F(x, y) = 0$ keinen Abbruch tut. Bei $F_y > 0$ wächst aber die Funktion $F(x, y)$, als Funktion von y betrachtet, auf jedem in G hineinfallenden senkrechten Geradenstücke $x = $ konst. parallel zur y-Achse monoton an, wenn wir das Geradenstück in Richtung wachsender y durchlaufen. Da $F(x_0, y_0) = 0$ ist, muß also in einem in Fig. 36 gezeichneten Punkte A der senkrechten

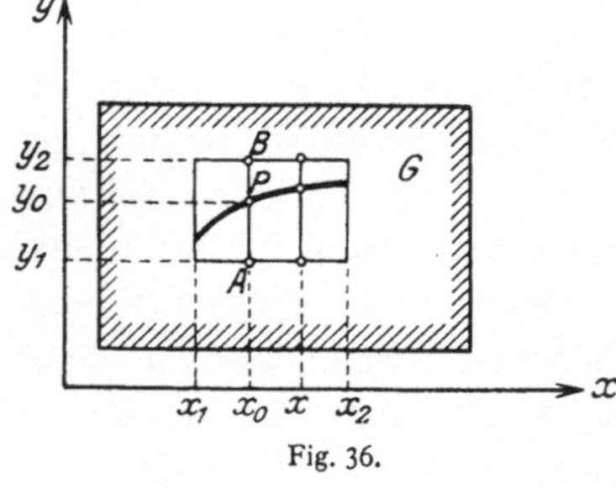

Fig. 36.

Geraden durch P mit den Koordinaten x_0 und y_1 ($y_1 < y_0$) der Funktionswert $F(x, y)$ negativ sein, im Punkte B mit den Koordinaten x_0 und y_2 ($y_2 > y_0$) hingegen positiv. Wegen der Stetigkeit der Funktion $F(x, y)$ hat daher $F(x, y)$ negative Werte auf einer gewissen waagerechten, in G liegenden Strecke $y = y_1$ durch A und positive Werte auf einer dazu parallelen Strecke $y = y_2$ durch B. Wir können somit um x_0 herum ein Intervall $x_1 \leq x \leq x_2$ abgrenzen derart, daß darin der Funktionswert $F(x, y)$ überall auf der waagerechten Strecke durch A negativ und auf derjenigen durch B positiv wird, d. h. daß die beiden Ungleichungen $F(x, y_1) < 0$ und $F(x, y_2) > 0$ für dieses x-Intervall gelten.

Beschränken wir x auf dieses Intervall $x_1 \leq x \leq x_2$ und lassen bei festgehaltenem x die Größe y in der Funktion $F(x, y)$ von y_1 bis y_2 zunehmen, so daß also der Punkt (x, y) im Rechteckbereich:

$$x_1 \leq x \leq x_2, \qquad y_1 \leq y \leq y_2$$

— den wir ganz in G gelegen voraussetzen — verbleibt, so wächst dabei der Funktionswert $F(x, y)$ monoton und stetig von einem negativen zu einem positiven Werte an und kann nicht in zwei Punkten derselben Abszisse denselben Wert annehmen. Es gibt also für jeden Wert von x mit $x_1 \leq x \leq x_2$ einen eindeutig bestimmten Wert von y, für welchen die Gleichung $F(x, y) = 0$ erfüllt ist. Dieser Wert y ist demnach eine Funktion von x, und somit ist die Existenz und die eindeutige Bestimmtheit der impliziten Funktion $y = f(x)$ bewiesen. Man sieht auch deutlich, was es mit der Forderung $F_y \neq 0$ auf sich hat: würde F_y verschwinden und dabei das Zeichen wechseln, so würde $F(x, y)$ auf einer senkrechten Strecke mit konstantem x nicht monoton verlaufen und könnte unter Umständen mehrmals verschwinden, womit die Eindeutigkeit der Bestimmung von y zerstört wäre.

Unser Beweis liefert nicht mehr als die begriffliche Einsicht in die Tatsache, daß eine Funktion $y = f(x)$ existiert; er ist das Muster eines bloßen „*Existenzbeweises*", bei dem von den praktischen Möglichkeiten zur Berechnung nicht die Rede ist[1].

Die Stetigkeit der Funktion $f(x)$ ist jetzt eine fast selbstverständliche Folge unserer Betrachtung. Wir sehen nämlich zunächst: Wenn ein Rechteck R': $x_1' \leq x \leq x_2'$; $y_1' \leq y \leq y_2'$ ganz innerhalb des oben betrachteten Rechtecks liegt, so ergibt sich für das kleinere Rechteck genau dieselbe Konstruktion unserer impliziten Funktion $y = f(x)$, und zwar erhalten wir selbstverständlich in dem kleineren Rechteck dieselben Funktionswerte y wie in dem größeren. Wollen wir nun z. B. die Stetigkeit der Funktion $f(x)$ für die Stelle $x = x_0$ beweisen, so haben wir zu zeigen, daß bei hinreichend klein vorgegebenem positiven ε sicherlich $|f(x) - f(x_0)| \leq \varepsilon$ wird, sobald wir nur den Punkt x hinreichend nahe am Punkte x_0 wählen. Zu diesem Zweck setzen wir

$$y_1' = y_0 + \varepsilon \quad \text{und} \quad y_2' = y_0 - \varepsilon$$

---

[1] Daß man bei einem Existenzbeweise darauf verzichtet, solche praktische Methoden anzugeben, ist ein wesentlicher und prinzipiell bedeutsamer Schritt zur Erleichterung der Beweisführung.

und bestimmen für diese Werte y_1' und y_2' ein zugehöriges x-Intervall $x_1' \leq x \leq x_2'$. Dann liegt nach der obigen Konstruktion für alle x in diesem Intervall der Funktionswert $y = f(x)$ zwischen den Grenzen y_1' und y_2', unterscheidet sich also von $y_0 = f(x_0)$ um weniger als ε. Hierin drückt sich die behauptete Stetigkeit für die Stelle x_0 aus. Da wir dieselbe Betrachtung anstatt auf die Stelle x_0 auch auf jede andere Stelle des Intervalls $x_1 \leq x \leq x_2$ anwenden können, so ist die Stetigkeit für jeden Punkt dieses Intervalles dargetan.

Der Beweis des allgemeinen auf eine Gleichung $F(x, y, \ldots, z, u) = 0$ mit mehr unabhängigen Veränderlichen bezüglichen Satzes erfolgt ganz nach demselben Muster und bietet keinerlei Schwierigkeiten mehr.

§ 2. Kurven und Flächen in impliziter Darstellung.

1. Ebene Kurven in impliziter Darstellung.

Wir haben früher eine ebene Kurve in der unsymmetrischen, eine Koordinate bevorzugenden Darstellung $y = f(x)$ gegeben. *Tangente* und *Normale* der Kurve wurden durch die Gleichungen

$$\eta = y + (\xi - x)\, f'(x)$$

bzw.

$$\eta = y - (\xi - x)\, \frac{1}{f'(x)}$$

geliefert, wobei ξ und η die laufenden Koordinaten von Tangente und Normale, x und y die Koordinaten des Kurvenpunktes sind. Ebenso haben wir einen Ausdruck für die Krümmung und Kennzeichen für Wendepunkte angegeben. Jetzt wollen wir entsprechende Formeln für den Fall der impliziten Darstellung $F(x, y) = 0$ der Kurve entwickeln. Wir setzen dabei voraus, daß nicht zugleich F_x und F_y im betrachteten Kurvenpunkt verschwinden, daß also dort $F_x^2 + F_y^2 \neq 0$ ist.

Nehmen wir etwa $F_y \neq 0$ an, so erhalten wir durch Einsetzen des Wertes $y' = -\dfrac{F_x}{F_y}$ für die *Tangente* in einem Kurvenpunkt (x, y) in den laufenden Koordinaten ξ und η unmittelbar die Gleichung

$$(\xi - x)\, F_x + (\eta - y)\, F_y = 0$$

und für die *Normale*

$$(\xi - x)\, F_y - (\eta - y)\, F_x = 0.$$

Wir können die Tangente auch direkt, ohne den Umweg über die explizite Form der Kurvengleichung, folgendermaßen charakterisieren: Sind a und b irgend zwei Konstanten, so stellt die Gleichung

$$a(\xi - x) + b(\eta - y) = 0$$

in den laufenden Koordinaten ξ und η eine Gerade dar, welche durch den Punkt P mit den Koordinaten (x, y) geht. Ist nun P ein Kurvenpunkt, d. h. gilt $F(x, y) = 0$, so suchen wir eine solche durch ihn gehende Gerade, bei welcher der Abstand eines benachbarten Kurvenpunktes P_1 mit den Koordinaten $x_1 = x + h$ und $y_1 = y + k$ (wobei also $F(x_1, y_1) = F(x + h, y + k) = 0$ gilt) von ihr bei abnehmendem $\varrho = \sqrt{h^2 + k^2}$ klein von höherer Ordnung als ϱ ist. Nun ist wegen der vorausgesetzten Differenzierbarkeit der Funktion F sicherlich

$$F(x + h, \, y + k) = F(x, y) + h F_x + k F_y + \varepsilon \varrho$$

mit $\varepsilon \to 0$ für $\varrho \to 0$. Sollen die beiden Punkte P und P_1 auf der Kurve liegen, so muß hiernach $h F_x + k F_y = - \varepsilon \varrho$ sein. Da wir voraussetzen, daß an der betreffenden Stelle $F_x^2 + F_y^2 \neq 0$ ist, können wir die letzte Gleichung auch in der Form

$$h \frac{F_x}{\sqrt{F_x^2 + F_y^2}} + k \frac{F_y}{\sqrt{F_x^2 + F_y^2}} = \varepsilon_1 \varrho$$

schreiben, wobei $\varepsilon_1 = - \dfrac{\varepsilon}{\sqrt{F_x^2 + F_y^2}}$ eine ebenfalls mit ϱ gegen Null strebende Zahl ist. Nun kann mit $a = \dfrac{F_x}{\sqrt{F_x^2 + F_y^2}}$ und $b = \dfrac{F_y}{\sqrt{F_x^2 + F_y^2}}$ die linke Seite aufgefaßt werden als das, was aus der Geradengleichung $a(\xi - x) + b(\eta - y) = 0$ in HESSEscher Normalform entsteht, sobald wir in ihr für ξ und η die Koordinaten des Punktes $(x_1 = x + h, \, y_1 = y + k)$ einsetzen, d. h. als der Abstand dieses Punktes von der Geraden. Unser betrachteter Nachbarpunkt P_1 auf der Kurve hat also von der Geraden den absoluten Abstand $|\varepsilon \varrho|$, d. h. einen Abstand der mit ϱ von höherer Ordnung als ϱ verschwindet. Die Gleichung

$$\frac{F_x}{\sqrt{F_x^2 + F_y^2}} (\xi - x) + \frac{F_y}{\sqrt{F_x^2 + F_y^2}} (\eta - y) = 0$$

oder auch $F_x(\xi - x) + F_y(\eta - y) = 0$, stimmt aber mit der oben gewonnenen Tangentengleichung überein, so daß wir nunmehr die Tangente durch P auch definieren können als Gerade, welche von jedem benachbarten Kurvenpunkte P_1 eine Entfernung von höherer Ordnung als der Abstand $P P_1$ besitzt[1].

Die *Richtungskosinus der Normale* unserer Kurve sind gegeben durch die beiden Größen

$$\cos \alpha = \frac{F_x}{\sqrt{F_x^2 + F_y^2}}, \qquad \sin \alpha = \frac{F_y}{\sqrt{F_x^2 + F_y^2}},$$

welche die Komponenten des in der Normalenrichtung weisenden Einheitsvektors darstellen; d. h. eines Vektors von der Länge 1, welcher vom Kurvenpunkt $P(x, y)$ aus in die Richtung der Normale weist.

---

[1] Man überzeugt sich leicht, daß es eine zweite derartige Gerade nicht geben kann, so daß also unsere Forderung die Tangente eindeutig kennzeichnet.

Die *Richtungskosinus der Tangente* im Punkte $P(x, y)$ sind gegeben durch

$$\cos \beta = \frac{F_y}{\sqrt{F_x^2 + F_y^2}} \; ; \quad \sin \beta = - \frac{F_x}{\sqrt{F_x^2 + F_y^2}} \, .$$

Betrachten wir nicht nur die eine Kurve $F(x, y) = 0$, sondern allgemeiner die Kurve

$$F(x, y) = c,$$

wobei c irgendeine Konstante ist, so ändert sich an unseren obigen Betrachtungen nichts; wir brauchen hier nur die Funktion $F(x, y)$ durch die Funktion $F(x, y) - c$ zu ersetzen, deren Ableitungen dann mit denen der ursprünglichen Funktion übereinstimmen. Die Gleichungen der Tangente und der Normale haben also für alle diese Kurven die gleiche oben angegebene Gestalt.

Die Gesamtheit aller Kurven $F(x, y) = c$, die wir erhalten, wenn wir c der Reihe nach die Werte eines ganzen Intervalles durchlaufen lassen, bildet eine *Kurvenschar*. Der ebene Vektor mit den Komponenten F_x und F_y, der *Gradient* der Funktion $F(x, y)$, *steht in jedem Punkte auf der durch ihn gehenden Kurve der Schar senkrecht*, wie wir schon auf S. 81 erkannten. Hieraus gewinnen wir von neuem die Tangentengleichung; denn der in der Tangentenrichtung weisende Vektor mit den Komponenten $\xi - x$ und $\eta - y$ muß auf dem Gradienten senkrecht stehen; es muß also das innere Produkt

$$(\xi - x)\, F_x + (\eta - y)\, F_y$$

verschwinden.

Die Unbestimmtheit des Vorzeichens der Quadratwurzel, welche in unseren Ausdrücken auftritt, kennzeichnet die Tatsache, daß wir an und für sich noch willkürlich die Richtung nach der einen oder anderen Seite der Kurve hin als positiv auszeichnen können. Wir wollen immer grundsätzlich die Q u a d r a t w u r z e l p o s i t i v nehmen und dadurch eine bestimmte Richtung der Normalen fixieren; dabei möge man beachten, daß diese Richtung sich umkehrt, sobald man die Funktion $F(x, y)$ durch die Funktion $-F(x, y)$ ersetzt, was an der geometrischen Darstellung der Kurve nichts ändert. (Im übrigen vergleiche man zu dem Vorzeichen der Normalenrichtung das später in Kap. V, § 2 Gesagte.)

Als notwendige Bedingung für das Eintreten eines *Wendepunktes* bei einer Kurve in expliziter Darstellung $y = f(x)$ haben wir früher in Bd. I, S. 140 das Verschwinden der zweiten Ableitung $f''(x)$ erkannt. Ersetzen wir diesen Ausdruck durch seine Darstellung

$$f''(x) = - \frac{F_{xx}\, F_y^2 - 2 F_{xy}\, F_x\, F_y + F_{yy}\, F_x^2}{F_y^3}$$

aus dem vorigen Paragraphen, so erhalten wir als notwendige Bedingung für das Eintreten eines Wendepunktes bei impliziter Darstellung die Gleichung

$$F_{xx} F_y^2 - 2 F_{xy} F_x F_y + F_{yy} F_x^2 = 0.$$

In dieser Bedingung für den Wendepunkt ist keinerlei Bevorzugung einer der beiden Veränderlichen x oder y mehr enthalten; sie hat einen vollständig symmetrischen Charakter und ist nicht mehr an die Voraussetzung $F_y \neq 0$ gebunden.

Setzen wir unsere Ausdrücke für y' und y'' in den früher gefundenen Ausdruck für die *Krümmung*, nämlich

$$k = \frac{y''}{\sqrt{(1 + y'^2)^3}}$$

ein, so gewinnen wir die Formel

$$k = \frac{F_{xx} F_y^2 - 2 F_{xy} F_x F_y + F_{yy} F_x^2}{(F_x^2 + F_y^2)^{\frac{3}{2}}}$$

welche ebenfalls völlig symmetrischen Charakter trägt[1]. Für die Koordinaten (ξ, η) des Krümmungsmittelpunktes erhält man die Ausdrücke

$$\xi = x + \varrho \frac{F_x}{\sqrt{F_x^2 + F_y^2}},$$

$$\eta = y + \varrho \frac{F_y}{\sqrt{F_x^2 + F_y^2}},$$

wobei

$$\varrho = \frac{1}{k}$$

ist.

Schneiden sich zwei Kurven $F(x, y) = 0$ und $G(x, y) = 0$ in einem Punkte mit den Koordinaten x und y, so bezeichnen wir als *Winkel zwischen den beiden Kurven* den im Schnittpunkt von ihren Tangenten bzw. Normalen gebildeten Winkel ω, dessen Kosinus sich mit Rücksicht auf die obigen Ausdrücke für die Richtungskosinus der beiden Normalen und der Formel für das innere Produkt (Kap. I, § 1, 3) durch die Gleichung

$$\cos \omega = \frac{F_x G_x + F_y G_y}{\sqrt{F_x^2 + F_y^2} \, \sqrt{G_x^2 + G_y^2}}$$

ausdrückt. Wenn wir die Quadratwurzeln wie immer positiv wählen, was für die Normalen bzw. Tangenten einen bestimmten Richtungssinn festlegt, so ist der Kosinus eindeutig bestimmt und mit ihm der Winkel zwischen den beiden Kurven als der von den beiden positiven Richtungen eingeschlossene Winkel.

---

[1] Über das Vorzeichen der Krümmung vgl. das in Bd. I, S. 242 Gesagte.

Insbesondere erhalten wir aus der letzten Formel, indem wir $\omega = \dfrac{\pi}{2}$ setzen, als *Bedingung* für *Senkrechtstehen (Orthogonalitätsbedingung)*

$$F_x\,G_x + F_y\,G_y = 0.$$

Als *Bedingung* für eine *Berührung* zwischen den beiden Kurven erhält man, daß die Differentiale $dy:dx$ für beide Kurven im selben Verhältnis zueinander stehen, d.h. die Beziehung

$$dy:dx = -F_x:F_y = -G_x:G_y$$

erfüllen, die wir auch in der Form

$$F_x\,G_y - F_y\,G_x = 0$$

schreiben können.

Als Beispiel betrachten wir die Parabeln (vgl. auch Fig. 41, S. 120)

$$y^2 - 2p\left(x + \frac{p}{2}\right) = 0,$$

deren gemeinsamer Brennpunkt der Nullpunkt ist („konfokale" Parabeln). Ist $p_1 > 0$ und $p_2 < 0$, so schneiden sich die Parabeln, die durch

$$F = y^2 - 2p_1\left(x + \frac{p_1}{2}\right) = 0 \quad \text{und} \quad G = y^2 - 2p_2\left(x + \frac{p_2}{2}\right) = 0$$

gegeben werden, und zwar schneiden sie sich orthogonal, da im Schnittpunkte

$$F_x\,G_x + F_y\,G_y = 4p_1\,p_2 + 4y^2 = 4\,\frac{p_2 F - p_1 G}{p_2 - p_1} = 0$$

ist wegen

$$F = G = 0, \quad p_2 - p_1 \neq 0.$$

Als weiteres Beispiel betrachten wir die Ellipse

$$\frac{x^2}{a^2} + \frac{y^2}{b^2} = 1.$$

Die Gleichung der Tangente im Punkte (x, y) lautet

$$(\xi - x)\,\frac{x}{a^2} + (\eta - y)\,\frac{y}{b^2} = 0$$

oder

$$\xi\,\frac{x}{a^2} + \eta\,\frac{y}{b^2} - 1 = 0,$$

wie aus der elementaren analytischen Geometrie bekannt ist.

Für die Krümmung ergibt sich

$$k = \frac{a^4 b^4}{(a^4 y^2 + b^4 x^2)^{\frac{3}{2}}}.$$

Sie hat ihren größten Wert in den Scheitelpunkten $y = 0$, $x = \pm a$, und zwar wird dort $k = \dfrac{a}{b^2}$; den kleinsten Wert nimmt sie in den beiden anderen Scheitelpunkten $x = 0$, $y = \pm b$ an, wo $k = \dfrac{b}{a^2}$ ist.

2. Singuläre Punkte von Kurven.

Noch einige Bemerkungen über die sog. *singulären Punkte einer Kurve*. Wir begnügen uns an dieser Stelle damit, eine Reihe typischer Beispiele anzuführen; im übrigen sei auf den Anhang zu diesem Kapitel verwiesen.

Wir knüpfen an die Bemerkung an, daß in unseren eben hergeleiteten Ausdrücken häufig der Nenner $F_x^2 + F_y^2$ auftritt. Das Verschwinden dieser Größe, d.h. das gleichzeitige Bestehen der beiden Gleichungen $F_x = 0$ und $F_y = 0$ für einen Kurvenpunkt wird uns also eine Besonderheit ankündigen. Dies kommt vor allem auch darin zum Vorschein, daß der Ausdruck $y' = -\dfrac{F_x}{F_y}$ für die Tangentensteigung an einer solchen Stelle unbrauchbar wird.

Wir nennen einen Kurvenpunkt *regulär*, wenn sich in der Umgebung dieses Punktes die eine Koordinate y als stetig differenzierbare Funktion von x, oder auch umgekehrt x als stetig differenzierbare Funktion von y darstellen läßt. Die Kurve besitzt in beiden Fällen eine Tangente und unterscheidet sich von dieser Tangente in der Umgebung der betrachteten Stelle nur sehr wenig. Alle übrigen Punkte einer Kurve heißen *singulär*.

Wir wissen aus der Theorie der impliziten Funktionen, daß ein Punkt der Kurve $F(x, y) = 0$ sicher dann regulär ist, wenn $F_y \neq 0$ ist, weil sich dann die Gleichung eindeutig nach y auflösen läßt. Ebenso ist der Punkt regulär für $F_x \neq 0$. Wir haben also die singulären Punkte der Kurve unter denen zu suchen, welche außer der Kurvengleichung noch den Gleichungen

$$F_x = 0, \quad F_y = 0$$

genügen.

Eine erste wichtige Art der Singularität ist ein sog. *Knotenpunkt*; das ist ein Punkt, durch welchen zwei oder mehr verschiedene Kurvenäste hindurchgehen, wie z.B. der Nullpunkt bei der Lemniskate

$$(x^2 + y^2)^2 - 2a^2(x^2 - y^2) = 0.$$

In der Umgebung eines solchen Punktes ist es unmöglich, vermöge der Kurvengleichung y in eindeutiger Weise als Funktion von x oder x als Funktion von y darzustellen.

Das Bestehen der beiden Gleichungen $F_x = 0$ und $F_y = 0$ ist nun eine notwendige, aber keineswegs hinreichende Bedingung für einen Knotenpunkt. Es können vielmehr noch ganz andersartige Erscheinungen vorkommen, wie etwa das Auftreten einer *Spitze*. Als Beispiel betrachten wir die Kurve

$$y^3 - x^2 = 0,$$

welche die vorstehend gezeichnete Gestalt besitzt (Fig. 37), d.h. eine Spitze im Nullpunkt aufweist. Daselbst verschwinden in der Tat beide ersten Ableitungen von F. Ein ganz entsprechendes Verhalten zeigt die lediglich um 90° gedrehte Kurve, welche durch die Gleichung

$$F(x, y) = x^3 - y^2 = 0$$

dargestellt wird.

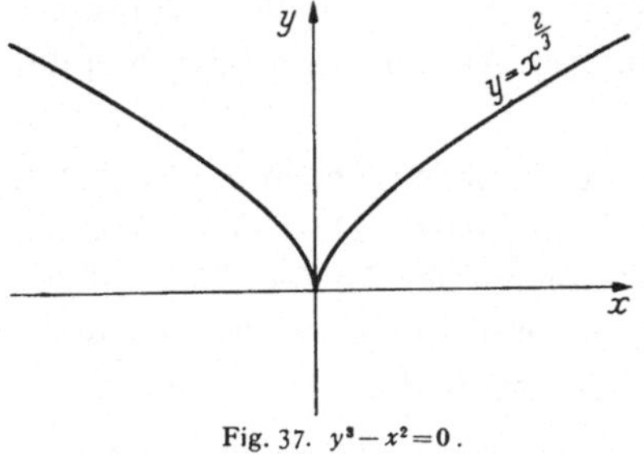

Fig. 37. $y^3 - x^2 = 0$.

Aber es können auch Fälle auftreten, bei denen das Bestehen der beiden Gleichungen $F_x = 0$ und $F_y = 0$ keine auffallende Besonderheit der Kurve erkennen läßt und die Kurve regulär ist. Als Beispiel dient uns die Kurve

$$y^3 - x^4 = 0$$

oder in expliziter Darstellung

$$y = x^{\frac{4}{3}}.$$

Man erkennt wegen $(-x)^{\frac{4}{3}} = x^{\frac{4}{3}}$, $y' = \frac{4}{3} x^{\frac{1}{3}}$ sofort, daß die Kurve symmetrisch zur y-Achse liegt und im Nullpunkt die x-Achse berührt, ähnlich wie eine Parabel. Daß trotzdem der Nullpunkt etwas Besonderes für die Kurve darstellt, sieht man daraus, daß die zweite Ableitung y'' im Nullpunkt unendlich wird. Die Krümmung wird also unendlich, während die Tangentenrichtung im Nullpunkt keine Besonderheit zeigt. Ein weiteres Beispiel ist die Kurve $(y - x)^2 = 0$, welche eine Gerade ist, also völlig regulär, obwohl überall $F_x = 0$, $F_y = 0$ ist.

Als Ergebnis dieser orientierenden Betrachtungen wollen wir festhalten, daß es nicht genügt, bei der Aufsuchung und Diskussion der singulären Punkte einer Kurve das Bestehen der beiden Gleichungen $F_x = 0$ und $F_y = 0$ zu konstatieren, sondern daß man von Fall zu Fall die Verhältnisse besonders untersuchen muß (vgl. Anhang § 2, S. 181 ff).

3. Implizite Darstellung von Flächen.

Wir haben bisher gewöhnlich eine Funktion $z = f(x, y)$ — wir schreiben hier z anstatt des früher verwendeten u — durch eine Fläche im Raum mit den rechtwinkligen Koordinaten x, y und z geometrisch veranschaulicht. Wenn aber nicht die Funktion, sondern eine geometrisch gegebene Fläche das Ursprüngliche ist, so wird die in einer solchen funktionalen Darstellung liegende Bevorzugung der einen Koordinate z in genau derselben Weise zu Unzuträglichkeiten führen, wie die Darstellung von ebenen Kurven durch eine Gleichung der Form $y = f(x)$. Es ist naturgemäßer und allgemeiner, Flächen im Raume durch Gleichungen der Gestalt $F(x, y, z) = 0$ oder $F(x, y, z) = \text{konst.}$ darzustellen, z.B. die Kugel durch die Gleichung $x^2 + y^2 + z^2 - r^2 = 0$ und nicht durch $z = \sqrt{r^2 - x^2 - y^2}$. Die Darstellung $z - f(x, y) = 0$ ordnet sich hier als Spezialfall unter.

Um die Gleichung der Tangentialebene der Fläche $F(x, y, z) = 0$ im Punkte (x, y, z) aufzustellen, nehmen wir wie auch im folgenden an, daß an der betreffenden Stelle $F_x^2 + F_y^2 + F_z^2 \neq 0$ ist[1], daß also mindestens eine der partiellen Ableitungen, etwa F_z, nicht verschwindet. Es läßt sich dann vermöge der Flächengleichung $z = f(x, y)$ explizit als Funktion von x und y bestimmen. Setzen wir in die Gleichung (S. 59) der Tangentialebene

$$\zeta - z = (\xi - x)\, z_x + (\eta - y)\, z_y$$

für die Ableitungen z_x und z_y ihre Werte $z_x = -\dfrac{F_x}{F_z}$ und $z_y = -\dfrac{F_y}{F_z}$ ein, so erhalten wir die Gleichung der Tangentialebene in der symmetrischen Gestalt

$$(\xi - x)\, F_x + (\eta - y)\, F_y + (\zeta - z)\, F_z = 0,$$

wobei ξ, η und ζ die laufenden Koordinaten bedeuten.

Entsprechend wie bei der Tangente einer ebenen Kurve kann man auch diese Gleichung direkt aus der impliziten Darstellung der Fläche gewinnen, indem man sich die Aufgabe stellt, eine solche Ebene durch den Flächenpunkt (x, y, z) zu finden, von welcher jeder Nachbarpunkt $(x + h, y + k, z + l)$ auf der Fläche einen Abstand von kleinerer Ordnung als der Ausdruck $\varrho = \sqrt{h^2 + k^2 + l^2}$ besitzt.

Für die *Richtungskosinus der Flächennormalen*, d.h. der Normalen zur Tangentialebene, ergeben sich nach den elementaren Sätzen der analytischen Geometrie (vgl. Kap. I, § 1, Nr. 4) die Ausdrücke

$$\cos\alpha = \frac{F_x}{\sqrt{F_x^2 + F_y^2 + F_z^2}}, \quad \cos\beta = \frac{F_y}{\sqrt{F_x^2 + F_y^2 + F_z^2}}, \quad \cos\gamma = \frac{F_z}{\sqrt{F_x^2 + F_y^2 + F_z^2}},$$

wobei der Flächennormalen ein bestimmter Richtungssinn zugewiesen wird, wenn wir die im Nenner auftretende Quadratwurzel positiv nehmen (vgl. hierzu auch S. 110).

Schneiden sich zwei Flächen $F(x, y, z) = 0$ und $G(x, y, z) = 0$ in einem Punkte, so verstehen wir unter dem *Winkel ω beider Flächen* den Winkel ihrer Tangentialebenen, oder was dasselbe ist, den Winkel zwischen ihren Normalen; er ist daher gegeben durch den Ausdruck

$$\cos\omega = \frac{F_x G_x + F_y G_y + F_z G_z}{\sqrt{F_x^2 + F_y^2 + F_z^2}\,\sqrt{G_x^2 + G_y^2 + G_z^2}}.$$

---

[1] Das Verschwinden dieses Ausdrucks zeigt wiederum im allgemeinen das Auftreten gewisser Singularitäten an, worauf wir jedoch nicht näher eingehen wollen.

Insbesondere ist Bedingung für das Senkrechtstehen *(Orthogonalitätsbedingung)*

$$F_x G_x + F_y G_y + F_z G_z = 0.$$

Statt der einzelnen Fläche $F(x, y, z) = 0$ können wir auch die ganze *Flächenschar* $F(x, y, z) = c$ betrachten, wo c für jede Fläche der Schar eine Konstante bedeutet. Dabei wollen wir voraussetzen, daß durch jeden Punkt des Raumes oder wenigstens eines gewissen Raumstückes eine und nur eine Fläche der Schar hindurchgeht, daß, wie man sagt, die Schar dieses Raumstück einfach überdeckt. Man nennt dann die einzelnen Flächen *Niveauflächen* der Funktion $F(x, y, z)$. Wir haben nun im Kap. II, § 7 den Gradienten dieser Funktion betrachtet, d.h. einen Vektor mit den Komponenten F_x, F_y, F_z. Wir sehen, daß sich diese Komponenten zueinander verhalten wie die Richtungskosinus der Normalen und schließen daraus, daß der *Gradient* im Punkte mit den Koordinaten x, y und z *senkrecht auf der Niveaufläche steht, die durch diesen Punkt hindurchgeht.* [Wenn wir diese Tatsache schon aus Kap. II, § 7 als bekannt voraussetzen, ergibt sich sofort eine neue einfache Herleitung für die Gleichung der Tangentialebene genau wie oben (S. 110) bei der Tangentengleichung.]

Als Beispiel betrachten wir die *Kugel*

$$x^2 + y^2 + z^2 - r^2 = 0;$$

sie hat im Punkte (x, y, z) die Tangentialebene

$$(\xi - x)\, 2x + (\eta - y)\, 2y + (\zeta - z)\, 2z = 0$$

oder

$$\xi x + \eta y + \zeta z - r^2 = 0.$$

Die Richtungskosinus der Normalen verhalten sich wie $x:y:z$, d.h. die Normale wird durch den Radiusvektor vom Ursprung nach dem Punkte (x, y, z) gebildet.

Beim allgemeinsten *Ellipsoid* mit den Hauptachsen als Koordinatenachsen

$$\frac{x^2}{a^2} + \frac{y^2}{b^2} + \frac{z^2}{c^2} = 1$$

lautet die Gleichung der Tangentialebene entsprechend

$$\xi \frac{x}{a^2} + \eta \frac{y}{b^2} + \zeta \frac{z}{c^2} - 1 = 0.$$

§ 3. Funktionensysteme, Transformationen und Abbildungen.

1. Allgemeines.

Die Resultate über implizite Funktionen geben uns die Möglichkeit zur Behandlung von Funktionensystemen, d.h. mehreren gleichzeitig vorliegenden Funktionen. In diesem Paragraphen werden wir den besonders wichtigen Fall solcher Systeme betrachten, bei denen die Anzahl der Funktionen mit der Anzahl der unabhängigen Veränderlichen übereinstimmt. Wir wollen uns zunächst die Bedeutung solcher Funktionensysteme an dem Falle von zwei unabhängigen Veränderlichen klarmachen. Sind

$$\xi = \varphi(x, y) \quad \text{und} \quad \eta = \psi(x, y)$$

zwei Funktionen, von denen wir voraussetzen, daß sie beide in einem bestimmten Bereiche G der x, y-Ebene differenzierbar sind, so können wir dieses Funktionensystem auf zwei verschiedene Arten deuten. Die erste Deutung (die zweite werden wir in Nr. 2 geben) ist die durch eine *Abbildung* oder *Transformation*. Einem Punkte P mit den Koordinaten x und y in einer x, y-Ebene entspricht der Bildpunkt Π mit den Koordinaten ξ und η in einer ξ, η-Ebene.

Eine solche Abbildung ist z.B. die **affine** Abbildung oder Transformation

$$\xi = a\,x + b\,y,$$
$$\eta = c\,x + d\,y$$

aus dem ersten Kapitel, wobei a, b, c, d Konstanten sind.

Häufig deutet man (x, y) und (ξ, η) als Punkte ein und derselben Ebene; dann haben wir es einfach mit einer *Verzerrung (Transformation)* der x, y-Ebene *in sich* zu tun[1].

Als Grundaufgabe bei einer Transformation haben wir das Problem ihrer **Umkehrung** zu betrachten, d.h. die Frage, ob und wie man auf Grund unserer obigen Gleichungen $\xi = \varphi(x, y)$ und $\eta = \psi(x, y)$ umgekehrt, x und y als Funktionen von ξ und η auffassen kann und in welcher Weise diese Umkehrfunktionen differenziert werden können.

Durchläuft der Bildpunkt mit den Koordinaten ξ, η einen Bereich Γ der ξ, η-Ebene, falls der Punkt (x, y) den Bereich G durchläuft, so nennen wir Γ den *Bildbereich* von G. Wenn dabei **zwei verschiedenen Punkten** von G auch immer **zwei verschiedene Punkte** in Γ entsprechen, so wissen wir bei jedem Punkte von Γ eindeutig, zu welchem Punkte von G er als Bildpunkt auftritt. Wir können daher

---

[1] Nebenbei sei bemerkt, daß auch eine Funktion $\xi = f(x)$ einer einzigen unabhängigen Veränderlichen x sich als Abbildung deuten läßt, wenn man einem Punkte mit der Koordinate x auf einer x-Achse durch die Funktion einen Punkt mit der Koordinate ξ auf einer ξ-Achse zuordnet; durch diese punktweise Zuordnung wird die x-Achse bzw. ein Stück von ihr auf die ξ-Achse bzw. ein Stück von ihr abgebildet. Eine gleichförmige „Skala" von äquidistanten x-Werten auf der x-Achse wird zu einer im allgemeinen ungleichförmigen Skala von ξ-Werten auf der ξ-Achse ausgedehnt oder zusammengedrückt; die ξ-Skala kann man als Veranschaulichung der Funktion $\xi = f(x)$ nehmen. Eine solche Auffassung wird in den Anwendungen häufig mit Nutzen gebraucht (*Nomographie*).

umgekehrt einem Punkte von Γ eindeutig den Ausgangspunkt in G zuordnen, d.h. die Abbildung eindeutig umkehren oder x und y eindeutig als Funktionen

$$x = g(\xi, \eta), \quad y = h(\xi, \eta)$$

von ξ und η bestimmen, die in Γ definiert sind. Man bezeichnet dann die Abbildung als *umkehrbar eindeutig* und nennt $x = g(\xi, \eta)$, $y = h(\xi, \eta)$ die zur ursprünglichen *inverse Transformation oder Abbildung*.

Durchläuft bei dieser Abbildung der Punkt P mit den Koordinaten x und y eine Kurve im Bereiche G, so wird der Bildpunkt ebenfalls eine Kurve im Bereiche Γ durchlaufen, die *Bildkurve* der ersten. Zum Beispiel entspricht der Kurve $x = c$, also einer Parallelen zur y-Achse, eine Kurve der ξ, η-Ebene, welche durch die Gleichungen

$$\xi = \varphi(c, y), \quad \eta = \psi(c, y)$$

in Parameterdarstellung mit Hilfe des Parameters y gegeben ist. Ähnlich gehört zur Kurve $y = k$ die Kurve

$$\xi = \varphi(x, k), \quad \eta = \psi(x, k).$$

Denken wir uns c und k nacheinander verschiedene Werte $c_1, c_2, c_3, \ldots$; $k_1, k_2, k_3, \ldots$ erteilt, so entspricht hiernach dem rechtwinkligen „*Koordinatennetz*" der Geraden $x = \text{konst.}$ und $y = \text{konst.}$ des rechtwinkeligen

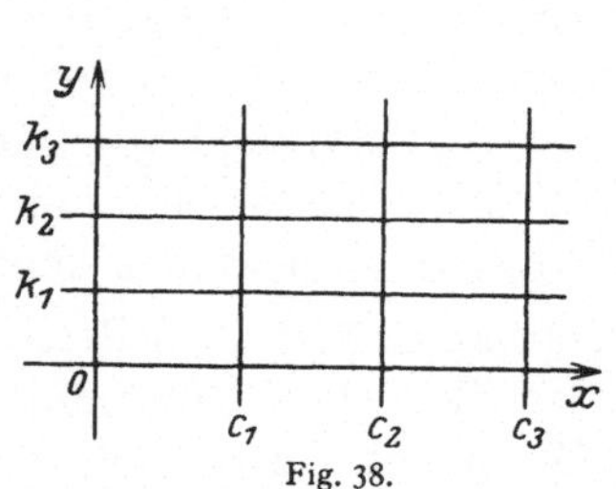

Fig. 38.

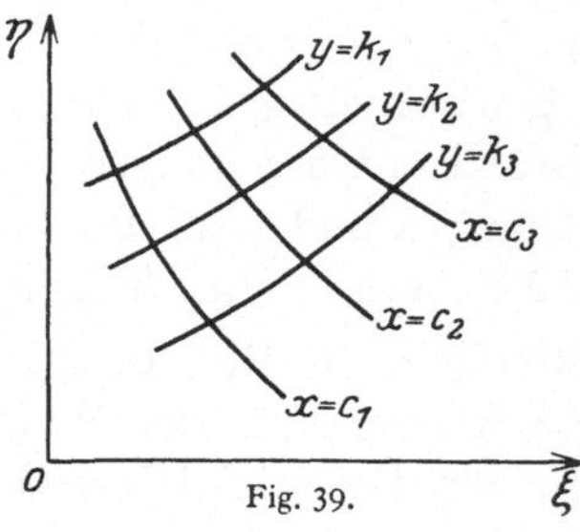

Fig. 39.

Fig. 38 und 39. Kurvennetz $x=\text{konst.}$, $y=\text{konst.}$ in der x, y- und der ξ, η-Ebene.

x, y-Koordinatensystems (den Netzlinien auf Millimeterpapier) ein im allgemeinen **krummliniges Kurvennetz** der ξ, η-Ebene (Fig. 38, 39). Die beiden Scharen dieses krummlinigen Kurvennetzes können wir auch in impliziter Darstellung schreiben, wenn wir die inverse Abbildung durch die Gleichungen

$$x = g(\xi, \eta), \quad y = h(\xi, \eta)$$

dargestellt haben; die Gleichungen der Kurven lauten einfach

$$g(\xi, \eta) = c \quad \text{bzw.} \quad h(\xi, \eta) = k.$$

Ebenso entsprechen den beiden Geradenscharen $\xi = \gamma$ und $\eta = \varkappa$ der ξ, η-Bildebene die beiden Kurvenscharen

$$\varphi(x, y) = \gamma, \qquad \psi(x, y) = \varkappa$$

in der x, y-Ausgangsebene.

Als Beispiel betrachten wir die Abbildung durch *reziproke Radien* oder *Spiegelung am Einheitskreise* (auch *Inversion* genannt), gegeben durch die Gleichungen

$$\xi = \frac{x}{x^2 + y^2}, \qquad \eta = \frac{y}{x^2 + y^2}.$$

Einem Punkte P mit den Koordinaten x und y wird der Punkt Π mit den Koordinaten ξ und η auf demselben Strahl OP nach dem Gesetze $\xi^2 + \eta^2 = \frac{1}{x^2 + y^2}$ oder $O\Pi = \frac{1}{OP}$, also dem Radiusvektor nach P der reziproke Wert des Radiusvektors nach Π zugeordnet. Punkte im Innern des Einheitskreises werden auf Punkte im Äußeren abgebildet und umgekehrt.

Bei der Transformation durch reziproke Radien erhalten wir wegen $\xi^2 + \eta^2 = \frac{1}{x^2 + y^2}$ als *inverse Transformation*

$$x = \frac{\xi}{\xi^2 + \eta^2}, \qquad y = \frac{\eta}{\xi^2 + \eta^2}$$

wieder die Spiegelung am Einheitskreise.

Als Bereich G können wir die ganze x, y-Ebene mit Ausnahme des Nullpunktes, als Bereich Γ die ξ, η-Ebene mit Ausnahme des Nullpunktes ansehen. Den Geraden $\xi = c$ bzw. $\eta = k$ der ξ, η-Ebene entsprechen die Kreise $x^2 + y^2 - \frac{1}{c} x = 0$ bzw. $x^2 + y^2 - \frac{1}{k} y = 0$ der x, y-Ebene, welche die y-Achse bzw. die x-Achse im Nullpunkt berühren, und entsprechend besteht das krummlinige Kurvennetz in der ξ, η-Ebene aus den beiden im Nullpunkt die ξ-Achse bzw. η-Achse berührenden Kreisbüscheln.

Als weiteres Beispiel betrachten wir die Abbildung

$$\xi = x^2 - y^2, \qquad \eta = 2 x y.$$

Den Kurven $\xi = $ konst. entsprechen in der x, y-Ebene die gleichseitigen Hyperbeln $x^2 - y^2 = $ konst., deren Asymptoten die beiden Geraden $x = y$ und $x = -y$ sind; den Kurven $\eta = $ konst. entspricht wieder eine Schar gleichseitiger Hyperbeln mit den Koordinatenachsen als Asymptoten. Die Hyperbeln der einen Schar schneiden diejenigen der zweiten Schar unter rechtem Winkel (Fig. 40). Den Achsenparallelen in der x, y-Ebene entsprechen in der ξ, η-Ebene zwei Scharen von Parabeln (Fig. 41),

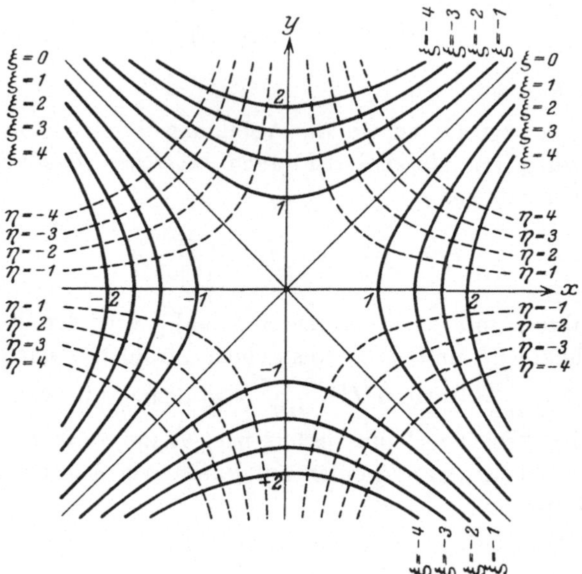

Fig. 40. Orthogonale Scharen gleichseitiger Hyperbeln.

nämlich den Geraden $x = c$ die Parabeln $\eta^2 = 4c^2(c^2 - \xi)$ und den Geraden $y = c$ die Parabeln $\eta^2 = 4c^2(c^2 + \xi)$. Alle diese Parabeln haben

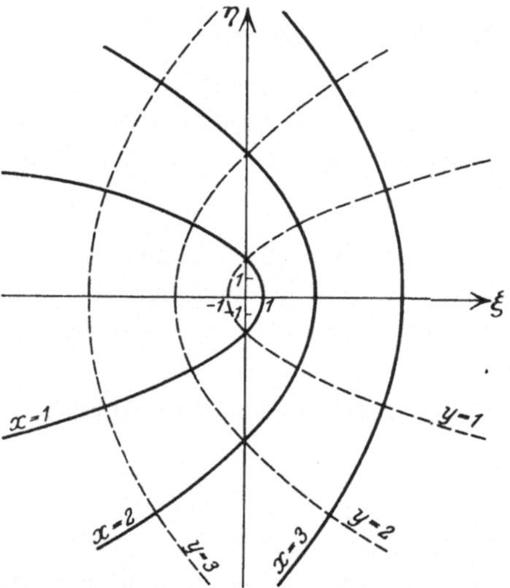

Fig. 41. Orthogonale Scharen konfokaler Parabeln.

den Nullpunkt zum Brennpunkt und die ξ-Achse zur Achse (Schar konfokaler und koaxialer Parabeln s. Fig. 41).

Die umkehrbaren Transformationen finden eine wichtige Veranschaulichung und Anwendung bei der Darstellung von Deformationen oder Bewegungen einer stetig verteilten Substanz, etwa einer Flüssigkeit. Denken wir uns einen solchen Stoff zu irgendeiner Zeit stetig über einen zweidimensionalen Bereich G ausgebreitet und dann durch eine Bewegung deformiert, dann wird der ursprünglich über G ausgebreitete Stoff nachher einen im allgemeinen von G verschiedenen Bereich Γ überdecken; jedes Teilchen der Substanz läßt sich zu Beginn der Bewegung durch seine Koordinaten x und y in G charakterisieren, nach der Deformation durch seine Koordinaten ξ und η in Γ. Der umkehrbar eindeutige Charakter der Transformation, welche die Zuordnung von (x, y) einerseits und (ξ, η) andererseits vermittelt, ist einfach der mathematische Ausdruck der physikalischen Selbstverständlichkeit, daß die einzelnen Teilchen auch nach der Deformation kenntlich bleiben sollen, d.h. daß getrennte Teilchen getrennt bleiben.

2. Einführung neuer krummliniger Koordinaten.

Die zweite, mit der ersten (als Abbildung) eng verwandte Deutung, welche wir einem Gleichungssystem $\xi = \varphi(x, y)$, $\eta = \psi(x, y)$ geben können, ist die einer *Koordinatentransformation* in der Ebene; und zwar handelt es sich, wenn die Funktionen φ und ψ nicht linear sind, nicht mehr um eine „affine" Koordinatentransformation, sondern um eine sog. *Transformation auf allgemeine krummlinige Koordinaten.*

Wir nehmen wieder an, daß beim Durchlaufen eines Bereiches G der x, y-Ebene das Wertsystem (ξ, η) einen Bereich Γ der ξ, η-Ebene durchläuft und daß sich umgekehrt x und y zu jedem Punkte von Γ eindeutig bestimmen lassen, d.h. daß die Abbildung von G auf Γ im Sinne von Nr. 1 umkehrbar eindeutig ist; die Umkehrfunktionen mögen wiederum $x = g(\xi, \eta)$ und $y = h(\xi, \eta)$ heißen.

Unter Koordinaten eines Punktes P im Bereiche G können wir irgend zwei Zahlen verstehen, welche die Lage des Punktes P in G eindeutig festlegen. Die rechtwinkligen Koordinaten sind das einfachste Beispiel für Koordinaten, welche in der ganzen Ebene ihren Sinn behalten. Ein anderes typisches Beispiel für Koordinaten sind die Polarkoordinaten in der x, y-Ebene, welche durch die Gleichungen

$$\xi = r = \sqrt{x^2 + y^2},$$

$$\eta = \vartheta = \operatorname{arc\,tg} \frac{y}{x} \qquad (0 \leq \vartheta < 2\pi)$$

eingeführt werden.

Ganz allgemein lassen sich, wenn unser obiges Funktionensystem $\xi = \varphi(x, y)$, $\eta = \psi(x, y)$ gegeben ist, jedem Punkte P mit den Koordinaten x und y die zugehörigen Werte ξ und η als neue Koordinaten zuordnen. In der Tat ist durch das Wertsystem (ξ, η), falls es dem Bereiche Γ angehört, umgekehrt das Wertsystem (x, y), d. h. die Lage des Punktes P in G eindeutig bestimmt, womit die Bezeichnung von ξ und η als Koordinaten des Punktes P gerechtfertigt ist. Als „Koordinatenlinien" $\xi =$ konst. und $\eta =$ konst. stellen sich dann in der x, y-Ebene zwei Scharen von krummen Linien ein, nämlich die Linien, welche implizit durch die Gleichungen $\varphi(x, y) =$ konst. und $\psi(x, y) =$ konst. definiert sind. Diese Koordinatenlinien bedecken den Bereich G mit einem im allgemeinen krummlinigen Koordinatennetz, weswegen man unsere Koordinaten ξ und η auch *krummlinige Koordinaten* in G nennt.

Wir weisen nochmals darauf hin, wie eng die beiden verschiedenen Deutungen unserer Gleichungssysteme miteinander zusammenhängen. Die Kurven, welche vermöge der Abbildung der x, y-Ebene auf die ξ, η-Ebene aus Achsenparallelen der x, y-Ebene als deren Bilder in der ξ, η-Ebene entstehen, bieten sich bei der Koordinatenauffassung unmittelbar als Koordinatenlinien für die krummlinigen Koordinaten $x = g(\xi, \eta)$, $y = h(\xi, \eta)$ in der ξ, η-Ebene dar; und umgekehrt sind die Koordinatenlinien der krummlinigen Koordinaten $\xi = \varphi(x, y)$, $\eta = \psi(x, y)$ in der x, y-Ebene Bilder von Achsenparallelen der ξ, η-Ebene bei deren Abbildung auf die x, y-Ebene durch $x = g(\xi, \eta)$ und $y = h(\xi, \eta)$. Auch bei Deutung von ξ und η als krummlinige Koordinaten der x, y-Ebene ist es, wenn man die Verhältnisse klar übersehen will, notwendig, eine ξ, η-Ebene und in ihr den Punkt mit den Koordinaten ξ und η als veränderlich in einem Bereiche Γ zu betrachten[1]. Es ist zweckmäßig, stets beide Auffassungen, Abbildung und Koordinatentransformation, nebeneinander im Auge zu behalten.

Führen wir z. B. Polarkoordinaten r und ϑ ein und deuten r und ϑ als rechtwinklige Koordinaten in einer r, ϑ-Ebene, so bilden sich die Kreise $r =$ konst. und die Geraden $\vartheta =$ konst. auf die achsenparallelen Geraden der r, ϑ-Ebene ab. Ist das in der x, y-Ebene betrachtete Gebiet G der Kreis $x^2 + y^2 \leq 1$, so wird der Punkt r, ϑ in der r, ϑ-Ebene in einem Rechtecke $0 \leq r \leq 1$; $0 \leq \vartheta < 2\pi$ laufen, wobei gegenüberliegenden Punkten der Rechteckseiten $\vartheta = 0$, $\vartheta = 2\pi$ derselbe Punkt von G entspricht, und die ganze Rechtecksseite $r = 0$ Abbild des Nullpunktes $x = 0$, $y = 0$ ist.

Ein weiteres Beispiel für krummlinige Koordinaten sind die parabolischen Koordinaten. Wir gelangen zu ihnen, indem wir in der

---

[1] Es besteht aber ein tatsächlicher Unterschied, da die Gleichungen immer eine *Abbildung* darstellen, wie viele Punkte (x, y) auch dem einen Punkte (ξ, η) entsprechen, während sie eine *Koordinatentransformation* nur dann definieren, wenn die Beziehung eineindeutig ist.

x, y-Ebene die Schar der konfokalen Parabeln (vgl. auch S. 120 und Fig. 41)

$$y^2 = 2p\left(x + \frac{p}{2}\right)$$

betrachten, welche sämtlich den Nullpunkt zum Brennpunkt und die x-Achse zur Achse haben. Durch jeden Punkt der x, y-Ebene gehen zwei Parabeln der Schar, von denen die eine einem positiven Parameterwerte $p = \xi$, die andere einem negativen $p = \eta$ entspricht; man erhält diese beiden Werte als Lösungen der quadratischen Gleichung für p, die man bekommt, wenn man in $y^2 = 2p\left(x + \frac{p}{2}\right)$ die Werte von x und y festhält; und zwar wird

$$\xi = -x + \sqrt{x^2 + y^2}; \quad \eta = -x - \sqrt{x^2 + y^2}.$$

Diese beiden Größen können wir als krummlinige Koordinaten in der x, y-Ebene einführen; hierbei werden die konfokalen Parabeln Koordinatenlinien (sie sind in Fig. 41 veranschaulicht, in der man die Bezeichnungen x, y mit ξ, η zu vertauschen hat).

Bei Einführung dieser parabolischen Koordinaten ξ, η hat man zu beachten, daß einem Wertepaar ξ, η zwei Punkte x, y und $x, -y$ entsprechen, nämlich die Schnittpunkte der beiden zugehörigen Parabeln. Um eine eindeutige Zuordnung der Wertsysteme x, y und ξ, η zu bekommen, wird man sich also etwa auf die Halbebene $y \geq 0$ beschränken. Jedem in dieser Halbebene liegenden Bereiche G entspricht dann in der ξ, η-Ebene umkehrbar eindeutig ein Bereich Γ, dessen rechtwinklige Koordinaten ξ und η gerade die parabolischen Koordinaten der entsprechenden Punkte von G sind.

3. Übertragung auf mehr unabhängige Veränderliche.

Bei drei und mehr unabhängigen Veränderlichen liegen die Verhältnisse ganz analog. Man kann etwa bei drei unabhängigen Veränderlichen ein System von drei stetig differenzierbaren Funktionen

$$\xi = \varphi(x, y, z), \quad \eta = \psi(x, y, z), \quad \zeta = \chi(x, y, z),$$

die in einem Bereiche G des x, y, z-Raumes definiert sind, zunächst auffassen als die Abbildung des Bereiches G auf einen Bereich Γ des ξ, η, ζ-Raumes. Setzen wir voraus, daß diese Abbildung von G auf Γ sich eindeutig umkehren läßt, d.h. daß sich auch umgekehrt für jeden Bildpunkt (ξ, η, ζ) aus Γ die Koordinaten x, y und z des Ausgangspunktes in G eindeutig durch Funktionen

$$x = g(\xi, \eta, \zeta), \quad y = h(\xi, \eta, \zeta), \quad z = l(\xi, \eta, \zeta)$$

berechnen lassen, so sind ξ, η und ζ auch als allgemeine Koordinaten des Punktes P im Bereiche G deutbar. Die Flächen $\xi =$ konst., $\eta =$ konst. und $\zeta =$ konst. oder anders geschrieben:

$$\varphi(x, y, z) = \text{konst.}, \quad \psi(x, y, z) = \text{konst.}, \quad \chi(x, y, z) = \text{konst.}$$

bilden dann ein System von drei Flächenscharen, welche den Bereich G durchziehen und als krumme Koordinatenflächen bezeichnet werden.

Ebenso wie bei zwei Veränderlichen kann man umkehrbar eindeutige Transformationen in drei Veränderlichen durch Deformationen einer dreidimensional stetig ausgebreiteten Substanz veranschaulichen.

Als wichtigstes Beispiel für die Koordinatentransformation dienen die *räumlichen Polarkoordinaten*. Sie legen die Lage eines Raumpunktes P mit den rechtwinkligen Koordinaten x, y, z fest einmal durch die Entfernung $r = \sqrt{x^2 + y^2 + z^2}$ vom Nullpunkt, zweitens durch die geographische Länge φ, d.h. durch den Winkel der durch P und die z-Achse bestimmten Ebene mit der x, z-Ebene, drittens durch die Poldistanz ϑ, d.h. den Winkel zwischen dem Radiusvektor OP und der positiven z-Achse. Wie

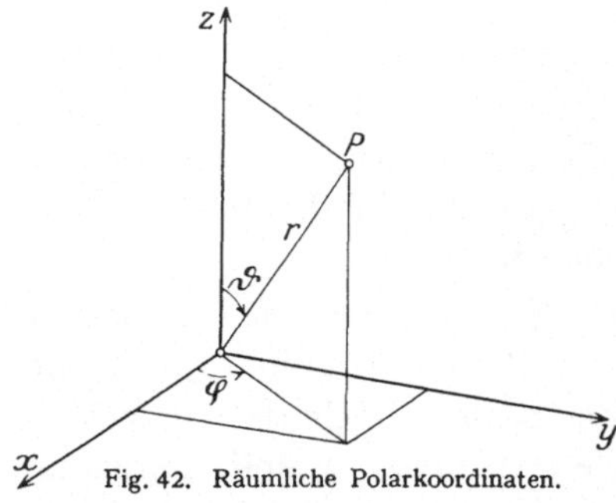
Fig. 42. Räumliche Polarkoordinaten.

man direkt aus Fig. 42 entnimmt, bestehen zwischen den drei Polarkoordinaten r, φ, ϑ und den rechtwinkligen Koordinaten die Transformationsgleichungen

$$x = r \cos \varphi \sin \vartheta,$$
$$y = r \sin \varphi \sin \vartheta,$$
$$z = r \cos \vartheta,$$

aus denen durch Umkehrung folgt

$$r = \sqrt{x^2 + y^2 + z^2},$$
$$\varphi = \arccos \frac{x}{\sqrt{x^2 + y^2}} = \arcsin \frac{y}{\sqrt{x^2 + y^2}},$$
$$\vartheta = \arccos \frac{z}{\sqrt{x^2 + y^2 + z^2}} = \arcsin \frac{\sqrt{x^2 + y^2}}{\sqrt{x^2 + y^2 + z^2}}.$$

Wie bei den ebenen Polarkoordinaten der Nullpunkt ein Ausnahmepunkt ist, bei welchem die Eindeutigkeit aufhört — der Winkel wird dort unbestimmt —, so bildet bei den räumlichen Polarkoordinaten die ganze z-Achse eine Ausnahme, indem dort die Länge φ unbestimmt bleibt; im Nullpunkt selbst wird auch noch die Poldistanz ϑ unbestimmt.

Die Koordinatenflächen bei den räumlichen Polarkoordinaten sind erstens für verschiedene feste Werte von r die konzentrischen Kugeln um den Nullpunkt, zweitens für verschiedene feste Werte von φ die Schar der Halbebenen durch die z-Achse, drittens für verschiedene feste Werte von ϑ die geraden Kreiskegel mit der z-Achse als Achse und dem Nullpunkt als Spitze (Fig. 43).

Ein weiteres, oft benutztes Koordinatensystem ist das System der *Zylinderkoordinaten*; man erhält sie, indem man in der x, y-Ebene Polarkoordinaten ϱ und φ einführt und z als dritte Koordinate beibehält.

Die Formeln, die die Transformation von rechtwinkligen Koordinaten auf Zylinderkoordinaten vermitteln, lauten dann

$$x = \varrho \cos \varphi,$$

$$y = \varrho \sin \varphi,$$

$$z = z$$

und umgekehrt

$$\varrho = \sqrt{x^2 + y^2},$$

$$\varphi = \arccos \frac{x}{\sqrt{x^2 + y^2}} = \arcsin \frac{y}{\sqrt{x^2 + y^2}},$$

$$z = z.$$

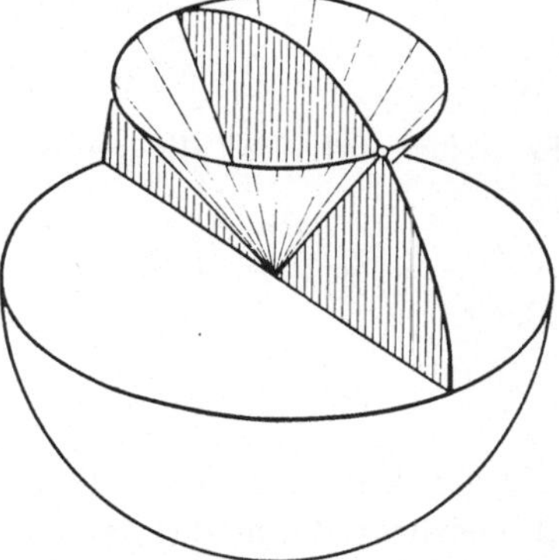

Fig. 43. Koordinatenflächen bei räumlichen Polarkoordinaten.

Die Koordinatenflächen $\varrho = $ konst. sind auf der x, y-Ebene senkrechte Kreiszylinder, die die x, y-Ebene in konzentrischen Kreisen mit dem Ursprung als Mittelpunkt schneiden; die Flächen $\varphi = $ konst. sind die Halbebenen durch die z-Achse, und die Flächen $z = $ konst. sind die Ebenen parallel zur x, y-Ebene.

4. Differentiationsformeln für die Umkehrfunktionen.

In manchen praktisch wichtigen Fällen können wir, wie in den obigen Beispielen, das gegebene Gleichungssystem unmittelbar auflösen und dann erkennen, daß die Umkehrfunktionen stetig sind und stetige Ableitungen besitzen. Setzen wir demgemäß zunächst einmal diese Tatsache der Existenz und der Differenzierbarkeit der Umkehrfunktionen voraus. Dann lassen sich die Ableitungen der Umkehrfunktionen folgendermaßen berechnen, ohne daß man das Gleichungssystem explizit auflöst: Wir tragen die Umkehrfunktionen $x = g(\xi, \eta)$, $y = h(\xi, \eta)$ in die gegebenen Gleichungen $\xi = \varphi(x, y)$, $\eta = \psi(x, y)$ ein. Dadurch entstehen auf der rechten Seite die zusammengesetzten Funktionen $\varphi\left(g(\xi, \eta), h(\xi, \eta)\right)$ und $\psi\left(g(\xi, \eta), h(\xi, \eta)\right)$ von ξ und η; sie müssen aber gleich ξ bzw. η sein. Wir differenzieren nun die Gleichungen

$$\xi = \varphi\big(g(\xi,\eta),\ h(\xi,\eta)\big),$$

$$\eta = \psi\big(g(\xi,\eta),\ h(\xi,\eta)\big)\dot{}$$

jede sowohl nach ξ als auch nach η, indem wir ξ und η als unabhängige Veränderliche auffassen[1]. Beachten wir dabei rechts die früher bewiesene Kettenregel für das Differenzieren zusammengesetzter Funktionen, so erhalten wir das Gleichungssystem

$$1 = \varphi_x g_\xi + \varphi_y h_\xi, \qquad 0 = \varphi_x g_\eta + \varphi_y h_\eta,$$

$$0 = \psi_x g_\xi + \psi_y h_\xi, \qquad 1 = \psi_x g_\eta + \psi_y h_\eta.$$

Es liefert aufgelöst die gesuchten partiellen Ableitungen

$$g_\xi = \frac{\psi_y}{D}, \qquad g_\eta = -\frac{\varphi_y}{D}, \qquad h_\xi = -\frac{\psi_x}{D}, \qquad h_\eta = \frac{\varphi_x}{D}$$

oder

$$x_\xi = \frac{\eta_y}{D}, \qquad x_\eta = -\frac{\xi_y}{D}, \qquad y_\xi = -\frac{\eta_x}{D}, \qquad y_\eta = \frac{\xi_x}{D}$$

der Umkehrfunktionen $x = g(\xi,\eta)$ und $y = h(\xi,\eta)$ nach ξ und η, ausgedrückt durch die partiellen Ableitungen der Ausgangsfunktionen $\varphi(x,y)$ und $\psi(x,y)$ nach x und y. Dabei ist zur Abkürzung

$$D = \xi_x \eta_y - \xi_y \eta_x = \begin{vmatrix} \dfrac{\partial \xi}{\partial x} & \dfrac{\partial \xi}{\partial y} \\[2ex] \dfrac{\partial \eta}{\partial x} & \dfrac{\partial \eta}{\partial y} \end{vmatrix}$$

gesetzt; diesen Ausdruck D, dessen Nichtverschwinden an der betreffenden Stelle wir bei den obigen Formeln voraussetzen, nennt man die *Funktionaldeterminante* der Funktionen $\xi = \varphi(x,y)$ und $\eta = \psi(x,y)$ nach den Veränderlichen x und y.

Wir haben oben wie auch schon sonst gelegentlich statt der ausführlichen Schreibweise $\xi = \varphi(x,y)$ usw., welche die Größe ξ und den *funktionalen Zusammenhang* $\varphi(x,y)$ unterscheidet, die kürzere Schreibweise $\xi(x,y)$ usw. benutzt; von der Freiheit einer solchen Abkürzung werden wir auch später öfter Gebrauch machen, wenn Mißverständnisse ausgeschlossen sind.

---

[1] Diese Gleichungen gelten für alle in Betracht kommenden ξ, η, oder, wie man sagt, sie gelten *identisch*; — im Gegensatz zu solchen Gleichungen zwischen Variabeln, welche für diese eine Verknüpfung verlangen. Solche identisch geltenden Gleichungen oder *Identitäten* ergeben nach jeder in ihnen auftretenden unabhängigen Veränderlichen differenziert wieder eine Identität, wie unmittelbar aus der Definition folgt.

Beispielsweise lauten für ebene Polarkoordinaten, ausgedrückt durch rechtwinklige Koordinaten,

$$\xi = r = \sqrt{x^2 + y^2} \quad \text{und} \quad \eta = \vartheta = \operatorname{arc\,tg} \frac{y}{x}$$

die partiellen Ableitungen

$$r_x = \frac{x}{\sqrt{x^2 + y^2}} = \frac{x}{r}, \qquad r_y = \frac{y}{\sqrt{x^2 + y^2}} = \frac{y}{r},$$

$$\vartheta_x = -\frac{y}{x^2 + y^2} = -\frac{y}{r^2}, \qquad \vartheta_y = \frac{x}{x^2 + y^2} = \frac{x}{r^2}.$$

Somit hat die Funktionaldeterminante den Wert

$$D = \frac{x}{r}\frac{x}{r^2} - \frac{y}{r}\left(-\frac{y}{r^2}\right) = \frac{1}{r},$$

und die partiellen Ableitungen der Umkehrfunktionen $x = x(r, \vartheta)$ und $y = y(r, \vartheta)$ (rechtwinklige Koordinaten ausgedrückt durch Polarkoordinaten) sind

$$x_r = \frac{x}{r}, \qquad x_\vartheta = -y, \qquad y_r = \frac{y}{r}, \qquad y_\vartheta = x,$$

wie man im übrigen leichter direkt aus den Umkehrformeln $x = r \cos \vartheta$, $y = r \sin \vartheta$ durch Differentiation finden könnte.

Für die Funktionaldeterminante D hat man wegen ihres häufigen Auftretens eine besondere symbolische Abkürzung eingeführt, nämlich die Schreibweise

$$D = \frac{\partial(\xi, \eta)}{\partial(x, y)},$$

deren Zweckmäßigkeit wir bald einsehen werden. Aus den Formeln

$$x_\xi = \frac{\eta_y}{D}, \qquad x_\eta = -\frac{\xi_y}{D},$$

$$y_\xi = -\frac{\eta_x}{D}, \qquad y_\eta = \frac{\xi_x}{D}$$

für die Ableitungen der Umkehrfunktionen findet man für die Funktionaldeterminante der Funktionen $x = x(\xi, \eta)$ und $y = y(\xi, \eta)$ nach den Veränderlichen ξ und η den Ausdruck

$$\frac{\partial(x, y)}{\partial(\xi, \eta)} = x_\xi y_\eta - x_\eta y_\xi = \frac{\xi_x \eta_y - \xi_y \eta_x}{D^2} = \frac{1}{D} = 1 : \frac{\partial(\xi, \eta)}{\partial(x, y)}.$$

Die Funktionaldeterminante für das inverse Funktionensystem ist also der reziproke Wert der Funktionaldeterminante für das Ausgangssystem.

In ganz entsprechender Weise kann man auch die zweiten Ableitungen der Umkehrfunktionen durch die ersten und zweiten Ableitungen der gegebenen Funktionen ausdrücken. Wir haben nur die früheren linearen

Gleichungen unter wiederholter Heranziehung der Kettenregel noch weiter nach ξ und η zu differenzieren; dabei setzen wir voraus, daß die gegebenen Funktionen stetige Ableitungen der zweiten Ordnung besitzen. Hierdurch erhalten wir lineare Gleichungen, aus denen sich die gesuchten Ableitungen leicht ergeben.

Um z. B. die Ableitungen

$$\frac{\partial^2 x}{\partial \xi^2} = g_{\xi\xi} \quad \text{und} \quad \frac{\partial^2 y}{\partial \xi^2} = h_{\xi\xi}$$

zu berechnen, differenzieren wir die beiden Gleichungen

$$1 = \xi_x\, x_\xi + \xi_y\, y_\xi,$$
$$0 = \eta_x\, x_\xi + \eta_y\, y_\xi$$

nochmals nach ξ und bekommen nach der Kettenregel:

$$0 = \xi_{xx}\, x_\xi^2 + 2\xi_{xy}\, x_\xi\, y_\xi + \xi_{yy}\, y_\xi^2 + \xi_x\, x_{\xi\xi} + \xi_y\, y_{\xi\xi},$$
$$0 = \eta_{xx}\, x_\xi^2 + 2\eta_{xy}\, x_\xi\, y_\xi + \eta_{yy}\, y_\xi^2 + \eta_x\, x_{\xi\xi} + \eta_y\, y_{\xi\xi}.$$

Lösen wir dieses lineare Gleichungssystem für die Größen $x_{\xi\xi}$ und $y_{\xi\xi}$ als Unbekannte auf — seine Determinante ist wieder D und nach Voraussetzung von Null verschieden — so erhalten wir durch Einsetzen der bereits berechneten Werte für x_ξ und y_ξ nach kurzer Rechnung als Ableitungen $x_{\xi\xi}$ und $y_{\xi\xi}$:

$$x_{\xi\xi} = -\frac{1}{D^3}\begin{vmatrix} \xi_{xx}\,\eta_y^2 - 2\xi_{xy}\,\eta_x\,\eta_y + \xi_{yy}\,\eta_x^2, & \xi_y \\ \eta_{xx}\,\eta_y^2 - 2\eta_{xy}\,\eta_x\,\eta_y + \eta_{yy}\,\eta_x^2, & \eta_y \end{vmatrix}$$

und

$$y_{\xi\xi} = \frac{1}{D^3}\begin{vmatrix} \xi_{xx}\,\eta_y^2 - 2\xi_{xy}\,\eta_x\,\eta_y + \xi_{yy}\,\eta_x^2, & \xi_x \\ \eta_{xx}\,\eta_y^2 - 2\eta_{xy}\,\eta_x\,\eta_y + \eta_{yy}\,\eta_x^2, & \eta_x \end{vmatrix}.$$

Auch die dritten und höheren Ableitungen der Umkehrfunktionen können wir nach derselben Methode durch weiteres Differenzieren unserer linearen Gleichungen gewinnen, wobei sich stets lineare Gleichungssysteme mit der (nicht verschwindenden) Determinante D ergeben.

5. Zerlegung und Zusammensetzung von Abbildungen und Transformationen.

Wir haben im ersten Kapitel gesehen, daß wir jede affine Transformation der Ebene zerlegen können in einfache oder, wie wir sagten, primitive Transformationen, deren erste die Ebene nur in einer Richtung verzerrt und deren zweite die verzerrte Ebene in einer anderen Richtung nochmals verzerrt. Bei jeder dieser Transformationen wurde in Wirklichkeit nur eine neue Veränderliche eingeführt.

Genau das entsprechende kann man nun bei allgemeinen Transformationen erreichen.

Wir schicken zunächst einige Betrachtungen über die Zusammensetzung von Transformationen voraus. Ist der in einem Bereiche G veränderliche Punkt (x, y) durch die Transformation

$$\xi = \varphi(x, y), \quad \eta = \psi(x, y)$$

umkehrbar eindeutig auf die Stelle (ξ, η) in einem Bereiche Γ der ξ, η-Ebene abgebildet und wird weiter durch eine Transformation

$$u = \Phi(\xi, \eta), \quad v = \Psi(\xi, \eta)$$

dieser Bereich Γ wiederum umkehrbar eindeutig auf einen Bereich B der u, v-Ebene abgebildet, so entsteht damit gleichzeitig eine Abbildung von G auf B, die wir naturgemäß als die aus den beiden ersten *zusammengesetzte Abbildung* bzw. *zusammengesetzte Transformation* bezeichnen werden. Sie wird durch

$$u = \Phi\big(\varphi(x, y), \psi(x, y)\big), \quad v = \Psi\big(\varphi(x, y), \psi(x, y)\big)$$

gegeben; wie aus ihrer Definition hervorgeht, ist sie ebenfalls eindeutig umkehrbar.

Nach den Regeln für die Differentiation zusammengesetzter Funktionen erhalten wir

$$\frac{\partial u}{\partial x} = \Phi_\xi \varphi_x + \Phi_\eta \psi_x,$$

$$\frac{\partial u}{\partial y} = \Phi_\xi \varphi_y + \Phi_\eta \psi_y,$$

$$\frac{\partial v}{\partial x} = \Psi_\xi \varphi_x + \Psi_\eta \psi_x,$$

$$\frac{\partial v}{\partial y} = \Psi_\xi \varphi_y + \Psi_\eta \psi_y.$$

Daher wird die Funktionaldeterminante von u und v nach x und y nach dem Multiplikationssatz für Determinanten (vgl. S. 30)

$$\frac{\partial u}{\partial x}\frac{\partial v}{\partial y} - \frac{\partial u}{\partial y}\frac{\partial v}{\partial x} = (\Phi_\xi \Psi_\eta - \Phi_\eta \Psi_\xi)(\varphi_x \psi_y - \varphi_y \psi_x),$$

in Worten: *Die Funktionaldeterminante der zusammengesetzten Funktionen ist gleich dem Produkt der Funktionaldeterminanten der Teiltransformationen,* oder symbolisch geschrieben:

$$\frac{\partial(u, v)}{\partial(x, y)} = \frac{\partial(u, v)}{\partial(\xi, \eta)} \cdot \frac{\partial(\xi, \eta)}{\partial(x, y)}.$$

Man erkennt an dieser Gleichung die Zweckmäßigkeit unserer symbolischen Bezeichnung. *Die Funktionaldeterminanten verhalten sich bei der*

Zusammensetzung von Transformationen wie Ableitungen bei Zusammensetzung von Funktionen einer Veränderlichen. — Die Funktionaldeterminante der zusammengesetzten Funktion verschwindet nirgends, wenn dasselbe für die Teiltransformationen gilt.

Ist insbesondere die zweite Transformation

$$u = \Phi(\xi, \eta), \qquad v = \Psi(\xi, \eta)$$

gerade die zur ersten

$$\xi = \varphi(x, y), \qquad \eta = \psi(x, y)$$

inverse Transformation und sind beide differenzierbar, so muß die zusammengesetzte Transformation gerade die identische Transformation werden, d. h. die Transformation $u = x$, $v = y$; deren Funktionaldeterminante hat aber offenbar den Wert 1, und wir erhalten daher von neuem die schon auf S. 127 abgeleitete Beziehung

$$\frac{\partial(\xi, \eta)}{\partial(x, y)} \cdot \frac{\partial(x, y)}{\partial(\xi, \eta)} = 1,$$

aus der übrigens folgt, daß keine der beiden Transformationsdeterminanten verschwindet.

Bevor wir die zu Anfang gestellte Frage nach der Zerlegung einer beliebigen Transformation in primitive Transformationen aufnehmen, betrachten wir zunächst die folgende primitive Transformation:

$$\xi = \varphi(x, y), \qquad \eta = y.$$

Wir setzen dabei voraus, daß die Determinante dieser Transformation $D = \varphi_x$ im ganzen Bereich G von Null verschieden ist, daß dort etwa die Beziehung $\varphi_x > 0$ besteht. Dann wird durch unsere Transformation der Bereich G in einen Bereich Γ verzerrt, und wir können uns die Verzerrung so vorstellen, daß dabei jeder Punkt auf einer Parallelen zur x-Achse verschoben wird; alle Punkte mit demselben y besitzen ja dasselbe η. Die neue Abszisse ξ, die der Punkt (x, y) bei der Verschiebung erhält, hängt sowohl von y als auch von x ab. Die Bedingung $\varphi_x > 0$ besagt, daß ξ bei festem y monoton von x abhängt; sie sichert die eindeutige Zuordnung der Punkte auf einer Geraden $y = $ konst. vor und nach der Verzerrung; und zwar gehen zwei Punkte $P(x_1, y)$ und $Q(x_2, y)$ mit derselben Ordinate y und $x_2 > x_1$ in zwei Punkte P' bzw. Q' über, die wiederum die gleiche Ordinate η haben und deren Abszissen ξ_1 und ξ_2 der entsprechenden Ungleichung $\xi_2 > \xi_1$ genügen (vgl. Fig. 44). Diese Tatsache zeigt auch, daß bei unserer Transformation der Drehsinn der x, y-Ebene erhalten bleibt.

Wäre $\varphi_x < 0$, so würden unseren beiden Punkten zwei Punkte mit gleicher Ordinate und den Abszissen ξ_1 und ξ_2 entsprechen, wobei nun $\xi_1 > \xi_2$ wäre (vgl. Fig. 45); der Drehsinn würde sich also umgekehrt haben, ganz ähnlich, wie wir dies schon bei dem einfachen Beispiel der affinen Transformation mit negativer Determinante im ersten Kapitel gesehen haben.

Jede stetig differenzierbare primitive Transformation

$$\xi = \varphi(x, y), \quad \eta = y$$

mit nicht verschwindender Determinante φ_x ist durch eine ebensolche

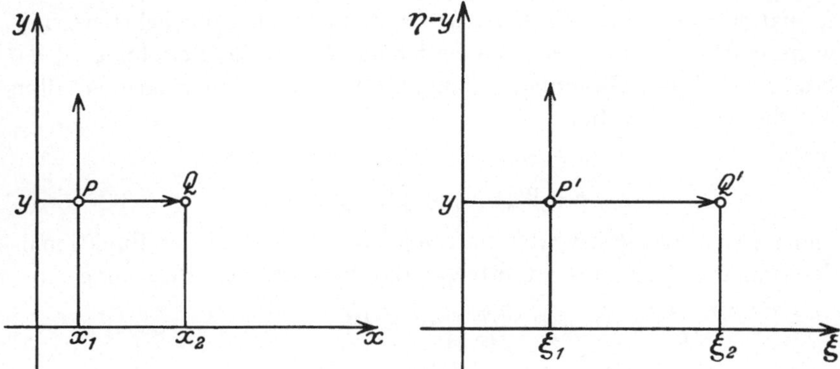

Fig. 44. Abbildung mit Erhaltung des Drehsinnes.

Transformation in eindeutiger Weise umkehrbar. Nach dem Satze über implizite Funktionen aus § 1, 3 können wir nämlich aus der Gleichung

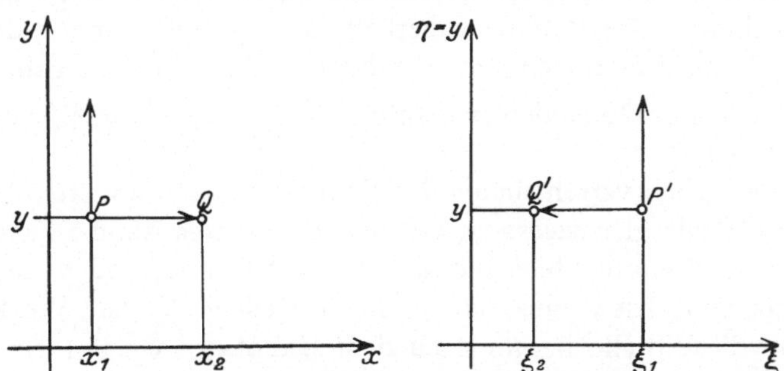

Fig. 45. Abbildung mit Umkehrung des Drehsinnes.

$\xi - \varphi(x, y) = 0$ wegen der Voraussetzung $\varphi_x \neq 0$ die Größe x auf eine und nur eine Weise als stetig differenzierbare Funktion $x = g(\xi, y)$ von ξ und y bestimmen. Die beiden Formeln

$$x = g(\xi, \eta), \quad y = \eta$$

liefern nun unmittelbar die Umkehrtransformation, deren Determinante $g_\xi = \dfrac{1}{\varphi_x} \neq 0$ ist.

9*

Denken wir uns jetzt den Bereich Γ der ξ, η-Ebene wiederum durch eine primitive Transformation

$$u = \xi, \quad v = \Psi(\xi, \eta)$$

auf einen Bereich B der u, v-Ebene abgebildet, wobei wir voraussetzen, daß $\Psi_\eta > 0$ ist, so liegen die Verhältnisse ganz entsprechend wie oben, nur daß jetzt die Verzerrung in der anderen Koordinatenrichtung vor sich geht. Ebenso bleibt der Drehsinn der ξ, η-Ebene bei der Transformation auf die u, v-Ebene erhalten (und würde umgekehrt werden, wenn statt der vorausgesetzten Beziehung $\Psi_\eta > 0$ die Beziehung $\Psi_\eta < 0$ bestände). Durch Zusammensetzung unserer Transformationen erhalten wir die Transformation

$$u = \varphi(x, y),$$
$$v = \Psi\big(\varphi(x, y), y\big) = \psi(x, y),$$

und unser vorausgeschickter Satz über das Verhalten der Funktionaldeterminante lehrt uns unmittelbar das Bestehen der Beziehung

$$\frac{\partial(\varphi, \psi)}{\partial(x, y)} = \varphi_x \Psi_\eta.$$

Wir behaupten jetzt, daß wir auch eine beliebige umkehrbar eindeutige stetig differenzierbare Transformation

$$u = \varphi(x, y), \quad v = \psi(x, y)$$

des Bereiches G der x, y-Ebene auf den Bereich B der u, v-Ebene für die Umgebung jedes Punktes innerhalb G in primitive stetig differenzierbare Transformationen zerlegen können, falls in dem ganzen Bereich G die Funktionaldeterminante $\frac{\partial(u, v)}{\partial(x, y)} = \varphi_x \psi_y - \varphi_y \psi_x$ von Null verschieden ist.

Aus dem Nichtverschwinden der Funktionaldeterminante folgt, daß an keiner Stelle gleichzeitig $\varphi_x = 0$ und $\varphi_y = 0$ sein kann. Fassen wir etwa eine bestimmte Stelle mit den Koordinaten x_0 und y_0 ins Auge und setzen zunächst voraus, daß an dieser Stelle $\varphi_x \neq 0$ ist. Wir können dann um diese Stelle herum nach dem Hauptsatz von § 1 Nr. 5 eine Umgebung, z. B. ein Quadrat oder ein Rechteck abgrenzen, so daß in dieser Umgebung sich die Gleichung $u = \varphi(x, y)$ umkehrbar eindeutig nach x auflösen läßt und $x = g(u, y)$ als stetige und differenzierbare Funktion von u und y definiert. Denken wir uns diesen Ausdruck $x = g(u, y)$ in $v = \psi(x, y)$ eingesetzt, so wird $v = \psi\big(g(u, y), y\big) = \Psi(u, y)$. Wir können also in jener Umgebung der Stelle (x_0, y_0) unsere Transformation auffassen als zusammengesetzt aus den beiden primitiven Transformationen

$$\xi = \varphi(x, y), \quad \eta = y$$

und

$$u = \xi, \quad v = \Psi(\xi, \eta).$$

In ähnlicher Weise können wir in der Umgebung einer Stelle (x_0, y_0), wo $\psi_y \neq 0$ ist, eine Zerlegung unserer gegebenen Transformation in zwei primitive Transformationen der Gestalt

$$\xi = x, \quad \eta = \varphi(x, y)$$
$$u = \eta, \quad v = \Psi_1(\xi, \eta) \qquad \big(= \psi[x, y(u, x)]\big)$$

vornehmen. Diese beiden Transformationen sind formal nicht identisch mit den vorher betrachteten, welche je eine Koordinatenrichtung ungeändert ließen. Sie können aber leicht in diese Form gebracht werden, wenn man die Buchstaben u und v vertauscht. (Diese Vertauschung ist das Ergebnis von drei einfachen primitiven Abbildungen (vgl. die Anmerkung auf S. 26).) Für die Zwecke dieses Abschnittes ist es jedoch bequemer dies nicht durchzuführen; wir schreiben statt dessen die letzten Gleichungen in der Form

$$\xi = x, \qquad \eta = \varphi(x, y)$$
$$\bar{u} = - \Psi_1(\xi, \eta), \quad \bar{v} = \eta$$
$$u = \bar{v}, \qquad v = - \bar{u}.$$

Diese Gleichungen stellen zwei primitive Abbildungen dar, von denen jede nur eine Koordinatenrichtung verändert, sowie eine Drehung der Achsen in der u, v-Ebene um $90°$. Diese Drehung ist so leicht zu handhaben, daß sie nicht in primitive Abbildungen zerlegt werden muß.

Wir können hiernach zwar nicht erwarten, daß sich für den Gesamtbereich G überall ein und dieselbe Zerlegung der Transformation in primitive Transformationen vornehmen läßt. Aber da eine der beiden Arten von Zerlegungen für die Umgebung jedes inneren Punktes von G ausführbar ist[1], so kann man den ganzen Bereich G — oder jedenfalls jeden im Innern von G liegenden abgeschlossenen Teilbereich — in eine endliche Anzahl von abgeschlossenen Teilbereichen zerlegen[2], so daß in jedem dieser Teilbereiche eine für ihn gültige Zerlegung möglich ist.

Wir ziehen aus der Möglichkeit dieser Zerlegung einen prinzipiell interessanten Schluß. Wir haben gesehen, daß bei einer primitiven Transformation der Drehsinn geändert oder nicht geändert wird, je nachdem die Funktionaldeterminante negativ oder positiv ist. Hieraus folgt, daß auch *bei einer allgemeinen Transformation der Drehsinn geändert bzw. nicht geändert wird, je nachdem die Funktionaldeterminante*

---

[1] Wenn an einer Stelle zugleich $\varphi_x = 0$ und $\psi_y = 0$ ist, brauchen wir lediglich noch eine Vertauschung von u und v vorzunehmen (vgl. S. 26).

[2] Dies folgt aus dem Überdeckungssatz (vgl. S. 89).

negatives oder positives Zeichen hat. Denn wenn die Funktionaldeterminante positiv ist, so werden bei einer Zerlegung in zwei primitive Transformationen diese entweder beide positive oder beide negative Funktionaldeterminanten haben; im ersten Falle ist die Erhaltung des Drehsinnes selbstverständlich, im zweiten Fall folgt sie daraus, daß eine zweimalige Umkehrung des Drehsinnes wieder den ursprünglichen Umlaufsinn ergibt. Wenn aber die Funktionaldeterminante negativ ist, so hat eine und nur eine der primitiven Transformationen eine negative Funktionaldeterminante und kehrt daher den Drehsinn um, während die andere ihn erhält.

6. Allgemeiner Satz über die Umkehrbarkeit einer Transformation und über Systeme von impliziten Funktionen.

Die Möglichkeit der Umkehrung einer Transformation beruht auf folgendem allgemeinen Satze: *Wenn für eine bestimmte Stelle* (x_0, y_0) *die in einer Umgebung dieser Stelle stetig differenzierbaren Funktionen* $\varphi(x, y)$ *und* $\psi(x, y)$ *die Werte* u_0 *bzw.* v_0 *annehmen, d. h. wenn* $u_0 = \varphi(x_0, y_0)$ *und* $v_0 = \psi(x_0, y_0)$ *ist, wenn ferner an dieser Stelle die Funktionaldeterminante* $D = \varphi_x \psi_y - \varphi_y \psi_x$ *nicht verschwindet, so läßt sich das Gleichungssystem* $u = \varphi(x, y)$, $v = \psi(x, y)$ *in einer Umgebung des Punktes* (x_0, y_0) *auf eine und nur eine Weise umkehren;* d. h. es gibt ein eindeutig bestimmtes Funktionenpaar $x = g(u, v)$, $y = h(u, v)$ derart, daß $x_0 = g(u_0, v_0)$ und $y_0 = h(u_0, v_0)$ gilt und daß in der Umgebung des Punktes (u_0, v_0) die Gleichungen

$$u = \varphi\big(g(u, v),\ h(u, v)\big) \quad \text{und} \quad v = \psi\big(g(u, v),\ h(u, v)\big)$$

bestehen.

Die „Umkehrfunktionen" $x = g(u, v)$, $y = h(u, v)$ *besitzen in der Umgebung von* (u_0, v_0) *stetige Ableitungen, welche sich durch die Ausdrücke*

$$\frac{\partial x}{\partial u} = \frac{1}{D}\frac{\partial v}{\partial y}, \qquad \frac{\partial x}{\partial v} = -\frac{1}{D}\frac{\partial u}{\partial y},$$

$$\frac{\partial y}{\partial u} = -\frac{1}{D}\frac{\partial v}{\partial x}, \qquad \frac{\partial y}{\partial v} = \frac{1}{D}\frac{\partial u}{\partial x}$$

darstellen lassen.

Der Beweis folgt aus den Überlegungen von Nr. 5. Wir können nämlich in einer passend gewählten Umgebung unseres Punktes x_0, y_0 die Transformation $u = \varphi(x, y)$, $v = \psi(x, y)$ in stetig differenzierbare primitive Transformationen zerlegen; jede dieser primitiven Transformationen ist in eindeutiger Weise durch eine primitive stetig differenzierbare Transformation umkehrbar, und die Zusammensetzung dieser Umkehrtransformationen liefert unmittelbar die inverse Transformation zu der gegebenen. Sie ist zufolge ihrer Zusammensetzung aus stetig differenzierbaren Transformationen wieder stetig differenzierbar. Daß für die Ableitungen die angegebenen Differentiationsformeln gelten, ist in Nr. 4 bewiesen.

Unser Umkehrungssatz ist ein spezieller Fall eines allgemeineren Satzes, welcher als die Übertragung des Satzes über implizite Funktionen auf Systeme von Funktionen betrachtet werden kann. Der Satz über implizite Funktionen (§ 1, S. 104f) bezieht sich auf die Lösung einer der Gleichungen für eine der Variablen. Der allgemeine Satz lautet:

Sind $\varphi(x, y, u, v, \ldots, w)$ *und* $\psi(x, y, u, v, \ldots, w)$ *stetig differenzierbare Funktionen von* $x, y, u, v, \ldots, w$ *und sind die Gleichungen*

$$\varphi(x, y, u, v, \ldots, w) = 0, \quad \psi(x, y, u, v, \ldots, w) = 0$$

für ein bestimmtes Wertsystem $x_0, y_0, u_0, v_0, \ldots, w_0$ *erfüllt, ist ferner für dieses Wertsystem die Funktionaldeterminante von* φ *und* ψ *nach* x *und* y, *d.h.* $D = \varphi_x \psi_y - \varphi_y \psi_x$ *von Null verschieden, so lassen sich in der Umgebung dieser Stelle die beiden Gleichungen* $\varphi = 0$ *und* $\psi = 0$ *auf eine und nur eine Weise nach* x *und* y *auflösen und liefern* x *und* y *als stetig differenzierbare Funktionen von* u *und* v *usw.* Die Ableitungen dieser Funktionen nach u und v usw. ergeben sich dann nach der Kettenregel aus den linearen Gleichungen

$$\varphi_x x_u + \varphi_y y_u + \varphi_u = 0 \qquad \varphi_x x_v + \varphi_y y_v + \varphi_v = 0$$
$$\text{bzw.} \qquad\qquad\qquad\qquad\qquad\qquad \text{usw.}$$
$$\psi_x x_u + \psi_y y_u + \psi_u = 0 \qquad \psi_x x_v + \psi_y y_v + \psi_v = 0$$

Der Beweis dieses allgemeinen Umkehrungssatzes erfolgt mit denselben Mitteln, wie der des speziellen. Aus der Voraussetzung $D \neq 0$ können wir ohne Beschränkung der Allgemeinheit entnehmen, daß an der betreffenden Stelle etwa $\varphi_x \neq 0$ ist. Es folgt daher nach dem Hauptsatz über implizite Funktionen, daß, wenn $x, y, u, v, \ldots$ auf genügend kleine Intervalle um $x_0, y_0, u_0, v_0, \ldots$ beschränkt sind, die Gleichung $\varphi(x, y, u, v, \ldots)$ auf genau eine Weise für x als eine Funktion der anderen Variablen gelöst werden kann. Diese Lösung $x = g(y, u, v, \ldots)$ ist eine stetig differenzierbare Funktion ihrer Argumente mit der partiellen Ableitung $g_y = -\dfrac{\varphi_y}{\varphi_x}$. Setzen wir diese Funktion $x = g(y, u, v, \ldots)$ in $\psi(x, y, u, v, \ldots)$ ein, so entsteht $\psi(x, y, u, v, \ldots) = \Psi(y, u, v, \ldots)$, und es wird

$$\Psi_y = -\psi_x \frac{\varphi_y}{\varphi_x} + \psi_y = \frac{D}{\varphi_x}.$$

Also ist wegen $D \neq 0$ die Ableitung Ψ_y von Null verschieden. Wenn man also $y, u, v, \ldots, w$ auf Intervalle um $y_0, u_0, v_0, \ldots, w_0$ beschränkt, welche nunmehr kleiner als die vorher betrachteten Intervalle sind, kann die Gleichung $\Psi = 0$ auf eine eindeutige Weise für y als eine Funktion von $u, v, \ldots, w$ gelöst werden, und diese Lösung ist stetig differenzierbar. Wird dieser Ausdruck für y in die Gleichung $x = g(y, u, v, \ldots, w)$ eingesetzt, dann erhält man x als eine Funktion von $u, v, \ldots, w$. Dies ist eine stetig differenzierbare und eindeutige Lösung mit der Beschränkung von $x, y, u, v, \ldots, w$ auf genügend kleine Intervalle um $x_0, y_0, u_0, v_0, \ldots, w_0$.

7. Die Abhängigkeit von Funktionen.

Wenn die Funktionaldeterminante D an einer Stelle (x_0, y_0) verschwindet, so läßt sich, wie erwähnt sei, keine allgemeine Aussage über Auflösbarkeit oder Nichtauflösbarkeit der Gleichungen in der Umgebung dieser Stelle machen. Jedoch werden die Umkehrfunktionen, falls sie existieren, nicht auch differenzierbar sein können, weil sonst das Produkt $\dfrac{\partial(\xi, \eta)}{\partial(x, y)} \cdot \dfrac{\partial(x, y)}{\partial(\xi, \eta)}$ verschwinden würde, während es ja nach S. 127 gleich 1 sein muß. Beispielsweise können wir die Gleichungen

$$u = x^3, \quad v = y$$

überall eindeutig auflösen durch die Umkehrungsgleichungen

$$x = \sqrt[3]{u}, \quad y = v,$$

obgleich die Funktionaldeterminante im Nullpunkte verschwindet. Die Funktion $\sqrt[3]{u}$ ist aber für $u = 0$ nicht differenzierbar.

Hingegen sind die Gleichungen

$$u = x^2 - y^2, \quad v = 2xy$$

in der Umgebung des Nullpunktes nicht eindeutig auflösbar, wie man sofort daraus ersieht, daß den beiden Punkten (x, y) und $(-x, -y)$ der x, y-Ebene derselbe Punkt der u, v-Ebene entspricht.

Verschwindet jedoch die Funktionaldeterminante, wie man sagt, *identisch*, d. h. ist sie nicht nur an der einen Stelle (x, y), sondern an jeder Stelle einer gewissen Umgebung dieses Punktes gleich Null, so haben wir es mit einer sog. *ausgearteten* Transformation zu tun. Man sagt in diesem Falle, daß die Funktionen $u = \varphi(x, y)$ und $v = \psi(x, y)$ voneinander *abhängig* sind. Wir betrachten zunächst den speziellen, fast trivialen Fall, daß überall in der betreffenden Umgebung die Gleichungen $\varphi_x = 0$ und $\varphi_y = 0$ bestehen, daß also die Funktion $\varphi(x, y)$ eine Konstante ist. Dann erkennen wir: Wenn auch der Punkt (x, y) die Werte eines ganzen Bereiches durchläuft, so bleibt ein Bildpunkt (u, v) doch stets auf die Gerade $u = $ konst. festgebannt; es wird also ein Bereich nicht wieder auf einen Bereich, sondern nur auf ein Stück einer Geraden abgebildet, und von einer umkehrbaren Abbildung zweier zweidimensionaler Bereiche aufeinander kann keine Rede sein. Ähnlich liegt die Sache im allgemeinen Falle, wo mindestens eine der beiden Ableitungen φ_x oder φ_y nicht identisch verschwindet, wo aber D identisch null ist. Nehmen wir z.B. an, es sei an einer Stelle (x_0, y_0) des betrachteten Bereiches $\varphi_x \neq 0$, dann können wir die Zerlegung unserer Transformation in zwei primitive Transformationen $\xi = \varphi(x, y)$, $\eta = y$ und $u = \xi$, $v = \Psi(\xi, \eta)$ genau so wie in Nr. 5 vornehmen — es war dabei nur die Voraussetzung $\varphi_x \neq 0$ benutzt worden —; wegen $D = \varphi_x \Psi_\eta = 0$ muß also jetzt in der betreffenden Umgebung, in welcher φ_x nicht verschwindet, überall $\Psi_\eta = 0$ sein, d.h. die Größe $\Psi = v$ hängt gar nicht mehr von η ab, und es wird v eine Funktion allein von $\xi = u$. Unser Ergebnis ist also: *Im Falle identisch verschwindender Funktionaldeterminante wird ein Bereich der x, y-Ebene sicherlich nicht wieder auf einen Bereich der u, v-Ebene abgebildet, sondern auf eine Kurve,* da ja in einem gewissen Intervall zu jedem Werte von u nur ein Wert von v gehört. *Es besteht also bei identisch verschwindender Funktionaldeterminante zwischen den Funktionen eine Abhängigkeit, d.h. eine Relation*

$$F(\varphi, \psi) = 0,$$

welche für alle Wertesysteme x, y des betreffenden Bereiches identisch erfüllt ist. Denn ist $F(u, v) = 0$ die Gleichung der Kurve der u, v-Ebene, in die der zugrunde liegende Bereich der x, y-Ebene übergeht, so ist für alle Punkte dieses Bereiches, d.h. identisch in x und y,

$$F\big(\varphi(x, y),\ \psi(x, y)\big) = 0.$$

Offenbar ist der oben besonders behandelte Ausnahmefall hier mit inbegriffen. Die betreffende Kurve ist hier einfach eine Kurve $u =$ konst., also eine Parallele zur v-Achse.

Ein Beispiel einer ausgearteten Transformation ist

$$\xi = x + y, \quad \eta = (x + v)^2.$$

Hier gehen alle Punkte der x, y-Ebene in Punkte der Parabel $\eta = \xi^2$ der ξ, η-Ebene über. Umkehrbarkeit der Transformation ist ausgeschlossen, weil alle Punkte einer Geraden $x + y =$ konst. auf einen einzigen Punkt ξ, η abgebildet werden. Die Funktionaldeterminante ist Null, wie man sofort bestätigt. Die dem allgemeinen Satz entsprechende Abhängigkeit der Funktionen ξ und η wird gegeben durch $F(\xi, \eta) = \xi^2 - \eta = 0$.

8. Schlußbemerkungen.

Die Verallgemeinerung unserer Betrachtungen auf drei und mehr unabhängige Veränderliche bietet keinerlei spezifische Schwierigkeit. Der wesentliche Unterschied ist, daß statt der zweireihigen

Funktionaldeterminante D drei- und mehrreihige Determinanten auftreten. Im Falle von Transformationen mit drei unabhängigen Veränderlichen

$$\xi = \varphi(x, y, z), \quad \eta = \psi(x, y, z), \quad \zeta = \chi(x, y, z),$$
$$x = g(\xi, \eta, \zeta), \quad y = h(\xi, \eta, \zeta), \quad z = l(\xi, \eta, \zeta)$$

wird die Funktionaldeterminante der Transformation definiert durch die Gleichung

$$D = \frac{\partial(\xi, \eta, \zeta)}{\partial(x, y, z)} = \begin{vmatrix} \varphi_x & \psi_x & \chi_x \\ \varphi_y & \psi_y & \chi_y \\ \varphi_z & \psi_z & \chi_z \end{vmatrix};$$

bei Transformationen mit n unabhängigen Veränderlichen

$$\left. \begin{array}{l} \xi_i = \varphi_i(x_1, x_2, \ldots, x_n) \\ x_i = g_i(\xi_1, \xi_2, \ldots, \xi_n) \end{array} \right\} \quad i = 1, 2, \ldots, n$$

entsprechend durch die n-reihige Determinante

$$\frac{\partial(\xi_1, \xi_2, \ldots, \xi_n)}{\partial(x_1, x_2, \ldots, x_n)} = \begin{vmatrix} \dfrac{\partial\varphi_1}{\partial x_1}, & \dfrac{\partial\varphi_2}{\partial x_1}, & \ldots, & \dfrac{\partial\varphi_n}{\partial x_1} \\ \dfrac{\partial\varphi_1}{\partial x_2}, & \dfrac{\partial\varphi_2}{\partial x_2}, & \ldots, & \dfrac{\partial\varphi_n}{\partial x_2} \\ \multicolumn{4}{c}{\ldots\ldots\ldots\ldots\ldots\ldots} \\ \dfrac{\partial\varphi_1}{\partial x_n}, & \dfrac{\partial\varphi_2}{\partial x_n}, & \ldots, & \dfrac{\partial\varphi_n}{\partial x_n} \end{vmatrix}.$$

Auch bei mehr als zwei Veränderlichen gilt der Satz, daß bei Zusammensetzungen von Transformationen die Funktionaldeterminanten sich multiplizieren. In Formeln symbolisch ausgedrückt:

$$\frac{\partial(\xi_1, \xi_2, \ldots, \xi_n)}{\partial(\eta_1, \eta_2, \ldots, \eta_n)} \cdot \frac{\partial(\eta_1, \eta_2, \ldots, \eta_n)}{\partial(x_1, x_2, \ldots, x_n)} = \frac{\partial(\xi_1, \xi_2, \ldots, \xi_n)}{\partial(x_1, x_2, \ldots, x_n)}.$$

Insbesondere hat die Funktionaldeterminante der inversen Transformation den reziproken Wert der Funktionaldeterminante der ursprünglichen Transformation.

Die Sätze über Zerlegung und Zusammensetzung von Transformationen, über die Umkehrbarkeit einer Transformation und über die Abhängigkeit von Transformationen bleiben in den Fällen von drei und mehr unabhängigen Veränderlichen wörtlich bestehen. Die Beweise verlaufen analog wie für $n = 2$ und mögen hier übergangen werden.

Bei den Betrachtungen des vorangehenden Paragraphen zeigt es sich, daß eine allgemeine Transformation sich ähnlich verhält wie eine affine Transformation und daß die Funktionaldeterminante hier dieselbe Rolle spielt wie die Determinante einer affinen Transformation. Dieser

Sachverhalt wird uns durch folgende Bemerkung noch nähergebracht: Denken wir uns die Funktionen $\xi = \varphi(x, y)$ und $\eta = \psi(x, y)$ in der Umgebung einer Stelle (x_0, y_0) gemäß der vorausgesetzten Differenzierbarkeit in der Form geschrieben:

$$\xi - \xi_0 = (x - x_0)\,\varphi_x(x_0, y_0) + (y - y_0)\,\varphi_y(x_0, y_0) + \varepsilon\sqrt{(x - x_0)^2 + (y - y_0)^2},$$

$$\eta - \eta_0 = (x - x_0)\,\psi_x(x_0, y_0) + (y - y_0)\,\psi_y(x_0, y_0) + \delta\sqrt{(x - x_0)^2 + (y - y_0)^2},$$

wobei ε und δ mit $\sqrt{(x - x_0)^2 + (y - y_0)^2}$ gegen Null streben, so erkennen wir, daß für hinreichend kleines $|x - x_0|$ und $|y - y_0|$ unsere Transformation in erster Annäherung als affin betrachtet werden kann, nämlich ersetzt werden kann durch die affine Transformation

$$\xi = \xi_0 + (x - x_0)\,\varphi_x(x_0, y_0) + (y - y_0)\,\varphi_y(x_0, y_0),$$

$$\eta = \eta_0 + (x - x_0)\,\psi_x(x_0, y_0) + (y - y_0)\,\psi_y(x_0, y_0),$$

deren Determinante eben unsere Funktionaldeterminante ist.

§ 4. Anwendungen.

1. Zur Theorie der krummen Flächen.

Ebenso wie zur Behandlung von Kurven ist die *Parameterdarstellung* auch bei der Betrachtung von Flächen in vielen Fällen anderen Darstellungen vorzuziehen. Man braucht jetzt nicht mehr einen, sondern zwei Parameter, die wir mit u und v bezeichnen wollen. Eine solche Parameterdarstellung hat die Gestalt

$$x = \varphi(u, v), \quad y = \psi(u, v), \quad z = \chi(u, v),$$

wobei φ, ψ und χ gegebene Funktionen der Parameter u und v sind und der Punkt (u, v) einen gegebenen Bereich G einer u, v-Ebene durchläuft. Der zugeordnete Punkt mit den drei rechtwinkligen Koordinaten x, y, z überstreicht hierbei ein Gebilde im dreidimensionalen x, y, z-Raum; dieses Gebilde ist im allgemeinen eine Fläche, die sich etwa in der Form $z = f(x, y)$ darstellen läßt. In der Tat können wir versuchen, aus zwei unserer drei Parametergleichungen die Größen u und v durch die entsprechenden rechtwinkligen Koordinaten auszudrücken. Setzen wir dann die gefundenen Ausdrücke in die dritte Parametergleichung ein, so erhalten wir die Darstellung einer Fläche in unsymmetrischer Form, etwa $z = f(x, y)$[1]. Um sicher zu gehen, daß unsere Gleichungen wirklich eine Fläche darstellen, werden wir also lediglich vorauszusetzen brauchen, daß nicht gleichzeitig an denselben Stellen

---

[1] Die Parameterdarstellung umfaßt diese Darstellung als Spezialfall $z = f(x, y)$, wie man sieht, wenn man $x = u$, $y = v$ setzt.

die drei Funktionaldeterminanten

$$\begin{vmatrix} \varphi_u & \varphi_v \\ \psi_u & \psi_v \end{vmatrix}, \qquad \begin{vmatrix} \psi_u & \psi_v \\ \chi_u & \chi_v \end{vmatrix}, \qquad \begin{vmatrix} \chi_u & \chi_v \\ \varphi_u & \varphi_v \end{vmatrix}$$

verschwinden oder, in einer einzigen Ungleichung zusammengefaßt, daß

$$(\varphi_u \psi_v - \varphi_v \psi_u)^2 + (\psi_u \chi_v - \psi_v \chi_u)^2 + (\chi_u \varphi_v - \chi_v \varphi_u)^2 > 0$$

ist. Wir können dann sicherlich stets in der Umgebung jedes durch die drei obigen Gleichungen dargestellten Raumpunktes eine der drei Koordinaten durch die beiden anderen in eindeutiger Weise bestimmen.

Ein einfaches Beispiel für eine solche Parameterdarstellung ist die Darstellung der Kugeloberfläche $x^2 + y^2 + z^2 = r^2$ vom Radius r durch die Gleichungen

$$x = r \cos u \sin v, \qquad y = r \sin u \sin v, \qquad z = r \cos v$$

$$(0 \leq u < 2\pi, \ 0 \leq v \leq \pi),$$

wobei $v = \vartheta$ die Poldistanz und $u = \varphi$ die geographische Länge des Punktes auf der Kugel ist (§ 3, Nr. 3).

Wir sehen an diesem Beispiel einen Vorzug der Parameterdarstellung: die Koordinaten sind explizit als Funktionen von u und v gegeben, und wir haben es mit eindeutigen Funktionen zu tun. Läuft v von $\frac{\pi}{2}$ bis π, so erhalten wir die untere Kugelhälfte, d. h. $z = - \sqrt{r^2 - x^2 - y^2}$, während sich kleinere v-Werte auf die obere Kugelhälfte beziehen. Wir haben es daher bei der Parameterdarstellung nicht mehr nötig, wie bei der Darstellung $z = \pm \sqrt{r^2 - x^2 - y^2}$ gesondert zwei „eindeutige Funktionszweige" zu betrachten, um die ganze Kugel zu erhalten.

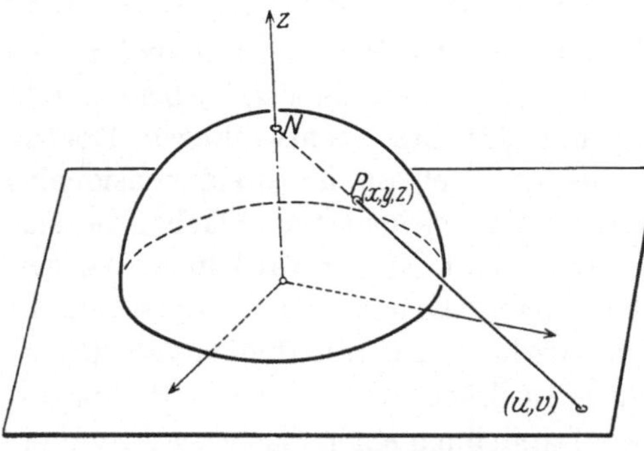

Fig. 46. Stereographische Projektion.

Eine andere Parameterdarstellung der Kugel erhalten wir durch die sog. *stereographische Projektion.* Um die Kugel $x^2 + y^2 + z^2 - r^2 = 0$ auf die Ebene $z = 0$, auf die „Äquatorebene", vom „Nordpol" $(0, 0, r)$ stereographisch zu projizieren, verbinden wir einen Punkt der Kugeloberfläche geradlinig mit dem Nordpol N und nennen den Schnittpunkt der Verbindungsgeraden mit der Äquatorebene das „*stereographische Bild*" des betreffenden Kugelpunktes (Fig. 46). Auf diese Weise entsteht eine (bis auf den Nordpol N) umkehrbar eindeutige Zuordnung der Punkte auf der Kugel und in der Ebene. Rechnerisch drückt sie sich, wenn u und v die rechtwinkligen Koordinaten des Bildpunktes in der Äquatorebene sind, in den elementar-geometrisch leicht herleitbaren Formeln

$$x = \frac{2r^2 u}{u^2 + v^2 + r^2}, \qquad y = \frac{2r^2 v}{u^2 + v^2 + r^2}, \qquad z = \frac{(u^2 + v^2 - r^2)\, r}{u^2 + v^2 + r^2}$$

aus, welche offenbar auch als Parameterdarstellung für die Kugel aufgefaßt werden können; die Parameter u und v sind gerade die rechtwinkligen Koordinaten in der u, v-Bildebene.

Als weitere Beispiele führen wir Parameterdarstellungen der beiden Flächen $\dfrac{x^2}{a^2} + \dfrac{y^2}{b^2} - \dfrac{z^2}{c^2} = 1$ bzw. $\dfrac{x^2}{a^2} - \dfrac{y^2}{b^2} - \dfrac{z^2}{c^2} = 1$ an, die man als

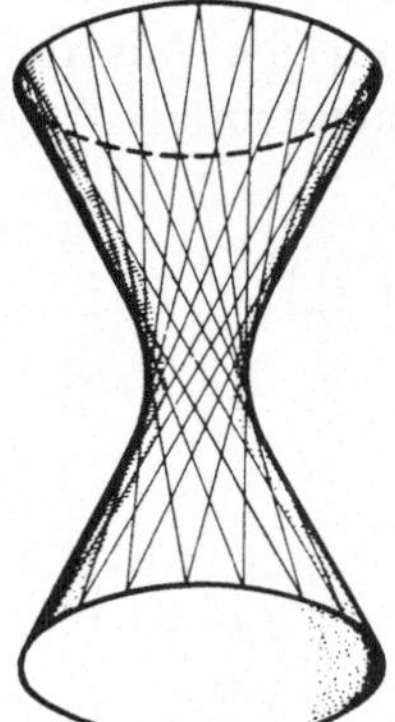

Fig. 47. Einschaliges Hyperboloid.

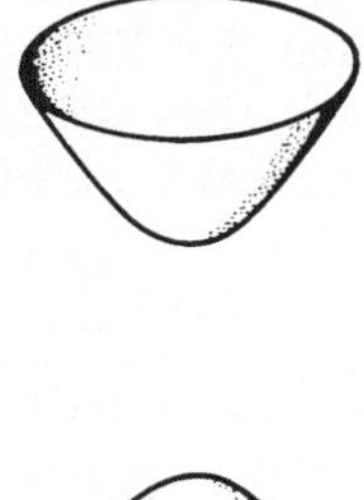
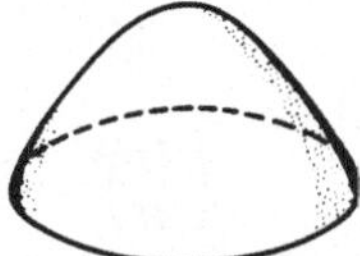

Fig. 48. Zweischaliges Hyperboloid.

einschaliges bzw. *zweischaliges Hyperboloid* bezeichnet (vgl. Fig. 47 und 48); eine Parameterdarstellung für das einschalige Hyperboloid ist

$$x = a \cos u\, \frac{e^v + e^{-v}}{2} = a \cos u \operatorname{\mathfrak{Cof}} v,$$
$$y = b \sin u\, \frac{e^v + e^{-v}}{2} = b \sin u \operatorname{\mathfrak{Cof}} v,$$
$$z = c\, \frac{e^v - e^{-v}}{2} = c \operatorname{\mathfrak{Sin}} v;$$

$$0 \leqq u < 2\pi$$
$$-\infty < v < +\infty$$

für das zweischalige Hyperboloid

$$x = a\, \frac{e^v + e^{-v}}{2} = a \operatorname{\mathfrak{Cof}} v,$$
$$y = b \cos u\, \frac{e^v - e^{-v}}{2} = b \cos u \operatorname{\mathfrak{Sin}} v,$$
$$z = c \sin u\, \frac{e^v - e^{-v}}{2} = c \sin u \operatorname{\mathfrak{Sin}} v.$$

$$0 \leqq u < 2\pi$$
$$-\infty < v < +\infty$$

Allgemein können wir die *Parameterdarstellung* einer Fläche deuten als die *Abbildung des Bereiches G der u, v-Ebene auf das betreffende*

Flächenstück, wobei — wie stets — das Wort Abbildung im Sinne von punktweiser Zuordnung verstanden wird. Jedem Punkte des betrachteten Bereiches der u, v-Ebene entspricht ein Punkt der Fläche, und im allgemeinen ist auch das Umgekehrte der Fall[1].

Ebenso entspricht einer Kurve $u = u(t)$, $v = v(t)$ in der u, v-Ebene wegen $x = \varphi(u(t), v(t)) = x(t), \ldots$ eine Kurve auf der Fläche (vgl. S. 76f). Speziell sind bei Darstellung der Kugel durch Polarkoordinaten die Meridiane einfach durch die Gleichungen $u =$ konst., die Breitenkreise durch $v =$ konst. gegeben. Diesem Kurvennetz entsprechen also die Achsenparallelen in der u, v-Ebene.

Die Darstellung einer Kurve auf einer gegebenen Fläche ist eines der wichtigsten Hilfsmittel für eine eingehendere Untersuchung der Eigenschaften der Fläche. Es werde hier nur der Ausdruck für die Bogenlänge s einer solchen Flächenkurve angegeben. Wie schon in Kap. II § 7, 2 erwähnt wurde, ist ja

$$\left(\frac{ds}{dt}\right)^2 = \left(\frac{dx}{dt}\right)^2 + \left(\frac{dy}{dt}\right)^2 + \left(\frac{dz}{dt}\right)^2,$$

so daß nunmehr vermöge der Gleichungen

$$\frac{dx}{dt} = x_u \frac{du}{dt} + x_v \frac{dv}{dt} \quad \text{usw.}$$

die Formel

$$\left(\frac{ds}{dt}\right)^2 = E\left(\frac{du}{dt}\right)^2 + 2F \frac{du\,dv}{dt\,dt} + G\left(\frac{dv}{dt}\right)^2$$

gilt, wobei zur Abkürzung die sog. GAUSS*schen Fundamentalgrößen* der Fläche

$$E = \left(\frac{\partial x}{\partial u}\right)^2 + \left(\frac{\partial y}{\partial u}\right)^2 + \left(\frac{\partial z}{\partial u}\right)^2,$$

$$F = \frac{\partial x}{\partial u}\frac{\partial x}{\partial v} + \frac{\partial y}{\partial u}\frac{\partial y}{\partial v} + \frac{\partial z}{\partial u}\frac{\partial z}{\partial v},$$

$$G = \left(\frac{\partial x}{\partial v}\right)^2 + \left(\frac{\partial y}{\partial v}\right)^2 + \left(\frac{\partial z}{\partial v}\right)^2$$

eingeführt worden sind. Sie hängen nicht von der speziellen Wahl der Kurve auf der Fläche ab, sondern lediglich von der Fläche selbst und ihrer Parameterdarstellung. Den obigen Ausdruck für den Differentialquotienten der Bogenlänge nach dem Parameter pflegt man symbolisch unter Weglassung des Hinweises auf den Parameter t dadurch zu kennzeichnen, daß man von einem „*Linienelement*" auf der Fläche spricht, welches durch den „*quadratischen Differentialausdruck*"

$$ds^2 = E\,du^2 + 2F\,du\,dv + G\,dv^2$$

gegeben ist.

<hr>

[1] Allerdings können einzelnen Punkten der Fläche ganze Kurvenstücke in der u, v-Ebene entsprechen, etwa den Polen der Kugel in der Darstellung durch Polarkoordinaten S. 140 die Geradenstücke $v = 0$ bzw. $v = \pi$.

Für die Richtungskosinus der Normalen einer in der Gestalt $\Phi(x, y, z) = 0$ gegebenen Fläche hatten wir früher (S. 115) gefunden:

$$\cos\alpha = \frac{\Phi_x}{\sqrt{\Phi_x^2 + \Phi_y^2 + \Phi_z^2}}, \qquad \cos\beta = \frac{\Phi_y}{\sqrt{\Phi_x^2 + \Phi_y^2 + \Phi_z^2}},$$

$$\cos\gamma = \frac{\Phi_z}{\sqrt{\Phi_x^2 + \Phi_y^2 + \Phi_z^2}}.$$

Um diese Richtungskosinus auch im Falle der Parameterdarstellung zu erhalten, denken wir uns die durch $x = \varphi(u, v)$, $y = \psi(u, v)$, $z = \chi(u, v)$ gegebene Fläche in der Gestalt $\Phi(x, y, z) = 0$ geschrieben. Dann gilt identisch in u und v die Gleichung

$$\Phi\big(\varphi(u, v),\ \psi(u, v),\ \chi(u, v)\big) = 0,$$

aus der durch Differentiation nach u bzw. v die beiden Gleichungen

$$\Phi_x \varphi_u + \Phi_y \psi_u + \Phi_z \chi_u = 0,$$
$$\Phi_x \varphi_v + \Phi_y \psi_v + \Phi_z \chi_v = 0$$

folgen. Aus ihnen ergibt sich unmittelbar (s. Kap. I § 3, S. 21)

$$\Phi_x = \varrho\,(\psi_u \chi_v - \chi_u \psi_v); \qquad \Phi_y = \varrho\,(\chi_u \varphi_v - \varphi_u \chi_v);$$
$$\Phi_z = \varrho\,(\varphi_u \psi_v - \psi_u \varphi_v),$$

wobei ϱ ein geeigneter Proportionalitätsfaktor ist. Benutzt man die aus der Definition von E, F, G folgende Beziehung

$$(\psi_u \chi_v - \chi_u \psi_v)^2 + (\chi_u \varphi_v - \varphi_u \chi_v)^2 + (\varphi_u \psi_v - \psi_u \varphi_v)^2 = E\,G - F^2,$$

so wird

$$\Phi_x^2 + \Phi_y^2 + \Phi_z^2 = \varrho^2 (E\,G - F^2)$$

und man erhält für die Richtungskosinus der Flächennormale die endgültige Formel

$$\cos\alpha = \frac{\psi_u \chi_v - \chi_u \psi_v}{\sqrt{E\,G - F^2}}, \qquad \cos\beta = \frac{\chi_u \varphi_v - \varphi_u \chi_v}{\sqrt{E\,G - F^2}},$$

$$\cos\gamma = \frac{\varphi_u \psi_v - \psi_u \varphi_v}{\sqrt{E\,G - F^2}}.$$

Für die Richtungskosinus der Tangente an eine durch die Gleichungen $u = g(t)$, $v = h(t)$ dargestellte Flächenkurve erhalten wir nach der Kettenregel die Ausdrücke

$$\cos\alpha = \frac{dx}{ds} = \frac{dx}{dt} \cdot \frac{dt}{ds} = \frac{x_u u' + x_v v'}{\sqrt{E u'^2 + 2F u'v' + G v'^2}},$$

$$\cos\beta = \frac{y_u u' + y_v v'}{\sqrt{E u'^2 + 2F u'v' + G v'^2}}, \qquad \cos\gamma = \frac{z_u u' + z_v v'}{\sqrt{E u'^2 + 2F u'v' + G v'^2}}.$$

Dabei wurde zur Abkürzung $\dfrac{dg(t)}{dt} = u'$, $\dfrac{dh(t)}{dt} = v'$ gesetzt. Betrachten wir noch eine zweite Flächenkurve $u = g_1(t)$, $v = h_1(t)$ mit den Richtungskosinus $\cos\alpha_1$, $\cos\beta_1$ und $\cos\gamma_1$ und setzen zur Abkürzung

$$\frac{dg_1(t)}{dt} = \dot{u} \qquad \frac{dh_1(t)}{dt} = \dot{v},$$

so wird der Kosinus des *Winkels zwischen den beiden Kurven* gegeben durch den des Winkels ihrer Tangenten, d.h. durch

$$\cos\omega = \cos\alpha\,\cos\alpha_1 + \cos\beta\,\cos\beta_1 + \cos\gamma\,\cos\gamma_1$$
$$= \frac{E\,\dot{u}\,u' + F(\dot{u}\,v' + u'\,\dot{v}) + G\,\dot{v}\,v'}{\sqrt{E\,\dot{u}^2 + 2F\,\dot{u}\,\dot{v} + G\,\dot{v}^2}\cdot\sqrt{E\,u'^2 + 2F\,u'\,v' + G\,v'^2}},$$

wobei für alle rechts auftretenden Größen die Werte im Schnittpunkt beider Kurven einzusetzen sind.

Speziell können wir auf der Fläche diejenigen Kurven betrachten, welche durch eine Gleichung $u = $ konst. oder $v = $ konst. gegeben werden. Setzen wir in unsere Parameterdarstellung für u einen bestimmten festen Wert $u = $ konst. ein, so erhalten wir eine auf der Fläche gelegene Raumkurve durch v als Parameter dargestellt, und entsprechendes gilt bei Einsetzung eines festen v, wenn u variiert. Diese Kurven $u = $ konst. bzw. $v = $ konst. sind die schon oben erwähnten *Parameterkurven* auf der Fläche. Das Netz dieser Parameterkurven entspricht dem Netz der achsenparallelen Geraden in der u, v-Ebene.

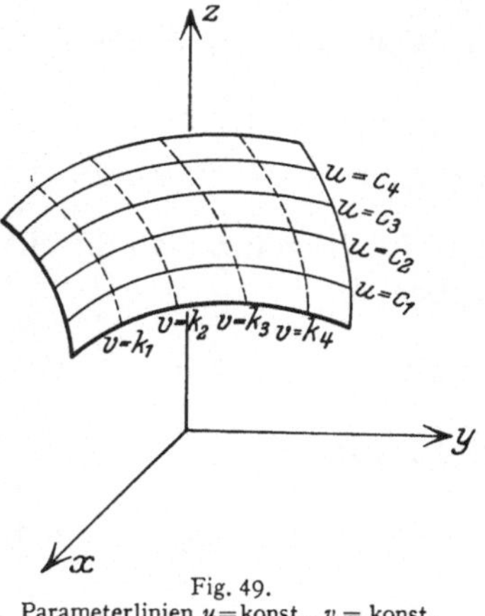

Fig. 49.
Parameterlinien $u = $ konst., $v = $ konst.

Man kann die Abbildung zweier ebener Bereiche aufeinander als Spezialfall hier unterordnen. Ist nämlich die dritte unserer Funktionen, nämlich $\chi(u, v)$, für alle betrachteten Werte von u und v gleich Null, so wird der Punkt (x, y, z) einen Bereich in der x, y-Ebene überstreichen, wenn der Punkt (u, v) seinen vorgegebenen Bereich durchläuft. Unsere Gleichungen stellen einfach die Abbildung eines ebenen u, v-Bereiches auf einen Bereich der x, y-Ebene dar, bzw. sie definieren im ebenen u, v-Bereich ein krummliniges Koordinatensystem, und ebenso definieren die Umkehrfunktionen im ebenen x, y-Bereich ein krummliniges u, v-Koordinatensystem. Das Linienelement in der x, y-Ebene mit den krummlinigen Koordinaten u, v wird jetzt einfach

$$ds^2 = E\,du^2 + 2F\,du\,dv + G\,dv^2$$

mit

$$E = \left(\frac{\partial x}{\partial u}\right)^2 + \left(\frac{\partial x}{\partial v}\right)^2,$$

$$F = \frac{\partial x}{\partial u}\frac{\partial x}{\partial v} + \frac{\partial y}{\partial u}\frac{\partial y}{\partial v},$$

$$G = \left(\frac{\partial x}{\partial v}\right)^2 + \left(\frac{\partial y}{\partial v}\right)^2.$$

Als Beispiel für die Darstellung einer Fläche in Parameterform betrachte man etwa noch den *Torus*. Derselbe entsteht durch Rotation eines Kreises um eine in seiner Ebene liegende, ihn nicht schneidende Achse (s. Fig. 50). Wählt man diese Achse als z-Achse und legt man die y-Achse so, daß sie durch den Kreismittelpunkt, dessen y-Koordinate a heiße, geht, und ist $r < |a|$ der Kreisradius, so ist zunächst

$$x = 0, \quad y - a = r\cos\vartheta, \quad z = r\sin\vartheta$$

$$(0 \leq \vartheta < 2\pi)$$

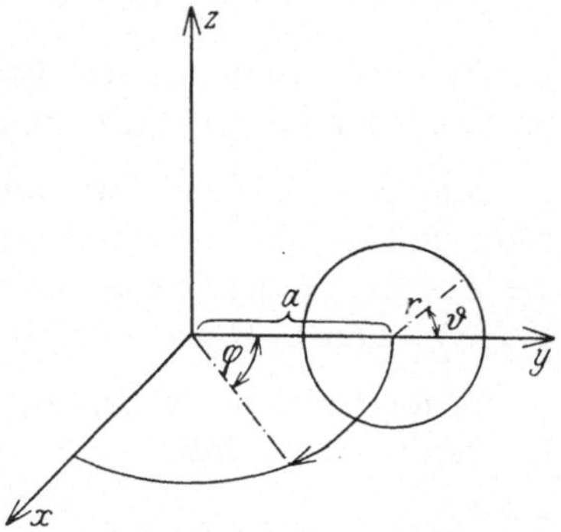

eine Parameterdarstellung des Kreises in der y, z-Ebene. Läßt man nun den

Fig. 50. Erzeugung des Torus durch Rotation eines Kreises.

Kreis um die z-Achse rotieren, so bleibt dabei für jeden Punkt desselben $x^2 + y^2$ konstant, d.h. $x^2 + y^2 = (a + r\cos\vartheta)^2$. Bezeichnet φ den Drehwinkel um die z-Achse, so wird also

$$x = (a + r\cos\vartheta)\sin\varphi, \quad 0 \leq \varphi < 2\pi$$
$$y = (a + r\cos\vartheta)\cos\varphi, \quad 0 \leq \vartheta < 2\pi$$
$$z = \qquad\quad r\sin\vartheta$$

eine Parameterdarstellung des Torus mit Hilfe der Parameter ϑ und φ, und zwar erscheint der Torus als eindeutiges Bild eines Quadrates der Seitenlänge 2π in der ϑ, φ-Ebene, wobei allerdings den vier Ecken und je zwei auf derselben Geraden $\vartheta = $ konst. oder $\varphi = $ konst. liegenden Randpunkten des Quadrates derselbe Toruspunkt entspricht.

Für das Linienelement auf dem Torus erhält man:

$$ds^2 = r^2\,d\vartheta^2 + (a + r\cos\vartheta)^2\,d\varphi^2.$$

2. Konforme Abbildung im allgemeinen.

Eine Transformation

$$\xi = \varphi(x, y), \quad \eta = \psi(x, y)$$

heißt eine *konforme Transformation*, wenn durch sie irgend zwei sich schneidende Kurven in zwei andere abgebildet werden, welche denselben Winkel wie die ursprünglichen einschließen.

Theorem. — Eine notwendige und hinreichende Bedingung, daß unsere (stetig differenzierbare) Transformation konform sei, ist, daß die CAUCHY-RIEMANNschen *Gleichungen*

$$\varphi_x - \psi_y = 0, \qquad \varphi_y + \psi_x = 0$$

oder

$$\varphi_x + \psi_y = 0, \qquad \varphi_y - \psi_x = 0$$

gelten sollen. In dem ersten Falle ist der Drehsinn der Winkel erhalten, im zweiten Falle ist dieser umgekehrt[1].

Beweis. — Nehmen wir an, daß die Transformation konform sei. Dann müssen die zwei orthogonalen Kurven $\xi =$ konst., $\eta =$ konst. in der ξ, η-Ebene den beiden orthogonalen Kurven $\varphi(x, y) =$ konst. und $\psi(x, y) =$ konst. in der x, y-Ebene entsprechen.

Es folgt also sofort aus der Formel für den Winkel zwischen zwei Kurven (S. 111), daß

$$\varphi_x \psi_x + \varphi_y \psi_y = 0$$

ist.

Ebenso müssen die $\xi + \eta =$ konst. und $\xi - \eta =$ konst. entsprechenden Kurven orthogonal sein. Dies liefert

$$(\varphi_x + \psi_x)(\varphi_x - \psi_x) + (\varphi_y + \psi_y)(\varphi_y - \psi_y) = 0,$$

daher ist

$$\varphi_x^2 + \varphi_y^2 = \psi_x^2 + \psi_y^2.$$

Die erste dieser Gleichungen kann in der Form

$$\varphi_x = \lambda \psi_y, \qquad \varphi_y = -\lambda \psi_x$$

geschrieben werden, wobei λ eine Proportionalitätskonstante bedeutet. Wenn man diese in die zweite Gleichung einführt, erhält man unmittelbar $\lambda^2 = 1$, folglich gilt entweder das eine oder das andere System der CAUCHY-RIEMANNschen Gleichungen.

Daß diese Gleichungen auch eine *hinreichende* Bedingung liefern, wird durch die folgende Bemerkung bestätigt:

Wenn zwei Kurven in der x, y-Ebene mit den Gleichungen $F(x, y) = 0$, $G(x, y) = 0$ gegeben sind, und unserer Transformation gemäß $F(x, y) = \Phi(\xi, \eta)$, $G(x, y) = \Gamma(\xi, \eta)$ ist, dann erhält man, indem man Gebrauch

---

[1] Diese letzte Behauptung folgt unmittelbar aus den Behauptungen auf S. 133 über das Zeichen der Funktionaldeterminante $\varphi_x \psi_y - \varphi_y \psi_x$.

von den Cauchy-Riemannschen Gleichungen macht, leicht

$$F_x^2 + F_y^2 = (\Phi_\xi^2 + \Phi_\eta^2)\,(\varphi_x^2 + \varphi_y^2),$$
$$G_x^2 + G_y^2 = (\Gamma_\xi^2 + \Gamma_\eta^2)\,(\varphi_x^2 + \varphi_{y'}^2),$$
$$F_x G_x + F_y G_y = (\Phi_\xi \Gamma_\xi + \Phi_\eta \Gamma_\eta)\,(\varphi_x^2 + \varphi_y^2);$$

daher ist

$$\frac{F_x G_x + F_y G_y}{\sqrt{(F_x^2 + F_y^2)}\,\sqrt{(G_x^2 + G_y^2)}} = \frac{\Phi_\xi \Gamma_\xi + \Phi_\eta \Gamma_\eta}{\sqrt{(\Phi_\xi^2 + \Phi_\eta^2)}\,\sqrt{(\Gamma_\xi^2 + \Gamma_\eta^2)}}\,.$$

Dies bedeutet aber, daß die Kurven $F = 0$, $G = 0$ und ihre Bilder $\Phi = 0$, $\Gamma = 0$ denselben Winkel einschließen.

§ 5. Kurvenscharen, Flächenscharen und ihre Einhüllenden.

1. Allgemeines.

Schon an verschiedenen Stellen haben wir Kurven oder Flächen nicht als einzelne Gebilde, sondern als Glieder einer *Kurven- bzw. Flächenschar*, etwa $f(x, y) = c$, betrachtet, wobei jedem Werte der Konstanten c eine andere Kurve entspricht. So z.B. bilden sämtliche Parallelen zur y-Achse in der x, y-Ebene, d.h. die Geraden $x = c$, eine Kurvenschar. Dasselbe gilt auch für die Schar der konzentrischen Kreise $x^2 + y^2 = c^2$ um den Nullpunkt; zu jedem Werte von c gehört ein Kreis dieser Kreisschar, und zwar gerade der Kreis vom Radius c. Die gleichseitigen Hyperbeln $xy = c$ bilden ebenfalls eine Kurvenschar, welche in Fig. 34, S. 100 dargestellt ist. Der spezielle Wert $c = 0$ kennzeichnet die ausgeartete, aus den beiden Koordinatenachsen bestehende Hyperbel. Ein weiteres Beispiel einer Kurvenschar bilden die sämtlichen Normalen einer Kurve. Ist die Kurve mittels des Parameters t in der Gestalt $\xi = \varphi(t)$, $\eta = \psi(t)$ dargestellt, so erhalten wir die Gleichung der Normalenschar in der Form

$$\big(x - \varphi(t)\big)\,\varphi'(t) + \big(y - \psi(t)\big)\,\psi'(t) = 0,$$

wobei t statt des früheren c den Parameter der Schar bezeichnet.

Den allgemeinen Begriff der Kurvenschar können wir analytisch folgendermaßen festlegen: Es sei

$$f(x, y, c)$$

eine von den beiden unabhängigen Veränderlichen x und y und dem in einem gegebenen Intervall veränderlichen *Parameter* c stetig differenzierbar abhängige Funktion (der Parameter c ist also eine dritte unabhängige Veränderliche, die lediglich deswegen anders benannt wird als x und y, weil sie für unsere Betrachtungen eine andere Rolle als

x und y spielt); stellt dann die Gleichung

$$f(x, y, c) = 0$$

für jeden festen ·Wert des Parameters c eine Kurve dar, so bildet die Gesamtheit dieser Kurven, welche sich ergibt, wenn wir c sein Intervall durchlaufen lassen, eine von dem Parameter c abhängige *Kurvenschar*.

Die Kurven einer solchen Kurvenschar können auch jeweils in Parameterdarstellung durch einen *Kurvenparameter* t gegeben sein in der Form

$$x = \varphi(t, c), \quad y = \psi(t, c),$$

wobei c wiederum der Parameter der Schar ist. Erteilt man c einen festen Wert, so stellen unsere Gleichungen eine Kurve mit dem Parameter t dar. Zum Beispiel wird durch die Gleichungen

$$x = c \cos t, \quad y = c \sin t$$

die oben erwähnte Schar konzentrischer Kreise, durch die Gleichungen

$$x = c t, \quad y = \frac{1}{t}$$

die obige Schar gleichseitiger Hyperbeln geliefert.

Gelegentlich wird man auch auf die Betrachtung solcher Kurvenscharen geführt, welche nicht nur von einem Parameter c, sondern von mehr Parametern abhängen. Beispielsweise bildet die Gesamtheit aller Kreise der Ebene $(x - a)^2 + (y - b)^2 = c^2$ eine von den drei Parametern a, b und c abhängige Kurvenschar. Wenn nichts Besonderes gesagt wird, wollen wir unter einer Kurvenschar stets eine von einem einzigen Parameter abhängige „*einparametrige*" Schar verstehen. Andernfalls werden wir zur Unterscheidung von einer zwei-, drei- oder *mehrparametrigen* Kurvenschar sprechen.

Ähnliches wie für Kurvenscharen gilt natürlich auch für Scharen von Flächen im Raum. Wenn eine stetig differenzierbare Funktion $f(x, y, z, c)$ gegeben ist, und wenn die Gleichung

$$f(x, y, z, c) = 0$$

für jeden festen Wert des Parameters c aus einem bestimmten Intervall eine Fläche im Raume mit den rechtwinkligen Koordinaten x, y und z darstellt, so nennen wir die Gesamtheit der Flächen, die sich ergibt, wenn c sein Intervall durchläuft, eine Flächenschar, oder genauer eine einparametrige Flächenschar mit dem Parameter c. Beispielsweise bilden die Kugeln um den Nullpunkt $x^2 + y^2 + z^2 = c^2$ eine solche Flächenschar. Ebenso wie bei Kurven kann man auch mehrparametrige Scharen von Flächen betrachten. So bilden z. B. die durch die Gleichung

$$a\,x + b\,y + \left(\sqrt{1 - a^2 - b^2}\right)z + 1 = 0$$

definierten Ebenen eine solche zweiparametrige, von den Parametern a und b abhängige Flächenschar, wenn das Wertsystem a und b den Bereich $a^2 + b^2 \leq 1$ durchläuft. Diese Flächenschar besteht aus der Gesamtheit aller Ebenen, welche vom Nullpunkte die Entfernung 1 besitzen.

2. Einhüllende einparametriger Kurvenscharen.

Wenn eine Schar von Geraden identisch ist mit der Gesamtheit der Tangenten an eine ebene Kurve E — wie z.B. die Schar der Normalen einer Kurve C mit den Tangenten an deren Evolute E (vgl. Bd. I, S. 265) —, so werden wir sagen, daß die Geradenschar von der Kurve E eingehüllt wird. Ebenso werden wir sagen, daß die Schar der Kreise vom Radius 1 mit dem Mittelpunkt auf der x-Achse, also der Kreise mit den Gleichungen $(x - c)^2 + y^2 - 1 = 0$, von den beiden Parallelen

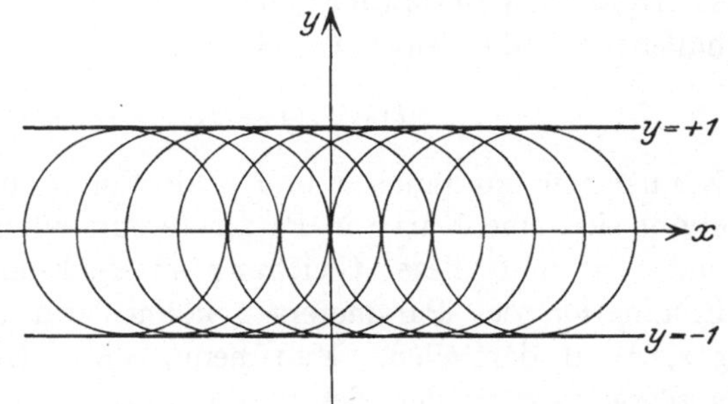

Fig. 51. Kreisschar mit Enveloppe.

$y = 1$ und $y = -1$ zur x-Achse eingehüllt wird, welche jeden dieser Kreise berühren. Die Berührungspunkte der Einhüllenden und der Scharkurven können wir in diesen Beispielen erhalten, indem wir zwei benachbarte Scharkurven mit den Parameterwerten c und $c + h$ zum Schnitt bringen und dann h gegen Null streben lassen; man sagt mit einer unmißverständlichen Abkürzung: diese Einhüllenden sind der geometrische Ort der Schnittpunkte unendlich benachbarter Scharkurven.

Auch bei anderen Kurvenscharen kann es eintreten, daß es zu der Schar eine Kurve E gibt, welche in jedem ihrer Punkte von einer mit diesem Punkt sich ändernden Kurve der Schar berührt wird; dann nennt man E *Einhüllende* oder *Enveloppe* der Kurvenschar. Es entsteht nun die Frage, wie man zu einer Kurvenschar $f(x, y, c) = 0$ eine Einhüllende E finden kann. Wir schicken zunächst eine Plausibilitätsbetrachtung voraus, indem wir annehmen, daß eine Enveloppe E wirklich vorhanden ist, und daß wir sie wie in den obigen Beispielen als geometrischen Ort der Schnittpunkte unendlich benachbarter Scharkurven erhalten können[1]. Dann erhalten wir den Berührungspunkt

---

[1] Da diese letzte Voraussetzung sich an Beispielen als zu eng erweist, werden wir sogleich die Plausibilitätsbetrachtung durch eine vollständigere ersetzen.

der Kurve $f(x, y, c) = 0$ mit der Kurve E analytisch folgendermaßen: Neben dieser Kurve betrachten wir eine Nachbarkurve $f(x, y, c + h) = 0$, fassen den Schnittpunkt der beiden Kurven ins Auge und lassen h gegen Null streben; der Schnittpunkt muß dann in den fraglichen Berührungspunkt hineinrücken. Für den Schnittpunkt gilt zugleich mit den beiden Gleichungen $f(x, y, c + h) = 0$ und $f(x, y, c) = 0$ auch die Gleichung

$$\frac{f(x, y, c + h) - f(x, y, c)}{h} = 0;$$

in ihr können wir leicht den Grenzübergang $h \to 0$ vornehmen; wir erhalten, da wir die Existenz der partiellen Ableitung f_c voraussetzen, sofort für den Berührungspunkt der Kurve $f(x, y, c) = 0$ mit der Einhüllenden E die beiden Gleichungen

$$f(x, y, c) = 0, \quad f_c(x, y, c) = 0.$$

Können wir aus ihnen x und y als Funktionen von c ausdrücken, so ergibt sich eine Kurve in Parameterdarstellung mit dem Parameter c, und zwar muß dieser Gleichung unsere Einhüllende genügen. Durch Elimination des Parameters c können wir sie auch in der Gestalt $g(x, y) = 0$ darstellen. Man nennt diese Gleichung die *„Diskriminantengleichung"* der Schar, die durch $g(x, y) = 0$ gegebene Kurve die *Diskriminantenkurve*.

Wir werden also zu folgender Regel geführt: *Um die Einhüllende einer Kurvenschar $f(x, y, c) = 0$ zu erhalten, betrachten wir gleichzeitig die beiden Gleichungen $f(x, y, c) = 0$ und $f_c(x, y, c) = 0$ und versuchen, aus ihr x und y als Funktionen von c darzustellen, oder aus ihnen die Größe c zu eliminieren.*

Wir wollen nun die obige heuristische Überlegung durch eine vollständigere und allgemeinere ersetzen, welche von der eigentlichen Definition der Enveloppe als Berührungskurve ausgeht; dabei werden wir erkennen, unter welchen Bedingungen unsere Regel wirklich die Einhüllende liefert und was für sonstige Möglichkeiten vorliegen.

Wir setzen zunächst voraus, E wäre eine Enveloppe, die sich mittels des Parameters c durch zwei stetig differenzierbare Funktionen

$$x = x(c), \quad y = y(c)$$

mit $\left(\frac{dx}{dc}\right)^2 + \left(\frac{dy}{dc}\right)^2 \neq 0$ darstellen läßt und im Punkte mit dem Parameter c von der Scharkurve mit demselben Parameter c berührt wird. Im Berührungspunkte gilt zunächst die Gleichung $f(x, y, c) = 0$; denken wir uns sodann in dieser Gleichung für x und y die Ausdrücke $x(c)$ und $y(c)$ eingetragen, so bleibt sie für alle Werte von c aus dem betreffenden Intervalle erfüllt. Differenzieren wir diese Gleichung nach c, so erhalten wir sofort

$$f_x \frac{dx}{dc} + f_y \frac{dy}{dc} + f_c = 0.$$

Nun drückt sich aber die Forderung der Berührung durch die Bedingung

$$f_x \frac{dx}{dc} + f_y \frac{dy}{dc} = 0$$

aus, da die Größen $\frac{dx}{dc}$ und $\frac{dy}{dc}$ den Richtungskosinus der Tangente von E, die Größen f_x und f_y den Richtungskosinus der Normalen der Scharkurve $f(x, y, c) = 0$ proportional sind. Somit folgt sofort für die Enveloppe das Bestehen der Gleichung $f_c = 0$, und wir haben also unsere *obige Regel* als *notwendige Bedingung* für unsere Enveloppe erkannt.

Um zu erkennen, inwiefern sie auch hinreichenden Charakter trägt, nehmen wir an, eine durch zwei stetig differenzierbare Funktionen $x = x(c)$ und $y = y(c)$ dargestellte Kurve E genüge den beiden Gleichungen $f(x, y, c) = 0$ und $f_c(x, y, c) = 0$. Denken wir uns in die erste Gleichung wieder x und y als Funktionen von c eingetragen, so erhalten wir durch Differentiation nach c unter Berücksichtigung der zweiten Gleichung $f_c = 0$ sofort die Relation $f_x \frac{dx}{dc} + f_y \frac{dy}{dc} = 0$, welche also für alle Punkte von E besteht. Falls nun in einem Punkte von E der Ausdruck $f_x^2 + f_y^2$ von Null verschieden ist und daher sicherlich eine bestimmte Tangente an die Scharkurve im betreffenden Punkte existiert, so besagt unsere Gleichung, daß tatsächlich Berührung zwischen E und der Scharkurve stattfindet. Unter dieser weiteren Voraussetzung ist also unsere Regel auch eine hinreichende Bedingung für die Enveloppe. Wenn jedoch f_x und f_y beide verschwinden, so liegt, wie wir in § 2, 2 sahen, im allgemeinen ein singulärer Punkt der Scharkurve vor, und wir können keinen Schluß über Berührung ziehen.

In jedem Falle ist also nach Aufsuchung der Diskriminantenkurve noch eine besondere Untersuchung notwendig, ob sie tatsächlich Einhüllende oder inwieweit sie es nicht ist.

Zum Schluß sei die Bedingung für die Diskriminantenkurve einer in Parameterform

$$x = \varphi(t, c), \qquad y = \psi(t, c)$$

mit dem Kurvenparameter t dargestellten Kurvenschar angegeben, sie lautet:

$$\varphi_t \psi_c - \varphi_c \psi_t = 0.$$

Man erhält sie z. B. ohne weiteres, wenn man durch Elimination von t von der Parameterdarstellung der Kurvenschar zu der ursprünglichen Darstellung übergeht.

3. Beispiele.

1. $(x-c)^2+y^2=1$. Diese Gleichung stellt die schon in Nr. 1 betrachtete Schar von Kreisen mit dem Radius 1 dar, deren Mittelpunkt über die x-Achse läuft. Geometrisch sieht man sofort, daß die Einhüllende aus den beiden Geraden $y=+1$ und $y=-1$ bestehen muß. Wir bestätigen dieses Ergebnis auch an Hand unserer Regel; denn

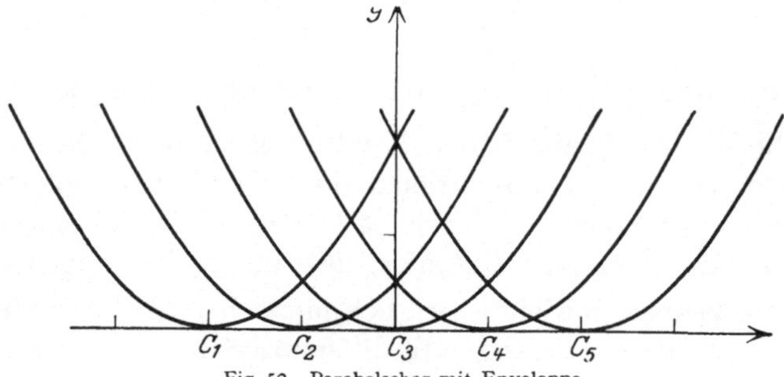
Fig. 52. Parabelschar mit Enveloppe.

die beiden Gleichungen $(x-c)^2+y^2=1$ und $-2(x-c)=0$ liefern die Einhüllende unmittelbar in der Gestalt $y^2=1$.

2. Die Schar der Kreise mit dem Radius 1, welche durch den Nullpunkt gehen, deren Mittelpunkt also auf dem Kreis mit dem Radius 1

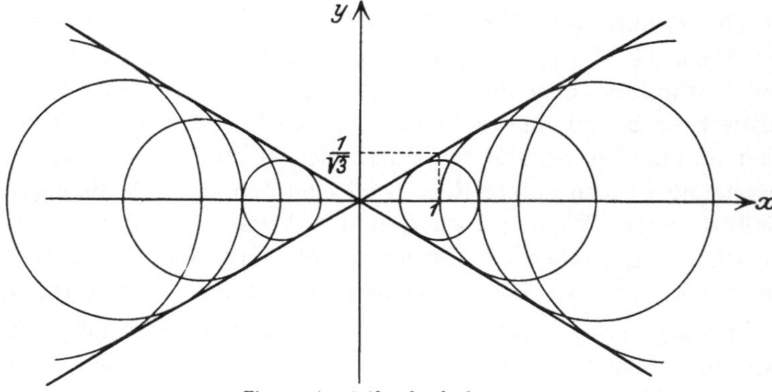
Fig. 53. $(x-2c)^2+y^2-c^2=0$.

um den Nullpunkt liegt, wird gegeben durch die Gleichung

$$(x-\cos c)^2+(y-\sin c)^2=1 \quad \text{oder} \quad x^2+y^2-2x\cos c-2y\sin c=0.$$

Durch Nullsetzen der Ableitung nach c erhalten wir $x\sin c-y\cos c=0$. Beiden Gleichungen genügt der Nullpunkt $x=0$ und $y=0$. Ist jedoch $x^2+y^2\neq0$, so folgt aus unseren Gleichungen leicht $\sin c=-\dfrac{x}{2}$, $\cos c=-\dfrac{y}{2}$, also durch Elimination von c die Gleichung $x^2+y^2=4$. Unsere Regel liefert somit den Kreis mit dem Radius 2 um den

Nullpunkt als Enveloppe, entsprechend der geometrischen unmittelbaren Anschauung, zweitens aber noch den Nullpunkt als isolierten Punkt.

3. Die Schar der Parabeln $(x-c)^2 - 2y = 0$ hat ebenfalls, wie man sofort geometrisch oder formelmäßig erkennt, eine Einhüllende, nämlich die x-Achse.

4. Wir betrachten die Schar der Kreise $(x-2c)^2 + y^2 - c^2 = 0$ (s. Fig. 53). Die Differentiation nach c ergibt $2x - 3c = 0$, und durch Einsetzen erhalten wir als Gleichung der Einhüllenden

$$y^2 = \frac{x^2}{3},$$

d.h. die Einhüllende wird durch die beiden Geraden $y = \frac{1}{\sqrt{3}}x$ und $y = -\frac{1}{\sqrt{3}}x$ gebildet. Der Nullpunkt bildet insofern eine Ausnahme, als in ihm keine Berührung mehr stattfindet.

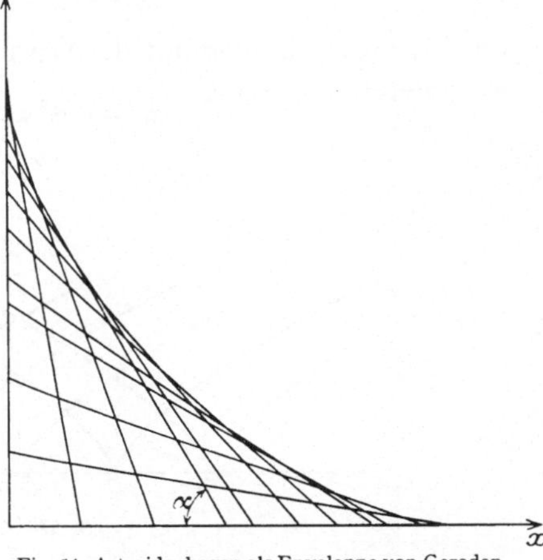

Fig. 54. Astroidenbogen als Enveloppe von Geraden.

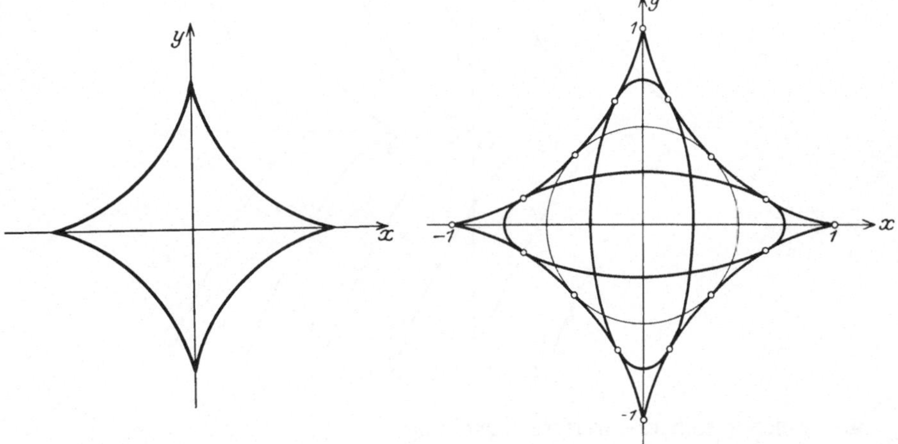

Fig. 55. Astroide.   Fig. 56. Astroide als Enveloppe von Ellipsen.

5. Ein weiteres Beispiel liefert uns die Schar der geraden Linien, aus welchen durch die x- und y-Achse ein Stück der Länge 1 herausgeschnitten wird. Verstehen wir unter $\alpha = c$ den in der Fig. 54 angegebenen Winkel, so werden diese geraden Linien durch die Gleichung

$$\frac{x}{\cos\alpha} + \frac{y}{\sin\alpha} = 1$$

dargestellt. Die Einhüllungsbedingung lautet

$$\frac{\sin\alpha}{\cos^2\alpha}\,x - \frac{\cos\alpha}{\sin^2\alpha}\,y = 0$$

und liefert zusammen mit der Geradengleichung für die Einhüllende die Parameterdarstellung

$$x = \cos^3\alpha, \qquad y = \sin^3\alpha,$$

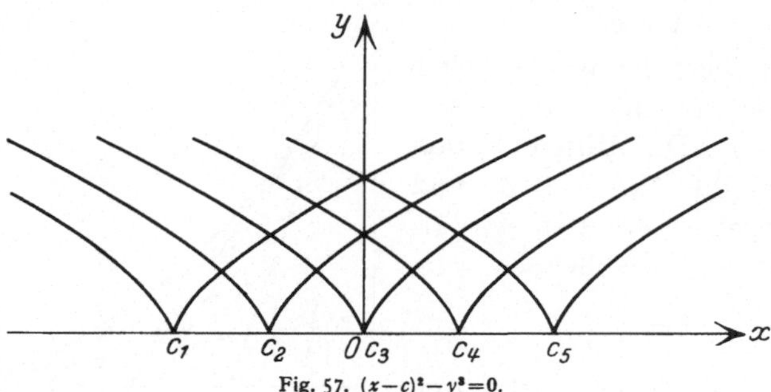

Fig. 57. $(x-c)^2-y^3=0$.

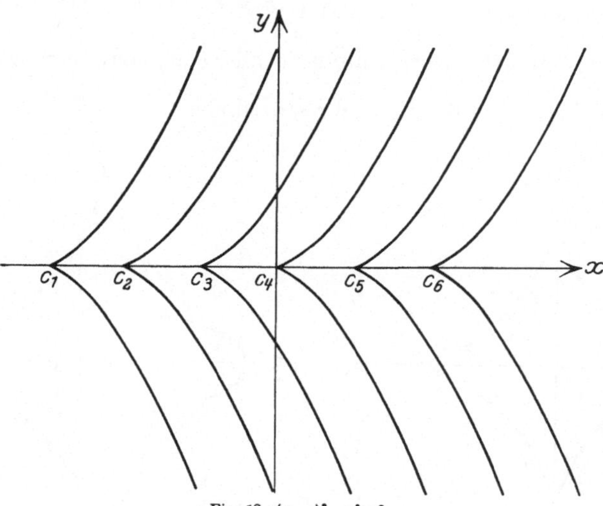

Fig. 58. $(x-c)^3-y^2=0$.

aus welcher sich die weitere Gleichung

$$x^{\frac{2}{3}} + y^{\frac{2}{3}} = 1$$

ergibt. Diese Kurve nennt man *Astroide*. Sie besteht (Fig. 54, 55) aus vier symmetrischen Ästen mit vier Spitzen.

6. Die Astroide $x^{\frac{2}{3}} + y^{\frac{2}{3}} = 1$ erscheint auch als Einhüllende der Schar von Ellipsen

$$\frac{x^2}{c^2} + \frac{y^2}{(1-c)^2} = 1$$

mit der konstanten Summe 1 der Halbachsen c und $1-c$ (Fig. 56).

7. Daß unter Umständen unsere Vorschrift keine Einhüllende zu liefern braucht, zeigt das Beispiel der Kurvenschar $(x-c)^2 - y^3 = 0$. Wir erhalten hier durch unsere Regel die x-Achse, welche jedoch, wie Fig. 57 zeigt, nicht Einhüllende, sondern geometrischer Ort für die Spitzen der Scharkurven ist und von diesen nicht berührt wird.

8. Bei der Schar

$$(x - c)^3 - y^2 = 0$$

erhalten wir als Diskriminantenkurve auch die x-Achse (s. Fig. 58). Sie ist wiederum geometrischer Ort für die Spitzen, wird aber doch von den Kurven berührt und muß in diesem Sinne ebenfalls als Einhüllende bezeichnet werden.

9. Ein weiteres Beispiel, bei welchem die Diskriminantenkurve sowohl aus der Einhüllenden als auch aus dem Ort der Knotenpunkte besteht, gibt die Schar der sog. *Strophoiden*

$$[x^2 + (y - c)^2]\,(x - 2) + x = 0$$

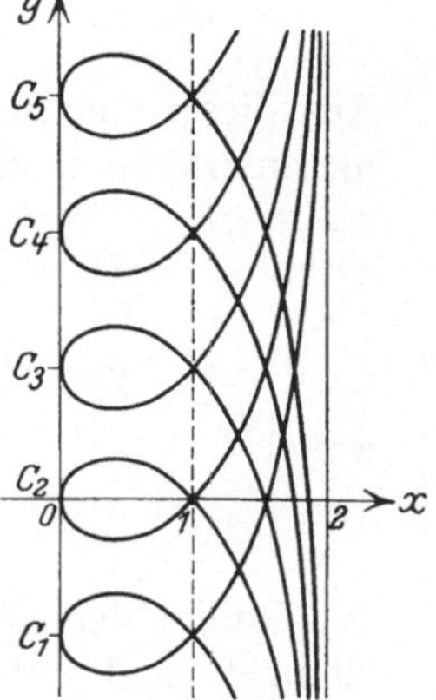

Fig. 59. Strophoiden.

(Fig. 59). Alle Kurven der Schar sind untereinander kongruent und entstehen auseinander durch Verschiebung in der y-Richtung. Durch Differentiation erhalten wir $f_c = -2(y-c)(x-2) = 0$, d.h. es muß entweder $x = 2$ oder $y = c$ sein. Die Gerade $x = 2$ kommt nicht in Betracht, da sich für $x = 2$ kein endliches y ergibt. Wir haben also $y = c$, also die Diskriminantenkurve $x^2(x - 2) + x = 0$. Diese Kurve zerfällt in die beiden Geraden $x = 0$ und $x = 1$. Wie man aus Fig. 59 entnimmt, ist nur $x = 0$ Einhüllende, während $x = 1$ die Knotenpunkte der Strophoiden trägt.

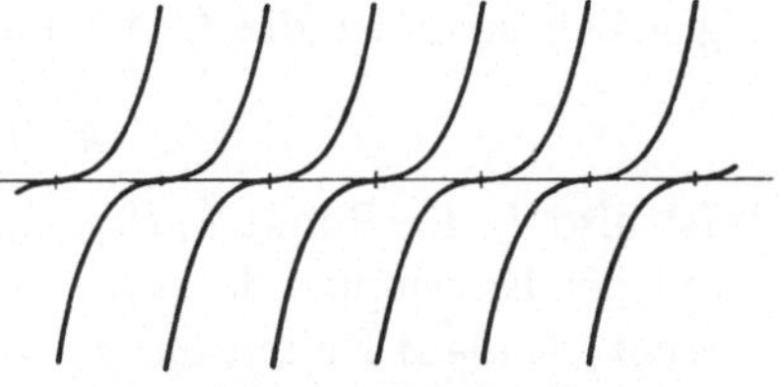

Fig. 60. Schar kubischer Parabeln.

10. Daß eine Enveloppe nicht geometrischer Ort der Schnittpunkte unendlich benachbarter Scharkurven zu sein braucht, zeigt die Schar der kongruenten parallelen kubischen Parabeln $y - (x - c)^3 = 0$, von denen niemals zwei einander schneiden. Unsere Regel liefert sofort die Gleichung $f_c = 3(x - c)^2 = 0$; somit ist die x-Achse $y = 0$ Diskriminantenkurve; da sie alle Scharkurven in der vorgeschriebenen Weise berührt, so ist sie die Enveloppe.

11. Der Begriff der Enveloppe ermöglicht es, eine neue Definition für die Evolute einer Kurve C zu geben (vgl. Bd. I, S. 243). C soll durch $x = \varphi(t)$, $y = \psi(t)$ gegeben sein. Dann definiert man die Evolute E

von C als die Enveloppe der Normalen von C. Da die Normalen von C als

$$[x - \varphi(t)]\,\varphi'(t) + [y - \psi(t)]\,\psi'(t) = 0$$

gegeben sind, findet man die Enveloppe durch Differenzierung dieser Gleichung nach t:

$$0 = [x - \varphi(t)]\,\varphi''(t) + [y - \psi(t)]\,\psi''(t) - \varphi'^{2}(t) - \psi'^{2}(t).$$

Aus dieser und der vorangehenden Gleichung erhält man die Parameterdarstellung der Enveloppe,

$$x = \varphi(t) - \psi'(t)\,\frac{\varphi'^{2} + \psi'^{2}}{\psi''\varphi' - \varphi''\psi'} = \varphi - \frac{\psi'\varrho}{\sqrt{\varphi'^{2} + \psi'^{2}}},$$

$$y = \psi(t) + \varphi'(t)\,\frac{\varphi'^{2} + \psi'^{2}}{\psi''\varphi' + \varphi''\psi'} = \psi + \frac{\varphi'\varrho}{\sqrt{\varphi'^{2} + \psi'^{2}}},$$

wobei

$$\varrho = \frac{(\varphi'^{2} + \psi'^{2})^{\frac{3}{2}}}{\psi''\varphi' - \varphi''\psi'}$$

den Radius der Krümmung (vgl. Bd. I, S. 242) bezeichnet. Diese Gleichungen sind mit den im Bd. I, S. 243 für die Evolute gegebenen identisch.

12. Eine Kurve C soll durch $x = \varphi(t)$, $y = \psi(t)$ gegeben sein. Man bilde die Enveloppe E der Kreise mit Mittelpunkten auf C, welche durch den Nullpunkt O gehen. Da diese Kreise durch

$$x^{2} + y^{2} - 2x\,\varphi(t) - 2y\,\psi(t) = 0$$

gegeben sind, ist die Gleichung von E

$$x\,\varphi'(t) + y\,\psi'(t) = 0.$$

Ist also P der Punkt $(\varphi(t), \psi(t))$ und $Q(x, y)$ der entsprechende Punkt auf der Enveloppe, dann ist OQ zu der Tangente von C durch P senkrecht. Da laut Definition $PQ = PO$ ist, bilden PO und PQ die gleichen Winkel mit der Tangente von C durch P.

Wenn man sich O als einen leuchtenden Punkt und C als eine reflektierende Kurve vorstellt, dann ist QP der Strahl, der OP bei der Reflektion entspricht. Die Enveloppe der reflektierten Strahlen heißt die *Brennlinie* von C in bezug auf O. *Die Brennlinie ist die Evolute von E.* Der reflektierte Strahl PQ steht nämlich senkrecht auf E, denn ein Kreis mit dem Mittelpunkt P berührt E in Q, und die Enveloppe der Normalen von E ist ihre Evolute, wie man aus dem vorangehenden Beispiel ersieht.

Zum Beispiel möge C ein durch O gehender Kreis sein. Dann ist E die durch den Punkt O' eines mit C kongruenten und auf C rollenden Kreises C' beschriebene Bahn, wenn zu Beginn des Rollens O und O'

zusammenfallen. Während der Bewegung sind nämlich O und O' in bezug auf die gemeinsame Tangente der beiden Kreise symmetrisch. E ist also eine spezielle Epizykloide, und zwar eine Kardioide. Da die Evolute einer Epizykloide eine ähnliche Epizykloide ist, ist die Brennlinie von C in bezug auf O in diesem Falle eine Kardioide.

4. Einhüllende von Flächenscharen.

Ähnliches wie für die Einhüllenden von Kurvenscharen gilt auch für die Einhüllenden von Flächen. Betrachten wir zunächst eine einparametrige Flächenschar $f(x, y, c) = 0$ für ein bestimmtes Intervall des Parameters c, so werden wir unter einer Einhüllenden eine Fläche E verstehen, die von jeder Fläche der Schar längs einer **ganzen Kurve** berührt wird derart, daß die Gesamtheit dieser Berührungskurven eine einparametrige auf der Einhüllenden E gelegene Kurvenschar bildet, welche die Einhüllende überstreicht. Ein Beispiel bildet die Schar aller Kugeln mit dem Radius 1 um die Punkte der z-Achse. Man sieht anschaulich, daß der um die z-Achse mit dem Radius 1 herumgelegte Zylinder $x^2 + y^2 - 1 = 0$ Einhüllende ist, wobei die Schar der Berührungskurven einfach aus denjenigen Kreisen besteht, welche zur x, y-Ebene parallel sind, den Radius 1 besitzen und ihren Mittelpunkt auf der z-Achse haben[1].

Heuristisch gelangt man zur Einhüllenden unter Voraussetzung ihrer Existenz genau wie in Nr. 2 folgendermaßen: Wir betrachten zunächst zwei zu verschiedenen Parameterwerten c und $c + h$ gehörige Flächen $f(x, y, z, c) = 0$ und $f(x, y, z, c + h) = 0$; diese beiden Gleichungen zusammen definieren die Schnittkurve der beiden Flächen, wobei wir ausdrücklich die Voraussetzung machen, daß eine solche Schnittkurve existiert. Für diese Schnittkurve gilt gleichzeitig mit den beiden obigen Gleichungen auch jede aus ihnen durch lineare Kombination entstehende Gleichung, insbesondere die Gleichung

$$\frac{f(x, y, z, c + h) - f(x, y, z, c)}{h} = 0.$$

Lassen wir h gegen Null streben, so strebt die Schnittkurve einer gewissen Grenzlage zu, und die Grenzkurve wird durch die beiden Gleichungen

$$f(x, y, z, c) = 0, \qquad f_c(x, y, z, c) = 0$$

definiert. Diese Grenzkurve, die man in unpräziser, aber anschaulich unmittelbar verständlicher Art oft auch als Schnittkurve zweier „unendlich benachbarter" Flächen der Schar bezeichnet, hängt noch

---

[1] Die Einhüllenden für Kugelflächen von konstantem Radius, deren Mittelpunkt auf Kurven geführt wird, heißen allgemein *Röhrenflächen* oder *Kanalflächen*.

von dem Parameter c ab. Alle Schnittkurven für die verschiedenen c bilden eine von dem Parameter c abhängige Schar von Raumkurven. Eliminiert man aus den beiden obigen Gleichungen den Parameter c, so erhält man eine Gleichung, die Diskriminantengleichung. In derselben Weise wie in Nr. 2 kann man zeigen, daß die Enveloppe jedenfalls dieser „Diskriminantengleichung" genügen muß.

Ganz wie bei den ebenen Kurvenscharen überzeugt man sich, daß die Tangentialebene dieser Diskriminantenfläche zugleich Tangentialebene an die betreffende Fläche der Schar ist, wenn letztere dort keinen singulären Punkt besitzt, also jedenfalls wenn $f_x^2 + f_y^2 + f_z^2 \neq 0$ ist. Die Diskriminantenfläche liefert also wieder die Einhüllende der Schar und die Örter der Singularitäten von Flächen der Schar.

Als Beispiel betrachten wir zunächst die schon erwähnte Schar von Kugeln

$$x^2 + y^2 + (z - c)^2 - 1 = 0.$$

Um die Einhüllende zu finden, haben wir die weitere Gleichung

$$- 2(z - c) = 0$$

hinzuzunehmen. Bei festem Wert von c definieren die beiden Gleichungen offenbar genau den früher beschriebenen Kreis vom Radius 1 parallel zur x, y-Ebene in der Höhe $z = c$. Eliminieren wir aus den beiden Gleichungen den Parameter c, so erhalten wir als Gleichung der Einhüllenden $x^2 + y^2 - 1 = 0$, d.h. die Gleichung des auf der x, y-Ebene senkrecht stehenden Kreiszylinders um die z-Achse mit dem Grundkreisradius 1.

Während bei Kurvenscharen die Bildung der Einhüllenden lediglich für einparametrige Scharen einen Sinn hat, kann man bei Flächenscharen auch Einhüllende von zweiparametrigen Scharen $f(x, y, z, c_1, c_2) = 0$ aufsuchen. Betrachten wir z.B. die Schar sämtlicher Kugeln mit dem Radius 1 und dem Mittelpunkt auf der x, y-Ebene dargestellt durch die Gleichung

$$(x - c_1)^2 + (y - c_2)^2 + z^2 - 1 = 0,$$

so zeigt uns die Anschauung sofort, daß die beiden Ebenen $z = 1$ und $z = -1$ in jedem ihrer Punkte von einer Fläche der Schar berührt werden. Allgemein wollen wir unter einer Einhüllenden einer zweiparametrigen Flächenschar eine solche Fläche E verstehen, welche in jedem ihrer Punkte P von einer Fläche der Schar berührt wird derart, daß bei Durchlaufung von E die Parameterwerte c_1, c_2 der in P berührenden Scharfläche einen gewissen Bereich der c_1, c_2-Ebene durchlaufen, und daß verschiedenen Punkten (c_1, c_2) auch verschiedene Punkte von E entsprechen. Eine Fläche der Schar berührt also jetzt die Einhüllende im allgemeinen nur in einem **Punkte**, nicht wie früher längs einer ganzen Kurve.

Unter ähnlichen Voraussetzungen wie vorhin erhalten wir für den Berührungspunkt einer Fläche der Schar mit der Einhüllenden, falls diese existiert, die Gleichungen

$$f(x, y, z, c_1, c_2) = 0, \qquad f_{c_1}(x, y, z, c_1, c_2) = 0, \qquad f_{c_2}(x, y, z, c_1, c_2) = 0.$$

Aus diesen drei Gleichungen können wir im allgemeinen die Koordinaten des Berührungspunktes jeder einzelnen Fläche berechnen, indem wir den Parametern die betreffenden Werte erteilen. Eliminieren wir umgekehrt die beiden Parameter c_1 und c_2, so erhalten wir eine Gleichung, der die Einhüllende sicher genügen muß.

Beispielsweise wird die Gesamtheit aller Kugeln mit dem Radius 1 und dem Mittelpunkt auf der x, y-Ebene durch die Gleichung $f(x, y, z, c_1, c_2) = (x - c_1)^2 + (y - c_2)^2 + z^2 - 1 = 0$ mit den beiden Parametern c_1 und c_2 gegeben. Unsere Regel für die Enveloppenbildung gibt die beiden Gleichungen

$$f_{c_1} = -2(x - c_1) = 0 \quad \text{und} \quad f_{c_2} = -2(y - c_2) = 0;$$

somit erhalten wir als Diskriminantengleichung $z^2 - 1 = 0$, und tatsächlich sind die beiden Ebenen $z = +1$ und $z = -1$ Enveloppen, wie wir anschaulich schon sahen.

§ 6. Maxima und Minima.

1. Notwendige Bedingungen.

Zu den wichtigsten Anwendungen der Differentiation gehört auch bei mehreren unabhängigen Veränderlichen die Theorie der Maxima und Minima.

Betrachten wir zunächst eine Funktion $u = f(x, y)$ von zwei unabhängigen Veränderlichen x und y und veranschaulichen sie durch eine Fläche im x, y, u-Raume, dann sagen wir, daß diese Fläche ein Maximum mit den Koordinaten x_0 und y_0 besitzt, wenn alle Werte von u für eine gewisse (allseitige) Umgebung dieses Punktes P_0 kleiner als der Wert $u_0 = f(x_0, y_0)$ sind. Anschaulich entspricht einem solchen Maximum ein Gipfelpunkt der Fläche. Entsprechend wollen wir den Punkt (x_0, y_0) ein Minimum nennen, wenn alle Funktionswerte in einer gewissen Umgebung von P_0 größer als der Funktionswert $u_0 = f(x_0, y_0)$ sind. Genau wie bei einer Veränderlichen beziehen sich die beiden Begriffe immer nur auf eine passend klein abzugrenzende Umgebung; in ihrem Gesamtverlauf betrachtet, kann die Fläche sehr wohl Punkte haben, die höher liegen als Gipfelpunkte. Analytisch formulieren wir unsere Definition allgemein für Funktionen auch von mehr als zwei Veränderlichen folgendermaßen: *Eine Funktion* $u = f(x, y, \ldots)$ *besitzt an der Stelle* $(x_0, y_0, \ldots)$ *ein Maximum bzw. ein Minimum, wenn sie in einer Umgebung dieser Stelle überall kleinere* (oder jedenfalls nicht größere) *bzw. überall größere* (oder jedenfalls nicht kleinere) *Funktionswerte annimmt als in diesem Punkte selbst.* Bei dieser Definition sei nochmals betont, daß sie stets auf eine passend abzugrenzende (nach allen Seiten sich erstreckende) Umgebung Bezug nimmt. Es kann also sehr wohl in einem abgeschlossenen Bereich der Wert eines Maximums unterhalb des in diesem Bereich angenommenen größten Wertes der Funktion liegen[1]. Wird der größte Wert am Rande angenommen, so braucht er, ganz wie bei einer unabhängigen Veränderlichen, keineswegs ein Maximum bzw. ein Minimum in dem eben definierten Sinne zu sein. Betrachten wir z.B. die für die ganze Ebene definierte Funktion $u = x + y$ nur in dem Quadrat $0 \leq x \leq 1$, $0 \leq y \leq 1$, so erkennen wir, daß in diesem abgeschlossenen Bereich der kleinste Wert Null im Nullpunkt angenommen wird. Dieser kleinste Wert Null ist aber kein Minimum. Denn betrachten wir die Funktion $u = x + y$ in einer allseitigen Umgebung des Nullpunktes, so sehen wir, daß dort auch negative Werte, also kleinere Werte als Null angenommen werden. Wissen wir anderseits, daß der größte oder der kleinste Wert einer Funktion in einem einzigen inneren Punkt des betrachteten Bereiches angenommen wird, so muß notwendig die betreffende Stelle ein Maximum bzw. ein Minimum in dem eben definierten Sinne darstellen.

Wir geben zunächst *notwendige Bedingungen* für das Eintreten eines solchen Extremums (ebenso wie bei einer unabhängigen Veränderlichen führen wir das Wort[2] *Extremum* ein, wenn zwischen Maximum und Minimum nicht weiter unterschieden werden soll), d.h. Bedingungen, die an einer Stelle $(x_0, y_0, \ldots)$ erfüllt sein müssen, wenn dort ein Extremum liegen soll. *Notwendig für das Eintreten eines Maximums oder Minimums einer differenzierbaren Funktion* $u = f(x, y, z, \ldots)$ *an der Stelle* P_0 *mit den Koordinaten* $(x_0, y_0, z_0, \ldots)$ *sind die Gleichungen*

$$f_x(x_0, y_0, z_0, \ldots) = 0,$$
$$f_y(x_0, y_0, z_0, \ldots) = 0,$$
$$f_z(x_0, y_0, z_0, \ldots) = 0,$$
$$\cdots\cdots\cdots\cdots\cdots\cdots$$

----

[1] Daß in einem abgeschlossenen Bereich eine stetige Funktion stets an irgendeiner Stelle einen größten und einen kleinsten Wert annimmt, ist uns bekannt (vgl. S. 86).

[2] Anderseits, wie wir später sehen werden (S. 180), sind in dem Ausdrucke *stationärer Wert* Stellen einbegriffen, in welchen weder ein Maximum noch ein Minimum eintritt.

In der Tat folgen diese Bedingungen sofort aus den bekannten Bedingungen für eine unabhängige Veränderliche. Denn denken wir uns etwa die Veränderlichen $y, z, \ldots$ bei den Werten $y = y_0,\ z = z_0, \ldots$ festgehalten und unsere Funktion in der Umgebung von P lediglich als Funktion von x betrachtet, so muß diese Funktion von x an der Stelle $x = x_0$ ein Extremum haben, d.h. nach unseren früheren Ergebnissen muß $f_x(x_0, y_0, z_0, \ldots) = 0$ sein.

Geometrisch bedeutet das Verschwinden der partiellen Ableitungen im Falle zweier unabhängiger Veränderlicher x und y, daß die Tangentialebene an die Fläche $u = f(x, y)$ im Punkte (x_0, y_0) parallel zur x, y-Ebene verläuft.

Für manche Zwecke ist es bequemer, die Bedingungen formal in eine einzige Gleichung zusammenzufassen; sie lautet

$$df(x_0, y_0, z_0, \ldots) = f_x(x_0, y_0, z_0, \ldots)\, dx + f_y(x_0, y_0, z_0, \ldots)\, dy +$$
$$+ f_z(x_0, y_0, z_0, \ldots)\, dz + \cdots = 0,$$

in Worten: *Für eine Extremalstelle muß das Differential* (der lineare Anteil des Zuwachses) *der Funktion verschwinden*, ganz gleichgültig, welche Werte man für die Differentiale $dx, dy, dz, \ldots$ der unabhängigen Veränderlichen $x, y, z, \ldots$ wählt. Umgekehrt folgt aus der obigen Gleichung für beliebige $dx, dy, \ldots$, daß $f_x = f_y = \cdots = 0$ an der betreffenden Stelle ist, indem man alle (von einander unabhängigen) Differentiale außer einem einzigen gleich Null setzt.

Unsere Gleichungen

$$f_x(x_0, y_0, z_0, \ldots) = 0,$$
$$f_y(x_0, y_0, z_0, \ldots) = 0,$$
$$f_z(x_0, y_0, z_0, \ldots) = 0,$$
$$\cdots\cdots\cdots\cdots\cdots\cdots$$

enthalten so viele Unbekannte $x_0, y_0, z_0, \ldots$, wie ihre Anzahl beträgt. Man kann daher aus ihnen im allgemeinen die Stellen der Extremwerte berechnen. Eine so berechnete Stelle braucht aber keineswegs immer ein Extremum zu liefern. Betrachten wir z.B. die Funktion $u = xy$. Unsere beiden Gleichungen geben sofort $x = 0,\ y = 0$; aber in der Umgebung der Stelle $x = 0,\ y = 0$ nimmt die Funktion, je nach dem Quadranten, in dem wir uns befinden, positive oder negative Werte an, hat also gewiß kein Extremum. Die geometrische Anschauung der Fläche $u = xy$, eines hyperbolischen Paraboloides (Fig. 33, S. 100), zeigt uns, daß wir es mit einem „*Sattelpunkt*" zu tun haben.

Um eine einfache Ausdrucksweise zu haben, wollen wir ohne Rücksicht auf die Frage, ob die betreffende Stelle ein Extremum liefert oder nicht, jede Stelle $(x_0, y_0, z_0, \ldots)$ mit $f_x = 0,\ f_y = 0,\ f_z = 0, \ldots$ bzw.

mit
$$df = f_x\,dx + f_y\,dy + f_z\,dz + \cdots = 0$$

dadurch bezeichnen, daß wir sagen, in ihr habe die Funktion $u = f(x, y, z, \ldots)$ einen *stationären* Wert (vgl. Anmerkung S. 160).

In jedem Falle ist bei einer differenzierbaren Funktion jede Stelle im Inneren eines abgeschlossenen Bereiches, in welcher dort der größte oder kleinste Wert angenommen wird, eine solche stationäre Stelle.

Zur Entscheidung, ob und wann die aus unseren Gleichungen gefundenen stationären Werte ein Extremum geben, bedarf es jedenfalls einer weiteren Untersuchung. In vielen Fällen allerdings ist die Sachlage von vornherein klar, nämlich immer dann, wenn wir wissen, daß der größte bzw. der kleinste Wert in einem inneren Punkte P des Bereiches angenommen werden muß und wenn zweitens unsere obigen Gleichungen nur ein einziges stationäres Wertsystem $x = x_0$, $y = y_0, \ldots$ bestimmen. Dieses Wertsystem kann dann nichts anderes geben, als den Punkt P, der ja sicher stationären Charakter trägt. Können wir uns aber auf derartige Überlegungen nicht stützen, so müssen wir weitere Betrachtungen anstellen, die wir auf den Anhang dieses Kapitels verschieben. Zunächst wollen wir unser Ergebnis an einigen Beispielen erläutern.

2. Beispiele.

1. Für die Funktion $u = x^2 + y^2$ verschwinden die partiellen Ableitungen nur im Nullpunkte; nur dieser kommt also für ein Extremum in Frage. Es liegt nun wirklich ein Minimum vor, weil $u = x^2 + y^2$ für alle von $(0, 0)$ verschiedenen Wertepaare (x, y) als Summe von Quadraten sicher positiv ist.

2. Die Funktion
$$u = \sqrt{1 - x^2 - y^2}, \qquad (x^2 + y^2 < 1)$$

hat die partiellen Ableitungen
$$u_x = -\frac{x}{\sqrt{1 - x^2 - y^2}}, \qquad u_y = -\frac{y}{\sqrt{1 - x^2 - y^2}},$$

und diese verschwinden nur im Nullpunkt. Es ist auch wirklich ein Extremum vorhanden, und zwar ein Maximum; denn für alle Punkte (x, y) in der Umgebung fällt der Radikand $1 - x^2 - y^2$ kleiner aus als für $x = 0$ und $y = 0$.

3. Wir wollen dasjenige Dreieck konstruieren, für welches das Produkt der Sinus der Winkel am größten ausfällt, d.h. wir suchen die Maxima der Funktion
$$f(x, y) = \sin x \sin y \sin (x + y)$$

im Bereiche $0 \leq x \leq \pi$; $0 \leq y \leq \pi$; $0 \leq x + y \leq \pi$. Da f im Inneren dieses Bereiches positiv ist, so ist sicherlich auch der dort von f angenommene größte Wert positiv. Am Rande des Bereiches, wo also in mindestens einer der den Bereich definierenden Ungleichungen das Gleichheitszeichen gilt, ist $f(x, y) = 0$; somit liegt dieser größte Wert im Inneren.

Durch Differenzieren und Nullsetzen folgen die beiden Gleichungen

$$\cos x \sin y \sin(x + y) + \sin x \sin y \cos(x + y) = 0,$$

$$\sin x \cos y \sin(x + y) + \sin x \sin y \cos(x + y) = 0,$$

aus welchen man nun wegen $0 < x < \pi$; $0 < y < \pi$; $0 < x + y < \pi$ die Bedingung $\operatorname{tg} x = \operatorname{tg} y$ oder $x = y$ entnimmt. Setzen wir diesen Wert etwa in die erste Gleichung ein, so erhalten wir die Relation $\sin 3 x = 0$; es ist demnach $x = \dfrac{\pi}{3}$, $y = \dfrac{\pi}{3}$ die einzige stationäre Stelle, und das gesuchte Dreieck ist gleichseitig.

4. Drei Punkte P_1, P_2, P_3 mit den Koordinaten x_1, y_1 bzw. x_2, y_2 und x_3, y_3 mögen ein spitzwinkeliges Dreieck bilden. Gesucht ist ein vierter Punkt P mit den Koordinaten x, y, für den die Summe der drei Abstände nach P_1, P_2, P_3 möglichst klein wird. Die fragliche Abstandssumme ist eine stetige Funktion von x und y und besitzt sicherlich innerhalb eines sehr großen, das Dreieck einschließenden Kreises irgendwo in einem Punkte P einen kleinsten Wert. Dieser Punkt kann gewiß nicht in einer Dreiecksecke liegen, weil der Höhenfußpunkt einer angrenzenden Seite sicherlich eine kleinere Abstandssumme ergibt. Ebensowenig kann P auf der Kreisperipherie liegen, wenn diese hinreichend weit vom Dreieck entfernt ist. Nun bilden wir mit den Abständen $r_i = \sqrt{(x - x_i)^2 + (y - y_i)^2}$ die Funktion

$$f(x, y) = r_1 + r_2 + r_3,$$

welche überall außer in P_1, P_2, P_3 differenzierbar ist; wir wissen, daß für die Stelle P die beiden Ableitungen nach x und y verschwinden. Durch Differentiation von f gewinnen wir also für P die Beziehungen

$$\frac{x - x_1}{r_1} + \frac{x - x_2}{r_2} + \frac{x - x_3}{r_3} = 0,$$

$$\frac{y - y_1}{r_1} + \frac{y - y_2}{r_2} + \frac{y - y_3}{r_3} = 0.$$

Die drei ebenen Vektoren $\mathfrak{u}_1, \mathfrak{u}_2, \mathfrak{u}_3$ mit den Komponenten

$$\frac{x - x_1}{r_1}, \quad \frac{y - y_1}{r_1} \quad \text{bzw.} \quad \frac{x - x_2}{r_2}, \quad \frac{y - y_2}{r_2} \quad \text{bzw.} \quad \frac{x - x_3}{r_3}, \quad \frac{y - y_3}{r_3},$$

die jeder die Länge 1 haben, besitzen nach diesen Gleichungen die Vektorsumme Null, ergeben also, geometrisch addiert, die Figur eines gleichseitigen Dreiecks. Das heißt, jeder Vektor geht in die Richtung des folgenden durch eine Drehung um $\frac{2}{3}\pi$ über. Da unsere drei Vektoren ihrer Richtung nach mit den drei von P_1, P_2, P_3 nach P führenden Vektoren übereinstimmen, so erscheinen also von dem gesuchten Punkte P aus alle drei Dreiecksseiten unter dem gleichen Winkel $\frac{2}{3}\pi$.

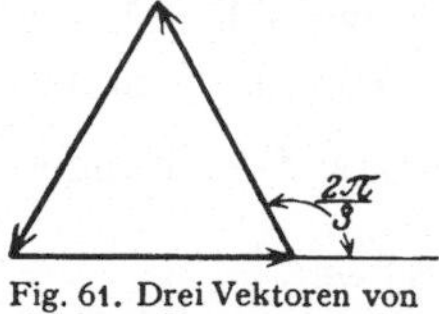

Fig. 61. Drei Vektoren von gleichem Betrag und der Summe Null.

3. Maxima und Minima mit Nebenbedingungen.

In vielen Fällen tritt uns die Aufgabe, Maxima und Minima von Funktionen mehrerer Veränderlicher zu bestimmen, in einer von der behandelten verschiedenen Form entgegen. Sucht man z. B. den Punkt einer gewissen Fläche $\varphi(x, y, z) = 0$, der vom Nullpunkte des Koordinatensystems den kleinsten Abstand aufweist, so hat man das Minimum der Funktion

$$f(x, y, z) = \sqrt{x^2 + y^2 + z^2}$$

zu bestimmen, wobei aber die Größen x, y und z nicht drei unabhängige Veränderliche sind, sondern durch die Flächengleichung $\varphi(x, y, z) = 0$ als Nebenbedingung aneinander gebunden erscheinen. Wir haben es bei solchen „Maxima und Minima mit Nebenbedingungen" keineswegs mit einem grundsätzlich neuartigen Problem zu tun. So braucht man im Beispiele lediglich aus der Gleichung $\varphi(x, y, z) = 0$ eine der Veränderlichen, etwa z, durch die anderen auszudrücken und diesen Ausdruck in die Formel für den Abstand $\sqrt{x^2 + y^2 + z^2}$ einzusetzen; dann hat man ein ganz gewöhnliches Extremumproblem bei einer Funktion der beiden unabhängigen Veränderlichen x und y vor sich.

Es ist aber bequemer und übersichtlicher, die Bedingungsgleichungen für die Extremwerte in einer symmetrischen Gestalt zu schreiben, bei welcher jede Bevorzugung einer der Veränderlichen in Fortfall kommt.

Betrachten wir zunächst als einfachstes, aber doch schon typisches Beispiel das folgende Problem: Es sollen für eine Funktion $f(x, y)$ von zwei Veränderlichen x und y die Extremalstellen aufgesucht werden, wenn x und y nicht voneinander unabhängige Veränderliche sind, sondern durch eine Nebenbedingung

$$\varphi(x, y) = 0$$

verknüpft werden.

Um uns die Verhältnisse zunächst geometrisch plausibel zu machen, nehmen wir an, daß die Nebenbedingung $\varphi(x, y) = 0$ wie in der Fig. 62

durch eine singularitätenfreie Kurve der x, y-Ebene dargestellt ist und daß außerdem die Kurven der Kurvenschar $f(x, y) = \text{konst.} = c$ ein Stück der Ebene bedecken wie in dieser Figur. Es handelt sich dann darum, unter den Kurven dieser Schar, welche die Kurve $\varphi = 0$ schneiden, eine solche zu finden, für welche die Konstante c möglichst groß oder möglichst klein ausfällt. Durchläuft man die Kurve $\varphi = 0$, so schneidet man die Kurven $f(x, y) = c$ im allgemeinen so, daß sich dabei c monoton ändert; wo der Durchlaufungssinn der c-Skala wechselt, haben wir den gesuchten Extremwert zu erwarten. Man sieht aus Fig. 62, daß dies für diejenige Kurve der Schar eintritt, welche die Kurve

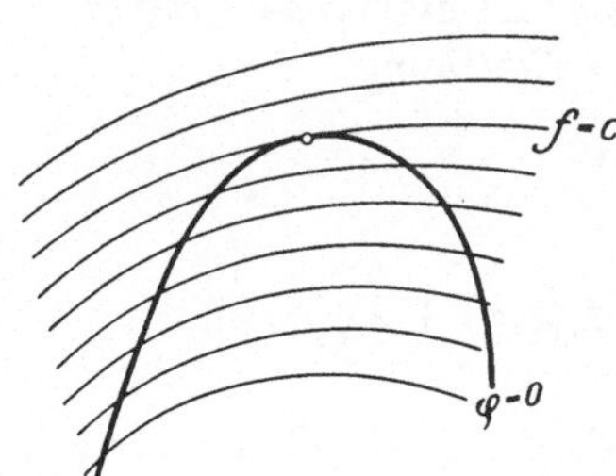

Fig. 62. Extremum von f mit Nebenbedingung $\varphi = 0$.

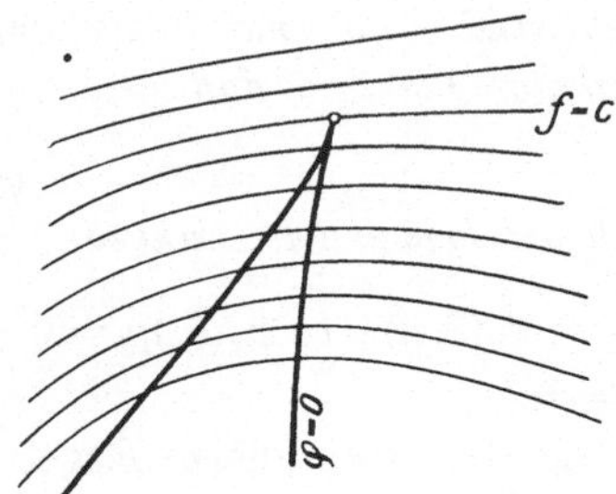

Fig. 63. Extremum bei einer Singularität der Nebenbedingung.

$\varphi = 0$ gerade noch berührt. Die Koordinaten des Berührungspunktes werden die gesuchten Werte $x = \xi$, $y = \eta$ für die Extremalstelle von $f(x, y)$ sein. Berührung heißt, daß die beiden Kurven $f = \text{konst.}$ und $\varphi = 0$ dieselbe Tangente besitzen. Also wird für $x = \xi$, $y = \eta$ die Proportion

$$f_x : f_y = \varphi_x : \varphi_y$$

bestehen, oder es werden, wenn man einen Proportionalitätsfaktor λ einführt, die beiden Gleichungen

$$f_x + \lambda \varphi_x = 0,$$
$$f_y + \lambda \varphi_y = 0$$

erfüllt sein, welche zusammen mit der Gleichung

$$\varphi(x, y) = 0$$

zur Bestimmung der Koordinaten ξ und η des Berührungspunktes sowie des Proportionalitätsfaktors λ ausreichen.

Versagen kann diese Betrachtung z.B. dann, wenn an der Stelle (ξ, η) des Zusammentreffens der Kurve $\varphi = 0$ mit einer Kurve $f = c$ von möglichst großem oder möglichst kleinem c die Kurve $\varphi = 0$ gerade einen singulären Punkt hat, z.B. eine Spitze wie in Fig. 63. Dann bestehen aber die beiden Gleichungen

$$\varphi_x(\xi, \eta) = 0 \quad \text{und} \quad \varphi_y(\xi, \eta) = 0.$$

Jedenfalls werden wir anschaulich zu folgender Regel geführt, die wir in Nr. 4 beweisen werden: *Für das Eintreten eines Extremums der Funktion $f(x, y)$ an der Stelle $x = \xi$, $y = \eta$ unter der Nebenbedingung $\varphi(x, y) = 0$ ist — wenn nicht der Ausnahmefall eintritt, daß an der Stelle (ξ, η) die beiden Gleichungen*

$$\varphi_x(\xi, \eta) = 0 \quad \text{und} \quad \varphi_y(\xi, \eta) = 0$$

erfüllt sind — folgende Bedingung notwendig: Es gibt einen Proportionalitätsfaktor λ derart, daß zusammen mit der Gleichung

$$\varphi(\xi, \eta) = 0$$

auch die beiden Gleichungen

$$f_x(\xi, \eta) + \lambda \varphi_x(\xi, \eta) = 0 \quad \text{und} \quad f_y(\xi, \eta) + \lambda \varphi_y(\xi, \eta) = 0$$

bestehen.

Die eben formulierte Regel nennen wir die *Multiplikatorenregel von* LAGRANGE und den Faktor λ den LAGRANGE*schen Multiplikator*.

Wir sehen, daß diese Regel zur Bestimmung der Größen ξ, η und λ ebenso viele Gleichungen wie Unbekannte liefert. Wir haben also die Aufsuchung der Extremalstelle (ξ, η) ersetzt durch ein Problem, bei dem noch eine unbekannte Größe λ mehr vorkommt, bei dem wir aber dafür den Vorteil einer vollständig symmetrischen Formulierung gewonnen haben. Gewöhnlich spricht man die LAGRANGEsche Regel auch so aus: *Man addiere zur Funktion $f(x, y)$, deren Extrema unter der Nebenbedingung $\varphi(x, y) = 0$ gesucht sind, die Funktion $\varphi(x, y)$, multipliziert mit einem unbekannten, von x und y unabhängigen Multiplikator λ und schreibe die bekannten notwendigen Bedingungen*

$$f_x + \lambda \varphi_x = 0, \quad f_y + \lambda \varphi_y = 0$$

für ein Extremum von $F = f + \lambda \varphi$ auf. Zusammen mit der Nebenbedingung $\varphi = 0$ dienen sie zur Festlegung der Koordinaten für die Extremalstellen und des Multiplikators λ.

Ein einfaches Beispiel mag uns die Handhabung der Multiplikatorenregel erläutern, bevor wir einen präzisen Beweis für sie führen. Wir suchen die Extrema, welche die Funktion

$$u = x y$$

auf dem Kreise mit dem Radius 1 um den Nullpunkt, d.h. unter der Nebenbedingung

$$x^2 + y^2 - 1 = 0$$

annimmt. Für die stationären Stellen ergeben sich nach unserer Regel durch partielles Differenzieren von $xy + \lambda(x^2 + y^2 - 1)$ nach x und y die beiden Gleichungen

$$y + 2\lambda x = 0,$$
$$x + 2\lambda y = 0,$$

zu denen noch die Nebenbedingung

$$x^2 + y^2 - 1 = 0$$

tritt. Durch Auflösung erhält man die vier Punkte

$$\xi = \tfrac{1}{2}\sqrt{2}, \qquad \eta = \tfrac{1}{2}\sqrt{2},$$
$$\xi = -\tfrac{1}{2}\sqrt{2}, \qquad \eta = -\tfrac{1}{2}\sqrt{2},$$
$$\xi = \tfrac{1}{2}\sqrt{2}, \qquad \eta = -\tfrac{1}{2}\sqrt{2},$$
$$\xi = -\tfrac{1}{2}\sqrt{2}, \qquad \eta = \tfrac{1}{2}\sqrt{2},$$

und in der Tat liefern die ersten beiden einen Maximalwert $u = \tfrac{1}{2}$, die letzten beiden einen Minimalwert $u = -\tfrac{1}{2}$ der Funktion $u = xy$. Daß die beiden ersten Stellen wirklich den größten Wert und die beiden letzten den kleinsten Wert der Funktion u liefern, erkennt man folgendermaßen: Unsere Funktion muß auf der Kreislinie einen größten und einen kleinsten Wert annehmen (vgl. S. 86), und da die geschlossene Kreislinie keine Randpunkte besitzt, so müssen die betreffenden Stellen wirklich stationär für unsere Funktion sein.

4. Beweis der Multiplikatorenregel im einfachsten Falle.

Zu einem analytischen Beweis der Multiplikatorenregel gelangen wir ganz naturgemäß, indem wir sie auf das frühere Ergebnis für die „*freien*" *Extrema* zurückführen. Wir nehmen an, daß an der Extremalstelle (ξ, η) nicht beide partielle Ableitungen $\varphi_x(\xi, \eta)$ und $\varphi_y(\xi, \eta)$ verschwinden, daß z. B. dort $\varphi_y \neq 0$ ist. Dann können wir nach § 1, Nr. 3 in der Umgebung dieser Stelle in eindeutiger Weise aus der Gleichung $\varphi(x, y) = 0$ die Größe $y = g(x)$ als differenzierbare Funktion von x bestimmen; setzen wir diesen Ausdruck in $f(x, y)$ ein, so muß die Funktion

$$f\big(x, g(x)\big)$$

für $x = \xi$ ein freies Extremum haben. Dazu ist für $x = \xi$ die Gleichung

$$f'(x) = f_x + f_y\, g'(x) = 0$$

eine notwendige Bedingung. Außerdem gilt für die implizit definierte Funktion $y = g(x)$ die Beziehung $\varphi_x + \varphi_y\, g'(x) = 0$. Multipliziert man nun diese Gleichung mit $\lambda = \dfrac{-f_y}{\varphi_y}$, und addiert sie zu $f_x + f_y\, g'(x) = 0$, so wird, da nach der Definition von λ

$$f_y + \lambda\,\varphi_y = 0$$

ist, auch

$$f_x + \lambda\,\varphi_x = 0.$$

Damit ist die Multiplikatorregel bewiesen.

Wir sehen, wie wesentlich bei diesem Beweis die Voraussetzung ist, daß an der Stelle (ξ, η) nicht gleichzeitig beide Ableitungen φ_x und φ_y verschwinden. Tritt dieses gleichzeitige Verschwinden ein, so wird unsere Regel hinfällig, wie z.B. folgendes Beispiel analytisch zeigt: Es ist die Funktion

$$f(x, y) = x^2 + y^2$$

zum Minimum zu machen, während

$$\varphi(x, y) = (x - 1)^3 - y^2 = 0$$

ist. Der kürzeste Abstand des Nullpunktes von der Kurve $(x-1)^3-y^2=0$ wird nach Fig. 64 offenbar durch die Verbindungslinie des Nullpunktes mit der Spitze S unserer Kurve gegeben [man überzeugt sich sehr leicht, daß der Kreis um den Nullpunkt mit dem Radius 1 sonst nirgends die Kurve $(x - 1)^3 - y^2 = 0$ trifft]. Für die Koordinaten von S, d.h. $x=1$, $y=0$, gelten nun, wie wir sofort sehen, die Gleichungen $\varphi(x, y) = 0$ und $f_y + \lambda\varphi_y = 0$ sogar bei beliebigem λ, aber es ist

$$f_x + \lambda\,\varphi_x = 2\,x + 3\,\lambda(x - 1) = 2 \neq 0.$$

Fig. 64. $(x-1)^3 - y^2 = 0.$

Wir können den Beweis für die Multiplikatorenregel noch ein wenig anders formulieren, in einer Gestalt, die für die Zwecke der Verallgemeinerung besonders geeignet ist. Als notwendige Bedingung für das Auftreten eines Extremums bei Funktionen einer oder mehrerer unabhängiger Veränderlicher hatten wir das Verschwinden des Differentials an der betreffenden Stelle erkannt. Wir können nun auch bei unserem jetzigen Problem sagen: *Notwendig dafür, daß an der Stelle (ξ, η) die Funktion $f(x, y)$ unter der Nebenbedingung $\varphi(x, y) = 0$ ein Extremum besitzt, ist das Verschwinden des Differentials df an dieser Stelle, vorausgesetzt, daß die Differentiale dx und dy an der betreffenden Stelle nicht unabhängig voneinander, sondern gemäß der aus der Gleichung $\varphi = 0$ folgenden Beziehung*

$$d\varphi = \varphi_x\,dx + \varphi_y\,dy = 0$$

gewählt werden. Es muß also für $x = \xi$ und $y = \eta$, sobald die beiden Zahlen dx und dy der Gleichung $d\varphi = 0$ genügen, notwendig auch

$$df = f_x(\xi, \eta)\, dx + f_y(\xi, \eta)\, dy = 0$$

sein. Multipliziert man nun die erste der beiden Gleichungen mit einer zunächst noch unbestimmten Zahl λ und addiert sie zur zweiten, so erhält man

$$(f_x + \lambda\, \varphi_x)\, dx + (f_y + \lambda\, \varphi_y)\, dy = 0.$$

Bestimmen wir λ so, daß

$$f_y + \lambda\, \varphi_y = 0$$

wird, was unter der Voraussetzung $\varphi_y \neq 0$ möglich ist, so wird notwendig auch $(f_x + \lambda\, \varphi_x)\, dx = 0$, und da die Größe dx willkürlich gewählt werden kann, z.B. gleich 1, auch

$$f_x + \lambda\, \varphi_x = 0.$$

5. Verallgemeinerung der Multiplikatorenregel.

In ganz ähnlicher Weise können wir unsere Multiplikatorenregel auf eine größere Anzahl von Veränderlichen und ebenfalls auf eine größere Anzahl von Nebenbedingungen erweitern. Wir betrachten einen Fall, der schon alles Wesentliche hervortreten läßt: Es seien die Extremwerte der Funktion

$$u = f(x, y, z, t)$$

zu bestimmen, wenn zwischen den vier Veränderlichen x, y, z und t die zwei Nebenbedingungen

$$\varphi(x, y, z, t) = 0, \qquad \psi(x, y, z, t) = 0$$

bestehen. Setzen wir voraus, an der Stelle (ξ, η, ζ, τ) werde tatsächlich ein Extremum gegenüber allen solchen benachbarten Werten angenommen, welche den beiden Nebenbedingungen genügen. Nehmen wir ferner an, daß in der Umgebung dieser Stelle (ξ, η, ζ, τ) sich zwei der Variablen, etwa z und t, als Funktionen der andern, d.h. x und y, vermöge der Gleichungen

$$\varphi(x, y, z, t) = 0 \quad \text{und} \quad \psi(x, y, z, t) = 0$$

ausdrücken lassen. Und zwar setzen wir, um diese Auflösbarkeit durch zwei Funktionen $z = g(x, y)$, $t = h(x, y)$ zu sichern (vgl. S. 134), voraus, daß an der Stelle P die Funktionaldeterminante

$$\frac{\partial(\varphi, \psi)}{\partial(z, t)} = \varphi_z\, \psi_t - \varphi_t\, \psi_z$$

von Null verschieden ist. Tragen wir jetzt die Funktionen

$$z = g(x, y) \quad \text{und} \quad t = h(x, y)$$

in die Funktion $u = f(x, y, z, t)$ ein, so geht $f(x, y, z, t)$ in eine Funktion der beiden unabhängigen Veränderlichen x und y über, und diese Funktion muß an der Stelle $x = \xi$, $y = \eta$ ein freies Extremum haben, d.h. ihre beiden Ableitungen nach x und y müssen dort verschwinden. Es müssen also die beiden Gleichungen

$$f_x + f_z \frac{\partial z}{\partial x} + f_t \frac{\partial t}{\partial x} = 0,$$

$$f_y + f_z \frac{\partial z}{\partial y} + f_t \frac{\partial t}{\partial y} = 0$$

bestehen. Um die hierin auftretenden vier Ableitungen $\dfrac{\partial z}{\partial x}$, $\dfrac{\partial z}{\partial y}$, $\dfrac{\partial t}{\partial x}$ und $\dfrac{\partial t}{\partial y}$ vermöge der Nebenbedingungen zu berechnen, könnten wir die beiden Gleichungssysteme

$$\varphi_x + \varphi_z \frac{\partial z}{\partial x} + \varphi_t \frac{\partial t}{\partial x} = 0,$$

$$\psi_x + \psi_z \frac{\partial z}{\partial x} + \psi_t \frac{\partial t}{\partial x} = 0$$

bzw.

$$\varphi_y + \varphi \frac{\partial z}{\partial y} + \varphi_t \frac{\partial t}{\partial y} = 0,$$

$$\psi_y + \psi_z \frac{\partial z}{\partial y} + \psi_t \frac{\partial t}{\partial y} = 0$$

aufstellen und, was wegen des Nichtverschwindens der Determinante $\dfrac{\partial (\varphi, \psi)}{\partial (z, t)}$ möglich ist, aus ihnen die gesuchten Größen $\dfrac{\partial z}{\partial x}, \ldots, \dfrac{\partial t}{\partial y}$ ausrechnen. Die Aufgabe wäre dadurch gelöst.

Statt aber so vorzugehen, verfahren wir, um eine größere formale Symmetrie und Übersichtlichkeit zu wahren, folgendermaßen: Wir bestimmen zwei Zahlen λ und μ so, daß die beiden Gleichungen

$$f_z + \lambda \varphi_z + \mu \psi_z = 0,$$

$$f_t + \lambda \varphi_t + \mu \psi_t = 0$$

an der Stelle des Extremums erfüllt sind. Die Bestimmung dieser beiden „Multiplikatoren" λ und μ ist wegen des vorausgesetzten Nichtverschwindens der Determinante $\dfrac{\partial (\varphi, \psi)}{\partial (z, t)}$ immer möglich. Multiplizieren wir die beiden Gleichungen

$$\varphi_x + \varphi_z \frac{\partial z}{\partial x} + \varphi_t \frac{\partial t}{\partial x} = 0 \quad \text{bzw.} \quad \psi_x + \psi_z \frac{\partial z}{\partial x} + \psi_t \frac{\partial t}{\partial x} = 0$$

mit λ bzw. μ und addieren sie zu der Gleichung

$$f_x + f_z \frac{\partial z}{\partial x} + f_t \frac{\partial t}{\partial x} = 0,$$

so ergibt sich

$$f_x + \lambda \varphi_x + \mu \psi_x + (f_z + \lambda \varphi_z + \mu \psi_z) \frac{\partial z}{\partial x} + (f_t + \lambda \varphi_t + \mu \psi_t) \frac{\partial t}{\partial x} = 0$$

und daraus wegen der Definition von λ und μ

$$f_x + \lambda \varphi_x + \mu \psi_x = 0.$$

Auf dieselbe Art erhalten wir, indem wir zu der Gleichung

$$f_y + f_z \frac{\partial z}{\partial y} + f_t \frac{\partial t}{\partial y} = 0$$

die mit λ bzw. μ multiplizierten Gleichungen

$$\varphi_y + \varphi_z \frac{\partial z}{\partial y} + \varphi_t \frac{\partial t}{\partial y} = 0$$

bzw.

$$\psi_y + \psi_z \frac{\partial z}{\partial y} + \psi_t \frac{\partial t}{\partial y} = 0$$

addieren, die weitere Gleichung

$$f_y + \lambda \varphi_y + \mu \psi_y = 0.$$

Wir kommen also zu folgendem Ergebnis: *Ist die Stelle (ξ, η, ζ, τ) ein Extremum und ist dort $\frac{\partial(\varphi, \psi)}{\partial(z, t)} \neq 0$, so gibt es zwei Zahlen λ und μ, so daß für die Stelle (ξ, η, ζ, τ) neben den beiden Bedingungsgleichungen*

$$\varphi(x, y, z, t) = 0,$$
$$\psi(x, y, z, t) = 0$$

noch die vier Gleichungen

$$f_x + \lambda \varphi_x + \mu \psi_x = 0,$$
$$f_y + \lambda \varphi_y + \mu \psi_y = 0,$$
$$f_z + \lambda \varphi_z + \mu \psi_z = 0,$$
$$f_t + \lambda \varphi_t + \mu \psi_t = 0$$

bestehen. Diese letzten Gleichungen zeigen eine vollkommene Symmetrie. Jede Bevorzugung der beiden Veränderlichen x und y ist aus ihnen verschwunden; wir wären auch zu ihnen gelangt, wenn wir nicht $\frac{\partial(\varphi, \psi)}{\partial(z, t)} \neq 0$, sondern nur das Nichtverschwinden irgendeiner der Determinanten $\frac{\partial(\varphi, \psi)}{\partial(x, y)}$, $\frac{\partial(\varphi, \psi)}{\partial(x, z)}$, $\ldots$, $\frac{\partial(\varphi, \psi)}{\partial(z, t)}$ vorausgesetzt hätten, so daß in der Umgebung der Stelle vielleicht nicht z und t, aber irgend zwei andere der Größen x, y, z, t sich hätten durch die beiden übrigen ausdrücken lassen. Die Symmetrie unserer Gleichungen haben wir allerdings damit erkauft, daß wir außer den gesuchten Größen ξ, η, ζ, τ noch weitere Zahlen λ, μ, die Multiplikatoren, eingeführt haben, so daß nunmehr nicht vier, sondern sechs Unbekannte $\xi, \eta, \zeta, \tau, \lambda, \mu$ auftreten, für deren Bestimmung wir die sechs obigen Gleichungen zur Verfügung haben.

Wir hätten den Beweis wiederum durch Benutzung des Formalismus der Differentiale etwas eleganter folgendermaßen führen können: Notwendige Bedingung für das Eintreten eines Extremums an der Stelle P ist die Gleichung

$$df(x, y, z, t) = 0,$$

wobei die Differentiale dz und dt durch die Differentiale dx und dy ausgedrückt werden müssen. Nun gelten zwischen diesen Differentialen die aus den Nebenbedingungen durch Differentiation entstehenden Beziehungen

$$d\varphi = \varphi_x \, dx + \varphi_y \, dy + \varphi_z \, dz + \varphi_t \, dt = 0,$$
$$d\psi = \psi_x \, dx + \psi_y \, dy + \psi_z \, dz + \psi_t \, dt = 0.$$

Nehmen wir an, daß nicht alle zweireihigen Determinanten aus den vorstehenden Gleichungen an der Stelle (ξ, η, ζ, τ) verschwinden, daß z.B. der Ausdruck $\dfrac{\partial(\varphi, \psi)}{\partial(z, t)}$ von Null verschieden ist, dann können wir zwei Zahlen λ und μ bestimmen, welche die beiden Gleichungen

$$f_z + \lambda \varphi_z + \mu \psi_z = 0,$$
$$f_t + \lambda \varphi_t + \mu \psi_t = 0$$

befriedigen. Multiplizieren wir die Gleichung $d\varphi = 0$ mit λ, die Gleichung $d\psi = 0$ mit μ und addieren sie zu der Gleichung $df = 0$, so ergibt sich aus den beiden letzten Gleichungen

$$d(f + \lambda \varphi + \mu \psi) = (f_x + \lambda \varphi_x + \mu \psi_x) \, dx + (f_y + \lambda \varphi_y + \mu \psi_y) \, dy.$$

Da hierin dx und dy voneinander unabhängige Differentiale (d.h. beliebig wählbare Zahlen) sind, so folgt, daß mit den so bestimmten Größen λ und μ auch noch die Gleichungen

$$f_x + \lambda \varphi_x + \mu \psi_x = 0,$$
$$f_y + \lambda \varphi_y + \mu \psi_y = 0$$

bestehen, und wir sind so wieder zu der alten Multiplikatorregel gelangt.

In genau derselben Weise läßt sich die Multiplikatorregel auch für eine beliebige Anzahl von Veränderlichen und Nebenbedingungen formulieren und beweisen. Die allgemeine Regel lautet dann folgendermaßen:

Sind in einer Funktion

$$u = f(x_1, x_2, \ldots, x_n)$$

der n Veränderlichen x_1, x_2, $\ldots$, x_n diese Veränderlichen nicht voneinander unabhängig, sondern durch m Nebenbedingungen ($m < n$)

$$\varphi_1(x_1, x_2, \ldots, x_n) = 0,$$
$$\varphi_2(x_1, x_2, \ldots, x_n) = 0,$$
$$\cdots \cdots \cdots \cdots \cdots$$
$$\cdots \cdots \cdots \cdots \cdots$$
$$\varphi_m(x_1, x_2, \ldots, x_n) = 0$$

aneinander gebunden, so führen wir m Multiplikatoren λ_1, λ_2, $\ldots$, λ_m ein und setzen die formal gebildeten Ableitungen der Funktion

$$F = f + \lambda_1 \varphi_1 + \lambda_2 \varphi_2 + \cdots + \lambda_m \varphi_m$$

nach x_1, $\ldots$, x_n bei konstant gehaltenen λ_1, $\ldots$, λ_n gleich Null. Die so sich ergebenden Gleichungen

$$\frac{\partial F}{\partial x_1} = 0, \ldots, \frac{\partial F}{\partial x_n} = 0$$

zusammen mit den m vorgeschriebenen Nebenbedingungen

$$\varphi_1 = 0, \ldots, \varphi_m = 0$$

stellen ein System von $m + n$ Gleichungen für die $m + n$ unbekannten Größen x_1, x_2, $\ldots$, x_n, λ_1, λ_2, $\ldots$, λ_m dar. Ihnen muß notwendig jede Extremumsstelle von f genügen, wenn nicht etwa der Ausnahmefall eintritt, daß an dieser Stelle sämtliche Funktionaldeterminanten der m Funktionen φ_1, φ_2, $\ldots$, φ_m nach m der Veränderlichen x_1, x_2, $\ldots$, x_n verschwinden.

Grundsätzlich ist zur Multiplikatorregel noch folgendes zu sagen: Es handelt sich lediglich um eine elegante formale Vorschrift zur Charakterisierung der Stellen des Extremums, und zwar um eine notwendige Bedingung. Ob und wann die Stellen, die wir mit Hilfe der Multiplikatorregel gefunden haben, wirklich ein Maximum oder ein Minimum liefern, das ist eine Frage, die wir hier gar nicht berührt haben und deren allgemeine Diskussion auch viel zu weit führen würde. Bei den Anwendungen, die man von der Multiplikatorregel macht, liegt die Sache wie bei den Problemen der freien Extrema gewöhnlich so, daß man von vornherein der Existenz eines Extremums sicher ist; wenn sich dann durch die Multiplikatorregel der Punkt P in eindeutiger Weise bestimmt und der Ausnahmefall an dieser Stelle nicht eintritt, so ist man sicher, daß man wirklich die Stelle des Extremums gefunden hat.

6. Beispiele.

1. Als erstes Beispiel suchen wir das Maximum der Funktion $f(x, y, z) = x^2 y^2 z^2$ mit der Nebenbedingung $x^2 + y^2 + z^2 = c^2$. Die Funktion muß auf der Kugelfläche $x^2 + y^2 + z^2 = c^2$ einen größten Wert annehmen, der also, da die Kugelfläche keine Randpunkte besitzt, ein Maximum in unserem Sinne darstellt. Nach unserer Regel bilden wir den Ausdruck

$$F = x^2 y^2 z^2 + \lambda (x^2 + y^2 + z^2 - c^2),$$

und erhalten durch Differenzieren

$$2 x y^2 z^2 + 2\lambda x = 0,$$
$$2 x^2 y z^2 + 2\lambda y = 0,$$
$$2 x^2 y^2 z + 2\lambda z = 0.$$

Die Lösungen mit $x = 0$, $y = 0$ oder $z = 0$ können wir ausschließen, weil für diese Werte die Funktion f ihren kleinsten Wert Null annimmt. Die übrigen Lösungen des Gleichungssystems sind $x^2 = y^2 = z^2$, $\lambda = - x^4$. Vermöge der Bedingungsgleichung erhalten wir als gesuchte Werte

$$x = \pm \frac{c}{\sqrt{3}}, \qquad y = \pm \frac{c}{\sqrt{3}}, \qquad z = \pm \frac{c}{\sqrt{3}}.$$

An allen diesen Stellen nimmt die Funktion den gleichen Wert $\frac{c^6}{27}$ an, der somit der gesuchte Maximumwert ist. Für ein beliebiges Zahlentripel (x, y, z) gilt daher die Beziehung

$$\sqrt[3]{x^2 y^2 z^2} \leq \frac{c^2}{3} = \frac{x^2 + y^2 + z^2}{3},$$

d.h. das geometrische Mittel dreier positiver Zahlen x^2, y^2 und z^2 ist niemals größer als das arithmetische.

Übrigens gilt auch für eine beliebige Anzahl von positiven Zahlen der Satz, daß ihr geometrisches Mittel niemals größer ist als ihr arithmetisches. Der Beweis verläuft ganz entsprechend dem obigen.

2. Als weiteres Beispiel suchen wir dasjenige Dreieck mit den Seiten x, y, z, welches bei gegebenem Umfang $2s$ den größten Flächeninhalt besitzt. Das Quadrat des Flächeninhalts ist nach der HERONschen Formel gegeben durch den Ausdruck

$$f(x, y, z) = s(s - x)(s - y)(s - z);$$

es gilt also diese Funktion zum Maximum zu machen mit der Nebenbedingung

$$\varphi = x + y + z - 2s = 0,$$

wobei x, y, z durch die Ungleichungen

$$x \geq 0, \quad y \geq 0, \quad z \geq 0, \quad x + y \geq z, \quad x + z \geq y, \quad y + z \geq x$$

eingeschränkt sind. Auf dem Rande dieses abgeschlossenen Bereichs, also wenn eine der Ungleichungen sich in eine Gleichung verwandelt, wird überall $f = 0$, also liegt der größte Wert im Inneren und wird einen stationären Charakter tragen. Wir bilden wieder die Funktion

$$F(x, y, z) = s(s - x)(s - y)(s - z) + \lambda(x + y + z - 2s),$$

und erhalten durch Differenzieren die drei Gleichungen

$$-s(s - y)(s - z) + \lambda = 0, \quad -s(s - x)(s - z) + \lambda = 0,$$
$$-s(s - x)(s - y) + \lambda = 0.$$

Als Lösung ergibt sich, wenn man überall nach λ auflöst und die drei erhaltenen Ausdrücke für λ gleichsetzt, $x = y = z = \dfrac{2s}{3}$, d.h. das gleichseitige Dreieck.

3. HÖLDER*sche Ungleichung.* Wir beweisen folgende Ungleichung: Es gilt

$$u v \leq \frac{1}{\alpha} u^{\alpha} + \frac{1}{\beta} v^{\beta}$$

für alle $u \geq 0$, $v \geq 0$ und alle $\alpha > 0$, $\beta > 0$, für die $\dfrac{1}{\alpha} + \dfrac{1}{\beta} = 1$ ist.

Diese Ungleichung ist gewiß richtig, wenn entweder u oder v gleich Null ist. Wir dürfen uns also auf solche u, v-Werte beschränken, für die $u \cdot v \neq 0$ ist; da die Ungleichung außerdem zugleich mit u, v auch mit $u t^{\frac{1}{\alpha}}$, $v t^{\frac{1}{\beta}}$ erfüllt ist, wo t eine beliebige positive Zahl ist, so genügt es, solche Werte von u, v zuzulassen, für die $u v = 1$ ist. Wir haben also zu zeigen: Für alle positiven u, v mit $u v = 1$ gilt

$$\frac{1}{\alpha} u^{\alpha} + \frac{1}{\beta} v^{\beta} \geq 1.$$

Dazu lösen wir das Minimumproblem $\dfrac{1}{\alpha} u^{\alpha} + \dfrac{1}{\beta} v^{\beta} = \text{Min.}$ unter der Nebenbedingung $u v = 1$. Dieses Minimum existiert offensichtlich und wird an einer Stelle $u v$ mit $u \neq 0$, $v \neq 0$ angenommen. Es gibt also auch einen Multiplikator $-\lambda$, mit dem die Gleichungen

$$u^{\alpha - 1} - \lambda v = 0, \quad v^{\beta - 1} - \lambda u = 0$$

gelten, aus denen durch Multiplikation mit u bzw. v sofort $u^{\alpha} = \lambda$, $v^{\beta} = \lambda$ folgt. Zusammen mit $u v = 1$ bedeutet das aber $u = v = 1$. Das Minimum der Funktion $\dfrac{1}{\alpha} u^{\alpha} + \dfrac{1}{\beta} v^{\beta}$ ist also gleich $\dfrac{1}{\alpha} + \dfrac{1}{\beta} = 1$. Damit ist aber die Behauptung $\dfrac{1}{\alpha} u^{\alpha} + \dfrac{1}{\beta} v^{\beta} \geq 1$ für $u v = 1$ bewiesen.

Setzt man in der so bewiesenen Ungleichung $uv \leq \frac{1}{\alpha} u^\alpha + \frac{1}{\beta} v^\beta$ für u bzw. v

$$u = \frac{u_i}{\left(\sum\limits_{i=1}^{n} u_i^\alpha\right)^{\frac{1}{\alpha}}} \qquad \text{bzw.} \qquad v = \frac{v_i}{\left(\sum\limits_{i=1}^{n} v_i^\beta\right)^{\frac{1}{\beta}}},$$

wobei $u_1, u_2, \ldots, u_n, v_1, v_2, \ldots, v_n$ beliebige nicht negative Zahlen sind, die nicht alle verschwinden, und summiert die so entstehenden Ungleichungen über i von 1 bis n, so erhält man die sog. HÖLDER*sche Ungleichung*

$$\sum_{i=1}^{n} u_i v_i \leq \left(\sum_{i=1}^{n} u_i^\alpha\right)^{\frac{1}{\alpha}} \left(\sum_{i=1}^{n} v_i^\beta\right)^{\frac{1}{\beta}}.$$

Sie gilt für beliebige $2n$ Zahlen u_i, v_i mit $u_i \geq 0$, $v_i \geq 0$ $(i = 1, 2, \ldots, n)$ und für Exponenten α, β mit $\alpha > 0$, $\beta > 0$, $\frac{1}{\alpha} + \frac{1}{\beta} = 1$.

4. Schließlich suchen wir den Punkt auf der Fläche

$$\varphi(x, y, z) = 0,$$

welcher von dem festen Punkte (ξ, η, ζ) den kleinsten Abstand hat. Da gleichzeitig mit dem Abstand auch dessen Quadrat zum Minimum wird, betrachten wir die Funktion

$$F(x, y, z) = (x - \xi)^2 + (y - \eta)^2 + (z - \zeta)^2 + \lambda \varphi(x, y, z).$$

Die Differentiation ergibt hier

$$2(x - \xi) + \lambda \varphi_x = 0, \quad 2(y - \eta) + \lambda \varphi_y = 0, \quad 2(z - \zeta) + \lambda \varphi_z = 0,$$

oder anders geschrieben

$$\frac{x - \xi}{\varphi_x} = \frac{y - \eta}{\varphi_y} = \frac{z - \zeta}{\varphi_z}.$$

Diese Gleichungen besagen, daß der feste Punkt (ξ, η, ζ) auf der Flächennormale im Punkte des Extremums (x, y, z) liegt. Um also auf dem kürzesten Wege von einem Punkte ausgehend an eine (differenzierbare) Fläche zu gelangen, müssen wir jedenfalls senkrecht auf diese zugehen. Allerdings bedarf es noch einer eingehenden Diskussion, ob wir es mit einem Minimum oder Maximum oder gar keinem von beiden zu tun haben. (Man denke etwa an einen Punkt im Innern einer Kugeloberfläche: er hat von dem einen der Endpunkte des durch ihn gehenden Kugeldurchmessers den kleinsten, vom anderen den größten Abstand.)

Anhang zum dritten Kapitel.

§ 1. Hinreichende Bedingungen für Extrema.

Wir haben uns im vorangehenden Kapitel bei der Theorie der Maxima und Minima damit begnügt, notwendige Bedingungen für das Eintreten eines Extremums aufzustellen. In vielen praktisch vorkommenden Fällen kann man aus der speziellen Natur des Problems über den Charakter der so gefundenen „stationären" Stelle Aufschluß erhalten und entscheiden, ob ein Maximum bzw. ein Minimum vorliegt. Es ist aber von Bedeutung, für das wirkliche Eintreten eines Extremums allgemeinere hinreichende Kriterien zu besitzen. Solche Kriterien sollen hier für den typischen Fall zweier unabhängiger Veränderlicher entwickelt werden.

Betrachten wir eine Stelle (x_0, y_0), die einen stationären Wert liefert, d. h. eine Stelle, an der die beiden ersten Ableitungen der Funktion $f(x, y)$ verschwinden, so hängt das Eintreten eines Extremwertes davon ab, ob der Ausdruck

$$f(x_0 + h,\ y_0 + k) - f(x_0, y_0)$$

für alle hinreichend kleinen h und k dasselbe Vorzeichen hat oder nicht. Entwickeln wir diesen Ausdruck nach der TAYLORschen Formel aus dem zweiten Kapitel mit dem Restglied dritter Ordnung, so erhalten wir wegen der Bedingungsgleichungen $f_x(x_0, y_0) = 0$ und $f_y(x_0, y_0) = 0$ einfach

$$f(x_0 + h,\ y_0 + k) - f(x_0, y_0) = \tfrac{1}{2}(h^2 f_{xx} + 2hk f_{xy} + k^2 f_{yy}) + \varepsilon \varrho^2,$$

wobei $\varrho^2 = h^2 + k^2$ gesetzt ist und ε zugleich mit dem Abstande ϱ gegen Null strebt.

In einer passend klein gewählten Umgebung der Stelle (x_0, y_0) wird, wie wir hieraus sehen, das Verhalten der Funktionsdifferenz $f(x_0 + h,\ y_0 + k) - f(x_0, y_0)$ wesentlich durch den Ausdruck

$$Q(h, k) = a h^2 + 2 b h k + c k^2$$

charakterisiert, wobei wir zur Abkürzung

$$a = f_{xx}(x_0, y_0), \qquad b = f_{xy}(x_0, y_0), \qquad c = f_{yy}(x_0, y_0)$$

gesetzt haben.

Zur näheren Untersuchung der Frage der Extremwerte haben wir diesen in h und k homogenen quadratischen Ausdruck oder, wie man auch sagt, die *quadratische Form Q* zu untersuchen. Wir setzen dabei voraus, daß nicht alle Koeffizienten a, b und c verschwinden. In diesem Ausnahmefall, den wir hier nicht weiter betrachten wollen, müßten wir bei unserer Untersuchung mit Hilfe der TAYLORschen Entwicklung noch über die Glieder zweiter Ordnung hinausgehen.

Hinsichtlich der quadratischen Form Q sind nun drei verschiedene Fälle möglich:

1. Die Form ist *definit*, d.h. sie kann, wenn h und k beliebige Werte durchlaufen, stets nur Werte eines einzigen Vorzeichens annehmen, und nur für $h=0$, $k=0$ verschwinden; je nachdem dieses Vorzeichen positiv oder negativ ist, sprechen wir von einer *positiv definiten* oder *negativ definiten* quadratischen Form. Zum Beispiel ist der Ausdruck h^2+k^2, den wir für $a=c=1$ und $b=0$ erhalten, positiv-definit, der Ausdruck $-h^2+2hk-2k^2=-(h-k)^2-k^2$ negativ-definit.

2. Die Form ist *indefinit*, d.h. sie kann Werte von verschiedenem Vorzeichen annehmen, wie z.B. die Form $Q=2hk$, welche für $h=1$, $k=1$ den Wert 2 und für $h=-1$, $k=+1$ den Wert -2 annimmt.

3. Endlich ist auch noch ein dritter Fall möglich, nämlich der, daß die Form außer für die Werte $h=0$, $k=0$ noch für andere Werte verschwindet, aber sonst doch nur Werte eines einzigen Vorzeichens annehmen kann; z.B. die Form $(h+k)^2$, welche für alle Wertsysteme h und k, für welche $h=-k$ ist, verschwindet. Solche Formen heißen *semidefinit*.

Die quadratische Form $Q=ah^2+2bhk+ck^2$ ist dann und nur dann definit, wenn die Bedingung

$$ac-b^2>0$$

besteht, und zwar ist sie positiv-definit, wenn $a>0$ (also auch $c>0$) gilt, andernfalls negativ-definit.

Für den indefiniten Charakter der Form ist das Bestehen der Beziehung

$$ac-b^2<0$$

notwendig und hinreichend, während die Gleichung

$$ac-b^2=0$$

den semidefiniten Fall charakterisiert[1].

---

[1] Diese Bedingungen leitet man folgendermaßen ab: Entweder es ist $a=c=0$; dann haben wir $b\neq0$ anzunehmen, und die Form ist, wie schon bemerkt, indefinit, das Kriterium also für diesen Fall richtig. Oder es ist etwa $a\neq0$; dann können wir schreiben

$$ah^2+2bhk+ck^2=a\left[\left(h+\frac{b}{a}k\right)^2+\frac{ca-b^2}{a^2}k^2\right];$$

diese Form ist offenbar definit, wenn $ca-b^2>0$ ist, und zwar hat sie dann dasselbe Vorzeichen wie a; semidefinit, wenn $ca-b^2=0$, weil sie für alle der Gleichung $h:k=-b:a$ genügenden h und k verschwindet, jedoch nur Werte eines Vorzeichens annimmt; schließlich indefinit, wenn $ca-b^2<0$, weil sie Werte verschiedenen Vorzeichens annimmt, wenn entweder k oder $h+\dfrac{b}{a}k$ verschwindet.

Wir wollen nun zeigen: Falls unsere quadratische Form $Q(h, k)$ positiv-definit ist, so ist der für $h = 0$, $k = 0$ angenommene stationäre Wert ein Minimum. Ist die Form negativ-definit, so ist er ein Maximum. Ist die Form indefinit, so haben wir weder ein Maximum noch ein Minimum, sondern einen sog. Sattelwert. Es ist also hiernach der definite Charakter der Form Q eine hinreichende Bedingung für ein Extremum, während der indefinite Charakter von Q das Bestehen eines Extremums ausschließt. Den semidefiniten Fall, der zu verwickelten Erörterungen führt, lassen wir außer Betracht.

Um den Beweis unserer ersten Behauptung zu führen, brauchen wir uns lediglich auf die Tatsache zu stützen, daß im Falle einer positiv-definiten Form Q eine feste von h und k unabhängige positive Zahl m existiert, so daß

$$Q \geq m(h^2 + k^2) = 2m\varrho^2$$

ist[1]. Es wird also

$$f(x_0 + h, \ y_0 + k) - f(x_0, y_0) = \tfrac{1}{2}Q(h, k) + \varepsilon\varrho^2 \geq (m + \varepsilon)\varrho^2.$$

Wählen wir nun ϱ so klein, daß die Zahl ε absolut genommen kleiner als $\dfrac{m}{2}$ ausfällt, so wird offenbar

$$f(x_0 + h, \ y_0 + k) - f(x_0, y_0) \geq \frac{m}{2}\varrho^2.$$

Für die so bestimmte Umgebung des Punktes (x_0, y_0) ist demnach überall der Funktionswert größer als der Funktionswert $f(x_0, y_0)$: die Stelle (x_0, y_0) ist eine Stelle des Minimums. Genau so folgt, wenn die Form negativ-definit ist, daß an unserer Stelle ein Maximum vorliegt.

Ist endlich unsere Form indefinit, so gibt es ein Wertsystem (h_1, k_1), für welches die Form Q negativ ist, und ein zweites (h_2, k_2), für welches die Form positiv ist. Wir können dann gewiß eine positive Zahl m finden, so daß

$$Q(h_1, k_1) < -2m\varrho_1^2,$$
$$Q(h_2, k_2) > 2m\varrho_2^2$$

wird. Setzen wir nun $h = th_1$, $k = tk_1\varrho^2 = h^2 + k^2 (t \neq 0)$, betrachten wir also einen Punkt $x_0 + h$, $y_0 + k$ auf der geradlinigen Verbindungslinie von (x_0, y_0) mit $(x_0 + h_1, y_0 + k_1)$, so wird wegen $Q(h, k) = t^2 Q(h, k_1)$,

---

[1] Um dies einzusehen, betrachten wir den Quotienten $\dfrac{Q(h, k)}{h^2 + k^2}$ als Funktion der beiden Größen $u = \dfrac{h}{\sqrt{h^2 + k^2}}$ und $v = \dfrac{k}{\sqrt{h^2 + k^2}}$. Es ist dann $u^2 + v^2 = 1$, und aus unserer Funktion entsteht die stetige Funktion von u und v, die auf dem Kreise $u^2 + v^2 = 1$ einen kleinsten Wert $2m$ besitzen muß. Offenbar genügt dieser Wert m unseren Bedingungen; er ist nicht Null, weil auf dem Kreise nicht u und v gleichzeitig verschwinden.

$\varrho^2 = t^2 \varrho_1^2$ auch

$$Q(h, k) < -2m\varrho^2.$$

Hiernach können wir durch Wahl eines hinreichend kleinen t (also entsprechend ϱ) den Ausdruck $f(x_0+h, y_0+k) - f(x_0, y_0)$ negativ machen. Man braucht nämlich t nur so klein zu wählen, daß für $h = th_1$, $k = tk_1$ unsere oben definierte Größe ε dem absoluten Betrage nach kleiner als $\dfrac{m}{2}$ wird.

Für ein solches Wertsystem wird $f(x_0+h, y_0+k) - f(x_0, y_0) < -\dfrac{m}{2}\varrho^2$, also der Funktionswert $f(x_0+h, y_0+k)$ kleiner als der stationäre Wert $f(x_0, y_0)$. Ebenso können wir aber auch, indem wir die entsprechende Betrachtung für das Wertsystem $h = th_2$, $k = tk_2$ anstellen, Punkte in einer beliebig kleinen Umgebung von (x_0, y_0) finden, für welche der Funktionswert größer wird als der Wert $f(x_0, y_0)$. Wir haben also sicherlich weder ein Maximum noch ein Minimum vor uns, sondern den Fall, den wir durch das Wort Sattelwert bezeichneten.

Falls an der betreffenden Stelle $a = b = c = 0$ ist, oder wie man sagt, der Ausdruck Q identisch verschwindet, versagen unsere Betrachtungen, ebenso wie in dem semidefiniten Falle. Es wäre zu umständlich, auch für diese Ausnahmefälle hinreichende Kriterien zu formulieren.

Als Regel zur Entscheidung über Maximum und Minimum halten wir fest:

Wenn an einer Stelle (x_0, y_0) außer den beiden Gleichungen

$$f_x(x_0, y_0) = 0, \qquad f_y(x_0, y_0) = 0$$

noch die Ungleichung

$$f_{xx}f_{yy} - f_{xy}^2 > 0$$

besteht, so liefert die Stelle einen Extremwert, und zwar ein Maximum, falls $f_{xx} < 0$ (und daher auch $f_{yy} < 0$) ist, ein Minimum, falls $f_{xx} > 0$ ist.
Ist dagegen

$$f_{xx}f_{yy} - f_{xy}^2 < 0,$$

so haben wir es mit keiner Extremalstelle zu tun; der Fall

$$f_{xx}f_{yy} - f_{xy}^2 = 0$$

bleibt hier unentschieden.

Zum Schluß sei noch darauf hingewiesen, daß unsere Bedingungen eine sehr einfache geometrische Bedeutung haben. Die notwendigen Bedingungen $f_x = f_y = 0$ besagen, daß die Tangentialebene an unsere Fläche $z = f(x, y)$ horizontal verläuft. Haben wir ein wirkliches Extremum vor uns, so bedeutet dies anschaulich, daß die Tangentialebene in der Umgebung des betreffenden Punktes die Fläche nicht durchschneidet.

Im Falle eines Sattelwertes jedoch durchschneidet die Tangentialebene unsere Fläche in einer Kurve, die an der betreffenden Stelle mehrere Äste besitzt. Diese Verhältnisse werden noch deutlicher werden durch die Betrachtung des nächsten Paragraphen über singuläre Punkte.

Als Beispiel suchen wir die Extremalstellen der Funktion

$$f(x, y) = x^2 + xy + y^2 + ax + by.$$

Die ersten Ableitungen gleich Null gesetzt ergeben die Gleichungen

$$2x + y + a = 0, \quad x + 2y + b = 0,$$

und wir erhalten als Lösung $x = \tfrac{1}{3}(b - 2a)$, $y = \tfrac{1}{3}(a - 2b)$; der Ausdruck

$$f_{xx}f_{yy} - f_{xy}^2 = 3$$

ist positiv, ebenso $f_{xx} = 2$: wir haben daher ein Minimum vor uns. Bei der Funktion

$$f(x, y) = (y - x^2)^2 + x^5$$

erhalten wir den Nullpunkt als stationäre Stelle. Es verschwindet dort zwar der Ausdruck $f_{xx}f_{yy} - f_{xy}^2$, und unsere Kriterien versagen; man sieht aber leicht ein, daß kein Extremum vorliegt, sondern daß die Funktion in beliebiger Nähe des Nullpunktes sowohl positive als auch negative Werte annimmt.

Hingegen liegt bei der Funktion

$$f(x, y) = (x - y)^4 + (y - 1)^4$$

im Punkte $x = 1$, $y = 1$ ein Minimum vor, wenn auch der Ausdruck $f_{xx}f_{yy} - f_{xy}^2$ dort verschwindet. Es ist nämlich

$$f(1 + h,\ 1 + k) - f(1, 1) = (h - k)^4 + k^4,$$

und diese Größe ist für $\varrho \neq 0$ positiv.

§2. Singuläre Punkte von ebenen Kurven.

Wir haben in Kap. III, § 2, 2 gesehen, daß eine Kurve $f(x, y) = 0$ an einer Stelle $x = x_0$, $y = y_0$, wo gleichzeitig die drei Gleichungen

$$f(x_0, y_0) = 0, \quad f_x(x_0, y_0) = 0, \quad f_y(x_0, y_0) = 0$$

bestehen, im allgemeinen ein singuläres Verhalten aufweist. Um diese singulären Punkte systematisch zu studieren, setzen wir voraus, daß unsere Funktion $f(x, y)$ in der Umgebung der betreffenden Stelle stetige Ableitungen bis zur zweiten Ordnung besitzt, und daß an der Stelle nicht alle Ableitungen zweiter Ordnung gleichzeitig verschwinden. Dann liefert die TAYLORsche Entwicklung bis zu den Gliedern zweiter

Ordnung für die Gleichung unserer Kurve

$$2f(x, y) = (x - x_0)^2 f_{xx}(x_0, y_0) + 2(x - x_0)(y - y_0) f_{xy}(x_0, y_0) +$$
$$+ (y - y_0)^2 f_{yy}(x_0, y_0) + \varepsilon \varrho^2 = 0,$$

wobei $\varrho^2 = (x - x_0)^2 + (y - y_0)^2$ gesetzt wurde und ε zugleich mit ϱ gegen Null strebt.

Die Gleichung der allgemeinen Geraden durch den Punkt (x_0, y_0) können wir vermittels eines Parameters t in der Form

$$x - x_0 = a t, \quad y - y_0 = b t$$

schreiben, wobei a und b zwei beliebige Konstanten sind, die man etwa durch $a^2 + b^2 = 1$ normieren kann. Bestimmen wir den Schnittpunkt dieser Geraden mit der Kurve $f(x, y) = 0$, d. h. setzen wir diese Ausdrücke in die obige Entwicklung für $f(x, y) = 0$ ein, so erhalten wir für diesen Schnittpunkt die Gleichung

$$a^2 t^2 f_{xx} + 2 a b t^2 f_{xy} + b^2 t^2 f_{yy} + \varepsilon(a^2 + b^2) t^2 = 0.$$

Diese ergibt zunächst den Parameterwert $t = 0$, d. h. den Punkt (x_0, y_0), wie es selbstverständlich ist; dabei ist jedoch bemerkenswert, daß die linke Seite der Gleichung sogar durch t^2 teilbar ist, d. h. daß $t = 0$ eine „Doppelwurzel" obiger Gleichung ist. Man nennt daher gelegentlich die singulären Punkte auch „Doppelpunkte" der Kurve.

Nach Abspaltung des Faktors t^2 bleibt die Gleichung

$$a^2 f_{xx} + 2 a b f_{xy} + b^2 f_{yy} + \varepsilon = 0.$$

Wir fragen nun, ob es vorkommen kann, daß eine unserer Geraden die Kurve in einem solchen weiteren Punkte schneidet, der, wenn die Gerade gegen eine geeignete Grenzlage strebt, gegen (x_0, y_0) konvergiert. Eine solche Grenzlage einer Sekante werden wir als Tangente zu bezeichnen haben. Zu dem Zwecke bemerken wir, daß, wenn ein Punkt gegen (x_0, y_0) strebt, die Größe t und damit auch unser ε gegen Null konvergiert; soll also unsere obige Gleichung dauernd erfüllt sein, so muß auch der entsprechende Ausdruck $a^2 f_{xx} + 2 a b f_{xy} + b^2 f_{yy}$ gegen Null streben, d. h. für die Grenzlage unserer Geraden muß gelten:

$$a^2 f_{xx} + 2 a b f_{xy} + b^2 f_{yy} = 0.$$

Diese Gleichung liefert uns eine quadratische Bedingung für das die Gerade bestimmende Verhältnis $a : b$.

Eine nähere Diskussion, die hier keinen Platz finden kann, folgert hieraus, daß unsere Forderung im allgemeinen zwei Tangenten in einem Doppelpunkt bestimmt.

Wenn die Diskriminante der quadratischen Gleichung negativ ist, d. h. wenn

$$f_{xx}f_{yy} - f_{xy}^2 < 0,$$

so erhalten wir *zwei verschiedene reelle Tangenten*. Die Kurve hat einen *Knotenpunkt*, etwa wie die Lemniskate $(x^2 + y^2)^2 - (x^2 - y^2) = 0$ im Nullpunkt oder die Strophoide $(x^2 + y^2)(x - 2a) + a^2 x = 0$ im Punkte $x_0 = a$, $y_0 = 0$.

Wenn aber die Diskriminante verschwindet, d. h. wenn

$$f_{xx}f_{yy} - f_{xy}^2 = 0$$

ist, so kann man allgemein nichts aussagen; es können sich z. B. zwei Kurvenäste berühren oder es kann eine Spitze vorliegen.

Ist schließlich

$$f_{xx}f_{yy} - f_{xy}^2 > 0,$$

so erhalten wir überhaupt *keine (reellen) Tangenten*. Dies tritt z. B. ein bei den „*isolierten Punkten*" algebraischer Kurven. Darunter versteht man Punkte, die zwar der Kurvengleichung genügen, in deren Umgebung aber die Kurve keine weiteren Punkte besitzt. Als Beispiel möge die Kurve $(x^2 - a^2)^2 + (y^2 - b^2)^2 = a^4 + b^4$ dienen: der Nullpunkt genügt zwar der Gleichung, aber für alle anderen Werte aus dem Bereich $|x| < a\sqrt{2}$, $|y| < b\sqrt{2}$ wird die linke Seite kleiner als die rechte.

Der hier beiseite gelassene Fall, daß auch alle Ableitungen zweiter Ordnung verschwinden, führt zu weitergehenden Untersuchungen, auf die wir nicht näher eingehen wollen. Es können durch einen solchen Punkt mehrere Kurvenäste hindurchgehen, oder auch andersartige Singularitäten auftreten.

Zum Schluß sei noch kurz auf den Zusammenhang dieser Entwicklungen mit der Theorie der Maxima und Minima hingewiesen. Die Tangentialebene an die Fläche $z = f(x, y)$ in einem stationären Punkte (x_0, y_0) wird wegen des Verschwindens der ersten Ableitungen einfach durch die Gleichung

$$z - f(x_0, y_0) = 0$$

gegeben. Die Gleichung

$$f(x, y) - f(x_0, y_0) = 0$$

gibt uns daher die Projektion der Schnittkurve der Tangentialebene mit der Fläche auf die x, y-Ebene, und wir sehen, daß der Punkt (x_0, y_0) ein singulärer Punkt dieser Kurve ist. Falls er nun ein isolierter Punkt ist, hat die Tangentialebene in einer gewissen Umgebung keine weiteren Punkte mit der Fläche gemeinsam: die Funktion $f(x, y)$ hat im Punkte (x_0, y_0) ein Maximum oder Minimum (vgl. S. 180). Liegt aber ein Knotenpunkt vor, so durchschneidet die Tangentialebene die Fläche in einer Kurve mit zwei Ästen, und wir haben es mit einem Sattelwert zu tun. Diese Bemerkungen führen uns genau auf die schon in § 1 gefundenen hinreichenden Bedingungen.

§ 3. Singuläre Punkte von Flächen.

In ähnlicher Weise kann man einen singulären Punkt der Fläche $f(x, y, z) = 0$ erörtern, d.h. einen Punkt für welchen

$$f = 0, \quad f_x = f_y = f_z = 0$$

gilt. Man kann diesen Punkt ohne Beschränkung der Allgemeinheit als Nullpunkt annehmen. Setzt man

$$f_{xx} = \alpha, \quad f_{yy} = \beta, \quad f_{zz} = \gamma, \quad f_{xy} = \lambda, \quad f_{yz} = \mu, \quad f_{xz} = \nu$$

für die Werte in diesem Punkt, so erhält man die Gleichung

$$\alpha x^2 + \beta y^2 + \gamma z^2 + 2\lambda x y + 2\mu y z + 2\nu x z = 0$$

für einen Punkt (x, y, z), welcher auf der Tangente zu der Fläche durch 0 liegt.

Diese Gleichung stellt statt der Tangentialebene durch einen regulären Punkt der Fläche einen quadratischen Kegel dar, welcher die Fläche im singulären Punkte berührt, wenn man annimmt, daß nicht alle Größen $\alpha, \beta, \ldots, \nu$ verschwinden und daß die Gleichung noch von $x = y = z = 0$ verschiedene reelle Lösungen hat.

§ 4. Die Beziehung zwischen den EULERschen und LAGRANGEschen Darstellungen der Bewegung einer Flüssigkeit.

(a, b, c) mögen die Koordinaten eines Teilchens zur Zeit $t = 0$ in einem sich bewegenden Kontinuum (Flüssigkeit oder Gas) sein. Dann kann die Bewegung durch die drei Funktionen

$$x = x(a, b, c, t)$$
$$y = y(a, b, c, t)$$
$$z = z(a, b, c, t)$$

oder durch den Radiusvektor $\mathfrak{r} = \mathfrak{r}(a, b, c, t)$ dargestellt werden. Geschwindigkeit und Beschleunigung sind durch die Ableitungen nach der Zeit t gegeben. $\dot{\mathfrak{r}}$ ist daher der Geschwindigkeitsvektor mit den Komponenten $\dot{x}, \dot{y}, \dot{z}$ und $\ddot{\mathfrak{r}}$ der Beschleunigungsvektor mit den Komponenten $\ddot{x}, \ddot{y}, \ddot{z}$. Alle diese Größen sind Funktionen der Anfangslage (a, b, c) und des Parameters t. Für jeden Wert von t gibt es eine Transformation der zu den verschiedenen Punkten des sich bewegenden

Kontinuums gehörenden Koordinaten (a, b, c) auf die Koordinaten (x, y, z) zur Zeit t. Dies ist die sog. LAGRANGEsche Darstellung der Bewegung. Eine andere, von EULER eingeführte Darstellung ist durch drei Funktionen

$$u(x, y, z, t), \quad v(x, y, z, t), \quad w(x, y, z, t)$$

gegeben, welche die Komponenten $\dot{x}, \dot{y}, \dot{z}$ der Geschwindigkeit $\dot{\mathfrak{x}}$ der Bewegung zur Zeit t darstellen.

Um von der ersten Darstellung zu der zweiten überzugehen, muß man die erste Darstellung zur Berechnung von a, b, c als Funktionen von x, y, z und t benutzen, und diese Ausdrücke in die Ausdrücke für $\dot{x}(a, b, c, t), \dot{y}(a, b, c, t), \dot{z}(a, b, c, t)$ einsetzen:

$$u(x, y, z, t) = \dot{x}\left[a(x, y, z, t), \ b(x, y, z, t), \ c(x, y, z, t)\right], \quad \text{usw.}$$

Dann erhält man die Komponenten der Beschleunigung aus

$$\ddot{x}(a, b, c, t) = u\left[x(a, b, c, t), \ y(a, b, c, t), \ z(a, b, c, t)\right], \quad \text{usw.}$$

als

$$\ddot{x} = u_x \dot{x} + u_y \dot{y} + u_z \dot{z} + u_t, \quad \text{usw.,}$$

oder

$$\ddot{x} = u_x u + u_y v + u_z w + u_t,$$
$$\ddot{y} = v_x u + v_y v + v_z w + v_t,$$
$$\ddot{z} = w_x u + w_y v + w_z w + w_t.$$

In der Mechanik der Kontinua ist die folgende Verknüpfung der Darstellungen von EULER und LAGRANGE grundlegend:

$$\operatorname{div} \dot{\mathfrak{x}} = u_x + v_y + w_z = \frac{\dot{D}}{D}.$$

Dabei ist

$$D(x, y, z, t) = \frac{\partial(x, y, z)}{\partial(a, b, c)}$$

die die Bewegung charakterisierende Funktionaldeterminante.

Der Leser möge den Beweis dieses und des entsprechenden Satzes für zwei Dimensionen durchführen, indem er die verschiedenen Regeln für die Differentiation von impliziten Funktionen anwendet.

§ 5. Tangentialdarstellung einer geschlossenen Kurve.

Eine Geradenschar mit dem Parameter α möge durch

$$(1) \qquad x \cos\alpha + y \sin\alpha - p(\alpha) = 0$$

gegeben sein, wobei $p(\alpha)$ eine zweimal stetig differenzierbare und mit der Periode 2π periodische Funktion (eine sog. *Tangentialfunktion*) ist.

Die Enveloppe C dieser Geraden ist eine geschlossene Kurve, welche (1) und der weiteren Gleichung

$$- x \sin \alpha + y \cos \alpha - p'(\alpha) = 0$$

genügt. Es ist also

$$(2) \qquad \begin{cases} x = p \cos \alpha - p' \sin \alpha \\ y = p \sin \alpha + p' \cos \alpha \end{cases}$$

eine Parameterdarstellung von C (mit Parameter α). Formel (1) liefert die Gleichung der Tangenten von C und wird die *Tangentialgleichung* von C genannt.

Da

$$x' = - (p + p'') \sin \alpha, \quad y' = (p + p'') \cos \alpha$$

ist, erhält man sofort die folgenden Ausdrücke für die Länge L und den Flächeninhalt F von C:

$$L = \int_0^{2\pi} (p + p'')\, d\alpha = \int_0^{2\pi} p\, d\alpha,$$

$$F = \tfrac{1}{2} \int_0^{2\pi} (x\, y' - y\, x')\, d\alpha = \tfrac{1}{2} \int_0^{2\pi} (p + p'')\, p\, d\alpha = \tfrac{1}{2} \int_0^{2\pi} (p^2 - p'^2)\, d\alpha,$$

da $p'(\alpha)$ auch eine Funktion mit der Periode 2π ist[1].

Hieraus leitet man die isoperimetrische Ungleichung

$$L^2 \geqq 4\pi F$$

ab, in welcher das Gleichheitszeichen nur für den Kreis gilt. Dies kann auch folgendermaßen ausgedrückt werden: unter allen geschlossenen Kurven gegebener Länge hat der Kreis den größten Flächeninhalt.

Zum Beweis macht man von der Entwicklung von $p(\alpha)$ in eine FOURIERsche Reihe Gebrauch (vgl. Bd. I, Kap. IX, S. 384)

$$p(\alpha) = \frac{a_0}{2} + \sum_{\nu=1}^{\infty} (a_\nu \cos \nu \alpha + b_\nu \sin \nu \alpha);$$

dann ist

$$p'(\alpha) = \sum_{\nu=1}^{\infty} \nu\, (b_\nu \cos \nu \alpha - \alpha_\nu \sin \nu \alpha),$$

so daß (bei Berücksichtigung der Orthogonalitätsbeziehungen in Bd. I, S. 191)

$$L = \pi a_0,$$

$$F = \frac{\pi}{2} \left[\frac{a_0^2}{2} - \sum_{\nu=2}^{\infty} (\nu^2 - 1) (a_\nu^2 + b_\nu^2) \right]$$

---

[1] Da $p(\alpha) + c$ offensichtlich die Tangentialfunktion der zu C parallelen Kurve mit dem Abstand c ist, kann man die Formeln für den Flächeninhalt und die Länge der Parallelkurve leicht aus diesen Ausdrücken ableiten.

gilt. Dann ist

$$F \leq \frac{\pi a_0^2}{4} = \frac{L^2}{4\pi}.$$

Insbesondere gilt $F = \dfrac{L^2}{4\pi}$ nur, wenn $a_\nu = b_\nu = 0$ für $\nu \geq 2$, d.h. $p(\alpha) = \dfrac{a_0}{2} + a_1 \cos\alpha + b_1 \sin\alpha$ ist. Die letztere Gleichung definiert einen Kreis, was leicht aus (2) bewiesen werden kann.

Viertes Kapitel.

Integrale von Funktionen mehrerer Veränderlicher.

Während sich die Differentiation und das Operieren mit den Differentialquotienten bei Funktionen mehrerer Veränderlicher in fast selbstverständlicher Weise durch Zurückführung auf die entsprechenden Operationen bei einer Veränderlichen ergibt, liegen hinsichtlich der Integration und deren Beziehungen zur Differentiation die Verhältnisse bei mehreren Veränderlichen etwas verwickelter, da die Verallgemeinerung des Integralbegriffes bei mehreren Veränderlichen auf verschiedene Arten erfolgen kann. Wir werden nämlich im vierten und fünften Kapitel sehen, daß wir neben der nächstliegenden Verallgemeinerung, den vor allem im vorliegenden Kapitel behandelten Gebietsintegralen, noch sog. Kurvenintegrale in der Ebene und Oberflächen- sowie Kurvenintegrale in drei Dimensionen zu betrachten haben. Aber auch hier wird sich zeigen, daß schließlich alle Fragen der Integration doch wieder auf den ursprünglichen Integralbegriff für eine unabhängige Veränderliche reduziert werden können.

§ 1. Gewöhnliche Integrale als Funktionen eines Parameters.

Bevor wir die neuartigen, bei mehreren Veränderlichen auftretenden Verhältnisse erörtern, sei die Diskussion einer unmittelbar an Bekanntes anschließenden Begriffsbildung vorangeschickt.

1. Beispiele und Definitionen.

Ist $f(x, y)$ eine in dem Rechtecksbereich $\alpha \leq x \leq \beta$, $a \leq y \leq b$ stetige Funktion von x und y, so können wir uns zunächst die Größe x festgehalten denken, und die so entstehende Funktion $f(x, y)$, als Funktion von y aufgefaßt, über das Intervall $a \leq y \leq b$ integrieren. Wir gelangen so zu dem Ausdruck

$$\int_a^b f(x, y)\, dy,$$

der nunmehr noch von der Wahl der Größe x abhängt. Wir betrachten also gewissermaßen nicht nur das **eine** Integral, sondern gleich die Schar von solchen Integralen $\int_a^b f(x, y)\, dy$, die man für verschiedene Werte x erhält. Diese bei der Integration festzuhaltende Größe x, über welche man noch frei verfügen kann, bezeichnet man als *Parameter*. Unser gewöhnliches *Integral* erscheint also jetzt *als Funktion des Parameters x.*

Solche Integrale, die Funktionen eines Parameters sind, treten in der Analysis und ihren Anwendungen sehr häufig auf. So ist z. B.

$$\int_0^1 \frac{x\, d y}{\sqrt{1 - x^2\, y^2}} = \arcsin x,$$

wie man durch die Substitution $x y = u$ leicht einsieht. Auch bei der Integration der allgemeinen Potenz können wir den Exponenten als Parameter auffassen und demgemäß schreiben

$$\int_0^1 y^x\, d y = \frac{1}{x + 1},$$

wobei wir $x \geq 0$ voraussetzen.

Veranschaulichen wir uns den Definitionsbereich der Funktion $f(x, y)$ geometrisch, so erhalten wir bei festem x die zu integrierende

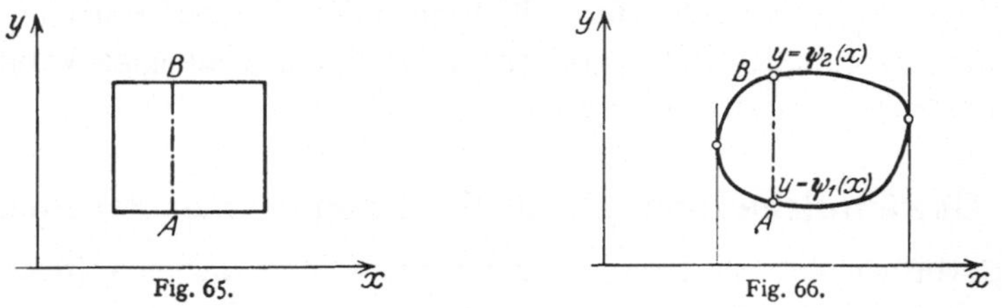

Funktion von y, indem wir unser Rechteck mit der betreffenden Parallelen zur y-Achse wie in der Fig. 65 durchschneiden und die Funktionswerte der Funktion $f(x, y)$ auf dieser Schnittstrecke AB als Funktion von y betrachten. Wir sagen auch, daß man die Funktion $f(x, y)$ längs der Strecke AB integriert.

Diese geometrische Betrachtung legt eine Verallgemeinerung nahe: Wenn der Definitionsbereich G, in welchem wir die Funktion $f(x, y)$ betrachten wollen, nicht ein Rechteck ist, sondern etwa die in Fig. 66 gezeichnete Gestalt besitzt, d. h. von jeder Parallelen zur y-Achse in höchstens zwei Punkten durchschnitten wird, so können wir ebenfalls bei festem x die Funktionswerte der Funktion $f(x, y)$ längs der Durchschnittsstrecke AB unserer Parallelen zur y-Achse mit dem Definitionsbereich G betrachten und nach y integrieren. Dabei werden Anfangs- und Endpunkt des Integrationsintervalles nunmehr bei Änderung des Wertes x sich selbst mitändern; mit anderen Worten: wir sehen uns veranlaßt, ein Integral der Art

$$\int_{\psi_1(x)}^{\psi_2(x)} f(x, y)\, dy = F(x)$$

zu betrachten, d.h. ein Integral mit der Integrationsveränderlichen y und dem Parameter x, wobei der Parameter außer unter dem Integralzeichen noch in den Integrationsgrenzen vorkommt. Ist beispielsweise der Definitionsbereich ein Kreis mit dem Radius 1 um den Anfangspunkt, so werden wir Integrale der Form

$$\int_{-\sqrt{1-x^2}}^{+\sqrt{1-x^2}} f(x, y)\, dy$$

zu betrachten haben.

2. Stetigkeit und Differenzierbarkeit eines Integrales nach dem Parameter.

Das Integral

$$F(x) = \int_a^b f(x, y)\, dy$$

hängt stetig vom Parameter x ab, wenn $f(x, y)$ in dem betreffenden Bereiche stetig ist. In der Tat wird

$$|F(x+h) - F(x)| = \left| \int_a^b \big(f(x+h, y) - f(x, y) \big)\, dy \right| \leq \int_a^b |f(x+h, y) - f(x, y)|\, dy,$$

und da wegen der — gleichmäßigen — Stetigkeit von $f(x, y)$ der Integrand rechts bei hinreichend kleinem h gleichmäßig in y beliebig klein wird, so folgt die Behauptung unmittelbar. Insbesondere kann man also die Funktion $F(x)$ etwa zwischen den Grenzen α und β nach dem *Parameter x integrieren* und erhält so:

$$\int_\alpha^\beta F(x)\, dx = \int_\alpha^\beta \left(\int_a^b f(x, y)\, dy \right) dx.$$

Das rechts stehende Integral schreibt man auch in der Form $\int_\alpha^\beta \int_a^b f(x, y)\, dy\, dx$ und bezeichnet es als „*Doppelintegral*".

Wir fragen nunmehr danach, ob und wie man $F(x)$ differenzieren kann. Betrachten wir zunächst den Fall fester Grenzen und setzen voraus, daß die Funktion $f(x, y)$ eine in dem ganzen abgeschlossenen Rechteck G stetige partielle Ableitung f_x besitzt, dann liegt es nahe, den Differentialquotienten des Integrales nach x dadurch zu bilden, daß man, anstatt zuerst zu integrieren und dann zu differenzieren, diese beiden Prozesse miteinander vertauscht, d.h. erst f nach x differenziert und dann nach y integriert. In der Tat gilt folgender Satz: *Wenn die Funktion $f(x, y)$ im abgeschlossenen Rechteck $\alpha \leq x \leq \beta$, $a \leq y \leq b$ eine stetige Ableitung nach x besitzt, so darf man das Integral nach dem Parameter unter dem Integralzeichen differenzieren, d.h. es gilt für $\alpha \leq x \leq \beta$*

$$\frac{d}{dx} F(x) = \frac{d}{dx} \int_a^b f(x, y)\, dy = \int_a^b f_x(x, y)\, dy\; ^\dagger.$$

Beweis: Wir dürfen, wenn zugleich x und $x + h$ dem Intervall $\alpha \leq x \leq \beta$ angehören, schreiben

$$F(x + h) - F(x) = \int_a^b f(x + h, y)\, dy - \int_a^b f(x, y)\, dy$$
$$= \int_a^b \{f(x + h, y) - f(x, y)\}\, dy.$$

Wegen der vorausgesetzten Differenzierbarkeit von $f(x, y)$ ist nun nach dem Mittelwertsatz der Differentialrechnung in den üblichen Bezeichnungen $f(x + h, y) - f(x, y) = h\, f_x(x + \vartheta h, y)$, $0 < \vartheta < 1$ [††]. Da ferner die Ableitung f_x im abgeschlossenen Bereich stetig vorausgesetzt war, also auch gleichmäßig stetig ist, so ist die Differenz

$$f_x(x + \vartheta h, y) - f_x(x, y)$$

---

† Hieraus ergibt sich übrigens ein einfacher Beweis für die früher (Kap. II, § 3, S. 52) bewiesene Tatsache, daß bei der Bildung der gemischten Ableitung g_{xy} einer Funktion $g(x, y)$ die Reihenfolge der Differentiationen vertauscht werden darf, falls g_{yx} stetig ist. Denn setzen wir $f(x, y) = g_y(x, y)$, so gilt

$$g(x, y) = g(x, a) + \int_a^y f(x, \eta)\, d\eta.$$

Da $f(x, y)$ im Rechteck $\alpha \leq x \leq \beta$, $a \leq y \leq b$ eine stetige Ableitung nach x besitzt, so folgt

$$g_x = g_x(x, a) + \int_a^y f_x(x, \eta)\, d\eta$$

und daher

$$g_{xy} = f_x(x, y).$$

Andererseits gilt aber auch $g_{yx} = f_x(x, y)$ und daher $g_{xy} = g_{yx}$.

†† Hier hängt die Größe ϑ von y ab und kann sich sogar unstetig mit y ändern. Dies ist aber unwichtig, da man aus der Gleichung $f_x(x + \vartheta h, y) = \dfrac{f(x + h, y) - f(x, y)}{h}$ sofort sieht, daß $f_x(x + \vartheta h, y)$ eine stetige Funktion von x und y und somit integrierbar ist.

dem Betrage nach kleiner als eine positive, von x und y unabhängige Größe ε, die mit h zugleich gegen Null strebt. Somit hat man

$$\left| \frac{F(x+h) - F(x)}{h} - \int_a^b f_x(x, y)\, dy \right| = \left| \int_a^b f_x(x + \vartheta h, y)\, dy - \int_a^b f_x(x, y)\, dy \right|$$

$$\leq \int_a^b \varepsilon\, dy = \varepsilon\,(b - a).$$

Läßt man nun h gegen Null streben, so strebt auch ε gegen Null und es folgt sofort die Beziehung

$$\lim_{h \to 0} \frac{F(x+h) - F(x)}{h} = \int_a^b f_x(x, y)\, dy = F'(x),$$

womit unsere Behauptung bewiesen ist.

In ähnlicher Weise ergibt sich die Stetigkeit und die Regel für die Differentiation eines Integrales nach einem Parameter, wenn der Parameter in den Grenzen vorkommt. Handelt es sich z. B. um die Differentiation von

$$F(x) = \int_{\psi_1(x)}^{\psi_2(x)} f(x, y)\, dy,$$

so gehen wir aus von der Darstellung

$$F(x) = \int_u^v f(x, y)\, dy = \Phi(u, v, x),$$

wobei $u = \psi_1(x)$ und $v = \psi_2(x)$ gesetzt wird; wir setzen dabei voraus, daß $\psi_2(x)$ und $\psi_1(x)$ im betrachteten Intervalle stetige Ableitungen nach x besitzen und daß $f(x, y)$ in einem Gebiet stetig differenzierbar ist, das den zugrunde gelegten Bereich umfaßt. Nach der Kettenregel erhalten wir nun

$$F'(x) = \frac{\partial \Phi}{\partial x} + \frac{\partial \Phi}{\partial u} \frac{du}{dx} + \frac{\partial \Phi}{\partial v} \frac{dv}{dx}.$$

Unter Berücksichtigung des Fundamentalsatzes der Integralrechnung (s. Bd. I, zweites Kapitel, S. 101) ergibt sich sofort die Formel

$$F'(x) = \int_{\psi_1(x)}^{\psi_2(x)} f_x(x, y)\, dy - \psi_1'(x)\, f\big(x, \psi_1(x)\big) + \psi_2'(x)\, f\big(x, \psi_2(x)\big).$$

Wählt man z. B. für $F(x)$ die Funktion

$$F(x) = \int_0^x \sin(x\, y)\, dy,$$

so erhält man

$$\frac{dF(x)}{dx} = \int_0^x y \cos(x\, y)\, dy + \sin(x^2).$$

Wählt man

$$F(x) = \int\limits_0^1 \frac{x\,dy}{\sqrt{1 - x^2\,y^2}} = \arcsin x,$$

so ergibt sich die Relation

$$F'(x) = \int\limits_0^1 \frac{dy}{\sqrt{1 - x^2\,y^2}^{\,3}} = \frac{1}{\sqrt{1 - x^2}}\,,$$

deren Richtigkeit der Leser leicht direkt nachprüfen kann.

Weitere Beispiele liefern die Integrale

$$F_n(x) = \int\limits_0^x \frac{(x - y)^n}{n!}\,f(y)\,dy,$$

$$F_0(x) = \int\limits_0^x f(y)\,dy,$$

wobei n irgendeine ganze positive Zahl, $f(y)$ eine im betrachteten Intervalle stetige Funktion von y allein ist. Nach unserer Regel folgt sofort, da der von der Differentiation nach der oberen Grenze x herrührende Ausdruck für $y = x$ verschwindet,

$$F_n'(x) = F_{n-1}(x).$$

Es ergibt sich somit ohne weiteres, da $F_0'(x) = f(x)$ ist,

$$F_n^{(n+1)}(x) = f(x).$$

Also ist $F_n(x)$ die Funktion, deren $(n+1)$-te Ableitung gleich $f(x)$ ist und welche selbst nebst ihren n ersten Ableitungen für $x = 0$ verschwindet; sie entsteht aus $F_{n-1}(x)$ durch Integration von 0 bis x. Mithin ist $F_n(x)$ diejenige Funktion, welche aus $f(x)$ durch n-malige Wiederholung der Integration zwischen den Grenzen 0 und x entsteht. Diese n-malige Integration kann also durch eine einzige über die Funktion $\frac{(x - y)^n}{n!}\,f(y)$ nach y erstreckte Integration ersetzt werden.

Unsere Regeln zur Differentiation des Integrales nach einem Parameter bleiben vielfach noch dann gültig, wenn bei der Differentiation unter dem Integralzeichen eine nicht mehr durchweg stetige Funktion entsteht. Anstatt in solchen Fällen allgemeine Kriterien anzuwenden, deren Formulierung unübersichtlich wird, ist es dann zweckmäßig, in jedem Falle besonders zu prüfen, ob eine solche Differentiation gerechtfertigt ist. Als Beispiel betrachten wir das elliptische Integral (vgl. Bd. I, S. 212)

$$F(k) = \int\limits_{-1}^{+1} \frac{dx}{\sqrt{(1 - x^2)\,(1 - k^2\,x^2)}}\,; \quad (k^2 < 1).$$

Die Funktion

$$f(k, x) = \frac{1}{\sqrt{(1 - x^2)(1 - k^2 x^2)}}$$

wird für $x \to +1$ und $x \to -1$ unstetig, aber das Integral hat (als uneigentliches Integral) einen Sinn. Die formale Differentiation nach dem Parameter k würde ergeben

$$F'(k) = \int_{-1}^{+1} \frac{k\, x^2\, d x}{\sqrt{(1 - x^2)(1 - k^2 x^2)^3}}.$$

Um zu untersuchen, ob diese Gleichung richtig ist, wiederholen wir die Überlegung, die oben zu unserer Differentiationsformel führte. Sie ergibt

$$\frac{F(k + h) - F(k)}{h} = \int_{-1}^{+1} f_k(k + \vartheta h, x)\, d x = \int_{-1}^{+1} \frac{(k + \vartheta h)\, x^2\, d x}{\sqrt{(1 - x^2)(1 - (k + \vartheta h)^2 x^2)^3}}.$$

Dieser Ausdruck unterscheidet sich von dem durch formale Differentiation gewonnenen Integral um

$$\varDelta = \int_{-1}^{+1} \frac{x^2}{\sqrt{1 - x^2}} \left(\frac{k + \vartheta h}{\sqrt{(1 - (k + \vartheta h)^2 x^2)^3}} - \frac{k}{\sqrt{(1 - k^2 x^2)^3}} \right) d x.$$

Wir haben zu zeigen, daß dieses Integral für $h \to 0$ gegen Null strebt. Hierzu grenzen wir um k ein Intervall $k_0 < k < k_1$ ab, welches die Werte ± 1 ausschließt, und wählen h so klein, daß $k + \vartheta h$ sicher in dieses Intervall hineinfällt. Die Funktion

$$\frac{k}{\sqrt{(1 - k^2 x^2)^3}}$$

ist im abgeschlossenen Bereich $-1 \leqq x \leqq 1$, $k_0 \leqq k \leqq k_1$ stetig, also auch gleichmäßig stetig. Daher bleibt die Differenz

$$\left| \frac{k + \vartheta h}{\sqrt{(1 - (k + \vartheta h)^2 x^2)^3}} - \frac{k}{\sqrt{(1 - k^2 x^2)^3}} \right|$$

unterhalb einer von x und k unabhängigen und mit h gegen Null gehenden Schranke ε. Mithin bleibt auch das Integral $\varDelta$ dem Betrage nach unterhalb von

$$\int_{-1}^{+1} \frac{x^2\, d x}{\sqrt{1 - x^2}}\, \varepsilon = M\, \varepsilon,$$

wo M eine feste von ε unabhängige Zahl ist, d.h. das Integral $\varDelta$ strebt mit h gegen Null, was wir zeigen wollten.

Die Differentiation unter dem Integralzeichen ist also in diesem Falle erlaubt. Ähnliche Überlegungen führen in anderen Fällen zum Ziel.

Uneigentliche Integrale mit einem unendlichen Integrationsbereich werden im Anhang zu diesem Kapitel, § 4, S. 273 erörtert.

§ 2. Das Integral einer stetigen Funktion über einen ebenen oder räumlichen Bereich.

1. Das Gebietsintegral als Volumen.

Zu der ersten und wichtigsten Verallgemeinerung des gewöhnlichen Integrales auf einen Bereich von mehreren Dimensionen gelangen wir ganz analog wie bei einer unabhängigen Veränderlichen zunächst von der geometrischen Anschauung her. Es sei G ein Bereich der x, y-Ebene, begrenzt — wie immer bei unseren Betrachtungen — von einem oder mehreren Kurvenstücken mit stetiger Tangente; und es sei ferner $z = f(x, y)$ eine in dem abgeschlossenen Bereich G stetige Funktion, die wir zunächst als nirgends negativ voraussetzen und durch ein über dem Bereich G im x, y, z-Raume liegendes Flächenstück repräsentiert denken. Am Rande des Bereiches G errichten wir in jedem Punkte die Lote auf der x, y-Ebene, deren Gesamtheit einen auf dieser Ebene senkrechten Zylinder definiert. Durch diesen Zylinder, das beschriebene Flächenstück $z = f(x, y)$ und den Bereich G der x, y-Ebene wird ein Stück des Raumes eingegrenzt. Das Volumen V dieses Raumstückes bezeichnen wir als das Integral der Funktion $f(x, y)$ über den Bereich G. Dabei setzen wir zunächst als anschaulich gegeben die Tatsache voraus, daß es einen Sinn hat, von diesem Volumen zu sprechen, indem wir die tiefere Begründung des Volumenbegriffes, wie aller sonst in diesem Paragraphen der Anschauung entnommenen Tatsachen, auf den Anhang dieses Kapitels verschieben. Ganz ähnlich wie in Bd. I, zweites Kapitel, S. 72 werden wir nun versuchen, dieses anschaulich vorliegende Volumen wirklich durch eine Maßzahl V zu charakterisieren, die wir durch einen bestimmten analytischen Grenzprozeß definieren werden. Wir gehen dabei davon aus, daß man zwar nicht von vornherein beliebig krummflächig begrenzte Volumina ausmessen kann, wohl aber von zwei Ebenen begrenzte zylindrische Volumina durch das Produkt aus dem Flächeninhalt ihrer Grundfläche und der Maßzahl ihrer Höhe. Ebenso können wir das Volumen jedes Raumstückes, das sich aus solchen zylindrischen Teilen zusammensetzt, als die Summe der entsprechenden Teilvolumina auffassen. Bei unserem krummflächig begrenzten Raumstück ist nun wiederum eine solche Zerlegung in eine Anzahl von zylindrischen Stücken exakt nicht möglich; aber wir können das Volumen V in folgender Weise als Grenzwert einer Summe von Zylindervolumina auffassen: Wir teilen den Bereich G

durch eine endliche Anzahl von Kurvenstücken — wenn wir schlechthin von Kurvenstücken sprechen, meinen wir stets solche, die mit stetiger Tangente versehen sind — in eine endliche Anzahl von Teilbereichen $G_1, G_2, \ldots, G_N$ ein, wobei dann der Flächeninhalt von G gleich der Summe der Flächeninhalte der Teilbereiche G_i wird. Errichten wir auf dem Rande jedes dieser Teilbereiche den zur x, y-Ebene senkrechten Zylinder, so wird dadurch das Volumen in eine Anzahl von röhrenförmigen Teilen zerschnitten. Das Volumen jeder dieser Röhren können wir zwar exakt ebensowenig wie das Volumen V darstellen; aber wir können es sofort zwischen zwei Grenzen einschließen. Bezeichnen wir nämlich mit m_i den kleinsten Funktionswert, welchen $f(x, y)$ im abgeschlossenen Bereich G_i einnimmt, und mit M_i den größten dieser Funktionswerte, so liegt das Volumen der über dem Teilbereich befindlichen Röhre zwischen dem Volumen des über diesem Bereich errichteten Zylinders mit der Höhe m_i und des entsprechenden Zylinders mit der Höhe M_i, d.h. zwischen den beiden Zahlen

$$m_i \, \varDelta G_i \quad \text{und} \quad M_i \, \varDelta G_i,$$

wenn wir mit $\varDelta G_i$ den Flächeninhalt des Bereiches G_i bezeichnen. Die beiden Summen

$$\sum_{i=1}^{N} m_i \, \varDelta G_i$$

und

$$\sum_{i=1}^{N} M_i \, \varDelta G_i$$

bezeichnen wir als *Untersumme* bzw. als *Obersumme* für unsere Einteilung und erhalten so für das fragliche Volumen V die Beziehung

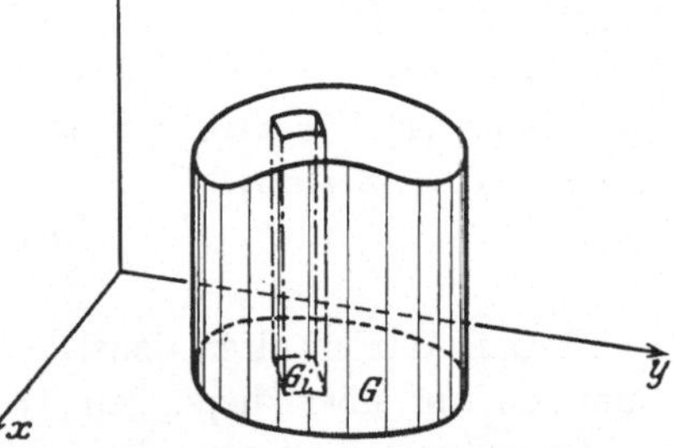

Fig. 67. Volumenbestimmung eines zylindrischen Raumstückes.

$$\sum_{1}^{N} m_i \, \varDelta G_i \leq V \leq \sum_{1}^{N} M_i \, \varDelta G_i.$$

Wenn wir nun unsere Einteilung derart verfeinern, daß die Anzahl N der Bereiche größer und größer wird, während gleichzeitig der größte Durchmesser dieser Teilbereiche (d.h. die größte Entfernung je zweier ihrer Punkte) gegen Null strebt, so erkennen wir anschaulich, daß Obersumme und Untersumme sich einander immer mehr nähern werden, und daß wir daher unser *Volumen sowohl als Grenzwert der Obersumme als auch als Grenzwert der Untersumme für $N \to \infty$ auffassen dürfen.*

Denselben Grenzwert V dürfen wir offenbar auch dann erwarten, wenn man statt m_i oder M_i jeweils eine zwischen m_i und M_i gelegene

13*

Zahl, etwa den Funktionswert $f(x_i, y_i)$ an einer Stelle (x_i, y_i) des Bereiches G_i wählt.

2. Die allgemeine analytische Fassung des Integralbegriffes.

Diese der geometrischen Anschauung entnommenen Begriffe müssen wir nun in der nötigen Allgemeinheit analytisch fassen und präzisieren, ohne uns unmittelbar auf die Anschauung zu berufen. Demgemäß gehen wir folgendermaßen vor: Wir betrachten einen abgeschlossenen Bereich G mit dem Flächeninhalt ΔG und eine in ihm definierte und mit Einschluß des Randes stetige Funktion $f(x, y)$. Wir teilen den Bereich in der vorhin angegebenen Weise durch stückweise glatte Kurvenbögen[1] in N Teilbereiche $G_1, G_2, \ldots, G_N$ mit den Flächeninhalten $\Delta G_1, \ldots, \Delta G_N$. In G_i wählen wir eine beliebige Stelle (ξ_i, η_i) mit dem Funktionswert $f_i = f(\xi_i, \eta_i)$ und bilden die Summe

$$V_N = \sum_1^N f_i \, \Delta G_i.$$

Der grundlegende Satz lautet nun folgendermaßen: *Wenn die Zahl N über alle Grenzen wächst und mit wachsendem N der größte unter den Durchmessern unserer Teilbereiche gegen Null strebt, so besitzt V_N einen Grenzwert V. Dieser Grenzwert ist unabhängig von der speziellen Art der Einteilung des Bereichs G und von der Wahl der Punkte (ξ_i, η_i) in G_i. Den Grenzwert V nennen wir das Integral der Funktion $f(x, y)$ über den Bereich G, in Zeichen:*

$$\iint\limits_G f(x, y) \, dg.$$

Zusatz. Wir erhalten denselben Grenzwert, wenn wir jeweils unsere Summen nur über diejenigen Teilbereiche G_i erstrecken, welche ganz im Innern von G liegen, d.h. nirgends an den Rand von G anstoßen.

Der eben formulierte Satz von der Existenz des Integrales[2] einer stetigen Funktion muß rein analytisch bewiesen werden. Wir

---

[1] Das heißt Kurvenbögen, welche in einem geeigneten Koordinatensystem durch eine Gleichung $y = \varphi(x)$ gegeben sind. Dabei ist φ eine stetige Funktion, die, von einer endlichen Anzahl von Sprungstellen abgesehen, überall eine stetige Ableitung hat.

[2] Wir können diesen Satz noch in einer für manche Zwecke nützlichen Weise verschärfen. Es ist nicht nötig, bei der jeweiligen Einteilung in N Teilbereiche einen Wert zu nehmen, den die Funktion $f(x, y)$ in einem gewissen Punkte (ξ_i, η_i) des betreffenden Teilbereiches wirklich annimmt, sondern es genügt bereits, Werte zu nehmen, die sich von den Funktionswerten $f(\xi_i, \eta_i)$ um Größen unterscheiden, welche bei zunehmender Feinheit der Einteilung (gleichmäßig) gegen Null streben. Mit anderen Worten: wir können statt der Funktionswerte $f(\xi_i, \eta_i)$ Größen

$$f_i = f(\xi_i, \eta_i) + \varepsilon_{i, N}$$

werden den Beweis, der ganz ähnlich wie der entsprechende Beweis bei einer Veränderlichen verläuft, im Anhang dieses Kapitels nachholen.

Zunächst wollen wir uns unseren Integralbegriff durch Betrachtung spezieller Einteilungen näherbringen. Der einfachste Fall ist, daß G aus einem Rechteck $a \leq x \leq b$, $c \leq y \leq d$ gebildet wird und daß wir auch für die Teilbereiche G_i achsenparallele Rechtecke wählen, indem wir etwa das x-Intervall in n und das y-Intervall in m gleiche Teile der Länge

$$h = \frac{b-a}{n} \quad \text{bzw.} \quad k = \frac{d-c}{m}$$

durch die Teilpunkte $x_0 = a$, x_1, x_2, ..., $x_n = b$ bzw. $y_0 = c$, y_1, y_2, ..., $y_m = d$ teilen und durch diese Teilpunkte die Parallelen zur x-Achse bzw. y-Achse ziehen. Es wird jetzt $N = nm$; sämtliche Teilbereiche sind Rechtecke mit dem Flächeninhalt $\Delta G_i = hk = \Delta x\, \Delta y$, wenn wir $h = \Delta x$ und $k = \Delta y$ setzen. Für den Punkt (ξ_i, η_i) können wir irgendeinen Punkt in dem betreffenden Rechteck nehmen und haben dann die Summe

$$\sum_i f(\xi_i, \eta_i)\, \Delta x\, \Delta y$$

über alle Rechtecke unserer Einteilung zu bilden.

Lassen wir n und m gleichzeitig über alle Grenzen wachsen, so wird unsere Summe dem Integral unserer Funktion f über das Rechteck G zustreben.

Jedes unserer Rechtecke läßt sich auch durch zwei Indizes ν und μ charakterisieren, welche den Koordinaten der linken unteren Ecken der betreffenden Rechtecke entsprechen: $x = \nu h$ und $y = \mu k$. Dabei durchläuft ν die ganzzahligen Werte von 0 bis $n-1$ und μ die Werte von 0 bis $m-1$. Bei einer solchen Anordnung der Rechtecke

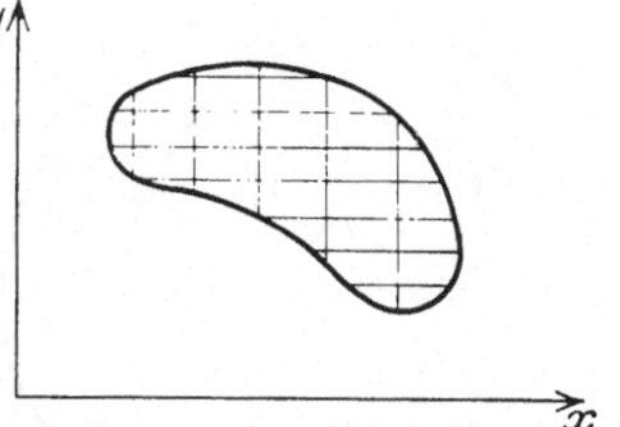

Fig. 68. Rechteckige Einteilung des Integrationsbereiches.

betrachten, wobei $|\varepsilon_{i,N}| < \varepsilon_N$, $\lim\limits_{N \to \infty} \varepsilon_N = 0$ ist. ($\varepsilon_{i,N}$ ist also der Unterschied zwischen dem Funktionswert im betrachteten Punkte des i-ten Teilbereiches bei der Einteilung in N Teilbereiche und der von uns ins Auge gefaßten Größe f_i, mit der wir die Summe bilden.) Dieser Satz ist fast selbstverständlich, denn da die $\varepsilon_{i,N}$ selbst gleichmäßig gegen Null streben, so kann man die Differenz zwischen den beiden betrachteten Summen

$$\sum_1^N f_i\, \Delta G_i \quad \text{und} \quad \sum_1^N (f_i + \varepsilon_{i,N})\, \Delta G_i$$

absolut genommen beliebig klein machen, wenn man nur die Zahl N hinreichend groß wählt.

nach den Indizes ν und μ wird man unsere obige Summe zweckmäßig als Doppelsumme[1]

$$\sum_{\nu=0}^{n-1} \sum_{\mu=0}^{m-1} f(\xi_\nu, \eta_\mu)\, \Delta x\, \Delta y$$

schreiben.

Auch wenn G kein Rechteck ist, so wird doch häufig die Einteilung des Bereiches in rechteckig begrenzte Teilbereiche G_i vorteilhaft sein. Hierzu denken wir uns einfach über die Ebene das von den achsenparallelen Geraden

$$x = \nu h \qquad (\nu = 0,\ \pm 1,\ \pm 2, \ldots)$$

bzw.

$$y = \mu k \qquad (\mu = 0,\ \pm 1,\ \pm 2, \ldots)$$

begrenzte Rechtecksnetz gelegt, wobei h und k beliebig gewählte Zahlen sind, welche die Maschen des Rechtecksnetzes definieren. Wir betrachten nun alle diejenigen Rechtecke unserer Einteilung, welche ganz im Innern von G liegen. Diese Rechtecke nennen wir G_i. Sie werden zwar den Bereich noch nicht vollständig ausfüllen, vielmehr wird G außer aus diesen Rechtecken noch aus gewissen an den Rand anstoßenden Bereichen G_l bestehen, welche sowohl von Stücken unserer achsenparallelen Geraden als auch von einem Stück des Randes von G begrenzt sind. Aber wir können nach dem Zusatz auf S. 196 das Integral der Funktion f über den Bereich G berechnen, indem wir nur über die inneren Rechtecke summieren und den Grenzübergang vornehmen.

Eine andere Möglichkeit der Gebietseinteilung, die häufig angewandt wird, ist die Einteilung durch ein Polarkoordinatennetz. Es sei der Anfangspunkt O des Polarkoordinatensystems im Innern unseres Bereichs gelegen; dann teilen wir den Gesamtwinkel 2π in n Teile der Größe $\Delta\vartheta = \dfrac{2\pi}{n} = h$

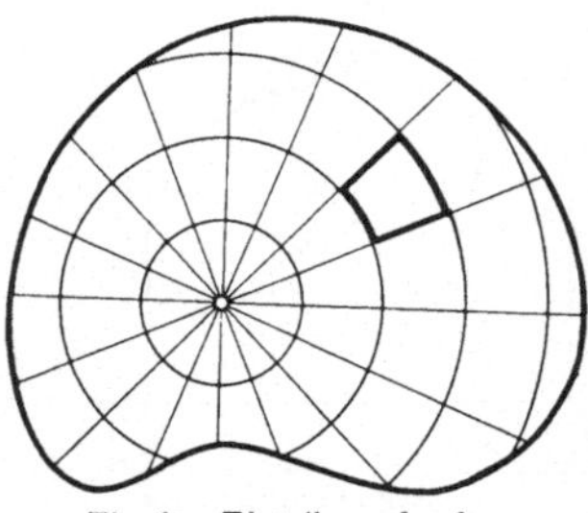
Fig. 69. Einteilung durch Polarkoordinatennetz.

und wählen ferner eine zweite Größe $k = \Delta r$. Nunmehr ziehen wir die durch den Anfangspunkt gehenden geraden Linien $\vartheta = \nu h$ $(\nu = 0, 1, 2, \ldots, n-1)$, sowie die konzentrischen Kreise $r_\mu = \mu k$ $(\mu = 1, 2, \ldots)$. Diese teilen die Ebene in Teile ein, wie die Fig. 69 zeigt. Diejenigen dieser Teilbereiche, welche ganz in das Innere von G fallen, bezeichnen wir mit G_i und ihren Flächeninhalt mit ΔG_i. Dann können wir wieder das Integral der Funktion $f(x, y)$ über den

---

[1] Wenn wir die Summe in dieser Weise schreiben, müssen wir annehmen, die Punkte (ξ_i, η_i) seien so gewählt worden, daß sie auf senkrechten oder waagerechten Geraden liegen.

Bereich G als den Grenzwert der Summe

$$\sum f(\xi_i, \eta_i)\, \Delta G_i$$

auffassen, wobei (ξ_i, η_i) ein beliebig in G_i gewählter Punkt ist, die Summe über alle ganz im Innern von G liegenden Teilbereiche G_i erstreckt wird und der Grenzübergang darin besteht, daß gleichzeitig h und k gegen Null streben.

Der Flächeninhalt ΔG_i wird jetzt auf Grund einfacher Tatsachen der Elementargeometrie gegeben durch die Gleichung

$$\Delta G_i = \tfrac{1}{2}\,(r_{\mu+1}^2 - r_\mu^2)\, h = \tfrac{1}{2}\,(2\mu + 1)\, k^2 h,$$

wobei vorausgesetzt ist, daß G_i im Kreisring liegt, der von beiden Kreisen mit den Radien μk und $(\mu + 1)\,k$ begrenzt wird.

3. Beispiele.

Das einfachste Beispiel liefert die Funktion $f(x, y) = 1$. Hier ist offenbar der Wert unserer Summe, unabhängig von der Einteilung, stets gleich dem Flächeninhalt des Bereiches G, und daher ist das Integral der Funktion $f(x, y) = 1$ in unserem Bereich auch stets gleich diesem Flächeninhalt, was zu erwarten war; denn dieses Integral bedeutet jetzt das Volumen des über dem Bereich G errichteten Zylinders von der Höhe 1.

Als weiteres Beispiel betrachten wir das Integral der Funktion $f(x, y) = x$ erstreckt über das Quadrat $0 \leq x \leq 1$ und $0 \leq y \leq 1$. Die anschauliche Bedeutung des Integrals als Volumen lehrt elementargeometrisch, daß der Wert unseres Integrals $\tfrac{1}{2}$ sein muß. Wir bestätigen das auf Grund der analytischen Integraldefinition. Teilen wir unser Rechteck in Quadrate der Seitenlänge $h = \dfrac{1}{n}$ ein und wählen für die Teilpunkte (ξ_i, η_i) die linken unteren Eckpunkte der Teilquadrate, so haben wir für alle übereinanderliegenden Teilquadrate, deren linke Seiten dieselbe Abszisse νh besitzen, als Beitrag zu unserer Summe den Ausdruck νh^3. Dieser Ausdruck kommt n-mal vor. Es ergibt sich also zusammen für alle solche übereinanderliegenden Quadrate der Ausdruck $n\nu h^3 = \nu h^2$. Bilden wir nun die Summe von $\nu = 0$ bis $\nu = n - 1$, so erhalten wir

$$\sum_{\nu=0}^{n-1} \nu\, h^2 = \frac{n\,(n-1)}{2}\, h^2 = \frac{1}{2} - \frac{h}{2}\,.$$

Der Grenzwert dieses Ausdruckes für $h \to 0$ ist $\tfrac{1}{2}$, wie wir behauptet haben.

Ähnlich läßt sich die Integration des Produktes xy, oder allgemeiner die Integration einer Funktion $f(x, y)$ der beiden Veränderlichen x und y, welche sich als Produkt einer Funktion von x mit einer Funktion von

y in der Gestalt $f(x, y) = \varphi(x)\,\psi(y)$ darstellen läßt, durchführen, wenn der Integrationsbereich ein achsenparalleles Rechteck ist, etwa

$$a \leq x \leq b,$$
$$c \leq y \leq d.$$

Benutzen wir nämlich dieselbe Einteilung unseres Rechtecks wie S. 198 und wählen in jedem Teilrechteck als Funktionswert den Wert, den unsere Funktion im linken unteren Eckpunkt annimmt, so erhalten wir das gesuchte Integral als Grenzwert der Summe

$$h\,k \sum_{\nu=0}^{n-1} \sum_{\mu=0}^{m-1} \varphi(\nu h)\,\psi(\mu k),$$

die wir auch als Produkt zweier Summen in der Form

$$\left\{ \sum_{\nu=0}^{n-1} \varphi(\nu h)\,h \right\} \left\{ \sum_{\mu=0}^{m-1} \psi(\mu k)\,k \right\}$$

schreiben können. Gemäß der Definition des gewöhnlichen Integrals strebt aber jeder dieser Faktoren für $h \to 0$ bzw. $k \to 0$ gegen das Integral der betreffenden Funktion über das Intervall von a bis b bzw. c bis d und es gilt daher die allgemeine Regel: Läßt sich eine Funktion $f(x, y)$ als Produkt zweier Funktionen $\varphi(x)$ und $\psi(y)$ darstellen, so gilt für ihr Gebietsintegral über ein achsenparalleles Rechteck $a \leq x \leq b,\, c \leq y \leq d$ die Zerlegung

$$\iint_G f(x, y)\,dx\,dy = \int_a^b \varphi(x)\,dx \cdot \int_c^d \psi(y)\,dy.$$

Vermöge dieser Regel und der Summenregel (s. unten S. 202) kann man z. B. alle ganzen rationalen Funktionen über achsenparallele Rechtecke integrieren.

Als letztes Beispiel betrachten wir einen Fall, bei welchem es zweckmäßig ist, nicht eine Rechteckseinteilung, sondern eine Einteilung durch das Polarkoordinatennetz zugrunde zu legen. Der Bereich G sei der Kreis mit dem Radius 1 um den Nullpunkt, er sei also definiert durch $x^2 + y^2 \leq 1$, und es sei ferner

$$f(x, y) = \sqrt{1 - x^2 - y^2}.$$

Mit anderen Worten: es handelt sich um die Berechnung des Volumens einer Halbkugel mit dem Radius 1.

Legen wir nun unsere obige Polarkoordinateneinteilung zugrunde, so erhalten wir aus dem Teilbereich, der zwischen den Kreisen mit den Radien $r_\mu = \mu k$ und $r_{\mu+1} = (\mu+1)k$ und zwischen den Geraden $\vartheta = \nu h$ und $\vartheta = (\nu+1)h$ liegt $\left(h = \dfrac{2\pi}{n} \right)$ den Beitrag

$$\frac{1}{2}\sqrt{1 - \left(\frac{r_{\mu+1} + r_\mu}{2} \right)^2}\,(r_{\mu+1}^2 - r_\mu^2)\,h = \sqrt{1 - \varrho_\mu^2}\,\varrho_\mu\,k\,h,$$

wobei wir den Wert der Funktion gewählt haben, welcher im oben definierten Teilbereich G_i auf einem Mittelkreis mit dem Radius $\varrho_\mu = \dfrac{r_{\mu+1} + r_\mu}{2}$ angenommen wird. Alle Teilbereiche, die in demselben Kreisring liegen, liefern denselben Beitrag, und da es $n = \dfrac{2\pi}{h}$ solche Bereiche gibt, erhalten wir schließlich für den ganzen Kreisring den Beitrag

$$2\pi \sqrt{1 - \varrho_\mu^2}\, \varrho_\mu\, k.$$

Es wird also unser Integral der Grenzwert der Summe

$$\sum_{\mu=0}^{m-1} 2\pi \sqrt{1 - \varrho_\mu^2}\, \varrho_\mu\, k$$

und diese Summe strebt, wie wir schon wissen, gegen das einfache Integral

$$2\pi \int\limits_0^1 \sqrt{1 - r^2}\, r\, dr = -\frac{2\pi}{3} \left(\sqrt{1 - r^2}\right)^3 \Bigg|_0^1 = \frac{2\pi}{3}.$$

Wir erhalten daher

$$\iint\limits_G \sqrt{1 - x^2 - y^2}\, dg = \frac{2\pi}{3}$$

in Übereinstimmung mit der bekannten Formel für das Kugelvolumen.

4. Bezeichnungen, Ergänzungen, Grundregeln.

An die oben zugrunde gelegte Rechteckseinteilung des Bereiches G knüpft sich diejenige Bezeichnung des Gebietsintegrals, welche sich seit der Zeit von LEIBNIZ allgemein eingebürgert hat. Indem man von der Schreibweise

$$\sum_{\nu=0}^{n} \sum_{\mu=0}^{m} f(\xi_\nu, \eta_\mu)\, \Delta x\, \Delta y$$

der über die Teilrechtecke erstreckten Summe ausgeht, deutet man den Grenzübergang von der Summe zum Integral dadurch an, daß man an Stelle des doppelten Summenzeichens ein doppeltes Integralzeichen und an Stelle des Produktes der Größen Δx und Δy das Symbol $dx\, dy$ setzt. Man schreibt also häufig das Gebietsintegral in der Form

$$\iint\limits_G f(x, y)\, dx\, dy,$$

statt der Schreibweise

$$\iint\limits_G f(x, y)\, dg,$$

bei welcher wir den Inhalt ΔG durch das Symbol dg ersetzt haben. Es sei noch besonders betont, daß die Bezeichnungsweise $dx\, dy$ nicht etwa eine Multiplikation von Differentialen bedeuten soll, sondern lediglich als symbolischer Hinweis auf den Grenzübergang von der obigen aus nm Summanden bestehenden Summe für $n \to \infty$ und $m \to \infty$ gemeint ist.

Es ist klar, daß bei unseren Gebietsintegralen genau so wie bei den gewöhnlichen bestimmten Integralen einer Veränderlichen die Bezeichnung der „*Integrationsvariablen*" gleichgültig ist, daß man also ebenso

$$\iint\limits_{G} f(u, v)\, du\, dv \quad \text{oder} \quad \iint\limits_{G} f(\xi, \eta)\, d\xi\, d\eta$$

hätte schreiben können.

Wir sahen bei der Einführung des Integralbegriffs, daß im Fall einer positiven Funktion $f(x, y)$ das Integral $\iint f(x, y)\, dg$ das unter dem Flächenstück $z = f(x, y)$ gelegene Volumen darstellt. Da bei der analytischen Integraldefinition die Funktion $f(x, y)$ keineswegs überall positiv zu sein braucht, sondern auch negativ sein oder ihr Vorzeichen wechseln kann — dies letztere bedeutet, daß die betrachtete Fläche unseren Bereich G durchschneidet —, so liefert unser Integral im allgemeinen Fall das fragliche Volumen mit einem bestimmten Vorzeichen versehen, und zwar positiv für solche Flächen bzw. Flächenstücke, die oberhalb der x, y-Ebene liegen und negativ für solche, die unterhalb der x, y-Ebene liegen. Besteht das ganze zum Bereich G gehörige Flächenstück aus verschiedenen derartigen Teilen, so stellt das Integral die Summe der mit den entsprechenden Vorzeichen genommenen Volumina dar. Insbesondere kann also ein Gebietsintegral verschwinden, auch ohne daß die Funktion unter dem Integralzeichen überall verschwindet.

Ebenso wie bei einer unabhängigen Veränderlichen gelten auch für das Gebietsintegral die folgenden Grundregeln, deren Beweis eine unmittelbare Wiederholung der in Bd. I, S. 75 durchgeführten Überlegungen ist. Bedeutet c eine Konstante, so ist

$$\iint\limits_{G} c\, f(x, y)\, dg = c \iint\limits_{G} f(x, y)\, dg.$$

Ferner wird

$$\iint\limits_{G} \left(f(x, y) + \varphi(x, y)\right) dg = \iint\limits_{G} f(x, y)\, dg + \iint\limits_{G} \varphi(x, y)\, dg,$$

d.h. *das Integral der Summe zweier Funktionen ist gleich der Summe der beiden Integrale.* Schließlich: Ist der Bereich G aus zwei Teilbereichen G' und G'' zusammengesetzt, die miteinander höchstens Randstücke gemein haben, so gilt

$$\iint\limits_{G} f(x, y)\, dg = \iint\limits_{G'} f(x, y)\, dg + \iint\limits_{G''} f(x, y)\, dg,$$

d.h.: *Bei Aneinanderfügung verschiedener Bereiche addieren sich die betreffenden Integrale.*

5. Integralabschätzungen und Mittelwertsatz.

Ebenfalls genau wie bei einer unabhängigen Veränderlichen gelten für Gebietsintegrale einige oft gebrauchte Abschätzungen. Unter Hinweis auf Bd. I, zweites Kapitel, § 7 können wir uns hier mit der Aufzählung der folgenden Tatsachen begnügen: Ist $f(x, y) \geq 0$ in G, so gilt auch

$$\iint\limits_G f(x, y)\, dg \geq 0;$$

ebenso folgt aus $f(x, y) \leq 0$ die Beziehung $\iint\limits_G f(x, y)\, dg \leq 0$. Hieraus ergibt sich: *Wenn überall in G*

$$f(x, y) \geq \varphi(x, y)$$

ist, so gilt auch

$$\iint\limits_G f(x, y)\, dg \geq \iint\limits_G \varphi(x, y)\, dg.$$

Eine unmittelbare Anwendung dieses Satzes liefert die Beziehung

$$\iint\limits_G f(x, y)\, dg \leq \iint\limits_G |f(x, y)|\, dg,$$

bzw.

$$\iint\limits_G f(x, y)\, dg \geq -\iint\limits_G |f(x, y)|\, dg.$$

Man kann diese beiden Ungleichungen auch in der Form

$$\left| \iint\limits_G f(x, y)\, dg \right| \leq \iint\limits_G |f(x, y)|\, dg$$

zusammenfassen.

Bedeutet ferner m die untere Grenze der Funktionswerte $f(x, y)$ in G und M die obere Grenze dieser Funktionswerte, so gilt

$$m\, \Delta G \leq \iint\limits_G f(x, y)\, dg \leq M\, \Delta G,$$

wenn ΔG den Flächeninhalt des Bereiches G bedeutet. Unser Integral läßt sich daher darstellen in der Form

$$\iint\limits_G f(x, y)\, dg = \mu\, \Delta G,$$

wobei μ ein Zwischenwert zwischen m und M ist, dessen genaue Größe sich nicht allgemein anders charakterisieren läßt[1]. In dieser Form bezeichnen wir unsere Abschätzungsformel wieder als *Mittelwertsatz der Integralrechnung*.

---

[1] Genau wie bei stetigen Funktionen einer Veränderlichen kann man allerdings von vornherein aussagen, daß der Wert μ von der *stetigen* Funktion $f(x, y)$ in Punkten des Bereiches G wirklich angenommen wird.

Ebenso gilt auch hier die folgende Verallgemeinerung: Ist $p(x, y)$ eine beliebige in G positive stetige Funktion, so ist

$$\iint\limits_{G} p(x, y)\, f(x, y)\, dg = \mu \iint\limits_{G} p(x, y)\, dg,$$

wo wiederum μ einen nicht näher charakterisierbaren Zwischenwert zwischen größtem und kleinstem Wert von f bedeutet.

Unsere Integralabschätzungen zeigen wie bei einer unabhängigen Veränderlichen, *daß unser Integral sich stetig mit der Funktion ändert*, genauer: Sind $f(x, y)$ und $\varphi(x, y)$ zwei Funktionen, für welche im ganzen Bereich G die Beziehung

$$\left| f(x, y) - \varphi(x, y) \right| < \varepsilon$$

gilt, unter ε eine feste positive Zahl verstanden, so unterscheiden sich die Integrale $\iint\limits_{G} f(x, y)\, dg$ und $\iint\limits_{G} \varphi(x, y)\, dg$ um weniger als $\varepsilon \Delta G$, also um weniger als eine Zahl, die mit ε zugleich gegen Null strebt.

Ebenso erkennen wir: *Das Integral einer Funktion ändert sich stetig mit dem Bereich*, d. h. entstehen zwei Bereiche G' und G'' dadurch auseinander, daß man zu dem einen von ihnen Bereiche hinzufügt, bzw. fortnimmt, deren Gesamtflächeninhalt kleiner als ε ist, und ist $f(x, y)$ eine in beiden Bereichen stetige Funktion, für welche überall $|f(x, y)| < M$ ist, unter M eine feste Zahl verstanden, so unterscheiden sich die beiden Integrale $\iint\limits_{G'} f(x, y)\, dg$ und $\iint\limits_{G''} f(x, y)\, dg$ um weniger als $M\varepsilon$, also um weniger als eine Zahl, welche mit ε zugleich gegen Null strebt. Auch für diese Tatsache versteht sich der Beweis auf Grund des letzten Satzes der vorigen Nummer von selbst.

Wir können daher das Integral über einen Bereich G mit beliebiger Genauigkeit berechnen, wenn wir es lediglich über einen Teilbereich von G erstrecken, dessen Gesamtflächeninhalt sich von dem Flächeninhalt von G hinreichend wenig unterscheidet. Zum Beispiel können wir dem Bereich G ein geradliniges Polygon einbeschreiben, dessen Gesamtfläche sich von der Fläche von G beliebig wenig unterscheidet; wir können dieses geradlinige Polygon speziell als abwechselnd von Parallelen zur x-Achse und zur y-Achse begrenzt, d. h. aus achsenparallelen Rechtecken zusammengesetzt annehmen.

6. Integrale über drei- und mehrdimensionale Bereiche.

Alles im vorangehenden für Integrale über Bereiche der x, y-Ebene Gesagte läßt sich ohne Komplikationen oder neue Gedanken auf Bereiche in drei oder mehr Dimensionen übertragen. Betrachten wir etwa den Fall des Integrales über einen dreidimensionalen Bereich G, dann werden wir diesen Bereich G lediglich wieder durch endlich viele

Flächenstücke in Teilbereiche einzuteilen haben, die zusammen G erschöpfen und die wir mit $G_1, G_2, \ldots, G_N$ bezeichnen. Ist nun $f(x, y, z)$ eine im abgeschlossenen Bereich G stetige Funktion und bedeutet (ξ_i, η_i, ζ_i) einen beliebigen Punkt im Bereiche G_i, so bilden wir wiederum die Summe

$$\sum_{i=1}^{N} f(\xi_i, \eta_i, \zeta_i)\, \Delta G_i,$$

wobei ΔG_i das Volumen des Bereiches G_i bedeutet. Die Summe erstreckt sich über alle Bereiche G_i oder, wenn uns das bequemer ist, nur über diejenigen unter ihnen, die nicht an den Rand von G stoßen. Lassen wir dann die Anzahl der Teilbereiche derart über alle Grenzen wachsen, daß dabei der Durchmesser des größten unter ihnen gegen Null strebt, so ergibt sich wieder ein von der speziellen Art der Einteilung und der Wahl der Zwischenpunkte unabhängiger Grenzwert, den wir als das *Integral von $f(x, y, z)$ über den Bereich G* bezeichnen, in Zeichen:

$$\int\!\!\int\!\!\int_G f(x, y, z)\, dg.$$

Nehmen wir speziell eine Einteilung des Bereiches in Rechtecksbereiche mit den Seitenlängen Δx, Δy und Δz vor, so werden die Volumina der inneren Bereiche G_i alle denselben Wert $\Delta x \Delta y \Delta z$ besitzen. Ganz ähnlich wie oben deuten wir die Möglichkeit dieser Art der Einteilung und des Grenzüberganges dadurch an, daß wir für das Integral neben der eben genannten auch noch die symbolische Bezeichnungsweise

$$\int\!\!\int\!\!\int_G f(x, y, z)\, dx\, dy\, dz$$

einführen. Alle oben angeführten Tatsachen bleiben für Raumintegrale sinngemäß bestehen.

Auch bei Bereichen von mehr als drei Dimensionen läßt sich das Gebietsintegral in genau derselben Art definieren, sobald wir nur den Begriff des Volumens für einen solchen Bereich geeignet festgelegt haben. Beschränken wir uns zunächst auf Rechtecksbereiche und zerlegen diese in parallel orientierte ebensolche Bereiche, definieren wir ferner als Volumen eines Rechteckes

$$a_1 \leqq x_1 \leqq a_1 + h_1, \qquad a_2 \leqq x_2 \leqq a_2 + h_2, \ldots, \qquad a_n \leqq x_n \leqq a_n + h_n,$$

das Produkt $h_1 h_2 \ldots h_n$, so bedarf die Integraldefinition keiner weiteren Ausführung mehr. Man bezeichnet ein solches Integral über den n-dimensionalen Bereich G mit

$$\int\!\!\int \ldots\!\!\int_G f(x_1, x_2, \ldots x_n)\, dx_1\, dx_2 \ldots dx_n.$$

Für allgemeinere Bereiche und allgemeinere Zerlegungen muß man sich auf die abstrakte Volumendefinition stützen, die wir im Anhang § 1 geben werden. Übrigens werden wir uns im folgenden, abgesehen vom § 2 des Anhangs, auf die Betrachtung von Integralen in höchstens drei Dimensionen beschränken können.

7. Gebietsdifferentiation. — Masse und Dichte.

Bei einfachen Integralen und Funktionen einer Veränderlichen erhalten wir aus dem Integral den Integranden durch einen Differentiationsprozeß, indem wir das Integral über ein Intervall der Länge h erstrecken, durch die Intervallänge h dividieren und dann den Grenzübergang $h \to 0$ ausführen. Diese Tatsache stellte bei Funktionen einer Veränderlichen den für die ganze Differential- und Integralrechnung grundlegenden Zusammenhang her und fand ihre anschauliche Deutung mit Hilfe der physikalischen Begriffe: Gesamtmasse und Dichte. Auch bei dem Gebietsintegral von Funktionen mehrerer Veränderlicher besteht derselbe — hier allerdings weniger grundlegende — Zusammenhang.

Erstrecken wir nämlich das Gebietsintegral

$$\iint_B f(x, y)\, dg \qquad \text{bzw.} \qquad \iiint_B f(x, y, z)\, dg$$

einer stetigen Funktion von zwei oder mehr Veränderlichen über einen Bereich B, welcher einen festen Punkt P mit den Koordinaten x_0 und y_0 (bzw. x_0, y_0 und z_0) enthält und den Inhalt[1] ΔB besitzt, und dividieren wir dann den Wert des Integrals durch diesen Inhalt, so folgt aus den Betrachtungen von Nummer 5, daß dieser Quotient durch einen Mittelwert des Integranden, d.h. durch einen Zwischenwert zwischen dem größten und dem kleinsten Wert des Integranden in dem Bereich gegeben wird. Lassen wir nunmehr den Durchmesser unseres den Punkt P umgebenden Bereiches B gegen Null streben, wobei auch der Inhalt ΔB gegen Null strebt, so muß dieser Mittelwert der Funktion $f(x, y)$ (bzw. $f(x, y, z)$) gegen den Funktionswert an der Stelle P streben, und wir erhalten also bei unserem Grenzübergang die Limesbeziehung

$$\lim_{\Delta B \to 0} \frac{1}{\Delta B} \iint_B f(x, y)\, dg = f(x_0, y_0)$$

bzw.

$$\lim_{\Delta B \to 0} \frac{1}{\Delta B} \iiint_B f(x, y, z)\, dg = f(x_0, y_0, z_0).$$

---

[1] Das Wort Inhalt wird als ein allgemeiner Ausdruck gebraucht, welcher den Begriff der Länge in einer Dimension, der Oberfläche in zwei Dimensionen, des Rauminhaltes in drei Dimensionen usw. einschließt.

Wir nennen diesen Grenzübergang, welcher der oben für Integrale einer unabhängigen Veränderlichen geschilderten Differentiation entspricht, die *Gebietsdifferentiation* des Integrals und erkennen also: *Die Gebietsdifferentiation eines Gebietsintegrals liefert den Integranden.*

Dieser Zusammenhang erlaubt uns, das Verhältnis von Integrand zu Integral auch bei mehreren Veränderlichen durch das Verhältnis der physikalischen Begriffe *Dichte* und *Gesamtmasse* zu veranschaulichen. Denken wir uns über einen zwei- oder dreidimensionalen Bereich G die Masse irgendeiner Substanz in der Weise verteilt, daß in jedem hinreichend kleinen Teilbereich beliebig wenig Masse liegt. Um die spezifische Masse oder Massendichte an einer Stelle P zu definieren, betrachtet man zunächst eine Umgebung B der Stelle P vom Inhalt ΔB und dividiert die Gesamtmasse dieser Umgebung durch diesen Inhalt. Den Quotienten werden wir als die durchschnittliche Dichte in diesem Teilbereich bezeichnen. Lassen wir nun dessen Durchmesser gegen Null streben, so entsteht im Limes — falls ein solcher von der Wahl der Bereichfolge unabhängiger Limes existiert — aus der durchschnittlichen Dichte des Bereiches B die *Dichte an der Stelle P.* Bezeichnen wir diese Dichte mit $\mu(x, y)$ bzw. $\mu(x, y, z)$, so erkennen wir unmittelbar, daß der eben beschriebene Prozeß nichts anderes ist, als die Gebietsdifferentiation des über den Gesamtbereich G erstreckten Integrals

$$\iint\limits_{G} \mu(x, y)\, dg$$

bzw.

$$\iiint\limits_{G} \mu(x, y, z)\, dg.$$

Dieses über den Gesamtbereich erstreckte Integral wird uns also die *Gesamtmasse* der Substanz von der Dichte μ im Bereiche G angeben[1].

Eine solche Darstellung der Masse einer Substanz bedeutet natürlich vom physikalischen Standpunkt eine Idealisierung; daß diese Idealisierung sinnvoll ist, d.h. die tatsächlichen Verhältnisse durch sie mit hinreichender Annäherung gekennzeichnet werden, darin besteht gerade die *physikalische* Voraussetzung.

Unsere Begriffsbildungen behalten übrigens ihren mathematischen Sinn, auch wenn μ nicht überall positiv ist. Auch physikalisch finden solche negative Dichten und Massen ihre Deutung, z.B. in der Lehre von der Verteilung der elektrischen Ladung.

---

[1] Hier wurde gezeigt, daß die durch ein mehrfaches Integral gegebene Verteilung dieselbe Gebietsableitung wie die ursprünglich gegebene Massenverteilung hat. Es muß allerdings bewiesen werden, daß hieraus die Identität der beiden Verteilungen folgt, mit anderen Worten, daß die Behauptung „Gebietsdifferentiation bestimmt die Dichte μ" nur für eine einzige Massenverteilung richtig ist. Wir übergehen hier jedoch den an und für sich nicht schwierigen Beweis. (Er ist dem Beweise des HEINE-BORELschen Überdeckungssatzes sehr ähnlich.)

§3. Zurückführung des Gebietsintegrals auf mehrfache gewöhnliche Integrale.

Für die Möglichkeit der Berechnung von Gebietsintegralen ist es von entscheidender Bedeutung, daß man jedes Gebietsintegral auf einfache Integrale zurückführen kann. Hierdurch werden alle früher entwickelten *Methoden der unbestimmten Integration* auf die Auswertung von Gebietsintegralen anwendbar.

1. Betrachtung für ein Rechteck.

Wir betrachten als Bereich G zunächst ein Rechteck $a \leq x \leq b$, $\alpha \leq y \leq \beta$ der x, y-Ebene und in diesem eine stetige Funktion $f(x, y)$. Die Reduktion des Gebietsintegrales

$$\iint\limits_{G} f(x, y)\, dg$$

auf einfache Integrationsprozesse ergibt sich aus einer anschaulichen Betrachtung, die wir hinterher analytisch präzisieren müssen. Wir erinnern uns, ausgehend von der Bedeutung des Gebietsintegrales als Volumen,

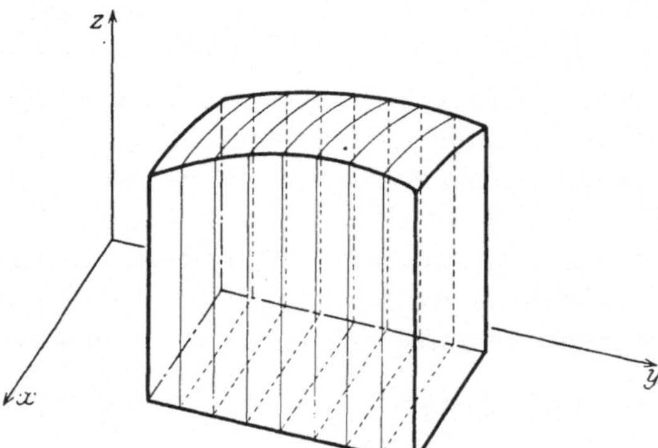

Fig. 70. Zerlegung eines Volumens in Scheiben.

zunächst daran, daß ursprünglich dieses Volumen erzeugt wurde durch Zerlegung in Säulen, deren Grundflächendurchmesser wir gegen Null streben ließen. Statt einer solchen Zerlegung in Säulen können wir nun aber auch den Körper in Scheiben von der Breite $k = \dfrac{\beta - \alpha}{n}$ zerlegen, indem wir die Parallelen $y = \alpha + \nu k$ $(\nu = 0, 1, \ldots, n)$ zur x-Achse ziehen und längs jeder der Parallelen eine zur x, y-Ebene senkrechte Ebene errichten. Diese Ebenen zerschneiden unser fragliches Volumen in n Scheiben, die um so flacher werden, je größer n ist, und deren Volumina zusammen gleich dem Werte des Integrals sind. Wir erkennen nun, daß das Volumen der ν-ten Scheibe annähernd durch das Produkt aus der Breite k und dem Flächeninhalt der vorderen Seitenfläche, also

$$k \int\limits_{a}^{b} f(x, \alpha + \nu k)\, dx,$$

dargestellt wird — exakt natürlich nicht, weil die vordere Seitenfläche einen etwas anderen Inhalt hat als z. B. die hintere Seitenfläche derselben Scheibe.

Setzen wir also

$$\int_a^b f(x, y)\, dx = \varphi(y),$$

so wird unser Volumen annähernd durch

$$\sum_{\nu=0}^{n-1} \varphi(\alpha + \nu k)\, k$$

dargestellt. Bei abnehmendem $k = \dfrac{\beta - \alpha}{n}$ strebt diese Summe gegen

$$\int_\alpha^\beta \varphi(y)\, dy,$$

also ist zu erwarten, daß die Identität

$$\iint_G f(x, y)\, dg = \int_\alpha^\beta \varphi(y)\, dy$$

gilt. Diese sogleich noch streng zu beweisende Gleichung liefert uns die gewünschte Reduktion des Gebietsintegrals auf zwei hintereinander auszuführende einfache Integrationen. *Wir haben zunächst die Funktion $f(x, y)$ bei festgehaltenem y nach x zwischen den Grenzen a und b zu integrieren. Dieses Integral erscheint als Funktion des Parameters y, und diese Funktion haben wir dann zwischen den Grenzen α und β zu integrieren. In Formeln ausgedrückt: es ist*

$$\iint_G f(x, y)\, dg = \int_\alpha^\beta \varphi(y)\, dy, \qquad \varphi(y) = \int_a^b f(x, y)\, dx$$

oder kürzer

$$\iint_G f(x, y)\, dg = \int_\alpha^\beta dy \int_a^b f(x, y)\, dx.$$

Um unser zunächst unter Berufung auf die Anschauung gewonnenes Ergebnis nun rein analytisch zu begründen, greifen wir auf die Definition des Integrals aus § 2 zurück. Es ist mit $h = \dfrac{b - a}{n}$

$$\iint_G f(x, y)\, dg = \lim_{\substack{m \to \infty \\ n \to \infty}} \sum_{\nu=1}^n \sum_{\mu=1}^m f(a + \mu h, \alpha + \nu k)\, h k,$$

wobei wir den Grenzwert so zu verstehen haben, daß die Summe auf der rechten Seite sich von dem Werte des Integrals um weniger als eine beliebig klein vorgegebene Genauigkeitsschranke ε unterscheidet, wenn nur die Zahlen m und n beide größer genommen sind als eine lediglich von ε abhängige Schranke N[1]. Die obige Summe setzen wir

---

[1] Der Sinn der folgenden Betrachtung ist einfach der, den Doppellimes für gleichzeitig wachsendes n und m in die Aufeinanderfolge zweier einfacher Grenzübergänge, zunächst $m \to \infty$ bei festem n und dann erst $n \to \infty$, aufzulösen (vgl. Kap. II, Anhang, § 2, Nr. 1).

durch Einführung des Ausdruckes

$$\Phi_\nu = \sum_{\mu=1}^{m} f(a + \mu h, \alpha + \nu k)\, h$$

in die Gestalt

$$\sum_{\nu=1}^{n} \Phi_\nu\, k;$$

wählen wir nun für ε eine ganz beliebige Genauigkeitsschranke, z. B. $\frac{1}{100}$ oder $\frac{1}{10\,000}$ und für n irgendeine bestimmte feste Zahl größer als N, so wissen wir, daß

$$\left| \iint_G f(x, y)\, dg - k \sum_{\nu=1}^{n} \Phi_\nu \right| < \varepsilon$$

gilt, wie groß wir auch die Zahl m wählen, vorausgesetzt nur, daß sie ebenfalls größer als N ist. Lassen wir also m bei festgehaltenem n über alle Grenzen streben, so wird bei diesem Grenzübergang der obige Ausdruck immer noch kleiner oder gleich ε bleiben. Bei diesem Grenzübergang strebt aber gemäß der Definition des gewöhnlichen Integrals der Ausdruck Φ_ν gegen das Integral $\int_a^b f(x, \alpha + \nu k)\, dx = \varphi(\alpha + \nu k)$, und wir erhalten daher

$$\left| \iint_G f(x, y)\, dg - k \sum_{\nu=1}^{n} \varphi(\alpha + \nu k) \right| \leqq \varepsilon,$$

eine Ungleichung, die bei beliebig kleinem ε für alle n gilt, welche größer sind als eine feste nur von ε abhängende Zahl N. Lassen wir daher jetzt n gegen ∞ (d. h. k gegen Null) streben, so bleibt die Ungleichung richtig und es ergibt sich wegen der — auf Grund der Definition des einfachen Integrals und der Stetigkeit von $\int_a^b f(x, y)\, dx = \varphi(y)$ selbstverständlichen — Beziehung

$$\lim_{n \to \infty} k \sum_{\nu=1}^{n} \varphi(\alpha + \nu k) = \int_\alpha^\beta \varphi(y)\, dy$$

sofort die Ungleichung

$$\left| \iint_G f(x, y)\, dg - \int_\alpha^\beta \varphi(y)\, dy \right| \leqq \varepsilon.$$

Da ε von vornherein beliebig klein gewählt werden konnte und die linke Seite eine feste Zahl ist, so kann diese Ungleichung nur bestehen, wenn ihre linke Seite verschwindet, d. h. wenn

$$\iint_G f(x, y)\, dg = \int_\alpha^\beta dy \int_a^b f(x, y)\, dx$$

ist, womit die gewünschte Umformung hergestellt ist.

Durch dieses Resultat ist also die *Gebietsintegration zurückgeführt auf die Ausführung zweier einfacher Integrationen hintereinander. Das Gebietsintegral läßt sich als ein zweifaches Integral oder als ein Doppelintegral darstellen.*

Es bedarf keiner besonderen Begründung, daß man bei unserer Zerlegung die Rolle von x und y hätte vertauschen können, daß demgemäß auch die Gleichung

$$\iint\limits_{G} f(x, y)\, dg = \int\limits_{a}^{b} dx \int\limits_{\alpha}^{\beta} f(x, y)\, dy$$

gilt.

2. Folgerungen. Vertauschung von Integrationen. Differentiation unter dem Integralzeichen.

Aus den letzten beiden Formeln der vorigen Nummer ergibt sich die Beziehung

$$\int\limits_{\alpha}^{\beta} dy \int\limits_{a}^{b} f(x, y)\, dx = \int\limits_{a}^{b} dx \int\limits_{\alpha}^{\beta} f(x, y)\, dy$$

oder: *Bei zweimaliger Integration einer stetigen Funktion mit konstanten Grenzen darf man die Reihenfolge der Integrationen vertauschen.*

Dieser Satz kann übrigens auch so formuliert werden: *Wenn die Funktion $f(x, y)$ im abgeschlossenen Rechteck stetig ist, so läßt sich in diesem die Integration des Integrals $\int\limits_{a}^{b} f(x, y)\, dx$ nach dem Parameter y ausführen, indem man nach dem Parameter y unter dem Integralzeichen, d.h. erst nach y und dann nach x integriert.* Dieser Satz entspricht vollständig der Regel über die Differentiation eines Integrals nach einem Parameter aus § 1.

Eine weitere Konsequenz ergibt sich, wenn wir eine der oberen Grenzen, etwa b, als veränderlichen Parameter ansehen. Wir können dann das Gebietsintegral nach diesem Parameter differenzieren und erhalten nach den Fundamentalsätzen der Differential- und Integralrechnung das Resultat

$$\frac{\partial}{\partial b} \iint\limits_{G} f(x, y)\, dx\, dy = \int\limits_{\alpha}^{\beta} f(b, y)\, dy,$$

und ebenso, wenn wir β als veränderlichen Parameter ansehen

$$\frac{\partial}{\partial \beta} \iint\limits_{G} f(x, y)\, dx\, dy = \int\limits_{a}^{b} f(x, \beta)\, dx.$$

Schließlich gewinnen wir aus jeder dieser beiden Gleichungen durch nochmalige Differentiation die Beziehung

$$\frac{\partial^2}{\partial b \, \partial \beta} \iint\limits_{G} f(x, y) \, dx \, dy = f(b, \beta).$$

Mit anderen Worten: *Die Differentiation unseres Integrals nach einer der oberen Grenzen führt auf ein gewöhnliches Integral über die betreffende Randlinie des Rechtecks; die gemischte Differentiation nach den beiden oberen Grenzen führt auf den Integranden in der betreffenden Rechtecksecke*[1].

Der Satz von der Vertauschung der Integrationsfolge ist mannigfacher Anwendungen fähig, insbesondere gelingt mit seiner Hilfe häufig die explizite Berechnung von einfachen bestimmten Integralen, die man durch unbestimmte Integration nicht ausführen kann.

Als Beispiel — weitere Beispiele s. im Anhang § 3 — betrachten wir das für $a > 0$, $b > 0$ sinnvolle Integral

$$J = \int\limits_0^\infty \frac{e^{-ax} - e^{-bx}}{x} \, dx.$$

Wir können die Größe J als mehrfaches Integral in der Gestalt

$$J = \int\limits_0^\infty dx \int\limits_a^b e^{-xy} \, dy$$

darstellen. Auf dieses uneigentliche mehrfache Integral können wir unsern Vertauschungssatz nicht ohne weiteres anwenden; schreiben wir jedoch

$$J = \lim_{T \to \infty} \int\limits_0^T dx \int\limits_a^b e^{-xy} \, dy,$$

so erhalten wir nunmehr durch Vertauschung der Integrationen

$$J = \lim_{T \to \infty} \int\limits_a^b \frac{1 - e^{-Ty}}{y} \, dy = \log\frac{b}{a} - \lim_{T \to \infty} \int\limits_a^b \frac{e^{-Ty}}{y} \, dy,$$

also, da das zweite Integral wegen

$$\int\limits_a^b \frac{e^{-Ty}}{y} \, dy = \int\limits_{Ta}^{Tb} \frac{e^{-y}}{y} \, dy$$

---

[1] Der Leser sei auf den Zusammenhang dieser Formel mit dem Satze von der Vertauschbarkeit der Differentiationsreihenfolge hingewiesen (vgl. S. 50) und möge selbst überlegen, inwiefern beide Tatsachen miteinander äquivalent sind.

mit wachsendem T gegen Null strebt,

$$J = \int\limits_0^\infty \frac{e^{-ax} - e^{-bx}}{x}\, dx = \log \frac{b}{a}\,.$$

In ganz analoger Weise läßt sich der allgemeine Satz beweisen: Ist $f(t)$ für $t \geq 0$ stückweise glatt und existiert das Integral $\int\limits_1^\infty \frac{f(t)}{t}\, dt$, so gilt die Beziehung

$$J = \int\limits_0^\infty \frac{f(ax) - f(bx)}{x}\, dx = f(0) \log \frac{b}{a}\,.$$

Denn auch hier können wir unser einfaches Integral als Doppelintegral schreiben:

$$J = \int\limits_0^\infty dx \int\limits_b^a f'(xy)\, dy$$

und sodann die Integrationen vertauschen.

3. Ausdehnung des Resultats auf allgemeinere Bereiche.

Die Übertragung unseres Ergebnisses von Rechtecksbereichen auf allgemeinere Bereiche ist ohne Schwierigkeiten durchführbar. Betrachten wir zunächst einen konvexen Bereich G, d.h. einen solchen, dessen Randkurven von keiner Geraden in mehr als zwei Punkten durchschnitten werden, wobei jedoch geradlinige Bestandteile der Randkurven zugelassen sind. Der Bereich möge zwischen den Stützgeraden (s. Bd. I, S. 232) $x = x_0$, $x = x_1$ bzw. $y = y_0$, $y = y_1$ liegen. Dann betrachten wir, da x für Punkte von G in dem Intervall $x_0 \leq x \leq x_1$ bzw. y in dem Intervall $y_0 \leq y \leq y_1$ liegt, die Integrale

$$\int\limits_{\varphi_1(y)}^{\varphi_2(y)} f(x, y)\, dx$$

und

$$\int\limits_{\psi_1(x)}^{\psi_2(x)} f(x, y)\, dy,$$

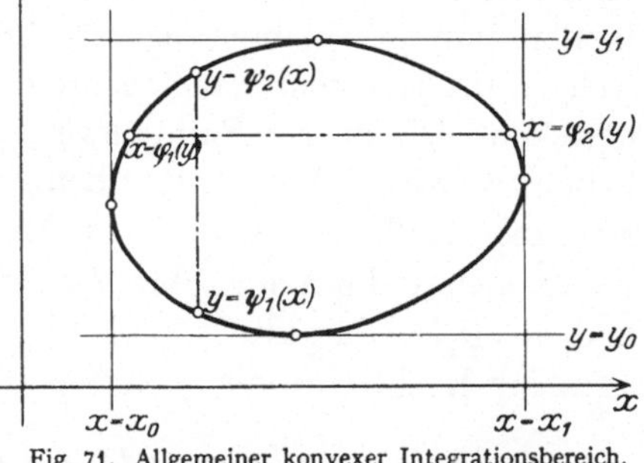

Fig. 71. Allgemeiner konvexer Integrationsbereich.

welche längs der Durchschnittsstrecken unserer Geraden $y = $ konst. bzw. $x = $ konst. mit dem Bereich erstreckt werden; dabei bedeuten $\varphi_2(y)$ und $\varphi_1(y)$ bzw. $\psi_2(x)$ und $\psi_1(x)$ die Abszissen bzw. Ordinaten der Punkte, in welchen der Rand unseres Bereiches von den durchschneidenden Geraden $y = $ konst. bzw. $x = $ konst. getroffen wird. Das

Integral $\int\limits_{\varphi_1(y)}^{\varphi_2(y)} f(x, y)\, dx$ erscheint also als Funktion des Parameters y, wobei der Parameter außer unter dem Integralzeichen noch in der oberen und unteren Grenze erscheint, und Entsprechendes gilt für das Integral $\int\limits_{\psi_1(x)}^{\psi_2(x)} f(x, y)\, dy$ als Funktion von x. Die fragliche Zerlegung wird nunmehr durch die Gleichungen

$$\iint\limits_{G} f(x, y)\, dg = \int\limits_{y_0}^{y_1} dy \int\limits_{\varphi_1(y)}^{\varphi_2(y)} f(x, y)\, dx$$

$$= \int\limits_{x_0}^{x_1} dx \int\limits_{\psi_1(x)}^{\psi_2(x)} f(x, y)\, dy$$

dargestellt.

Um dies zu beweisen, wählen wir zunächst eine Folge von Punkten auf dem Bogen $y = \psi_2(x)$, wobei der Abstand zwischen aufeinander-

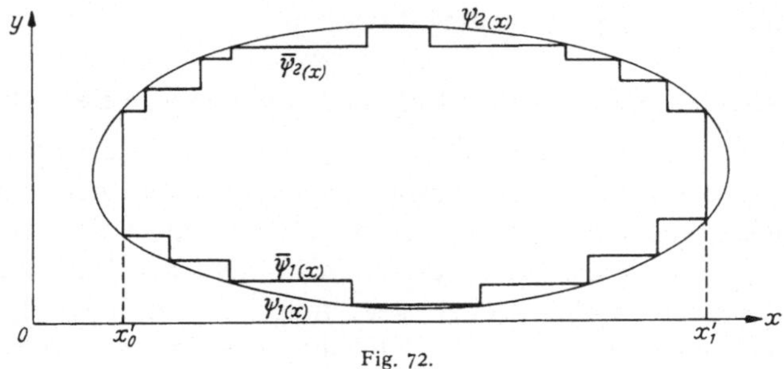

Fig. 72.

folgenden Punkten kleiner als eine positive Zahl δ sein soll. Wir verbinden nun aufeinanderfolgende Punkte mit in G liegenden Linien, welche aus je einem waagerechten und senkrechten Geradensegmente bestehen. Die untere Randkurve $y = \psi_1(x)$ soll in ähnlicher Weise behandelt werden. Wir erhalten demgemäß einen Bereich $\overline{G}$ in G, welcher aus einer endlichen Anzahl von Rechtecken besteht. Die Randkurve von $\overline{G}$ oben und unten ist durch stückweise stetige Funktionen $y = \overline{\psi}_2(x)$ und $y = \overline{\psi}_1(x)$ dargestellt (vgl. Fig. 72). Nach dem bereits bekannten Satz für Rechtecke gilt

$$\iint\limits_{\overline{G}} f(x, y)\, dg = \int\limits_{x_0'}^{x_1'} dx \int\limits_{\overline{\psi}_1(x)}^{\overline{\psi}_2(x)} f(x, y)\, dy.$$

Da $\psi_1(x)$ und $\psi_2(x)$ gleichmäßig stetig sind, streben die Funktionen $\overline{\psi}_1(x)$ und $\overline{\psi}_2(x)$ mit $\delta \to 0$ gleichmäßig gegen $\psi_1(x)$ und $\psi_2(x)$, und es ist

$$\lim_{\delta \to 0} \int\limits_{\overline{\psi}_1(x)}^{\overline{\psi}_2(x)} f(x, y)\, dy = \int\limits_{\psi_1(x)}^{\psi_2(x)} f(x, y)\, dy$$

gleichmäßig in x. Es folgt, daß

$$\lim_{\delta \to 0} \int\limits_{x_0'}^{x_1'} dx \int\limits_{\overline{\psi}_1(x)}^{\overline{\psi}_2(x)} f(x, y)\, dy = \int\limits_{x_0}^{x_1} dx \int\limits_{\psi_1(x)}^{\psi_2(x)} f(x, y)\, dy$$

ist. Andererseits strebt der Bereich $\overline{G}$ mit $\delta \to 0$ gegen G. Es ist also

$$\lim_{\delta \to 0} \iint\limits_{\overline{G}} f(x, y)\, dg = \iint\limits_{G} f(x, y)\, dg.$$

Kombinieren wir diese drei Gleichungen, so erhalten wir

$$\iint\limits_{G} f(x, y)\, dg = \int\limits_{x_0}^{x_1} dx \int\limits_{\psi_1(x)}^{\psi_2(x)} f(x, y)\, dy.$$

Die zweite Behauptung kann in derselben Weise bewiesen werden.

Ganz ebenso liegen die Dinge, wenn wir auf die Voraussetzung der Konvexität verzichten und etwa Bereiche der in Fig. 73 angedeuteten Form betrachten. Wir setzen dabei über die Randkurven der Bereiche lediglich voraus, daß sie von jeder Parallelen zur x-Achse bzw. zur y-Achse in einer beschränkten Anzahl von Punkten durchschnitten werden und verstehen dann unter $\int f(x, y)\, dy$ die Summe der Integrale der Funktion $f(x, y)$ bei festem x, erstreckt über sämtliche Intervalle, welche die betreffende Gerade $x =$ konst. mit dem abgeschlossenen Bereich gemeinsam hat. Die Anzahl dieser Intervalle wird bei nicht konvexen Bereichen im allgemeinen größer als 1 sein. Sie kann sich wie in der Fig. 73 für eine Stelle $x = \xi$ sprunghaft so ändern, daß der Ausdruck $\int f(x, y)\, dy$ an dieser Stelle eine sprunghafte Unstetigkeit erfährt. Aber es bleibt, ohne daß an dem Beweis irgend etwas zu ändern ist, die Zerlegung des Gebietsintegrales

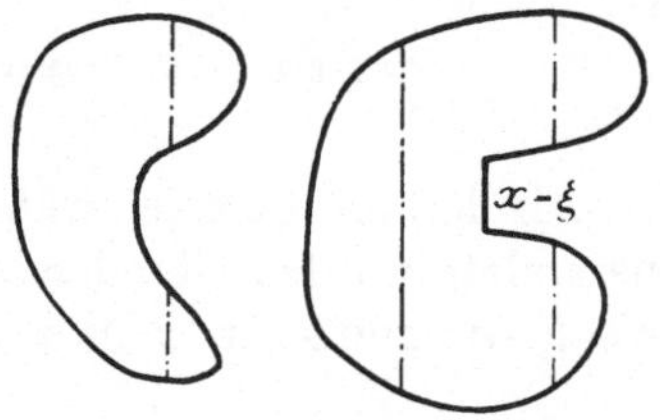

Fig. 73.
Nichtkonvexe Integrationsbereiche.

$$\iint\limits_{G} f(x, y)\, dg = \int dx \int f(x, y)\, dy$$

bestehen, wobei die Integration über x längs des ganzen Intervalles $x_0 \leq x \leq x_1$ zu erfolgen hat, über welchem der Bereich G liegt. Entsprechend gilt selbstverständlich auch eine Zerlegung $\iint\limits_{G} f(x, y)\, dg = \int dy \int f(x, y)\, dx$.

Ist beispielsweise der Bereich ein Kreis mit der Gleichung $x^2 + y^2 \leq 1$, so wird unsere Zerlegung folgendermaßen aussehen:

$$\iint\limits_{G} f(x, y)\, dg = \int\limits_{-1}^{+1} dx \int\limits_{-\sqrt{1-x^2}}^{+\sqrt{1-x^2}} f(x, y)\, dy.$$

Ist der Bereich ein Kreisring zwischen den Kreisen $x^2 + y^2 = 1$ und $x^2 + y^2 = 4$, so wird

$$\iint\limits_{G} f(x, y)\, dx\, dy = \int\limits_{-2}^{-1} dx \int\limits_{-\sqrt{4-x^2}}^{+\sqrt{4-x^2}} f(x, y)\, dy + \int\limits_{1}^{2} dx \int\limits_{-\sqrt{4-x^2}}^{+\sqrt{4-x^2}} f(x, y)\, dy +$$

$$+ \int\limits_{-1}^{+1} dx \int\limits_{-\sqrt{4-x^2}}^{-\sqrt{1-x^2}} f(x, y)\, dy + \int\limits_{-1}^{+1} dx \int\limits_{+\sqrt{1-x^2}}^{+\sqrt{4-x^2}} f(x, y)\, dy.$$

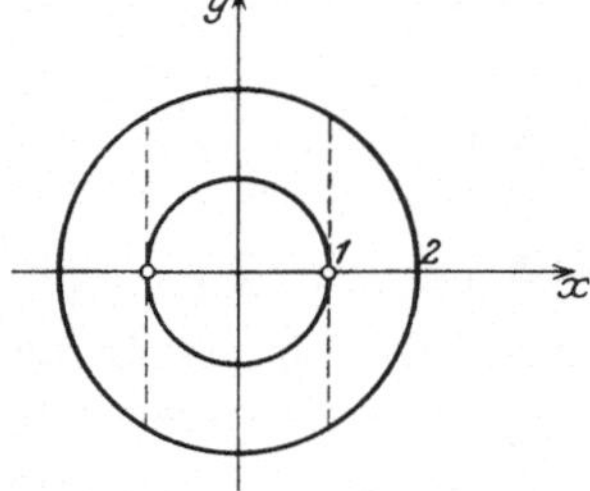

Fig. 74. Kreisring als Integrationsbereich.

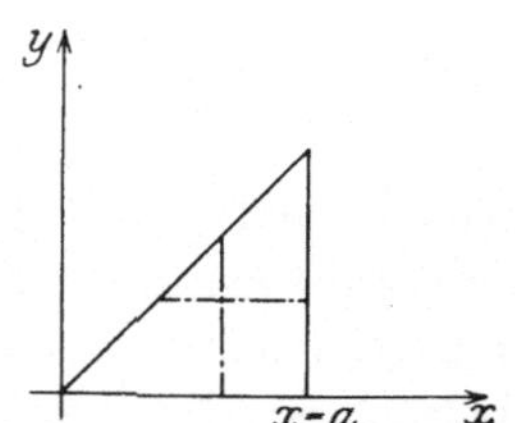

Fig. 75. Dreieck als Integrationsbereich.

Als letztes Beispiel wählen wir für unseren Bereich ein Dreieck, berandet von den Geraden $x = y$, $y = 0$ und $x = a$ $(a > 0)$. Wir haben, wenn wir zunächst nach x integrieren:

$$\iint\limits_{G} f(x, y)\, dg = \int\limits_{0}^{a} dy \int\limits_{y}^{a} f(x, y)\, dx,$$

und wenn wir zuerst nach y integrieren

$$\iint\limits_{G} f(x, y)\, dg = \int\limits_{0}^{a} dx \int\limits_{0}^{x} f(x, y)\, dy.$$

Der Vergleich der beiden Resultate ergibt:

$$\int\limits_{0}^{a} dx \int\limits_{0}^{x} f(x, y)\, dy = \int\limits_{0}^{a} dy \int\limits_{y}^{a} f(x, y)\, dx.$$

Hängt speziell $f(x, y)$ nur von y ab, so ergibt unsere Formel

$$\int\limits_{0}^{a} dx \int\limits_{0}^{x} f(y)\, dy = \int\limits_{0}^{a} f(y)\, (a - y)\, dy.$$

Man sieht hieraus: wenn man das unbestimmte Integral $\int\limits_{0}^{x} f(y)\, dy$ einer Funktion $f(x)$ noch einmal integriert, so läßt sich das Ergebnis durch ein einfaches Integral ausdrücken (vgl. zu diesem Beispiel S. 192).

4. Ausdehnung der Ergebnisse auf mehrdimensionale Bereiche.

Wegen der weitgehenden Analogie zum Früheren können wir uns mit der Angabe der Tatsache ohne Beweis begnügen. Betrachten wir zunächst wieder den Rechtecksbereich $x_0 \leq x \leq x_1$, $y_0 \leq y \leq y_1$, $z_0 \leq z \leq z_1$ und in diesem eine stetige Funktion $f(x, y, z)$, so können wir das räumliche Gebietsintegral

$$V = \iiint\limits_{G} f(x, y, z)\, dg$$

in verschiedener Weise auf einfache Integrale bzw. auch auf Gebietsintegrale in zwei Dimensionen reduzieren. Es ist z. B.

$$\iiint\limits_{G} f(x, y, z)\, dg = \int\limits_{z_0}^{z_1} dz \iint\limits_{R} f(x, y, z)\, dx\, dy.$$

Hierbei ist

$$\iint\limits_{R} f(x, y, z)\, dx\, dy$$

das über das zweidimensionale Rechteck $x_0 \leq x \leq x_1$, $y_0 \leq y \leq y_1$ erstreckte Gebietsintegral der Funktion, wobei z gegenüber dieser Integration als Parameter festgehalten wird und dieses Gebietsintegral also als Funktion des Parameters z erscheint. Ebenso können wir auch die beiden anderen Koordinaten x und y auszeichnen.

Ferner können wir das Gebietsintegral V auch als dreifaches Integral durch Aufeinanderfolge dreier einfacher Integrationen darstellen, indem wir bei festem x und y zunächst den Ausdruck

$$\int\limits_{z_0}^{z_1} f(x, y, z)\, dz,$$

sodann bei festem x den Ausdruck

$$\int\limits_{y_0}^{y_1} dy \int\limits_{z_0}^{z_1} f(x, y, z)\, dz$$

betrachten; es wird dann

$$V = \int\limits_{x_0}^{x_1} dx \int\limits_{y_0}^{y_1} dy \int\limits_{z_0}^{z_1} f(x, y, z)\, dz.$$

Daß wir bei dieser mehrfachen Integration auch ebensogut zuerst nach x und dann nach y und zuletzt nach z hätten integrieren können oder irgendwie die Reihenfolge der Integrationen hätten vertauschen dürfen, ist wegen der Übereinstimmung des dreifachen Integrales mit dem Gebietsintegral über das dreidimensionale Rechteck selbstverständlich. Wir haben also den Satz: *Ein dreifaches Integral über eine in einem abgeschlossenen Rechtecksbereich stetige Funktion ist von der Reihenfolge der Integrationen unabhängig.*

Wie die Zerlegung auch für Nicht-Rechtecksbereiche vorzunehmen ist, braucht wohl bei drei Dimensionen nicht mehr besonders ausgeführt zu werden. Es mag hier genügen, diese Zerlegung für den Fall eines kugelförmigen Bereiches $x^2 + y^2 + z^2 \leq 1$ hinzuschreiben:

$$\iiint\limits_G f(x, y, z)\, dx\, dy\, dz = \int\limits_{-1}^{+1} dx \int\limits_{-\sqrt{1-x^2}}^{+\sqrt{1-x^2}} dy \int\limits_{-\sqrt{1-x^2-y^2}}^{+\sqrt{1-x^2-y^2}} f(x, y, z)\, dz.$$

§ 4. Transformation der Gebietsintegrale.

Ebenso wie bei einer unabhängigen Veränderlichen die Einführung einer neuen Integrationsvariablen ein Hilfsmittel zur Umformung und Vereinfachung gegebener Integrale ist, spielt auch bei mehreren Veränderlichen die Einführung neuer Variabler eine große Rolle; zwar ist bei Gebietsintegralen trotz ihrer Zurückführung auf einfache Integrale eine explizite Auswertung gewöhnlich noch schwieriger bzw. mit Hilfe elementarer Funktionen noch seltener möglich als bei einer unabhängigen Veränderlichen; aber es gelingt doch in manchen Fällen eine solche Auswertung vorzunehmen, nachdem man vorher an Stelle der ursprünglichen Variablen neue Veränderliche unter dem Integralzeichen eingeführt hat. Ganz abgesehen jedoch von der Frage nach der expliziten Auswertung von Gebietsintegralen ist deren Transformation auf neue Veränderliche prinzipiell wichtig, da man von der Transformationstheorie aus zu weitgehender Beherrschung des Integralbegriffes gelangt.

1. Einführung von Polarkoordinaten in der Ebene.

Wir beginnen mit dem wichtigsten speziellen Falle, nämlich der Einführung von Polarkoordinaten r, ϑ in der x, y-Ebene durch die Gleichungen $x = r \cos \vartheta$, $y = r \sin \vartheta$. Hier läßt sich die Transformation eines über einen Bereich G erstreckten Integrales $\iint\limits_G f(x, y)\, dg$ auf Polarkoordinaten fast unmittelbar aus der ursprünglichen Definition des Gebietsintegrals heraus vornehmen und ist im Grunde genommen schon in § 2, Nr. 2 und 3 durchgeführt. Wir gelangen zu dieser Transformation ohne weiteres, wenn wir den Bereich G nicht durch achsenparallele Rechtecke in Teilbereiche zerlegen, sondern indem wir den Koordinatenanfangspunkt irgendwie z. B. wie in der Fig. 69 annehmen und eine Einteilung durch Gerade $\vartheta = \text{konst.}$ und durch Kreise $r = \text{konst.}$ vornehmen. Die betreffenden Winkel seien $\vartheta_1 = h$, $\vartheta_2 = 2h, \ldots$, $\vartheta_n = n h = 2\pi$, die betreffenden Kreisradien $r_1 = k, \ldots, r_m = m k$. Dann ist der Flächeninhalt des Teilbereiches, welcher begrenzt wird von den beiden Strahlen ϑ_ν und $\vartheta_{\nu+1}$ und den beiden Kreisen r_μ und $r_{\mu+1}$ gleich $\dfrac{r_{\mu+1}^2 - r_\mu^2}{2} (\vartheta_{\nu+1} - \vartheta_\nu) = \dfrac{1}{2} (r_{\mu+1} + r_\mu) k h$. Unser Integral läßt sich nunmehr als Grenzwert der Summe

$$\sum_\mu \sum_\nu f(\varrho_\mu \cos \vartheta_\nu,\ \varrho_\mu \sin \vartheta_\nu)\, \varrho_\mu\, k\, h$$

auffassen, wenn gleichzeitig die Größen k und h gegen Null streben. Dabei wurde $\varrho_\mu = \dfrac{r_\mu + r_{\mu+1}}{2}$ gesetzt, und wir haben im Teilbereich zwischen den Strahlen ϑ_ν und $\vartheta_{\nu+1}$ und den Kreisen r_μ und $r_{\mu+1}$ den Funktionswert im Punkte $(\varrho_\mu, \vartheta_\nu)$ gewählt. Unsere Summe ist über alle solche Werte μ und ν zu erstrecken, für welche die zugehörigen rechtecksartigen Flächenstücke im Bereiche G liegen. Wir erkennen nun unmittelbar aus der Definition des Gebietsintegrales oder aus unseren Ausführungen bei der Zurückführung des Gebietsintegrals auf gewöhnliche Integrale, daß unsere Summe übergeht in ein Doppelintegral mit den unabhängigen Veränderlichen r und ϑ und über denjenigen Integrationsbereich G^* der Ebene mit den *rechtwinkeligen* Koordinaten r und ϑ, welcher durch die Transformation

$$x = r \cos \vartheta$$
$$y = r \sin \vartheta$$

aus dem Bereich G hervorgeht. Jedoch ist der neue Integrand nicht etwa die Funktion $f(r \cos \vartheta,\ r \sin \vartheta)$, sondern entsteht aus dieser durch Multiplikation mit r; mit anderen Worten: Wir erhalten die Transformationsformel

$$\iint\limits_G f(x, y)\, dx\, dy = \iint\limits_{G^*} f(r \cos \vartheta,\ r \sin \vartheta)\, r\, dr\, d\vartheta.$$

Eine solche Transformation auf Polarkoordinaten wird man stets dann vornehmen, wenn sich entweder die Funktion $f(x, y)$ oder der Bereich G in Polarkoordinaten einfacher darstellt als in rechtwinkligen, etwa wenn sich die Funktion $f(x, y)$ als Funktion des Abstandes r von einem festen Punkt, dem Anfangspunkt, ausdrücken läßt, oder wenn der Integrationsbereich ein Kreis ist.

Als Beispiel betrachten wir das Integral

$$J = \iint\limits_G e^{-x^2 - y^2}\, dx\, dy,$$

wobei der Bereich G der Kreis

$$x^2 + y^2 \leq R^2$$

mit dem Radius R ist. Eine direkte Ausrechnung dieses Integrales durch sukzessive Ausführung der Integration nach x und y ist mit Hilfe elementarer Funktionen nicht möglich. Führen wir jedoch Polarkoordinaten um den Nullpunkt ein, so geht das Integral nach unserer

Regel über in

$$J = \iint\limits_{G^*} e^{-r^2} r \, dr \, d\vartheta = \int\limits_{0}^{2\pi} d\vartheta \int\limits_{0}^{R} e^{-r^2} r \, dr .$$

Nunmehr können wir das Integral ohne weiteres berechnen, indem wir zunächst nach ϑ und dann nach r integrieren. Die Integration nach ϑ läßt sich, da der Integrand gar nicht von ϑ abhängt, sofort ausführen und liefert den Faktor 2π. Die Integration nach r erfolgt durch die Substitution $r^2 = u$, so daß sich für unser Integral schließlich die Formel

$$J = \pi \int\limits_{0}^{R^2} e^{-u} \, du = - \pi \, e^{-u} \Big|_{0}^{R^2} = \pi (1 - e^{-R^2})$$

ergibt.

2. Die allgemeine Transformationsformel bei zwei unabhängigen Veränderlichen [1].

Es ist von prinzipieller Wichtigkeit, die Theorie der Transformation von Gebietsintegralen auch für allgemeine Transformationen zu beherrschen. Wir betrachten zunächst den Fall eines Gebietsintegrales

$$\iint\limits_{G} f(x, y) \, dg = \iint\limits_{G} f(x, y) \, dx \, dy ,$$

erstreckt über einen Bereich G der x, y-Ebene. Dieser sei durch die Funktionen

$$x = \varphi(u, v)$$
$$y = \psi(u, v)$$

in umkehrbar-eindeutiger Weise auf den abgeschlossenen Bereich G^* der u, v-Ebene abgebildet, wobei wir voraussetzen, daß die Funktionen φ und ψ im Bereiche G^* stetige partielle Ableitungen erster Ordnung besitzen und daß ihre Funktionaldeterminante

$$D = \begin{vmatrix} \varphi_u & \varphi_v \\ \psi_u & \psi_v \end{vmatrix} = \varphi_u \psi_v - \psi_u \varphi_v$$

in dem ganzen abgeschlossenen Bereich G^* nirgends verschwindet, etwa überall *positiv* ist. Wir wissen dann, da nach unserer Voraussetzung für den ganzen Bereich G sich das Funktionensystem $x = \varphi(u, v)$, $y = \psi(u, v)$ in eindeutiger Weise durch ein Funktionensystem $u = g(x, y)$, $v = h(x, y)$ umkehren läßt (s. S. 134f.), daß die beiden Kurvenscharen $u = \text{konst.}$ und $v = \text{konst.}$ den Bereich G netzartig überziehen.

Es ist nun leicht, durch eine heuristische Betrachtung plausibel zu machen, wie das Integral $\iint\limits_{G} f(x, y) \, dx \, dy$ sich durch ein Integral nach u und v ausdrücken läßt. Es liegt nämlich nahe, das Gebietsintegral $\iint\limits_{G} f(x, y) \, dg$ zu berechnen, indem man nicht mehr von einer recht-

---

[1] Vgl. hierzu Kap. **V**, § 3, 3.

winkligen Einteilung des Bereiches G ausgeht, sondern von einer Einteilung des Bereiches in Teilbereiche G_i durch unser Kurvennetz $u =$ konst. bzw. $v =$ konst. Wir haben hierzu etwa die Werte $u = v h$ und $v = \mu k$ zu betrachten, wo $h = \varDelta u$ und $k = \varDelta v$ gegebene Zahlen sind und für v und μ diejenigen ganzen Zahlen einzusetzen sind, für welche die betrachteten Punkte dem Bereiche G angehören. Diese Kurven definieren eine Anzahl von parallelogrammartigen Maschen, und diejenigen unter diesen Maschen, welche in das Innere des Bereiches G fallen, werden wir als Teilbereiche G_i wählen. Es kommt also jetzt

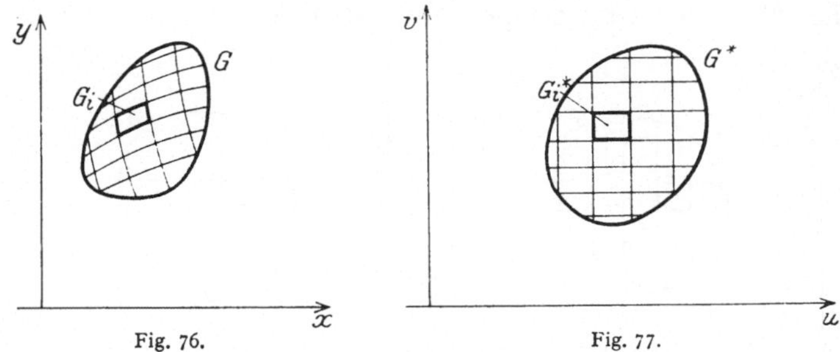

Fig. 76. Fig. 77.

Fig. 76 und 77. Gebietszerlegung bei Transformation.

lediglich darauf an, den Inhalt einer solchen parallelogrammartigen Masche zu berechnen.

Wäre die Masche nicht krummlinig begrenzt, sondern wäre sie ein geradliniges Parallelogramm, dessen eine Hälfte durch das Dreieck mit den zu den Werten (u_v, v_μ), $(u_v + h, v_\mu)$ und $(u_v, v_\mu + k)$ gehörigen Ecken gebildet wird, so wäre der Parallelogramminhalt nach einer Formel der elementaren analytischen Geometrie (vgl. Kap. I, § 2 S. 11) gegeben durch die Determinante

$$\begin{vmatrix} \varphi(u_v + h, v_\mu) - \varphi(u_v, v_\mu) & \varphi(u_v, v_\mu + k) - \varphi(u_v, v_\mu) \\ \psi(u_v + h, v_\mu) - \psi(u_v, v_\mu) & \psi(u_v, v_\mu + k) - \psi(u_v, v_\mu) \end{vmatrix},$$

die wir angenähert auch in der Form

$$\begin{vmatrix} \varphi_u(u_v, v_\mu) & \varphi_v(u_v, v_\mu) \\ \psi_u(u_v, v_\mu) & \psi_v(u_v, v_\mu) \end{vmatrix} h k = h k D$$

schreiben können. Die Multiplikation dieser Ausdrücke mit Funktionswerten f in der jeweiligen Masche und die Summation über alle ganz im Innern von G liegenden Bereiche G_i führt dann durch Grenzübergang $h \to 0$ und $k \to 0$ sofort auf

$$\iint\limits_{G^*} f\big(\varphi(u, v),\ \psi(u, v)\big)\, D\, du\, dv$$

als dem Ausdruck des auf die neuen Variabeln transformierten Integrales.

Unsere Betrachtung ist jedoch noch unvollständig, da wir nicht bewiesen haben, daß die Ersetzung der krummlinigen Maschen durch geradlinige Parallelogramme und die weitere vorgenommene Ersetzung dieses Parallelogramminhalts durch den Ausdruck $(\varphi_u \psi_v - \psi_u \varphi_v)\, h\, k$ erlaubt war, d.h. daß die hierdurch entstandenen Abweichungen in der Grenze für $h \to 0$ und $k \to 0$ verschwinden. Anstatt die zu einer Vervollständigung dieses Beweisverfahrens notwendigen Abschätzungen vorzunehmen, wollen wir vielmehr den Beweis der Transformationsformel auf eine etwas andere Art führen, die sich hinterher unmittelbar auf Bereiche von mehr Dimensionen anwenden läßt.

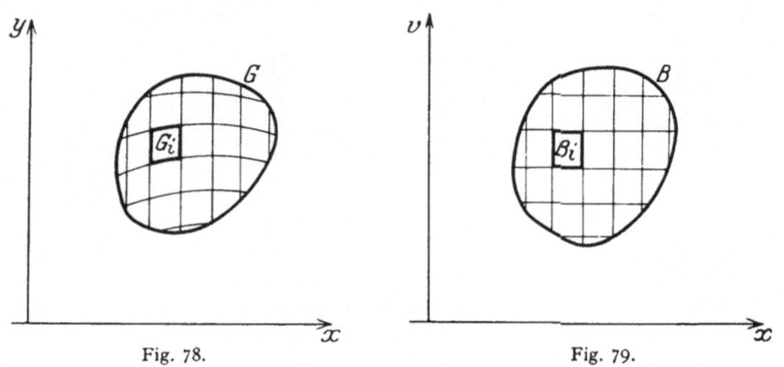

Fig. 78.   Fig. 79.

Wir denken uns zu diesem Zwecke (gemäß Kap. 3, § 3, Nr. 5) unsere Transformation der unabhängigen Veränderlichen x, y in neue Veränderliche u, v nicht auf einmal ausgeführt, sondern schrittweise, indem wir zunächst statt der Veränderlichen x, y neue unabhängige Veränderliche x und v durch die Gleichungen

$$x = x$$
$$y = \Phi(v, x)$$

einführen. Wir setzen dabei voraus, daß in dem ganzen Bereich G der Ausdruck Φ_v nicht verschwindet, etwa daß überall $\Phi_v > 0$ sei, und daß der ganze Bereich G auf einen Bereich B der x, v-Ebene umkehrbar eindeutig abgebildet wird. Dieser Bereich B möge dann durch eine zweite Transformation

$$x = \Psi(u, v)$$
$$v = v$$

auf den Bereich G^* der u, v-Ebene umkehrbar eindeutig abgebildet werden, wobei wir wieder voraussetzen, daß auch der Ausdruck Ψ_u im ganzen Bereich B positiv ist. Wir nehmen nun auch die Transformation unseres Integrales $\iint\limits_G f(x, y)\, dx\, dy$ in zwei Schritten vor. Wir gehen von einer Zelleneinteilung des Bereiches B in rechteckige Teilbereiche von der Seitenlänge $\Delta x = h$ und $\Delta v = k$ aus, erzeugt durch Geraden $x = \text{konst.} = x_\nu$ und $v = \text{konst.} = v_\mu$ in der x, v-Ebene. Dieser Zelleneinteilung von B entspricht in G eine Zelleneinteilung im Bereiche G_i, begrenzt durch zwei parallele Gerade $x = x_\nu$ und $x = x_\nu + h$ sowie zwei Kurvenbögen $y = \Phi(v_\mu, x)$ und $y = \Phi(v_\mu + k, x)$. Der Flächeninhalt dieser Zelle ist nach der elementaren Bedeutung des einfachen Integrales

$$\Delta G_i = \int_{x_\nu}^{x_\nu + h} \left[\Phi(v_\mu + k, x) - \Phi(v_\mu, x) \right] dx,$$

also nach dem Mittelwertsatz der Integralrechnung

$$\Delta G_i = h \left[\Phi(v_\mu + k, \bar{x}_\nu) - \Phi(v_\mu, \bar{x}_\nu) \right],$$

wo $\bar{x}_\nu$ einen Wert zwischen x_ν und $x_\nu + h$ bedeutet. Nach dem Mittelwertsatz der Differentialrechnung wird endlich

$$\Delta G_i = h\,k\,\Phi_v(\bar{v}_\mu, \bar{x}_\nu),$$

wobei v_μ einen Wert zwischen v_μ und $v_\mu + k$ bezeichnet und somit $\bar{v}_\mu, \bar{x}_\nu$ die Koordinaten eines Punktes der betreffenden Zelle von B sind. Unser Integral über G ist also der Grenzwert der Summe

$$\sum \Delta G_i f_i = \sum h\,k\,f\big(\bar{x}_\nu,\, \Phi(\bar{v}_\mu, \bar{x}_\nu)\big)\, \Phi_v(\bar{v}_\mu, x_\nu)$$

für $h \to 0$, $k \to 0$, und wir erkennen an dem Ausdruck rechts unmittelbar, daß er im Limes in das über B erstreckte Integral

$$\iint_B f(x, y)\, \Phi_v\, dx\, dv \qquad (y = \Phi(v, x))$$

übergeht. Es ist also

$$\iint_G f(x, y)\, dx\, dy = \iint_B f(x, y)\, \Phi_v\, dx\, dv.$$

Nunmehr wenden wir auf das rechts stehende Integral genau dieselben Überlegungen an, die wir eben für $\iint_G f(x, y)\, dx\, dy$ anstellten, indem wir jetzt den Bereich B auf Grund der Transformation $x = \Psi(u, v)$, $v = v$ in den Bereich G^* überführen.

Hierin wird unser Integral über B ein Integral über G^*, dessen Integrand die Form $f\,\Phi_v\,\Psi_u$ hat, und wir erhalten schließlich

$$\iint_{G^*} f(x, y)\, \Phi_v\,\Psi_u\, du\, dv;$$

dabei sind die Größen x und y in der aus den beiden obigen Transformationen sich ergebenden Weise durch die unabhängigen Veränderlichen

u und v auszudrücken. Damit haben wir also die Transformationsformel

$$\iint\limits_{G} f(x, y)\, dx\, dy = \iint\limits_{G^*} f(x, y)\, \Phi_v\, \Psi_u\, du\, dv$$

bewiesen. Diese Transformationsformel können wir nun durch Einführung der direkten Transformation $x = \varphi(u, v)$, $y = \psi(u, v)$ sofort in die schon früher angegebene Form bringen. Da nämlich $\dfrac{\partial(x, y)}{\partial(x, v)} = \Phi_v$ und $\dfrac{\partial(x, v)}{\partial(u, v)} = \Psi_u$ ist, so ergibt sich nach Kapitel 3, § 3, 5

$$D = \frac{\partial(x, y)}{\partial(u, v)} = \Phi_v\, \Psi_u.$$

Wir haben damit unsere Transformationsformel bewiesen für alle solche Fälle, bei denen sich die Transformation $x = \varphi(u, v)$, $y = \psi(u, v)$ in die Aufeinanderfolge zweier primitiver Transformationen der Gestalt $x = x$, $y = \Phi(v, x)$ und $v = v$, $x = \Psi(u, v)$ zerspalten läßt[1].

Nun haben wir im dritten Kapitel § 3 gesehen, daß wir einen abgeschlossenen Bereich G in eine endliche Anzahl von Bereichen zerlegen können, für deren jeden eine solche Zerspaltung möglich ist. So gelangen wir allgemein[2] zu folgendem Resultat: *Wird der abgeschlossene Bereich G durch die Transformation $x = \varphi(u, v)$, $y = \psi(u, v)$ mit stetigen ersten Differentialquotienten und überall positiver Funktionaldeterminante $\dfrac{\partial(x, y)}{\partial(u, v)} = \varphi_u\, \psi_v - \psi_u\, \varphi_v$ umkehrbar· eindeutig auf einen Bereich G^* der u, v-Ebene abgebildet, so ist*

$$\iint\limits_{G} f(x, y)\, dx\, dy = \iint\limits_{G^*} f\big(\varphi(u, v),\ \psi(u, v)\big)\, \frac{\partial(x, y)}{\partial(u, v)}\, du\, dv.$$

Ergänzend sei bemerkt, daß unsere Transformationsformel auch dann noch gültig bleibt, wenn die Determinante $\dfrac{\partial(x, y)}{\partial(u, v)}$ an einzelnen (endlich vielen) Punkten des Bereiches verschwindet, ohne das Vorzeichen zu ändern. Wir brauchen dann zum Beweise nur diese Punkte zunächst durch kleine Kreise vom Radius ϱ aus G auszuschließen: der Beweis gilt dann unmittelbar für die entstehenden Bereiche; lassen wir nun ϱ

---

[1] Allerdings haben wir vorhin vorausgesetzt, daß die beiden Ableitungen Φ_v und Ψ_u positiv sind, doch sieht man leicht ein, daß dies keine Einschränkung bedeutet. Wegen $\dfrac{\partial(x, y)}{\partial(u, v)} > 0$ haben nämlich diese beiden Ableitungen sicherlich dasselbe Vorzeichen. Sind sie nun beide negativ, so brauchen wir bloß x durch $-x$ und y durch $-y$ zu ersetzen, wodurch sich das Integral gemäß unsrer Definition nicht ändert. Die beiden primitiven Transformationen haben jetzt positive Funktionaldeterminanten.

[2] Allerdings gilt die dortige Überlegung zunächst nur für jeden ganz im Innern von G liegenden abgeschlossenen Teilbereich G'; da aber G' beliebig genau mit G übereinstimmen darf, so gilt die folgende Transformationsformel ohne weiteres auch für G selbst.

gegen Null streben[1], so ergibt sich wegen der Stetigkeit aller auftretenden Funktionen die Gültigkeit der Transformationsformel auch für den Bereich G.

Von dieser Bemerkung macht man bei Einführung von Polarkoordinaten immer dann Gebrauch, wenn der Anfangspunkt in das Innere des Bereiches fällt; denn im Anfangspunkt verschwindet die Funktionaldeterminante, die ja gleich r ist.

Auf die Transformationen mit negativer Determinante kommen wir noch in Kap. 5, § 3 zurück und werden sehen, daß alle Ausführungen im wesentlichen erhalten bleiben. Schon hier aber sei bemerkt, daß bei nicht verschwindender Funktionaldeterminante D die Voraussetzung $D > 0$ insofern keine Beschränkung der Allgemeinheit bedeutet, als wir stets durch Vertauschung von u und v das Vorzeichen von D ändern können.

3. Bereiche von mehr als zwei Dimensionen.

In derselben Art kann man natürlich auch bei Bereichen von mehr als zwei Dimensionen, z.B. bei dreidimensionalen vorgehen und erhält allgemein das Resultat: *Wenn ein abgeschlossener Bereich G des $x, y, z, \ldots$-Raumes durch eine umkehrbar eindeutige Transformation mit durchweg positiver Funktionaldeterminante*

$$\frac{\partial(x, y, z, \ldots)}{\partial(u, v, w, \ldots)}$$

in einen Bereich G^* des $u, v, w, \ldots$-Raumes übergeht, so gilt die Transformationsformel

$$\iint \cdots \int_G f(x, y, z, \ldots)\, dx\, dy\, dz \cdots$$

$$= \iint \cdots \int_{G^*} f(x, y, z, \ldots)\, \frac{\partial(x, y, z, \ldots)}{\partial(u, v, w, \ldots)}\, du\, dv\, dw \cdots.$$

Dabei ist in n Dimensionen die Funktionaldeterminante eine n-reihige Determinante, die analog dem Fall $n = 2$ gebildet wird.

Als spezielle Anwendung können wir nun wiederum die *Transformationsformel für Polarkoordinaten* gewinnen. Im Falle der ebenen Polarkoordinaten haben wir r und ϑ statt u und v zu schreiben und erhalten für die Funktionaldeterminante sofort den Ausdruck $\dfrac{\partial(x, y)}{\partial(r, \vartheta)} = r$ in Übereinstimmung mit dem Resultat von Nr. 1. Im Falle von *räumlichen Polarkoordinaten*, welche durch

$$x = r \cos \varphi \sin \vartheta$$
$$y = r \sin \varphi \sin \vartheta$$
$$z = r \cos \vartheta$$

---

[1] Vgl. zu diesem Verfahren allgemein den folgenden § 5.

definiert sind, wobei φ von 0 bis 2π und ϑ von 0 bis π läuft, während r alle Werte von 0 bis $+\infty$ annehmen kann, haben wir u, v, w mit r, ϑ, φ zu identifizieren und erhalten als Ausdruck für die Funktionaldeterminante

$$\frac{\partial(x, y, z)}{\partial(r, \vartheta, \varphi)} = \begin{vmatrix} \cos\varphi\sin\vartheta & r\cos\varphi\cos\vartheta & -r\sin\varphi\sin\vartheta \\ \sin\varphi\sin\vartheta & r\sin\varphi\cos\vartheta & r\cos\varphi\sin\vartheta \\ \cos\vartheta & -r\sin\vartheta & 0 \end{vmatrix} = r^2\sin\vartheta.$$

(Dieser Wert $r^2 \sin\vartheta$ ergibt sich durch Entwicklung nach den Elementen der dritten Spalte.) Die Transformation auf räumliche Polarkoordinaten wird also durch die Formel

$$\iiint\limits_{G} f(x, y, z)\, dx\, dy\, dz = \iiint\limits_{G^*} f(x, y, z)\, r^2 \sin\vartheta\, dr\, d\vartheta\, d\varphi$$

gegeben. Zu ihr könnten wir übrigens, genau so wie zu der entsprechenden Formel in der Ebene, auch unter Vermeidung der allgemeinen Theorie gelangen. Hierzu hat man nur von einer Zelleneinteilung des Raumes auszugehen, welche geliefert wird durch die Kugeln $r = $ konst., die Kegel $\vartheta = $ konst. und die Ebenen $\varphi = $ konst. Die nähere Durchführung dieser elementar-geometrischen Herleitung nach dem Muster von Nr. 1 kann dem Leser überlassen bleiben.

Im Falle der räumlichen Polarkoordinaten sind allerdings die oben formulierten Bedingungen für $r = 0$ und für $\vartheta = 0$ insofern nicht erfüllt, als dort die Funktionaldeterminante verschwindet. Die Gültigkeit unserer Transformationsformel wird jedoch hierdurch nicht beeinflußt; man überzeugt sich davon ganz analog wie im Falle der Ebene.

§ 5. Uneigentliche Integrale [1].

Schon bei den Funktionen einer Veränderlichen waren wir genötigt, den Integralbegriff auch auf solche Funktionen auszudehnen, die nicht mehr in einem abgeschlossenen Integrationsbereich stetig sind; und zwar haben wir Integrale über sprunghaft unstetige Funktionen, über Funktionen mit Unendlichkeitsstellen und Integrale über unendliche Integrationsintervalle in Betracht gezogen. Die entsprechenden Erweiterungen des Integralbegriffes müssen auch bei Funktionen mehrerer Veränderlicher vorgenommen werden.

1. Sprunghaft unstetige Funktionen.

Für Funktionen, die in dem Integrationsbereich G sprunghafte Unstetigkeiten aufweisen, versteht sich eine solche Ausdehnung des Integralbegriffes von selbst. Wir setzen voraus, daß der Integrationsbereich

---

[1] Dieser Paragraph ist für das erste Studium entbehrlich.

sich durch eine endliche Zahl von glatten Kurvenbögen[1] in eine endliche Anzahl von Teilbereichen $G_1, G_2, \ldots, G_n$ zerlegen läßt derart, daß die zu integrierende Funktion f im Innern jedes Teilbereiches stetig ist und bei Annäherung an den Rand eines solchen Teilbereiches von innen her sich stetig bestimmten Grenzwerten anschließt; nur dürfen diese Grenzwerte, die wir bei Annäherung an einen Punkt einer Trennungslinie zweier Teilbereiche erhalten, wenn wir uns ihm in dem einen oder anderen Teilbereich nähern, voneinander verschieden sein. Dann werden wir unter dem Integral der Funktion f über den Bereich G die Summe der Integrale der Funktion f über die Teilbereiche G_ν verstehen, wobei diese Teilintegrale ohne weiteres durch unsere ursprüngliche Definition gegeben werden, wenn wir jeweils die Funktion durch Hinzunahme der betreffenden Randwerte zu einer im abgeschlossenen Bereich G_ν stetigen Funktion ergänzt denken.

Als Beispiel betrachten wir eine Funktion $f(x, y)$, die in dem Quadrat $0 \leq x \leq 1$, $0 \leq y \leq 1$ definiert ist durch

$$f(x, y) = 1 \quad \text{für} \quad y < x$$
$$f(x, y) = 2 \quad \text{für} \quad y \geq x.$$

Für diese Funktion ist die Gerade $y = x$ eine Unstetigkeitslinie, und man erhält nach unserer Vorschrift für das uneigentliche Integral $\iint f(x, y)\, dx\, dy$, das wir über das genannte Quadrat erstrecken, den Wert $\frac{3}{2}$.

2. Funktionen mit isolierten Unendlichkeitspunkten.

Wenn die zu integrierende Funktion in einem einzelnen Punkte P des Integrationsbereiches unendlich wird, so wenden wir analog zu dem Falle einer unabhängigen Veränderlichen für die Definition des Integrales der Funktion f über den Bereich G folgendes Verfahren an: Wir grenzen um den Unstetigkeitspunkt P Umgebungen U_ν ab derart, daß die abgeschlossenen Restbereiche $G_\nu = G - U_\nu$ den Punkt P nicht mehr enthalten. Man kann auf mannigfache Arten Folgen solcher Umgebungen U_ν angeben, deren Durchmesser mit wachsendem ν gegen Null streben; z.B. die Folge der um den Punkt P mit dem Radius $c = \dfrac{1}{\nu}$ geschlagenen Kreise bzw. Kugeln. Wenn dann die Folge der Integrale über die Restbereiche G_ν gegen einen Grenzwert J strebt

$$\lim_{\nu \to \infty} \iint_{G_\nu} f(x, y)\, dg = J,$$

und wenn dieser Grenzwert unabhängig von der speziellen Wahl der Folge G_ν ist, so heißt dieser Grenzwert das Integral oder genauer das

---

[1] Unter einem glatten Kurvenbogen versteht man einen Kurvenbogen mit stetiger Tangente.

uneigentliche Integral der Funktion f über den Bereich G, und man schreibt

$$J = \iint\limits_G f(x, y)\, dg.$$

Man nennt gelegentlich auch unser über den Bereich G erstrecktes Integral ein *konvergentes Integral*. Wenn ein solcher Grenzwert J nicht existiert, so heißt das Integral *divergent*. Unsere Definition bleibt naturgemäß bestehen, wenn P ein isolierter Unbestimmtheitspunkt ist, wie z. B. der Nullpunkt für die Funktion $\sin\left(\dfrac{1}{x^2 + y^2}\right)$. Das Integral ist stets konvergent, wenn die Funktion in der Umgebung von P absolut genommen unterhalb einer festen Schranke bleibt.

Die *allgemeine Bedingung für die Konvergenz* eines Integrals können wir demgemäß auch folgendermaßen formulieren. Zu jeder noch so klein vorgegebenen Genauigkeitsschranke ε gibt es eine Schranke $\delta = \delta(\varepsilon)$ derart, daß folgende Bedingung erfüllt ist: Bedeuten U und U' irgend zwei (offene) Teilbereiche von G, welche den Unendlichkeitspunkt P im Innern enthalten und deren Durchmesser kleiner als δ ist, so ist die Differenz der Integrale der Funktion f über die abgeschlossenen Restbereiche $G - U$ bzw. $G - U'$ absolut genommen kleiner als ε.

Wir erläutern diese Begriffsbildung an einigen Beispielen.

Die Funktion
$$f(x, y) = \log \sqrt{x^2 + y^2}$$

wird im Nullpunkt der x, y-Ebene unendlich. Um daher das Integral über einen den Nullpunkt enthaltenden Bereich G zu berechnen, z. B. den Kreis $x^2 + y^2 \leq 1$, müssen wir den Nullpunkt durch einen Bereich U_δ herausschneiden, dessen Durchmesser kleiner ist als δ, und die Konvergenz des über den Restbereich $G_\delta = G - U_\delta$ erstreckten Integrales bei gegen Null strebendem δ untersuchen. U_δ liegt sicher innerhalb eines Kreises vom Radius δ um den Nullpunkt. Wir transformieren das Integral gemäß § 4, Nr. 1 auf Polarkoordinaten und erhalten

$$\iint\limits_{G_\delta} \log \sqrt{x^2 + y^2}\, dx\, dy = \iint\limits_{G_\delta'} r \log r\, dr\, d\vartheta,$$

wo das rechts stehende Integral über den dem Bereich G_δ entsprechenden Bereich G_δ' der r, ϑ-Ebene erstreckt wird, also in unserem Falle über einen Bereich, welcher das Rechteck $\delta \leq r \leq 1$, $0 \leq \vartheta \leq 2\pi$ umfaßt, aber an die Gerade $r = 0$ nicht heranreicht. Nun ist aber die Funktion $r \log r$ für $r = 0$ stetig, wenn wir ihr an dieser Stelle den Wert Null zuschreiben; denn es ist $\lim\limits_{r \to 0} r \log r = 0$. Wir können daher δ gegen Null rücken lassen und das transformierte Integral $\iint\limits_{G'} r \log r\, dr\, d\vartheta = \lim\limits_{\delta \to 0} \iint\limits_{\bar{G}_\delta'} r \log r\, dr\, d\vartheta$ als ein gewöhnliches Integral im Sinne von § 2 auffassen. Damit ist die Konvergenz des Integrals gezeigt.

Gleichzeitig zeigt uns dieses Beispiel — ähnlich wie bei einer unabhängigen Veränderlichen —, daß unter Umständen durch geeignete Koordinatentransformationen ein uneigentliches Integral sich in ein eigentliches verwandeln läßt. Eine Tatsache, die deutlich macht, welche unzulässige Beschränkung der Bewegungsfreiheit wir uns auferlegen würden, wenn wir auf die Betrachtung uneigentlicher Integrale verzichten wollten.

Als weiteres Beispiel betrachten wir das über denselben Bereich erstreckte Integral

$$\iint\limits_{G} \frac{dx\,dy}{\sqrt{x^2 + y^2}^{\,\alpha}}\,.$$

Denken wir auch hier zunächst das Integral über den Bereich G_δ erstreckt, der aus G durch Ausschneiden des Kreises $0 \leq r < \delta$ entsteht, und transformieren auf Polarkoordinaten, so erhalten wir

$$\iint\limits_{G_\delta'} \frac{1}{r^{\alpha-1}}\,dr\,d\varphi$$

oder, als Doppelintegral geschrieben,

$$\int\limits_{0}^{2\pi} d\varphi \int\limits_{\delta}^{R} \frac{dr}{r^{\alpha-1}} = 2\pi \int\limits_{\delta}^{R} \frac{dr}{r^{\alpha-1}}\,.$$

Nun wissen wir aber aus Bd. I, S. 214, daß das uneigentliche Integral $\int\limits_{0}^{R} \frac{dr}{r^{\alpha-1}}$ dann und nur dann konvergiert, wenn $\alpha < 2$ ist. Wir schließen hieraus für unser Gebietsintegral $\iint\limits_{G} \frac{dx\,dy}{\sqrt{x^2 + y^2}^{\,\alpha}}$, daß es ebenfalls dann und nur dann konvergent ist, wenn die Bedingung $\alpha < 2$ erfüllt ist. Wie im vorhergehenden Beispiel ist die Konvergenz unabhängig von der speziellen Wahl der Teilbereiche U_δ.

Unsere Bemerkungen können in einfacher Weise dazu benutzt werden, um ein in vielen Fällen brauchbares allgemeines hinreichendes (keineswegs notwendiges) Kriterium für die Konvergenz uneigentlicher Gebietsintegrale aufzustellen. *Wenn im abgeschlossenen Bereich G die Funktion $f(x, y)$ abgesehen von einem Punkt P, etwa dem Nullpunkt $x = 0$, $y = 0$, stetig ist, in diesem letzteren aber unendlich wird, und wenn es eine feste Schranke M und eine positive Zahl $\alpha < 2$ gibt, so daß überall in G*

$$|f(x, y)| \leq \frac{M}{\sqrt{x^2 + y^2}^{\,\alpha}}$$

ist, so konvergiert das Integral

$$\iint\limits_{G} f(x, y)\, dx\, dy.$$

Der Beweis ergibt sich nach dem Vorangehenden unmittelbar, wenn man die Beziehungen

$$\left| \iint\limits_{B} f(x, y)\, dx\, dy \right| \leq \iint\limits_{B} |f(x, y)|\, dx\, dy \leq M \iint\limits_{B} \frac{dx\, dy}{\sqrt{x^2 + y^2}^{\alpha}}$$

beachtet, wo B ein P nicht enthaltender Bereich innerhalb einer kleinen Kreisumgebung von P ist.

In entsprechender Weise kann man ein dreifaches Integral

$$\iiint\limits_{G} \frac{dx\, dy\, dz}{\sqrt{x^2 + y^2 + z^2}^{\alpha}}$$

behandeln. Enthält G den Koordinatennullpunkt und führen wir Polarkoordinaten ein, so ergibt sich

$$\iiint\limits_{G'} \frac{1}{r^{\alpha-2}} \sin\vartheta\, dr\, d\vartheta\, d\varphi.$$

Eine ganz ähnliche Betrachtung wie oben zeigt uns, daß Konvergenz eintritt, wenn $\alpha < 3$ ist. Als allgemeines Kriterium erhalten wir:

Das Integral einer Funktion $f(x, y, z)$, welche im Nullpunkt unendlich wird, sonst aber überall in einem diesen Punkt enthaltenden Bereich G stetig ist, konvergiert sicher dann, wenn es eine feste Schranke M und eine positive Zahl $\alpha < 3$ gibt, derart, daß überall in dem Bereich

$$|f(x, y, z)| \leq \frac{M}{\sqrt{x^2 + y^2 + z^2}^{\alpha}}$$

ist. Aus unseren Kriterien schließen wir allgemeiner, daß Integrale der Form

$$\iint\limits_{G} \frac{g(x, y)\, dx\, dy}{\sqrt{(x - a)^2 + (y - b)^2}^{\alpha}}, \qquad (\alpha < 2)$$

über einen zweidimensionalen Bereich und Integrale der Form

$$\iiint\limits_{G} \frac{g(x, y, z)\, dx\, dy\, dz}{\sqrt{(x - a)^2 + (y - b)^2 + (z - c)^2}^{\alpha}}, \qquad (\alpha < 3)$$

über einen dreidimensionalen Bereich konvergieren, wobei (a, b) bzw. (a, b, c) ein fester Punkt im Innern des Bereiches G und g eine stetige Funktion im abgeschlossenen Bereiche G ist. Wir brauchen nur, um unsere Kriterien anzuwenden, diesen Punkt durch eine Parallelverschiebung des Koordinatensystems zum Anfangspunkt zu machen.

3. Funktionen mit Unendlichkeitslinien.

Wird eine Funktion $f(x, y)$ nicht nur in einzelnen Punkten, sondern längs ganzer Linien C im Bereiche G unendlich, so können wir zur Definition des Integrals der Funktion f über den Bereich G wieder ganz entsprechend vorgehen. Wir schneiden die Unstetigkeitslinien C aus dem Bereich G heraus, indem wir sie in einen Bereich U_ε vom Flächeninhalt kleiner als ε einbetten. Wenn dann für $\varepsilon \to 0$, unabhängig von der speziellen Wahl der Bereiche U_ε, die Integrale der Funktion f über den Bereich $G - U_\varepsilon$ gegen eine Grenze J streben, so heißt *das Integral von f über den Bereich G konvergent*, und es wird dieser Grenzwert als der Wert des Integrals bezeichnet.

Das einfachste Beispiel gibt uns der Fall, daß die Kurve C eine gerade Linie, etwa ein Stück der y-Achse ist. Wenn überall im Bereiche G mit einer festen Schranke M die Beziehung

$$f(x, y) < \frac{M}{x^\alpha}$$

gilt, wo $\alpha < 1$ ist, so ist das Integral über den Bereich G konvergent. Der Beweis ergibt sich genau entsprechend den Beweisen der vorigen Nummer, etwa indem man die y-Achse durch Parallelen aus dem Bereich herausschneidet.

4. Unendlicher Integrationsbereich.

Erstreckt sich der Integrationsbereich G ins Unendliche, so wird man ihn ausschöpfen durch eine Folge von Teilbereichen $G_1, G_2, \ldots, G_\nu, \ldots$, von denen jeder im Endlichen liegt und welche die Eigenschaft haben, daß jeder beliebige beschränkte Teilbereich von G von einem gewissen m ab in allen G_n mit $n > m$ enthalten ist. (Wenn z.B. G die ganze Ebene ist, so können wir für G_ν die Kreisfläche vom Radius ν um den Nullpunkt nehmen.) Existiert der Grenzwert des Integrals

$$\lim_{r \to \infty} \iint_{G_\nu} f(x, y) \, dg$$

und ist er unabhängig von der speziellen Art der Folge von Teilbereichen G_ν, so bezeichnen wir ihn naturgemäß wieder als das Integral der Funktion f über den Bereich G. Um das hier Gesagte an einem Beispiel klarzumachen, betrachten wir das Integral

$$\iint_G e^{-x^2 - y^2} \, dx \, dy,$$

wobei der Integrationsbereich G die ganze x, y-Ebene sein soll. Um die fragliche Konvergenz dieses Integrals darzutun, wählen wir für die Teilbereiche G_ν zunächst die Kreise K_ν mit den Radien ν:

$$x^2 + y^2 \leq \nu^2,$$

welche offenbar den oben gestellten Anforderungen genügen; wir haben also den Grenzwert des Integrals

$$\iint\limits_{K_\nu} e^{-x^2-y^2}\,dx\,dy$$

für $\nu \to \infty$ zu untersuchen. Dieses Integral haben wir aber schon ausgewertet (S. 220) und den Wert $\pi(1-e^{-\nu^2})$ gefunden. Nun ist

$$\lim_{\nu \to \infty} \pi(1-e^{-\nu^2}) = \pi.$$

Wenn wir noch zeigen können, daß nicht nur unsere Folge von Kreisen, sondern auch jede andere Folge von Teilbereichen G_ν mit den erwähnten Eigenschaften zum selben Grenzwert π führt, so wird nach unserer Definition die Zahl π als Wert des uneigentlichen Integrals anzusprechen sein.

Es sei also irgendeine Folge von solchen Bereichen G_1, G_2, ... gegeben. Diese Bereiche G_ν sollen nach Voraussetzung für hinreichend hohe ν jeden Kreis K_m im Innern enthalten. Andererseits ist jedes G_ν beschränkt, also selbst in einem Kreis K_M von geeignet großem Radius M enthalten. Da der Integrand $e^{-x^2-y^2}$ überall positiv ist, so folgt

$$\iint\limits_{K_m} e^{-x^2-y^2}\,dx\,dy \leq \iint\limits_{G_\nu} e^{-x^2-y^2}\,dx\,dy \leq \iint\limits_{K_M} e^{-x^2-y^2}\,dx\,dy.$$

Da für wachsende m und M die Integrale K_m und K_M den gemeinsamen Limes π besitzen, so muß auch das Integral über G_ν denselben Limes haben, womit die Konvergenz des vorgelegten Integrals gegen den Limes π bewiesen ist.

Ein besonders interessantes Ergebnis entsteht, wenn man für die Bereiche G_ν Quadrate $|x| \leq \nu$, $|y| \leq \nu$ wählt. Dann läßt sich nämlich das Integral $\iint\limits_{G_\nu} e^{-x^2-y^2}\,dx\,dy$ auf zwei einfache Integrationen zurückführen (vgl. § 3):

$$\iint\limits_{G_\nu} e^{-x^2-y^2}\,dx\,dy = \int\limits_{-\nu}^{\nu} e^{-x^2}\,dx \int\limits_{-\nu}^{\nu} e^{-y^2}\,dy = \left(\int\limits_{-\nu}^{\nu} e^{-x^2}\,dx \right)^2 = \left(2\int\limits_{0}^{\nu} e^{-x^2}\,dx \right)^2.$$

Läßt man jetzt ν ins Unendliche wachsen, so muß wieder derselbe Grenzwert π entstehen; dieses gibt

$$\left(2\int\limits_{0}^{\infty} e^{-x^2}\,dx \right)^2 = \pi$$

oder

$$\int\limits_{0}^{\infty} e^{-x^2}\,dx = \tfrac{1}{2}\sqrt{\pi},$$

in Übereinstimmung mit einem schon früher (Bd. I, achtes Kapitel S. 365) gewonnenen Ergebnis.

5. Zusammenfassende Bemerkungen und Ergänzungen.

Es ist nützlich, die Begriffsbildungen dieses Paragraphen noch einmal unter einem einheitlichen Gesichtspunkt zusammenzufassen. Unsere Erweiterung des Integralbegriffes auf Fälle, in denen sich die Definitionen aus § 2 nicht mehr unmittelbar anwenden lassen, beruht darauf, daß wir den Integralwert jetzt als Grenzwert einer Folge von Integralen über Bereiche G_ν betrachten, welche den vorgelegten Integrationsbereich G bei wachsendem ν, wie man sagt, ausschöpfen. Man faßt zu diesem Zweck den Bereich G nicht mehr als abgeschlossenen, sondern als offenen Bereich auf, wobei man alle Unstetigkeitspunkte der Funktion f dem Rande zuweist und den Rand nicht mit zu G rechnet; sodann sagt man, *der Bereich wird durch eine Folge abgeschlossener Bereiche $G_1, G_2, \ldots, G_n, \ldots$ ausgeschöpft, wenn alle abgeschlossenen Bereiche G_n in G liegen und jeder beliebig gegebene abgeschlossene Teilbereich im Innern von G auch Teilbereich der Bereiche G_n ist, sobald nur n hinreichend groß genommen wird.* Sind speziell die Teilbereiche G_n so gewählt, daß jeder folgende den vorangehenden im Innern enthält, so sagen wir, sie konvergieren *monoton* gegen den Bereich G.

Für die Teilbereiche G_n können wir die ursprüngliche Integraldefinition aus § 2 unmittelbar anwenden, und wir sagen nun, daß *das Integral von f über G konvergiert, wenn jene Integrale über G_n einen von der speziellen Art der Folge von Bereichen G_n unabhängigen Grenzwert besitzen.* Es ist nützlich, sich allgemein folgende Tatsachen klarzumachen, welche auch in den vorher behandelten Beispielen ihre Bestätigung finden.

Erstens: Ist die Funktion f im Bereich G nirgends negativ, so genügt die Voraussetzung, daß für eine einzige monotone Folge G_ν die Folge der Integralwerte $\iint\limits_{G_\nu}$ konvergiert, um die Konvergenz zu demselben Grenzwert für eine beliebige Folge G_ν' zu sichern. Nämlich: G_ν ist als abgeschlossener Bereich im Innern von G von einem gewissen $n(\nu)$ an in allen Bereichen G_n' enthalten. Jeder Bereich G_n' ist seinerseits aus demselben Grunde in einem gewissen G_m enthalten. Da die Funktion nirgends negativ sein sollte, so folgt

$$\iint\limits_{G_\nu} f(x, y)\, dx\, dy \leqq \iint\limits_{G_n'} f(x, y)\, dx\, dy \leqq \iint\limits_{G_m} f(x, y)\, dx\, dy.$$

Da mit wachsendem ν die beiden äußeren Schranken gegen denselben Limes streben, so muß auch die Folge der $\iint\limits_{G_n'} f(x, y)\, dx\, dy$ gegen denselben Grenzwert konvergieren, was zu zeigen war.

Insbesondere folgt aus diesem Satz, wenn man für G_ν eine monoton gegen G strebende Bereichsfolge wählt, daß das Integral der nirgends negativen Funktion f über G konvergiert, sobald die Folge der Integrale über G_ν unterhalb einer Schranke M bleibt. Diese Integrale bilden dann nämlich eine monoton nicht abnehmende und beschränkte, mithin konvergente Zahlenfolge.

Den Fall, daß f in G nirgends positiv ist, führt man sofort auf den behandelten zurück, indem man f durch $-f$ ersetzt.

Zweitens: Wenn f im Bereiche G auch negativ wird, so kann man den vorigen Satz auf den Betrag $|f|$ anwenden. Konvergiert das Integral über diesen Betrag, so konvergiert sicher auch das Integral über die Funktion f selbst. Dies zeigt man am leichtesten mittels des folgenden Kunstgriffes. Man setze

$$f = f_1 - f_2,$$

wo $f_1 = f$ sobald $f \geq 0$, sonst $f_1 = 0$; und $f_2 = -f$ sobald $f \leq 0$, sonst $f_2 = 0$ ist. Die Funktionen f_1, f_2 sind beide nirgends negativ, sind stetig, wo f stetig ist und sind dem Betrage nach niemals größer als f selbst. Wenn also das Integral über $|f|$ für eine monotone Folge G_ν beschränkt bleibt, so bleiben die Integrale über f_1 und f_2 um so mehr beschränkt; mithin konvergieren die Integrale über f_1 und f_2, und somit auch das Integral der Differenz $f = f_1 - f_2$.

§ 6. Geometrische Anwendungen.

1. Elementare Volumenberechnung.

Der Ausgangspunkt unserer Integraldefinition war der Begriff des Volumens. Es ist daher ohne weiteres klar, in welcher Weise man Gebietsintegrale zur Berechnung von Volumina verwenden kann.

Um z.B. das Volumen des *Rotationsellipsoides*

$$\frac{x^2 + y^2}{a^2} + \frac{z^2}{b^2} = 1$$

zu berechnen, schreiben wir die Gleichung in der Form

$$z = \pm \frac{b}{a} \sqrt{a^2 - x^2 - y^2}.$$

Das Volumen des über der x, y-Ebene liegenden halben Ellipsoides wird dann also durch das über den Kreis $x^2 + y^2 \leq a^2$ zu erstreckende Doppelintegral

$$\frac{V}{2} = \frac{b}{a} \iint \sqrt{a^2 - x^2 - y^2}\, dx\, dy$$

gegeben. Transformieren wir auf Polarkoordinaten, so erhalten wir für das Doppelintegral

$$\iint \sqrt{a^2 - r^2}\, r\, dr\, d\varphi$$

oder nach Zerlegung in einfache Integrale

$$\frac{V}{2} = \frac{b}{a} \int\limits_0^{2\pi} d\varphi \int\limits_0^a \sqrt{a^2 - r^2}\, r\, dr = 2\pi \frac{b}{a} \int\limits_0^a \sqrt{a^2 - r^2}\, r\, dr,$$

woraus sich der gesuchte Wert

$$V = \tfrac{4}{3} a^2 b \pi$$

ergibt.

Um das Volumen eines *allgemeinen Ellipsoides*

$$\frac{x^2}{a^2} + \frac{y^2}{b^2} + \frac{z^2}{c^2} = 1$$

zu berechnen, machen wir die Transformation

$$x = a \varrho \cos \varphi, \qquad y = b \varrho \sin \varphi,$$

$$\frac{\partial(x, y)}{\partial(\varrho, \varphi)} = a b \varrho;$$

und erhalten für das halbe Volumen

$$\frac{V}{2} = c \iint\limits_G \sqrt{1 - \frac{x^2}{a^2} - \frac{y^2}{b^2}}\, dx\, dy = a b c \iint\limits_{G^*} \sqrt{1 - \varrho^2}\, \varrho\, d\varrho\, d\varphi;$$

dabei ist der Bereich G^* das Rechteck $0 \leq \varrho \leq 1$, $0 \leq \varphi \leq 2\pi$. Es wird daher

$$\frac{V}{2} = a b c \int\limits_0^{2\pi} d\varphi \int\limits_0^1 \sqrt{1 - \varrho^2}\, \varrho\, d\varrho = \frac{2}{3} a b c \pi$$

oder

$$V = \frac{4}{3} a b c \pi.$$

Schließlich berechnen wir noch das Volumen der Pyramide, die durch die drei Koordinatenebenen und die Ebene $a x + b y + c z - 1 = 0$ eingeschlossen wird, wobei a, b, c als positiv vorausgesetzt werden sollen. Wir erhalten für das Volumen

$$V = \frac{1}{c} \iint\limits_G (1 - a x - b y)\, dx\, dy,$$

wobei der Integrationsbereich das Dreieck $0 \leq x \leq \frac{1}{a}$, $0 \leq y \leq \frac{1}{b}(1 - a x)$ der x, y-Ebene ist. Es wird also

$$V = \frac{1}{c} \int\limits_0^{\frac{1}{a}} d x \int\limits_0^{\frac{1}{b}(1 - a x)} (1 - a x - b y)\, dy;$$

die Integration nach y ergibt

$$(1 - a x) y - \frac{b}{2} y^2 \;\Big|_0^{\frac{1}{b}(1-a x)} = \frac{(1 - a x)^2}{2b},$$

und durch nochmalige Integration vermöge der Substitution $1 - a x = t$ folgt

$$V = \frac{1}{2bc} \int_0^{\frac{1}{a}} (1 - a x)^2 \, d x = - \frac{1}{6abc} (1 - a x)^3 \;\Big|_0^{\frac{1}{a}} = \frac{1}{6abc}.$$

Natürlich hätten wir das Resultat auch aus dem elementargeometrischen Satz entnehmen können, daß das Volumen einer Pyramide gleich ist einem Drittel des Produktes der Grundfläche mit der Höhe.

Um das Volumen eines komplizierter gebauten Körpers zu berechnen, könnten wir diesen Körper aus Stücken zusammensetzen, deren einzelne Volumina sich direkt durch Gebietsintegrale ausdrücken lassen. Wir werden jedoch (vor allem auch im nächsten Kapitel) Ausdrücke für das von einer geschlossenen Fläche eingegrenzte Volumen finden, die von einer solchen Zerlegung keinen Gebrauch machen.

2. Allgemeines zur Volumenberechnung. — Rotationskörper. — Volumen in Polarkoordinaten.

Genau so wie man den Flächeninhalt eines ebenen Bereiches G durch das Gebietsintegral

$$\iint_G dg = \iint_G d x \, d y$$

ausdrücken kann, können wir das Volumen eines dreidimensionalen Bereiches G als das über den Bereich G erstreckte Integral

$$V = \iiint_G d x \, d y \, d z$$

auffassen. In der Tat entspricht diese Auffassung genau unserer Integraldefinition (vgl. Anhang) und bringt z. B. die geometrische Tatsache zum Ausdruck, daß wir das Volumen eines Bereiches erhalten können, indem wir den Raum mit kongruenten Parallelepipeden ausfüllen, das Gesamtvolumen der ganz in den Bereich G fallenden Parallelepipede nehmen und sodann den Durchmesser der Parallelepipede gegen Null streben lassen. Die Zerlegung dieses Integrals für V in ein Integral $\int d z \iint d x \, d y$ bringt unmittelbar das aus der Elementargeometrie bekannte *Prinzip von* CAVALIERI zum Ausdruck, welches besagt, daß das Volumen eines Körpers bestimmt wird durch Angabe der Flächeninhalte aller ebenen

Querschnitte, die zu einer bestimmten Geraden — etwa der z-Achse — senkrecht stehen. Die obige allgemeine Darstellung für das Volumen eines dreidimensionalen Bereiches erlaubt nun sofort, verschiedenartige Formeln der Volumberechnung aufzufinden. Wir brauchen hierzu lediglich in dem obigen Integral statt x, y, z andere unabhängige Veränderliche einzuführen.

Die wichtigsten Beispiele liefern uns die Polarkoordinaten und die unten definierten Zylinderkoordinaten. Wir berechnen z.B. das *Volumen eines Rotationskörpers*, welcher entsteht, indem eine Kurve $x = \varphi(z)$ um die z-Achse rotiert. Dabei setzen wir voraus, daß unsere rotierende Kurve die z-Achse nicht schneidet und daß der Rotationskörper oben und unten durch Ebenen $z = $ konst. abgeschlossen wird. Dieser Körper wird also durch Ungleichungen der Form $a \leq z \leq b$ und $0 \leq \sqrt{x^2 + y^2} \leq \varphi(z)$ definiert sein. Sein Volumen wird durch das obige Integral gegeben. Führen wir nun an Stelle von x, y, z die *Zylinderkoordinaten* z, $\varrho = \sqrt{x^2 + y^2}$, $\vartheta = \arccos \dfrac{x}{\varrho} = \arcsin \dfrac{y}{\varrho}$ ein, so erhalten wir sofort für das Volumen den Ausdruck

$$V = \iiint\limits_G dx\,dy\,dz = \int\limits_a^b dz \int\limits_0^{2\pi} d\vartheta \int\limits_0^{\varphi(z)} \varrho\,d\varrho,$$

aus dem sich durch Ausführung der einfachen Integrationen

$$V = \pi \int\limits_a^b \varphi(z)^2\,dz$$

ergibt (vgl. Bd. I, Kap. V, § 2, S. 245).

Auch auf anschaulichem Wege kann man zu diesem Ausdruck kommen. Zerschneiden wir nämlich den Rotationskörper durch Ebenen senkrecht zur z-Achse in schmale Scheiben $z_\nu \leq z \leq z_{\nu+1}$ und nennen m_ν das Minimum und M_ν das Maximum der Achsenentfernung $\varphi(z)$ in diesen Scheiben, so liegt das Volumen der Scheibe zwischen den Volumina zweier Zylinder von der Höhe $\Delta z = z_{\nu+1} - z_\nu$ mit den Radien m_ν bzw. M_ν. Demnach ist

$$\sum m_\nu^2\,\pi\,\Delta z \leq V \leq \sum M_\nu^2\,\pi\,\Delta z.$$

Daraus ergibt sich nach Definition des gewöhnlichen Integrals

$$V = \pi \int\limits_a^b \varphi(z)^2\,dz.$$

Enthält unser Bereich G den Anfangspunkt O eines Polarkoordinatensystems r, ϑ, φ, und wird seine Oberfläche in Polarkoordinaten durch eine Gleichung

$$r = f(\vartheta, \varphi)$$

mit eindeutig erklärtem $f(\vartheta, \varphi)$ gegeben, so wird es sich häufig empfehlen, zur Volumenberechnung diese Polarkoordinaten an Stelle von x, y, z einzuführen. Setzen wir in unsere Transformationsformel den auf S. 226 berechneten Wert der Funktionaldeterminante $\dfrac{\partial(x, y, z)}{\partial(r, \vartheta, \varphi)} = r^2 \sin \vartheta$ ein, so erhalten wir für unser Volumen sofort den Ausdruck

$$V = \iiint\limits_{G^*} r^2 \sin \vartheta \, dr \, d\vartheta \, d\varphi = \int\limits_0^{2\pi} d\varphi \int\limits_0^{\pi} \sin \vartheta \, d\vartheta \int\limits_0^{f(\vartheta,\varphi)} r^2 \, dr$$

und, wenn wir bei festem φ und ϑ zunächst die Integration nach r ausführen,

$$V = \tfrac{1}{3} \int\limits_0^{2\pi} d\varphi \int\limits_0^{\pi} f^3(\vartheta, \varphi) \sin \vartheta \, d\vartheta.$$

Im speziellen Fall der Kugel, wo

$$f(\vartheta, \varphi) = R$$

konstant ist, ergibt sich ohne weiteres für das Kugelvolumen der Wert $\tfrac{4}{3} R^3 \pi$.

3. Flächeninhalt krummer Flächenstücke.

Ähnlich wie wir früher die Bogenlänge einer Kurve durch ein gewöhnliches Integral ausgedrückt haben, wollen wir nun für den Flächeninhalt einer krummen Fläche einen Ausdruck durch ein Gebietsintegral aufsuchen. Die Länge einer Kurve hatten wir als Grenzwert der Länge eines einbeschriebenen Polygons bei Verkleinerung der einzelnen Seitenlänge aufgefaßt. Eine unmittelbare Analogie zu einer solchen Längenmessung wäre für die Flächenmessung der folgende Ansatz: Man schreibe der krummen Fläche ein von ebenen Dreiecken gebildetes Polyeder ein, bestimme dessen Flächeninhalt, verfeinere sodann das einbeschriebene Dreiecksnetz, indem man die längste der Dreiecksseiten gegen Null streben läßt und suche den Grenzwert des Flächeninhaltes dieses aus Dreiecken bestehenden Polyeders auf. Dieser Grenzwert wäre dann als Flächeninhalt des krummen Flächenstückes anzusehen. Es zeigt sich aber, daß eine solche Definition des Flächeninhalts keinen präzisen Sinn besitzen würde; denn im allgemeinen wird das beschriebene Verfahren nicht einen bestimmten Grenzwert liefern. Der Grund hierfür ist folgender: Ein in eine Kurve einbeschriebenes Polygon hat stets die durch den Mittelwertsatz der Differentialrechnung ausgedrückte Eigenschaft, daß die Richtung der einzelnen Polygonseiten beliebig genau mit der Richtung der Kurve übereinstimmt, wenn die Polygoneinteilung fein genug ist. Bei krummen Flächen jedoch liegen die Verhältnisse anders. Die Seitenflächen eines einer krummen Fläche

einbeschriebenen Polyeders können beliebig steil zu den Tangentialebenen der Fläche in den Nachbarpunkten stehen, auch wenn die
Polyederflächen beliebig kleinen Durchmesser haben; der Flächeninhalt
eines solchen Polyeders wird dann keineswegs als Annäherung an den
Flächeninhalt der krummen Flächen angesehen werden können. Wir
werden im Anhang ein Beispiel für diese Verhältnisse ausführlich
betrachten.

Bei der Definition der Länge einer Kurve können wir statt ein einbeschriebenes Polygon aber auch ein umbeschriebenes Polygon zugrunde legen, d.h. ein Polygon, dessen Seiten alle die Kurve berühren.
Diese Definition der Kurvenlänge als Grenzwert der Länge eines solchen
Polygons läßt sich auf krumme Flächen leicht übertragen. Noch bequemer wird die Übertragung, wenn wir von folgender Bemerkung ausgehen: Man kann die Bogenlänge einer Kurve $y = f(x)$ mit stetiger
Ableitung $f'(x)$ zwischen den Abszissen a und b erhalten, indem man
das Intervall zwischen a und b durch Teilpunkte $x_0, x_1, \ldots, x_n$ in n
gleich oder verschieden lange Teile teilt, im ν-ten Teilintervall einen
beliebigen Punkt ξ_ν herausgreift, in diesem die Tangente an die
Kurve zieht und die Länge l_ν desjenigen Stückes dieser Tangente betrachtet, welches in dem Streifen $x_\nu \leq x \leq x_{\nu+1}$ liegt. Dann konvergiert
die Summe $\sum\limits_{\nu=1}^{n} l_\nu$ gegen die Kurvenlänge, d. h. gegen das Integral
$\int\limits_a^b \sqrt{1 + f'(x)^2}\, dx$, wenn wir n über alle Grenzen wachsen und dabei
die Länge des größten Teilintervalles gegen Null streben lassen; diese
Behauptung folgt daraus, daß $l_\nu = \sqrt{1 + f'(\xi_\nu)^2}\ (x_{\nu+1} - x_\nu)$ ist.

Nunmehr können wir ähnlich den Flächeninhalt einer krummen
Fläche definieren. Wir betrachten zunächst ein Flächenstück, welches
über dem abgeschlossenen Bereich G der x, y-Ebene liegt und durch
eine mit stetigen Ableitungen versehene Funktion $z = f(x, y)$ gegeben
wird. Wir teilen G in n Teilbereiche $G_1, G_2, \ldots, G_n$ mit den Flächeninhalten $\Delta G_1, \ldots, \Delta G_n$ ein und wählen in jedem dieser Teilbereiche
einen Punkt $(\xi_1, \eta_1), \ldots, (\xi_n, \eta_n)$. In den Punkten der Fläche mit den
Koordinaten

$$\xi_\nu, \eta_\nu \quad \text{und} \quad \zeta_\nu = f(\xi_\nu, \eta_\nu)$$

konstruieren wir die Tangentialebene und nehmen von ihr das über
dem Bereich G_ν liegende Stück; bedeutet α_ν den Winkel, welchen diese
Tangentialebene $z - \zeta_\nu = f_x(\xi_\nu, \eta_\nu)\ (x - \xi_\nu) + f_y(\xi_\nu, \eta_\nu)\ (y - \eta_\nu)$ mit der
x, y-Ebene bildet und F_ν den Flächeninhalt des betrachteten Stückes
der Tangentialebene, so ist, da der Bereich G_ν durch Projektion von
F_ν auf die x, y-Ebene entsteht,

$$\Delta G_\nu = \Delta F_\nu \cdot \cos \alpha_\nu.$$

Andererseits gilt (vgl. drittes Kapitel, § 2 Nr. 3)

$$\cos \alpha_\nu = \frac{1}{\sqrt{1 + f_x^2(\xi_\nu, \eta_\nu) + f_y^2(\xi_\nu, \eta_\nu)}},$$

und es ist daher

$$\Delta F_\nu = \sqrt{1 + f_x^2(\xi_\nu, \eta_\nu) + f_y^2(\xi_\nu, \eta_\nu)} \cdot \Delta G_\nu.$$

Bilden wir nun die Summe aller dieser Flächeninhalte

$$\sum_{\nu=1}^{n} F_\nu$$

und lassen n über alle Grenzen wachsen und gleichzeitig den Durchmesser und damit den Flächeninhalt des größten Teilbereiches gegen Null streben, so wird diese Summe nach unserer Integraldefinition den Grenzwert

$$O = \iint\limits_{G} \sqrt{1 + f_x^2 + f_y^2}\, dg$$

besitzen. Diesen Wert, der unabhängig von der Art der Einteilung unseres Bereiches G ist, wollen wir als den *Flächeninhalt des gegebenen Flächenstückes definieren*. Diese Definition steht, falls es sich um ebene Flächenstücke handelt, im Einklang mit dem Bisherigen; in der Tat ist z.B. für $z = f(x, y) = 0$

$$O = \iint\limits_{G} dg.$$

Es ist gelegentlich bequem, das Symbol

$$do = \sqrt{1 + f_x^2 + f_y^2}\, dg = \sqrt{1 + f_x^2 + f_y^2}\, dx\, dy$$

als das *Oberflächenelement* der Fläche $z = f(x, y)$ zu bezeichnen. Das Oberflächenintegral wird dann symbolisch in der Gestalt

$$\iint\limits_{G} do$$

geschrieben.

Zu einer anderen Gestalt des Ausdruckes für den Flächeninhalt gelangen wir, wenn wir die Fläche nicht in der Form $z = f(x, y)$, sondern in der Form $\varphi(x, y, z) = 0$ gegeben denken. Nehmen wir an, daß auf dem betrachteten Flächenstück $\varphi_z \neq 0$ etwa $\varphi_z > 0$ ist, so finden wir aus den Gleichungen

$$\frac{\partial z}{\partial x} = -\frac{\varphi_x}{\varphi_z}, \qquad \frac{\partial z}{\partial y} = -\frac{\varphi_y}{\varphi_z}$$

als Flächeninhalt sofort

$$\iint\limits_{G} \sqrt{\varphi_x^2 + \varphi_y^2 + \varphi_z^2}\, \frac{1}{\varphi_z}\, dx\, dy,$$

wobei der Integrationsbereich G wieder durch die Projektion des Flächenstückes auf die x, y-Ebene gebildet wird.

Als Beispiel für die Anwendung unserer Oberflächenformel betrachten wir die Kugeloberfläche. Die Gleichung $z = \sqrt{R^2 - x^2 - y^2}$ stellt bei positivem Vorzeichen der Wurzel eine Halbkugel vom Radius R dar. Es ist

$$\frac{\partial z}{\partial x} = - \frac{x}{\sqrt{R^2 - x^2 - y^2}}, \qquad \frac{\partial z}{\partial y} = - \frac{y}{\sqrt{R^2 - x^2 - y^2}},$$

die Oberfläche der Halbkugel wird also durch das Integral

$$\frac{O}{2} = R \iint\limits_{G} \frac{dx\,dy}{\sqrt{R^2 - x^2 - y^2}}$$

gegeben, wobei der Integrationsbereich G die um den Nullpunkt der x,y-Ebene als Mittelpunkt liegende Kreisfläche vom Radius R ist. Durch Einführung von Polarkoordinaten und Zerlegung des Integrals erhalten wir weiter

$$\frac{O}{2} = R \int\limits_0^{2\pi} d\vartheta \int\limits_0^R \frac{r\,dr}{\sqrt{R^2 - r^2}} = 2\pi R \int\limits_0^R \frac{r\,dr}{\sqrt{R^2 - r^2}};$$

und nunmehr können wir das rechts stehende gewöhnliche Integral durch die Substitution $R^2 - r^2 = u$ leicht berechnen; es wird

$$\frac{O}{2} = - 2\pi R \sqrt{R^2 - r^2}\,\Big|_0^R = 2R^2\pi,$$

in Übereinstimmung mit der aus der Elementargeometrie bekannten Tatsache, daß die Oberfläche der Kugel den Wert $4R^2\pi$ hat.

Bei unserer Definition des Flächeninhaltes ist durchweg die Koordinate z ausgezeichnet worden; wir könnten mit demselben Recht, wenn die Fläche durch eine Gleichung der Form $x = x(y, z)$ bzw. $y = y(x, z)$ gegeben wäre, Integrale der Form

$$\iint \sqrt{1 + x_y^2 + x_z^2}\,dy\,dz \qquad \text{bzw.} \qquad \iint \sqrt{1 + y_x^2 + y_z^2}\,dx\,dz$$

der Flächeninhaltsdefinition zugrunde legen, oder in der impliziten Gestalt der Flächengleichung Integrale der Form

$$\iint \sqrt{\varphi_x^2 + \varphi_y^2 + \varphi_z^2}\,\frac{1}{\varphi_x}\,dy\,dz$$

oder

$$\iint \sqrt{\varphi_x^2 + \varphi_y^2 + \varphi_z^2}\,\frac{1}{\varphi_y}\,dz\,dx.$$

Daß alle diese Ausdrücke tatsächlich denselben Flächeninhalt definieren, wird sich sogleich von selbst ergeben; man kann aber die Gleichheit der verschiedenen Ausdrücke direkt bestätigen, indem man z.B.

auf das Integral

$$\iint \frac{\sqrt{\varphi_x^2 + \varphi_y^2 + \varphi_z^2}}{\varphi_z}\, dx\, dy$$

die Transformation

$$x = x(y, z),$$

$$y = y$$

ausübt. Hierbei entsteht $x = x(y, z)$ durch Auflösung der Gleichung $\varphi(x, y, z) = 0$ nach x. Die Funktionaldeterminante ist $\dfrac{\partial(x, y)}{\partial(y, z)} = \dfrac{\varphi_z}{\varphi_x}$ und daher gilt

$$\iint\limits_{G} \frac{\sqrt{\varphi_x^2 + \varphi_y^2 + \varphi_z^2}}{\varphi_z}\, dx\, dy = \iint\limits_{G'} \frac{\sqrt{\varphi_x^2 + \varphi_y^2 + \varphi_z^2}}{\varphi_x}\, dy\, dz.$$

Das Integral rechts ist zu erstrecken über die Projektion G' des Flächenstücks auf die yz-Ebene.

Wollen wir uns bei der Darstellung des Flächeninhalts eines Flächenstückes von jeder speziellen Voraussetzung über die Lage des Flächenstückes zu dem Koordinatensystem frei machen, so sind wir genötigt, das Flächenstück in der **Parameterdarstellung**

$$x = \varphi(u, v), \quad y = \psi(u, v), \quad z = \chi(u, v)$$

darzustellen. Dem Flächenstück entspricht dann ein bestimmter Bereich G^* der u, v-Ebene. Um in unsere obigen Formeln die Parameter u und v einzuführen, betrachten wir zunächst ein Stück der Fläche, von dem wir voraussetzen, daß auf ihm die Funktionaldeterminante $\dfrac{\partial(x, y)}{\partial(u, v)} = D$ überall positiv ist. Wir können dann nach dem dritten Kapitel, § 3, Nr. 4 längs dieses Stückes u und v als Funktionen von x und y berechnen und erhalten für die partiellen Ableitungen

$$u_x = \frac{\psi_v}{D}, \qquad v_x = -\frac{\psi_u}{D},$$

$$u_y = -\frac{\varphi_v}{D}, \qquad v_y = \frac{\varphi_u}{D}.$$

Vermöge der Gleichungen

$$\frac{\partial z}{\partial x} = \frac{\partial z}{\partial u} u_x + \frac{\partial z}{\partial v} v_x \quad \text{und} \quad \frac{\partial z}{\partial y} = \frac{\partial z}{\partial u} u_y + \frac{\partial z}{\partial v} v_y$$

gelangen wir daher zu der Darstellung

$$\sqrt{1 + \left(\frac{\partial z}{\partial x}\right)^2 + \left(\frac{\partial z}{\partial y}\right)^2} =$$

$$= \frac{1}{D} \sqrt{(\varphi_u \psi_v - \psi_u \varphi_v)^2 + (\psi_u \chi_v - \chi_u \psi_v)^2 + (\chi_u \varphi_v - \varphi_u \chi_v)^2}.$$

Für das Stück der Oberfläche ergibt sich also, wenn wir u und v als unabhängige Veränderliche einführen und unsere Grundregeln über die Transformation von Gebietsintegralen (§ 4) anwenden, der Ausdruck

$$O = \iint\limits_{G^*} \sqrt{(\varphi_u\,\psi_v - \psi_u\,\varphi_v)^2 + (\psi_u\,\chi_v - \chi_u\,\psi_v)^2 + (\chi_u\,\varphi_v - \varphi_u\,\chi_v)^2}\; du\,dv.$$

In diesem Ausdruck ist jede Bevorzugung einer der Koordinaten x, y oder z verschwunden. Da wir zu demselben Ausdruck der Oberfläche in Parameterdarstellung gelangen, gleichviel von welcher der obigen, eine Koordinate bevorzugenden Darstellung wir ausgehen, so ist damit die Äquivalenz dieser Darstellungen bewiesen und es ergibt sich, daß er allgemein die *Oberfläche* eines Flächenstückes darstellt, welches *in der Parameterdarstellung* gegeben ist. Man kann leicht nachrechnen, daß dieser Ausdruck ganz unabhängig ist von der Wahl des Koordinatensystems, wie es ja bei der geometrischen Größe der Fall sein muß.

Unseren allgemeinen Parameterausdruck für die Oberfläche können wir in eine bemerkenswerte andere Form bringen, wenn wir die früher (Kap. III, § 4, S. 142) eingeführten Koeffizienten des Linienelementes

$$ds^2 = E\,du^2 + 2F\,du\,dv + G\,dv^2$$

nämlich die Ausdrücke

$$E = \varphi_u^2 + \psi_u^2 + \chi_u^2,$$
$$F = \varphi_u\,\varphi_v + \psi_u\,\psi_v + \chi_u\,\chi_v,$$
$$G = \varphi_v^2 + \psi_v^2 + \chi_v^2$$

benutzen. Eine einfache Rechnung ergibt

$$E\,G - F^2 = (\varphi_u\,\psi_v - \psi_u\,\varphi_v)^2 + (\psi_u\,\chi_v - \chi_u\,\psi_v)^2 + (\chi_u\,\varphi_v - \varphi_u\,\chi_v)^2.$$

Wir erhalten somit für den fraglichen Flächeninhalt den Ausdruck

$$\iint\limits_{G^*} \sqrt{E\,G - F^2}\; du\,dv$$

oder für das Oberflächenelement

$$do = \sqrt{E\,G - F^2}\; du\,dv.$$

Als Beispiel betrachten wir wiederum die Oberfläche einer Kugel mit dem Radius R, die wir nunmehr in der Parameterdarstellung

$$x = R\cos u \sin v,$$
$$y = R\sin u \sin v,$$
$$z = R\cos v$$

geben, wobei u und v den Bereich $0 \leq u < 2\pi$, $0 \leq v \leq \pi$ durchlaufen. Nach einer leichten Rechnung ergibt sich für die Oberfläche wieder der Ausdruck

$$R^2 \int\limits_0^{2\pi} du \int\limits_0^{\pi} \sin v \, dv = 4 R^2 \pi.$$

Wir können weiter unser Ergebnis insbesondere anwenden auf die Rotationsfläche, welche entsteht, indem die Kurve $z = \varphi(x)$ um die z-Achse rotiert. Beziehen wir die Fläche auf Polarkoordinaten u und v in der x, y-Ebene als Parameter, so erhalten wir

$$x = u \cos v, \quad y = u \sin v, \quad z = \varphi\left(\sqrt{x^2 + y^2}\right) = \varphi(u).$$

Es wird daher

$$E = 1 + \varphi'^2(u), \quad F = 0, \quad G = u^2$$

und die Oberfläche stellt sich dar in der Form

$$\int\limits_0^{2\pi} dv \int\limits_{u_0}^{u_1} u \sqrt{1 + \varphi'^2(u)} \, du = 2\pi \int\limits_{u_0}^{u_1} \sqrt{1 + \varphi'^2(u)} \, u \, du.$$

Führen wir anstatt u die Bogenlänge s der Meridiankurve $z = \varphi(u)$ als Parameter ein, so erhalten wir die gesuchte *Oberflächenzone der Rotationsfläche* in der Form

$$2\pi \int\limits_{s_0}^{s_1} u \, ds,$$

wobei u der Abstand des durch s festgelegten Punktes der rotierenden Kurve von der Achse ist.

Als Beispiel berechnen wir die Oberfläche eines *Torus* (vgl. Kap. III, § 4, S. 145), der durch Rotation des Kreises $(x - a)^2 + z^2 = r^2$ um die z-Achse entsteht. Führen wir die Bogenlänge s des Kreises als Parameter ein, so ist $u = a + r \cos \dfrac{s}{r}$ und daher

$$O = 2\pi \int\limits_0^{2\pi r} u \, ds = 2\pi \int\limits_0^{2\pi r} \left(a + r \cos \frac{s}{r}\right) ds = 2\pi a \cdot 2\pi r.$$

Die Oberfläche eines Torus ist also gleich dem Produkt aus der Länge des erzeugenden Kreises und der Länge des vom Mittelpunkt dieses Kreises beschriebenen Weges (vgl. hierzu Bd. I, Kap. V, § 2, Nr. 8, S. 244).

§ 7. Physikalische Anwendungen.

Wir haben schon früher in § 2 Nr. 7 gesehen, in welcher Weise der Begriff der Masse mit dem Begriff des Gebietsintegrals zusammenhängt. Nunmehr wollen wir einige andere Begriffe aus der Mechanik, die wir schon in Bd. I, fünftes Kapitel, § 2, Nr. 5 betrachtet haben, auf den Fall mehrerer Veränderlicher verallgemeinern.

1. Statisches Moment und Schwerpunkt.

Als *statisches Moment eines Massenpunktes mit der Masse m in bezug auf die x, y-Ebene bezeichnen wir das Produkt mz aus Masse und z-Koordinate.* Entsprechend ist das statische Moment in bezug auf die y, z-Ebene $m\,x$ und in bezug auf die z, x-Ebene $m\,y$. Die *statischen Momente mehrerer Massenpunkte fügen sich additiv zusammen*; d.h. unter dem statischen Moment eines Systems von Massenpunkten mit den Massen $m_1, m_2, \ldots, m_n$ und den Koordinaten $(x_1, y_1, z_1), \ldots, (x_n, y_n, z_n)$ verstehen wir die Ausdrücke

$$T_x = \sum_{\nu=1}^{n} m_\nu\, x_\nu \quad \text{bzw.} \quad T_y = \sum_{\nu=1}^{n} m_\nu\, y_\nu \quad \text{oder} \quad T_z = \sum_{\nu=1}^{n} m_\nu\, z_\nu.$$

Handelt es sich nicht mehr um eine endliche Anzahl von Massenpunkten, sondern ist die betrachtete Masse stetig mit der Dichte $\mu = \mu(x, y, z)$ über einen räumlichen Bereich oder eine Fläche oder eine Kurve verteilt, so wird man, ganz wie wir schon in Bd. I, fünftes Kapitel, § 2 getan haben, das statische Moment einer solchen Massenverteilung durch einen Grenzübergang definieren und dadurch zu Integralausdrücken für die statischen Momente gelangen. Einen räumlichen Bereich G z. B. denke man zunächst in n Teilbereiche zerlegt, die Gesamtmasse jedes dieser Teilbereiche in einem beliebigen Punkte dieses Teilbereiches konzentriert und für dieses aus n Punkten bestehende Massensystem das statische Moment gebildet. Man erkennt sofort, daß bei dem Grenzübergang $n \to \infty$, wenn dabei gleichzeitig der größte Durchmesser der Teilbereiche gegen Null strebt, die Größen

$$T_x = \iiint\limits_{G} \mu\, x\, dx\, dy\, dz, \quad T_y = \iiint\limits_{G} \mu\, y\, dx\, dy\, dz, \quad T_z = \iiint\limits_{G} \mu\, z\, dx\, dy\, dz$$

entstehen, die wir als *statische Momente der räumlich verteilten Masse* bezeichnen werden.

Ganz ähnlich werden wir, wenn unsere Masse über eine Fläche F $x = \varphi(u, v)$, $y = \psi(u, v)$, $z = \chi(u, v)$ mit der Flächendichte $\mu(u, v)$ verteilt ist, als *statische Momente dieser flächenhaft verteilten Masse* die Ausdrücke

$$T_x = \iint\limits_{F} \mu\, x\, do = \iint\limits_{G} \mu\, x\, \sqrt{E\,G - F^2}\, du\, dv,$$

$$T_y = \iint\limits_{F} \mu\, y\, do = \iint\limits_{G} \mu\, y\, \sqrt{E\,G - F^2}\, du\, dv,$$

$$T_z = \iint\limits_{F} \mu\, z\, do = \iint\limits_{G} \mu\, z\, \sqrt{E\,G - F^2}\, du\, dv$$

definieren, und schließlich wird die Definition für die *statischen Momente einer Raumkurve* $x(s)$, $y(s)$, $z(s)$ mit der Massendichte $\mu(s)$ durch die Ausdrücke

$$T_x = \int\limits_{s_0}^{s_1} \mu\, x\, ds, \qquad T_y = \int\limits_{s_0}^{s_1} \mu\, y\, ds, \qquad T_z = \int\limits_{s_0}^{s_1} \mu\, z\, ds$$

gegeben sein, wenn s die Bogenlänge bedeutet.

Als *Schwerpunkt* einer über einen Bereich G verteilten Masse von dem Gesamtwert M bezeichnet man den Punkt mit den Koordinaten

$$\xi = \frac{T_x}{M}, \qquad \eta = \frac{T_y}{M}, \qquad \zeta = \frac{T_z}{M}.$$

Für eine räumlich verteilte Masse sind also diese Schwerpunktskoordinaten durch die Ausdrücke

$$\xi = \frac{1}{M} \iiint\limits_{G} x\,\mu\, dx\, dy\, dz \quad \text{usf.} \quad \text{mit} \quad M = \iiint\limits_{G} \mu\, dx\, dy\, dz$$

gegeben.

Als Beispiel betrachten wir zunächst die homogene Vollhalbkugel H von der Massendichte 1:

$$x^2 + y^2 + z^2 \leq 1,$$

$$z \geq 0.$$

Die ersten beiden statischen Momente

$$T_x = \iiint\limits_{H} x\, dx\, dy\, dz,$$

$$T_y = \iiint\limits_{H} y\, dx\, dy\, dz$$

geben Null, weil schon die Integration nach x bzw. nach y den Wert Null ergibt. Beim dritten

$$T_z = \iiint\limits_{H} z\, dx\, dy\, dz$$

führen wir durch die Gleichungen

$$z = z,$$

$$x = r \cos\vartheta,$$

$$y = r \sin\vartheta$$

Zylinderkoordinaten z, r und ϑ ein und finden

$$T_z = \int\limits_0^1 z\, dz \int\limits_0^{\sqrt{1-z^2}} r\, dr \int\limits_0^{2\pi} d\vartheta = 2\pi \int\limits_0^1 \frac{1-z^2}{2} z\, dz = \pi \left(\frac{z^2}{2} - \frac{z^4}{4} \right) \Big|_0^1 = \frac{\pi}{4}.$$

Da die Gesamtmasse $\frac{2\pi}{3}$ beträgt, hat der Schwerpunkt die Koordinaten

$$x = 0, \qquad y = 0, \qquad z = \tfrac{3}{8}.$$

Weiter wollen wir den Schwerpunkt der halben Kugeloberfläche berechnen, wenn dieselbe wieder homogen mit Masse von der Dichte 1 belegt ist. Wir haben das Oberflächenelement in der Parameterdarstellung

$$x = \cos u \sin v, \qquad y = \sin u \sin v, \qquad z = \cos v$$

bereits in § 6, Nr. 3 berechnet und fanden

$$\sqrt{E\,G - F^2} = \sin v.$$

Wir erhalten demnach für die drei statischen Momente

$$T_x = \int\limits_0^{\frac{\pi}{2}} \sin^2 v \, dv \int\limits_0^{2\pi} \cos u \, du = 0,$$

$$T_y = \int\limits_0^{\frac{\pi}{2}} \sin^2 v \, dv \int\limits_0^{2\pi} \sin u \, du = 0,$$

$$T_z = \int\limits_0^{\frac{\pi}{2}} \sin v \cos v \, dv \int\limits_0^{2\pi} du = 2\pi \left. \frac{\sin^2 v}{2} \right|_0^{\frac{\pi}{2}} = \pi.$$

Da die Gesamtmasse offenbar 2π beträgt, sehen wir, daß der Schwerpunkt in den Punkt mit den Koordinaten $x = 0$, $y = 0$, $z = \frac{1}{2}$ fällt.

2. Trägheitsmoment.

Auch der schon in Bd. I, fünftes Kapitel, § 2, Nr. 9 eingeführte Begriff des Trägheitsmomentes ist leicht für den Fall von mehr Dimensionen zu verallgemeinern. *Das Trägheitsmoment eines Massenpunktes in bezug auf die x-Achse ist das Produkt seiner Masse mit* $\varrho^2 = y^2 + z^2$, d.h. mit dem Quadrat des Abstandes des Punktes von der x-Achse. Dementsprechend verstehen wir unter dem Trägheitsmoment um die x-Achse bei einer räumlich mit der Massendichte $\mu(x, y, z)$ über einen Bereich G verteilten Masse den Ausdruck

$$\iiint\limits_G \mu(y^2 + z^2)\, dx\, dy\, dz,$$

und entsprechende Ausdrücke stellen die Trägheitsmomente um die anderen Achsen dar. Gelegentlich definiert man auch als *Trägheitsmoment in bezug auf einen Punkt*, etwa den *Nullpunkt*, den Ausdruck

$$\iiint\limits_G \mu(x^2 + y^2 + z^2)\, dx\, dy\, dz$$

und in bezug auf *eine Ebene*, etwa die y, z-Ebene, den Ausdruck

$$\iiint\limits_G \mu \, x^2\, dx\, dy\, dz.$$

Ebenso wird das Trägheitsmoment einer flächenhaften Verteilung in bezug auf die x-Achse gegeben durch

$$\iint\limits_{G} \mu\,(y^2 + z^2)\,do,$$

wobei nun $\mu\,(u,\,v)$ eine stetige Funktion der beiden Parameter u und v ist.

Das Trägheitsmoment einer räumlich mit der Dichte $\mu\,(x,\,y,\,z)$ über einen Bereich G verteilten Masse in bezug auf eine parallel zur x-Achse durch den Punkt $\xi,\,\eta,\,\zeta$ laufenden Achse wird entsprechend durch

$$\iiint\limits_{G} \mu\,[(y - \eta)^2 + (z - \zeta)^2]\,dx\,dy\,dz$$

gegeben. Wählt man speziell für $\xi,\,\eta,\,\zeta$ den Schwerpunkt (vgl. § 7, 1) des den Bereich G ausfüllenden Körpers und beachtet die auf S. 246 für die Schwerpunktskoordinaten abgeleiteten Relationen, so ergibt sich unmittelbar die Gleichung

$$\iiint\limits_{G} \mu\,(y^2 + z^2)\,dx\,dy\,dz = \iiint\limits_{G} \mu\,[(y - \eta)^2 + (z - \zeta)^2]\,dx\,dy\,dz +$$
$$+ (\eta^2 + \zeta^2) \iiint\limits_{G} \mu\,dx\,dy\,dz.$$

Da man jede beliebige Drehachse eines Körpers als x-Achse wählen kann, so läßt sich der Inhalt dieser Gleichung so aussprechen: *Das Trägheitsmoment eines starren Körpers in bezug auf eine beliebige Drehachse ist gleich dem Trägheitsmoment des Körpers um eine durch seinen Schwerpunkt parallel zur Drehachse gehenden Achse vermehrt um die mit dem Quadrat des Abstandes von Schwerpunkt und Drehachse multiplizierte Gesamtmasse. (Satz von* STEINER.)

Die physikalische Bedeutung des Trägheitsmomentes ist bei mehrdimensionalen Bereichen genau dieselbe wie die schon früher in Bd. I, Kap. V, § 2, Nr. 9 angegebene: *Das Trägheitsmoment, multipliziert mit dem halben Quadrat der Winkelgeschwindigkeit gibt die kinetische Energie eines Körpers, der sich um die betreffende Achse gleichförmig dreht.*

Die folgenden Beispiele mögen zur Erläuterung der Begriffsbildung und der wirklichen Berechnung von Trägheitsmomenten in einfachen Fällen dienen.

Für die Vollkugel V mit dem Mittelpunkt im Nullpunkt und dem Radius 1 von der Massendichte 1 ist aus Symmetriegründen das Trägheitsmoment in bezug auf eine beliebige durch den Nullpunkt gehende Achse:

$$T = \iiint\limits_{V} (x^2 + y^2)\,dx\,dy\,dz = \iiint\limits_{V} (x^2 + z^2)\,dx\,dy\,dz$$
$$= \iiint\limits_{V} (y^2 + z^2)\,dx\,dy\,dz.$$

Addieren wir die drei Integrale, so entsteht

$$3\,T = \iiint\limits_V 2\,(x^2 + y^2 + z^2)\,dx\,dy\,dz\,,$$

oder nach Einführung von Polarkoordinaten

$$T = \frac{2}{3}\int\limits_0^1 r^4\,dr \int\limits_0^\pi \sin v\,dv \int\limits_0^{2\pi} du = \frac{2}{3}\cdot\frac{1}{5}\cdot 2\cdot 2\pi = \frac{8\pi}{15}\,.$$

Für einen Balken mit Kanten a, b, c parallel zur x-, y- bzw. z-Achse ist das Trägheitsmoment in bezug auf die x, y-Ebene, wenn die Massendichte 1 ist und der Anfangspunkt O im Schwerpunkt liegt:

$$\int\limits_{-\frac{a}{2}}^{\frac{a}{2}} dx \int\limits_{-\frac{b}{2}}^{\frac{b}{2}} dy \int\limits_{-\frac{c}{2}}^{\frac{c}{2}} z^2\,dz = a\,b\,\frac{c^3}{12}\,.$$

3. Das physische Pendel.

Die obigen Begriffe finden eine Anwendung bei der mathematischen Behandlung des physischen Pendels, d.h. eines starren Körpers, der unter dem Einfluß der Schwerkraft um eine feste Achse schwingt.

Wir denken uns durch den Schwerpunkt S des starren Körpers senkrecht zur Drehachse eine Ebene gelegt, welche diese im Punkte O schneiden möge. Dann wird die Bewegung des Körpers offenbar beschrieben durch Angabe des Winkels $\varphi = \varphi(t)$, den die Verbindungslinie OS zur Zeit t mit der vom Punkt O vertikal nach unten zeigenden Geraden bildet. Um diese Funktion $\varphi(t)$ bzw. die Schwingungsdauer des Pendels zu bestimmen, müssen wir einige physikalische Tatsachen voraussetzen (vgl. Kap. VI, § 1, Nr. 2). Wir benutzen nämlich den sog. Energiesatz, welcher besagt, daß während der Bewegung unseres Körpers die Summe von kinetischer und potentieller Energie konstant bleibt. Dabei bedeutet die potentielle Energie U unseres Körpers die mit der Gesamtmasse M und

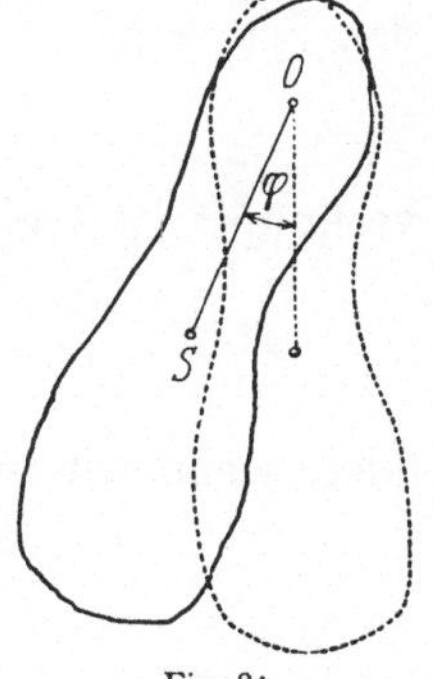

Fig. 81.
Physisches Pendel

der Gravitationskonstanten g multiplizierte Höhe des Schwerpunktes über einer beliebigen Horizontalen, z.B. über der Horizontalen durch den tiefsten Punkt, den der Schwerpunkt im Laufe der Bewegung erreichen kann. Bezeichnen wir mit s die Entfernung $\overline{OS}$ des Schwerpunktes vom Drehpunkt, so wird $U = M\,g\,s\,(1 - \cos\varphi)$. Die kinetische Energie ist nach Nr. 2 gegeben durch $T = \dfrac{J}{2}\,\dot\varphi^2$, wo J das Trägheitsmoment des Körpers in bezug auf die Drehachse ist und $\dfrac{d\varphi}{dt} = \dot\varphi$

gesetzt wurde. Der Energiesatz liefert also die Gleichung

$$\frac{J}{2}\left(\frac{d\varphi}{dt}\right)^2 + g\,M\,s\,\cos\varphi = \text{konst.},$$

die, wenn wir noch die Konstante $l = \dfrac{J}{M\,s}$, die sog. *reduzierte Pendellänge*, einführen, völlig übereinstimmt mit der früher (Bd. I, Kap. V, § 5) für das mathematische Pendel gefundenen.

Wir können also die früheren Formeln für unser Problem ohne weiteres übernehmen. Für die Schwingungszeit T ergibt sich die Formel

$$T = 2\,\sqrt{\frac{l}{2g}}\int\limits_{-\varphi_0}^{\varphi_0}\frac{d\varphi}{\sqrt{\cos\varphi - \cos\varphi_0}},$$

wobei φ_0 die maximale Elongation des Schwerpunktes bezeichnet, und für kleine Elongationen die Näherungsformel

$$T = 2\pi\,\sqrt{\frac{l}{g}} = 2\pi\,\sqrt{\frac{J}{g\,M\,s}}.$$

Natürlich ist die Formel für das mathematische Pendel in der jetzigen als Spezialfall enthalten. Denn wenn die Gesamtmasse M im Schwerpunkt konzentriert ist, so gilt $J = M\,s^2$ und daher $l = s$.

Für die nähere Diskussion beachten wir, daß das Trägheitsmoment J um die Drehachse mit dem Trägheitsmoment J_0 um eine parallele durch den Schwerpunkt gehende Achse durch die Relation

$$J = J_0 + M\,s^2$$

verknüpft ist (vgl. Nr. 2, S. 248). Es ist also

$$l = s + \frac{J_0/M}{s}$$

oder, wenn wir die Konstante $a = \dfrac{J_0}{M}$ einführen:

$$l = s + \frac{a}{s}.$$

Man sieht sofort, daß für ein physisches Pendel stets $l > s$ gilt, daß also die Schwingungszeit eines solchen Pendels stets größer ist als die eines mathematischen Pendels, welches entsteht, wenn man die Masse M im Schwerpunkt konzentriert. Ferner bemerken wir, daß die Schwingungszeit für alle parallelen Achsen, die vom Schwerpunkt den Abstand s besitzen, die gleiche ist. Denn die reduzierte Pendellänge hängt außer von s nur noch von $a = \dfrac{J_0}{M}$ ab und bleibt also ungeändert, wenn wir die Richtung der Drehachse und ihren Abstand vom Schwerpunkt nicht ändern.

Ersetzen wir in der Formel $l = s + \dfrac{a}{s}$ die Größe s durch $\dfrac{a}{s}$, bringen also die Achse statt in der Entfernung s in der Entfernung $\dfrac{a}{s}$ vom Schwerpunkt an, so bleibt l ebenfalls ungeändert. Dies bedeutet, daß ein physisches Pendel für alle parallelen Achsen, die vom Schwerpunkt einen Abstand s oder $\dfrac{a}{s}$ haben, die gleiche Schwingungszeit besitzt.

Die Schwingungszeit T wächst, wie wir aus der Formel $T = 2\pi \sqrt{\dfrac{s + \dfrac{a}{s}}{g}}$ sofort erkennen, über alle Grenzen, wenn wir s gegen Null oder gegen Unendlich streben lassen. Sie muß daher für ein bestimmtes s_0 ein Minimum besitzen. Durch Differenzieren finden wir

$$s_0 = \sqrt{a} = \sqrt{\frac{J_0}{M}}.$$

Ein Pendel, dessen Drehachse vom Schwerpunkt die Entfernung $s_0 = \sqrt{\dfrac{J_0}{M}}$ besitzt, wird gegen kleine Verlagerungen der Achse verhältnismäßig unempfindlich sein. Denn da in diesem Fall $\dfrac{dT}{ds}$ verschwindet, so entsprechen Änderungen 1. Ordnung von s nur Änderungen 2. Ordnung von T. Diese Bemerkung findet technische Verwendung beim Bau von Präzisionsuhren (SCHULERsches Pendel).

4. Potential anziehender Massen.

Wir haben im zweiten Kapitel, § 7 gesehen, daß die Anziehungskraft, die ein fester Massenpunkt Q mit den Koordinaten ξ, η, ζ und der Masse m auf einen anderen Massenpunkt P mit den Koordinaten x, y, z und der Masse 1 ausübt, wenn das NEWTONsche Anziehungsgesetz gilt, durch den Ausdruck

$$m \cdot \operatorname{grad} \frac{1}{r}$$

gegeben wird, wobei $r = \sqrt{(x-\xi)^2 + (y-\eta)^2 + (z-\zeta)^2}$ den Abstand der beiden Punkte P und Q bedeutet. Die Richtung der Kraft liegt in der Verbindungslinie der beiden Massenpunkte, ihre Größe ist umgekehrt proportional dem Quadrate des Abstandes. Wenn wir nun die Kraft der Anziehung betrachten, die nicht ein Punkt Q, sondern eine Anzahl von Punkten $Q_1, Q_2, Q_3, \ldots, Q_n$ jeweils mit den Massen $m_1, m_2, \ldots, m_n$ auf Punkt P ausübt, so können wir diese Gesamtkraft ohne weiteres wiederum als den Gradienten der Größe $\dfrac{m_1}{r_1} + \dfrac{m_2}{r_2} + \cdots + \dfrac{m_n}{r_n}$ ausdrücken, wobei r_ν den Abstand des Punktes Q_ν vom Punkte P bedeutet. Man pflegt, wenn eine Kraft sich als Gradient einer Ortsfunktion ausdrücken läßt, diese Ortsfunktion allgemein als das *Potential dieser Kraft* zu bezeichnen, und wir werden daher als das *Potential der Massenanziehung* unseres Punktsystemes $Q_1, Q_2, \ldots, Q_n$ auf den Punkt P den Ausdruck

$$\sum_{\nu=1}^{n} \frac{m_\nu}{\sqrt{(x - \xi_\nu)^2 + (y - \eta_\nu)^2 + (z - \zeta_\nu)^2}}$$

definieren.

Wenn die beiden anziehenden Massen nicht in endlich vielen einzelnen Punkten konzentriert, sondern mit einer stetigen Dichte μ über ein Stück G des Raumes oder eine Fläche F oder eine Linie L ausgebreitet sind, so wird man als Potential dieser Massenverteilung auf einen außerhalb des Massensystemes liegenden Punkt P mit den Koordinaten x, y, z das Integral

$$\iiint\limits_{G} \frac{\mu(\xi, \eta, \zeta)}{r} \, d\xi \, d\eta \, d\zeta$$

bzw.

$$\iint\limits_{F} \frac{\mu}{r} \, do$$

bzw.

$$\int\limits_{s_0}^{s_1} \frac{\mu}{r} \, ds$$

zu betrachten haben, wobei im ersten Falle die Integration über den räumlichen Bereich G mit den rechtwinkligen Koordinaten ξ, η und ζ zu erstrecken ist, im zweiten Falle über die betreffende Fläche mit dem Oberflächenelement do und im dritten Falle über die Kurve mit der Bogenlänge s. Überall bedeutet r den Abstand des Punktes P von dem Punkte Q des Integrationsbereiches, und μ die Massendichte in dem betreffenden Punkte Q des Integrationsbereiches.

So ist z. B. das Potential einer Vollkugel K mit dem Radius 1 um den Nullpunkt und der konstanten Dichte 1 auf einen Punkt P mit den Koordinaten x, y, z durch das Integral

$$\iiint\limits_{K} \frac{d\xi \, d\eta \, d\zeta}{\sqrt{(x - \xi)^2 + (y - \eta)^2 + (z - \zeta)^2}} = \int\limits_{-1}^{+1} d\xi \int\limits_{-\sqrt{1-\xi^2}}^{+\sqrt{1-\xi^2}} d\eta \int\limits_{-\sqrt{1-\xi^2-\eta^2}}^{+\sqrt{1-\xi^2-\eta^2}} \frac{1}{r} \, d\zeta$$

gegeben.

In all diesen Ausdrücken erscheinen die Koordinaten x, y, z des Punktes P nicht als Integrationsvariable, sondern als Parameter, und die Potentiale sind Funktionen dieser Parameter.

Will man aus den Potentialen die Komponenten der Kräfte gewinnen, so hat man diese Integrale nach den Parametern zu differenzieren. Die Regeln über Differentiation nach einem Parameter übertragen sich ohne weiteres auf mehrfache Integrale, und die Differentiation läßt sich auf Grund von § 1 unter dem Integralzeichen ausführen, solange der Punkt P nicht dem Integrationsbereich angehört, d.h. solange wir sicher sind, daß für keinen Punkt des abgeschlossenen Integrationsbereiches der Abstand r den Wert Null annehmen kann. Wir erhalten dann z.B. für die *Kraftkomponenten der Anziehung* bei räumlich über ein Gebiet G verteilter Masse die Ausdrücke

$$F_1 = \iiint\limits_{G} \frac{x-\xi}{r^3}\, d\xi\, d\eta\, d\zeta, \qquad F_2 = \iiint\limits_{G} \frac{y-\eta}{r^3}\, d\xi\, d\eta\, d\zeta,$$

$$F_3 = \iiint\limits_{G} \frac{z-\zeta}{r^3}\, d\xi\, d\eta\, d\zeta.$$

Endlich sei noch erwähnt, daß unsere Ausdrücke für das Potential und seine ersten Ableitungen auch noch dann einen Sinn behalten, wenn der Punkt P im Inneren des mit Masse erfüllten Integrationsbereiches liegt. Die Integrale sind dann uneigentliche Integrale, und ihre Konvergenz wird durch die Kriterien von § 5 sichergestellt, wie man unschwer zeigt.

Als Beispiel berechnen wir das Potential einer Kugelfläche F vom Radius a, die mit Masse von der Dichte 1 belegt ist, auf einen äußeren und auf einen inneren Punkt. Legen wir den Koordinatenanfangspunkt in den Mittelpunkt der Kugel, die x-Achse durch den Punkt P im Äußeren oder im Inneren der Kugel, so hat der Punkt P die Koordinaten $x, 0, 0$, und das Potential wird

$$U = \iint\limits_{F} \frac{do}{\sqrt{(x-\xi)^2 + \eta^2 + \zeta^2}}\, .$$

Führen wir auf der Kugel durch

$$\xi = a\cos\vartheta,$$
$$\eta = a\sin\vartheta\cos\varphi,$$
$$\zeta = a\sin\vartheta\sin\varphi,$$

Polarkoordinaten ein, so wird

$$U = \int\limits_{0}^{\pi} \frac{a^2 \sin\vartheta}{\sqrt{(x-a\cos\vartheta)^2 + a^2\sin^2\vartheta}}\, d\vartheta \int\limits_{0}^{2\pi} d\varphi$$

$$= 2\pi \int\limits_{0}^{\pi} \frac{a^2 \sin\vartheta}{\sqrt{x^2 + a^2 - 2ax\cos\vartheta}}\, d\vartheta.$$

Setzen wir

$$x^2 + a^2 - 2ax\cos\vartheta = r^2, \qquad \text{also} \qquad ax\sin\vartheta\, d\vartheta = r\, dr,$$

so wird das Integral ($x \neq 0$ vorausgesetzt)

$$U = \frac{2\pi a}{x} \int\limits_{|x-a|}^{|x+a|} \frac{r\,dr}{r} = \frac{2\pi a}{x} \left(|x+a| - |x-a| \right).$$

Für $|x| > a$ wird demnach

$$U = \frac{4\pi a^2}{|x|}$$

und für $|x| < a$

$$U = 4\pi a.$$

Das Potential in einem außerhalb gelegenen Punkt ist demnach dasselbe, als ob die ganze Masse $4\pi a^2$ im Mittelpunkt der Kugel konzentriert wäre; für die Punkte im Innern dagegen ist das Potential konstant. Auf der Kugeloberfläche bleibt das Potential stetig: der Ausdruck für U behält als uneigentliches Integral seinen Sinn und hat den Wert $4\pi a$. Dagegen erleidet die Kraftkomponente K_x in der x-Richtung an der Kugeloberfläche einen Sprung der Größe -4π, denn es ist für $x > a$

$$K_x = - \frac{4\pi a^2}{x^2},$$

u..d es ist $K_x = 0$ für $|x| < a$.

Das Potential einer Vollkugel von der Massendichte 1 erhält man aus dem vorigen, indem man noch einmal mit da multipliziert und nach a integriert. Das ergibt für einen außerhalb gelegenen Punkt den Wert

$$\frac{4\pi a^3}{3|x|},$$

also wieder denselben Wert, als ob die Gesamtmasse $\frac{4}{3}\pi a^3$ im Mittelpunkt konzentriert wäre.

Anhang zum vierten Kapitel.

§ 1. Die Existenz des Gebietsintegrals.

1. Der Inhalt von ebenen und räumlichen Bereichen.

Um den analytischen Beweis für die Existenz des Gebietsintegrals einer stetigen Funktion nachzuholen, müssen wir einige Betrachtungen über den Inhaltsbegriff vorausschicken.

Wir haben in Bd. I, fünftes Kapitel, S. 230 gesehen, wie man den Inhalt eines ebenen Bereiches unter allgemeinen Bedingungen durch ein Integral ausdrücken kann. Ohne uns auf jene Tatsachen zu berufen oder von der Existenz des Flächeninhaltes als einer durch die Anschauung gesicherten Voraussetzung Gebrauch zu machen, wollen wir nun eine allgemeine Definition des Begriffes „Inhalt“ geben und untersuchen, unter welchen Voraussetzungen diese Begriffsbildung einen Sinn hat.

Wir gehen aus vom Rechteck, dessen Seiten parallel zur x- und y-Achse angenommen werden, und definieren dessen Flächeninhalt in bekannter Art als Produkt: Grundlinie mal Höhe. Wenn man das gegebene Rechteck durch eine Anzahl von Parallelen zu den Seiten in Teilrechtecke zerlegt, so ist nach dieser Definition klar, daß der Flächeninhalt des Rechtecks[1] gleich der Summe der Flächeninhalte aller Teilrechtecke ist.

Der Flächeninhalt eines Bereichs, der sich aus endlich vielen achsenparallelen Rechtecken zusammensetzt, kann jetzt definiert werden als Summe der Flächeninhalte dieser Rechtecke.

Der so definierte Flächeninhalt ist unabhängig davon, wie man den Bereich zerlegt. Denn wenn zwei verschiedene Zerlegungen gegeben sind, so kann man eine Zerlegung angeben, die aus beiden durch Unterteilung entsteht: man ziehe nämlich alle achsenparallelen Geraden, die in der einen oder der anderen Zerlegung vorkommen, durch den ganzen Bereich hindurch; diese Geraden unterteilen die beiden Zerlegungen in noch kleinere Rechtecke. Die Summe der Flächeninhalte dieser kleinen Rechtecke ist sowohl gleich der Summe der Flächeninhalte der Rechtecke der einen wie auch der anderen Zerlegung.

Um jetzt den Flächeninhalt eines beliebigen beschränkten Bereichs B zu definieren, schließen wir diesen Bereich zwischen zwei aus Rechtecken zusammengesetzte Bereiche ein, von denen der innere Bereich B_i ganz in B enthalten ist, während der äußere Bereich B_a den Bereich B umfaßt. Hierzu schließe man zunächst den Bereich B in ein großes Quadrat ein. Dieses Quadrat teilt man durch achsenparallele Gerade in kleine Rechtecke. Diejenigen von den Rechtecken, die mit B Punkte gemein haben, bilden zusammen einen Bereich B_a, der B umfaßt; diejenigen Rechtecke, die ganz im Innern von B liegen, bilden einen Bereich B_i, der in B enthalten ist.

Wir werden nun den Flächeninhalt $J(B)$ von B so zu definieren haben, daß er bei jeder Wahl von B_i und B_a zwischen dem von B_i und dem von B_a liegt:

$$J(B_i) \leqq J(B) \leqq J(B_a).$$

Verfeinern wir die Einteilung, so daß der Durchmesser der benutzten Rechtecke gegen Null konvergiert, so bilden die Größen $J(B_i)$ eine monoton steigende, die Größen $J(B_a)$ eine monoton abnehmende Folge; denn zu den Bereichen B_i können nur Rechtecke hinzukommen, und

---

[1] In diesem Abschnitt soll das Wort Rechteck immer ein achsenparalleles Rechteck bedeuten.

von den Bereichen B_a können nur Rechtecke weggenommen werden. Also haben sowohl $J(B_i)$ wie $J(B_a)$ einen Limes, und *wenn die beiden Limites gleich sind, so werden wir diesen gemeinsamen Limes als Flächeninhalt des Bereichs B bezeichnen.*

Unter welcher Bedingung sind nun die beiden Limites von $J(B_i)$ und $J(B_a)$ gleich? Natürlich dann, wenn die Differenz $J(B_a) - J(B_i)$ mit zunehmender Feinheit der Einteilung gegen Null strebt. Der Bereich $B_a - B_i$ besteht aus den Rechtecken, die mit dem Rand von B Punkte gemein haben. Wenn also der Inhalt dieses Bereichs $B_a - B_i$ gegen Null strebt, so heißt das, daß sich der Rand von B in einen Rechtecksbereich von beliebig kleinem Flächeninhalt, nämlich in $B_a - B_i$, einschließen läßt. Umgekehrt: wenn der Rand von B sich ins Innere eines Rechtecksbereichs S von beliebig kleinem Flächeninhalt einbetten läßt, so werden bei hinreichender Feinheit der Einteilung die Rechtecke von $B_a - B_i$ alle in S liegen, der Inhalt von $B_a - B_i$ wird also kleiner als der von S, d.h. er konvergiert gegen Null.

Das Ergebnis ist: *Die Limites von $J(B_i)$ und $J(B_a)$ sind dann und nur dann gleich, wenn der Rand von B sich in einen Rechtecksbereich beliebig kleinen Flächeninhalts einschließen läßt. In diesem Fall hat unsere Inhaltsdefinition einen Sinn*[1].

In Nr. 2 wird die anschaulich plausible Tatsache bewiesen werden, daß *jede stückweise glatte*, d.h. mit stückweise stetiger Tangente versehene *Kurve sich in einen aus Rechtecken zusammengesetzten Bereich von beliebig kleinem Flächeninhalt einschließen läßt.* Unsere Bedingung ist also sicher dann erfüllt, wenn der Bereich B aus endlich vielen Teilen besteht, die von stückweise glatten Kurven begrenzt werden: solche Bereiche — andere kommen praktisch nicht in Frage — haben einen eindeutig bestimmten Flächeninhalt.

Weiter wird in Nr. 2 bewiesen, daß bei einem Bereich B, der durch stückweise glatte Kurven in Teile zerlegt ist, die Summe der Inhalte dieser Teilbereiche gleich dem Inhalt des ganzen Bereichs B ist. Hier soll nur noch die Übereinstimmung der jetzigen Flächeninhaltsdefinition mit den früheren Integralformeln gezeigt werden.

---

[1] An und für sich ist es vom geometrischen Standpunkte aus noch unbefriedigend, daß wir bei der Definition des Inhaltes ein bestimmtes Koordinatensystem ausgezeichnet haben. In der Tat läßt sich sowohl für zwei als auch allgemein für n Dimensionen ohne wesentliche Schwierigkeiten zeigen, daß der Inhalt unabhängig vom Koordinatensystem ist. Wir übergehen jedoch diese Betrachtungen hier, einmal weil sie für unser Ziel, den Existenzbeweis für das Gebietsintegral, nicht gebraucht werden, und sodann, weil sich nachträglich die Unabhängigkeit des Inhaltes vom Koordinatensystem von selbst ergibt, sobald wir den Inhalt durch ein Gebietsintegral dargestellt haben und bedenken, daß sich der Wert eines solchen bei Einführung neuer rechtwinkeliger Koordinaten zufolge der Transformationsformeln nicht ändert.

Es sei zunächst B ein Bereich, begrenzt von der x-Achse, den Geraden $x = a$, $x = b$ und einem Kurvenstück $y = f(x)$. Für die Bereiche B_i und B_a, zwischen denen man den Bereich einschließen kann, kann man die in der Fig. 82 gezeichneten aus Rechtecken zusammengesetzten Bereiche (den einen ausgezogen, den anderen punktiert) wählen. Die Flächeninhalte von B_i, bzw. B_a sind nach der in Bd. I, Kap. II, § 1, Nr. 1 für einfache Integrale gegebenen Definition die Untersumme $\underline{F_n}$ bzw. die Obersumme $\overline{F_n}$ des Integrals $\int\limits_a^b y\,dx$. Zu unserer Formel

$$J(B_i) \leqq J(B) \leqq J(B_a)$$

tritt also nach der Definition des Integrals die weitere:

$$J(B_i) \leqq \int\limits_a^b f(x)\,dx \leqq J(B_a),$$

d. h. es ist $J(B) = \int\limits_a^b f(x)\,dx$ in Übereinstimmung mit dem Früheren.

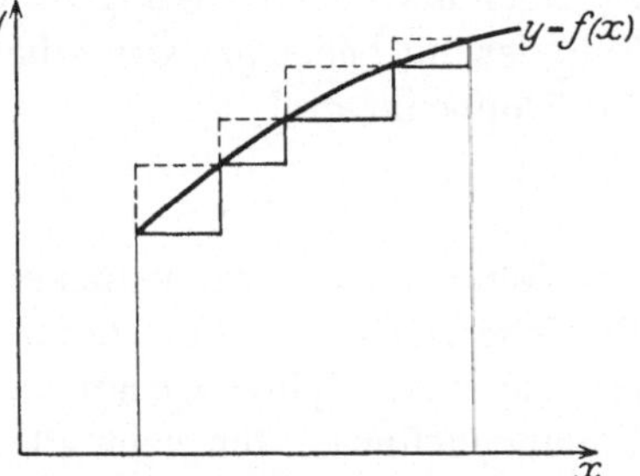

Fig. 82. Approximation eines Bereichs durch Rechtecksbereiche.

Allgemein sieht man im Falle eines beliebigen Bereichs B, indem man eine Gebietseinteilung durch achsenparallele Rechtecke zugrunde legt, daß unser Inhaltsbegriff mit dem Ausdruck

$$\iint\limits_B dx\,dy$$

für den Inhalt im Einklang steht.

Unsere Definition des Flächeninhaltes enthält nichts, was sich nicht ohne weiteres auf räumliche (oder sogar n-dimensionale) Bereiche übertragen ließe. Den Rauminhalt eines achsenparallelen Parallelepipeds definiert man als das Produkt der drei Kantenlängen, sodann dehnt man die Definition auf Vereinigungen von endlich vielen solcher Parallelepipede aus; beliebige Bereiche endlich schließt man zwischen solchen endlichen Parallelepipedmengen ein. Auch jetzt hat die Definition des Rauminhaltes des Bereiches B als gemeinsamen Limes der Rauminhalte der inneren Parallelepipedmengen und der Rauminhalte der äußeren Parallelepipedmengen einen Sinn unter der Voraussetzung, daß sich der Rand des Bereiches B in eine Parallelepipedmenge von beliebig kleinem Rauminhalt einschließen läßt. In Nr. 2 wird gezeigt, daß dies für Bereiche, die von Flächenstücken mit stückweise stetiger Tangentialebene berandet werden, stets der Fall ist. Wie schon früher beschränken wir uns fortan auf solche Bereiche; mit Bereich schlechthin ist immer ein von stückweise stetig differenzierbaren Flächen berandeter, abgeschlossener und beschränkter Bereich gemeint.

Das Volumen eines Zylinders, dessen Achse die Richtung der z-Achse hat, und dessen Grundfläche in der x, y-Ebene liegt, ist gleich dem Produkt aus Flächeninhalt der Grundfläche und Höhe. Das ist zunächst klar für den Fall, daß die Grundfläche aus achsenparallelen Rechtecken zusammengesetzt ist. Im allgemeinen Fall läßt sich der Zylinder aber einschließen zwischen zwei Zylinder, deren Grundflächen Rechtecksbereiche sind, und deren Rauminhalte sich vom gegebenen Zylinder um beliebig wenig unterscheiden; also gilt der Satz auch für Zylinder mit beliebiger Grundfläche. Hieraus folgt wie oben, daß durch das Doppelintegral

$$\iint\limits_{B} f(x, y)\, d x\, d y$$

das Volumen eines Raumstückes gegeben wird, welches von dem ebenen Bereiche B, dem darüber liegenden Flächenstücke $z = f(x, y)$ und dem projizierenden Zylinder begrenzt wird. Ferner erkennt man, daß unsere Volumendefinition für einen allgemeinen räumlichen Bereich G mit dem Integralausdruck

$$\iiint\limits_{G} d x\, d y\, d z$$

übereinstimmt, welcher mittels rechteckiger Einteilungen zu bilden ist.

2. Ein Satz über glatte Kurvenbögen.

Bei unseren Betrachtungen über Flächeninhalte benutzten wir den Satz, daß eine mit stückweise stetiger Tangente versehene stetige Kurve sich immer in einen aus achsenparallelen Rechtecken zusammengesetzten Bereich von beliebig kleinem Flächeninhalt einschließen läßt. Es genügt offenbar, den Satz für die einzelnen mit stetiger Tangente versehenen Teile der Kurve zu beweisen. Ein solcher Teil sei, wenn wir etwa die Bogenlänge als Parameter benutzen, gegeben durch

$$\left.\begin{aligned} x &= \varphi(s) \\ y &= \psi(s) \end{aligned}\right\} \quad a \leqq s \leqq b,$$

wo $\varphi(s)$ und $\psi(s)$ stetig differenzierbare Funktionen der Bogenlänge s sind. Dann ist

$$|\varphi'(s)| \leqq 1$$
$$|\psi'(s)| \leqq 1.$$

Nach dem Mittelwertsatz der Differentialrechnung ist daher für irgend zwei s-Werte s und s_1 im Intervall $a \leqq s \leqq b$

$$|x - x_1| = |\varphi(s) - \varphi(s_1)| \leqq |s - s_1|$$
$$|y - y_1| = |\psi(s) - \psi(s_1)| \leqq |s - s_1|.$$

Teilen wir also die Kurve in n Teilbögen der Länge $\varepsilon = \dfrac{b-a}{n}$, so gilt für jeden dieser Teilbögen, falls (x_ν, y_ν) der Anfangspunkt des ν-ten Bogens ist und (x, y) ein beliebiger Punkt des Teilbogens ist:

$$|x - x_\nu| \leqq \varepsilon \qquad \text{oder} \qquad x_\nu - \varepsilon \leqq x \leqq x_\nu + \varepsilon$$
$$|y - y_\nu| \leqq \varepsilon \qquad \text{oder} \qquad y_\nu - \varepsilon \leqq y \leqq y_\nu + \varepsilon.$$

Die Punkte des ν-ten Teilbogens liegen daher alle in einem Quadrat mit der Seitenlänge 2ε, also dem Flächeninhalt $4\varepsilon^2$. Die ganze Kurve ist in n solche Quadrate eingeschlossen, deren Gesamtfläche höchstens

$$4\varepsilon^2 n = 4\varepsilon(b-a)$$

ist. Diese Größe kann aber zugleich mit ε beliebig klein gemacht werden.

Es bietet keinerlei Schwierigkeiten, den entsprechenden Satz für solche Flächen im Raum zu beweisen, die durch stückweise stetig differenzierbare Parametergleichungen

$$x = \varphi(u, v)$$
$$y = \psi(u, v)$$
$$z = \chi(u, v)$$

gegeben sind, wobei sich stets eine der Variabeln x, y, z als stückweise stetig differenzierbare Funktion der beiden andern darstellen läßt. Man kann demgemäß jedes solche Flächenstück in einen räumlichen Bereich von beliebig kleinem Inhalt einbetten, wobei dieser Bereich aus einer Anzahl achsenparalleler Parallelepipede besteht.

Eine Folge des eben bewiesenen Satzes ist, daß bei einer Zerlegung eines ebenen Bereichs G in zwei Teilbereiche G_1, G_2, die durch stückweise glatte Kurvenbögen voneinander getrennt werden, der Flächeninhalt von G gleich der Summe der Flächeninhalte der Teile ist. Wir können nämlich die Ebene unterteilen mit Hilfe von den Koordinatenachsen parallelen Geraden, deren Abstände voneinander so klein sind, daß der Flächeninhalt aller Rechtecke, welche Punkte mit dem Rande von G oder mit den G_1 und G_2 trennenden Bögen gemeinsam haben, willkürlich klein ist. Wie zuvor definieren wir G_a als den Bereich, bestehend aus allen Rechtecken, welche Punkte mit G gemeinsam haben, und G_i als den Bereich, bestehend aus allen Rechtecken, welche ganz in G liegen; die Bereiche $G_{1a}, G_{1i}, G_{2a}, G_{2i}$ sind in ähnlicher Weise definiert. Die Bereiche G_{1a} und G_{2a} zusammengenommen decken G_a, wobei einige Rechtecke zweimal gezählt werden; es ist also $J(G_{1a}) + J(G_{2a}) \geqq J(G_a) \geqq J(G)$. Ferner sind G_{1i} und G_{2i} in G_i enthalten und sind ganz voneinander getrennt; es ist also $J(G) \geqq J(G_i) \geqq J(G_{1i}) + J(G_{2i})$.

Da $J(G_{1a})$ und $J(G_{2a})$ durch genügend feine Unterabteilungen sich $J(G_1)$ und $J(G_2)$ beliebig annähern können, liefert die erste dieser Ungleichungen $J(G_1) + J(G_2) \geq J(G)$. Die zweite liefert ebenso $J(G_1) + J(G_2) \leq J(G)$. Zusammengenommen beweisen diese Ungleichungen unsere Behauptung.

Daß dieser Additionssatz auch für eine Zerlegung in mehr als zwei Bereiche $G_1, \ldots, G_n$ gilt, ist klar. Die Übertragung auf mehr als zwei Dimensionen bietet nach dem Vorangegangenen keinerlei Schwierigkeit.

3. Die Existenz des Gebietsintegrals für stetige Funktionen.

Die Funktion $f(x, y)$ sei stetig im Innern und auf dem Rande eines Bereiches G. Wir wollen zeigen, daß die in Kap. IV, § 2, Nr. 1 definierten Unter- und Obersummen

$$\sum m_\nu \, \Delta G_\nu$$
$$\sum M_\nu \, \Delta G_\nu$$

bei gegen Null strebendem Durchmesser der Teilbereiche G_ν einem gemeinsamen Grenzwert zustreben, der unabhängig von der Art der Zerlegung ist.

Der Beweis ist im wesentlichen derselbe wie der entsprechende im I. Band, Anhang zum zweiten Kapitel, § 1 und kann hier daher kurz gefaßt werden.

Wir setzen zunächst voraus, daß die Zelleneinteilung von G in Teilbereiche G_ν durch Polygonzüge vorgenommen sei.

Wir wählen den maximalen Durchmesser δ der Teilbereiche G_ν so klein, daß die Funktionswerte in je zwei Punkten, deren Entfernung kleiner als δ ist, sich um weniger als ε unterscheiden. Dann ist in jedem dieser Bereiche

$$M_\nu - m_\nu < \varepsilon;$$

also ist die Differenz von Obersumme und Untersumme

$$\sum M_\nu \, \Delta G_\nu - \sum m_\nu \, \Delta G_\nu < \sum \varepsilon \, \Delta G_\nu = \varepsilon \, J(G).$$

Jede Zerlegung, die durch weitere Unterteilung der gegebenen Zerlegung entsteht, hat offenbar eine Untersumme, die zwischen Ober- und Untersumme der ursprünglichen Zerlegung liegt.

Der Beweis ist geführt, wenn wir zeigen, daß für zwei Zerlegungen von G in Teilbereiche mit Durchmessern kleiner als δ die entsprechenden Ober- und Untersummen der einen und der andern Einteilung sich um beliebig wenig voneinander unterscheiden, sobald nur δ hinreichend klein genommen wird.

Ist nun eine andere Zerlegung in Teilbereiche G'_ν gegeben, die ebenfalls einen Durchmesser kleiner als δ haben, so werden auch bei dieser Zerlegung sich Ober- und Untersumme um weniger als $\varepsilon\, J(G)$ voneinander unterscheiden:

$$\sum M'_\nu\, \varDelta G'_\nu - \sum m'_\nu\, \varDelta G'_\nu < \varepsilon\, J(G)\,.$$

Die beiden Zerlegungen zusammen definieren eine Zerlegung, die eine gemeinsame Unterteilung der beiden ist, und die man erhält, indem man die gemeinsamen Punkte je eines G_ν und eines G'_μ (falls es solche gibt) zu einem Bereich $G''_{\nu\mu}$ zusammenfaßt. Die Untersumme dieser dritten Zerlegung ist nach dem vorhin Bemerkten nicht kleiner als die Untersummen der beiden ursprünglichen Zerlegungen und unterscheidet sich von beiden um weniger als $\varepsilon\, J(G)$; also unterscheiden sich die Untersummen $\sum m_\nu\, \varDelta G_\nu$ und $\sum m'_\nu\, \varDelta G'_\nu$ ihrerseits voneinander um weniger als $2\,\varepsilon\, J(G)$. Läßt man nun ε gegen Null streben, so folgt nach dem CAUCHYschen Konvergenzkriterium, daß ein Grenzwert für die Untersumme, unabhängig von der Wahl der Bereichseinteilung existiert. Da weiter nach dem Obigen die Obersummen sich von den Untersummen beliebig wenig unterscheiden, so haben auch die Obersummen denselben Grenzwert, womit die Existenz des Gebietsintegrals $\iint\limits_{G} f(x,\,y)\, dg$ zunächst für polygonale Unterteilungen von G bewiesen ist.

Diese Voraussetzung haben wir beim Beweise bisher deshalb gemacht, um sicher zu sein, daß tatsächlich eine gemeinsame Unterteilung in endlich viele Bereiche $G''_{\nu\mu}$ entsteht. Wenn z. B. bei krummliniger Begrenzung der Teilbereiche ein Randstück der einen Einteilung aus der Linie $x = 0$, ein Randstück der andern aus der Linie $x^2\sin\dfrac{1}{x} = y$ bestünde, so würden wir bei der gemeinsamen Einteilung in der Nähe von $x = 0$ unendlich viele Zellen erhalten. Nachträglich können wir uns aber von jener Voraussetzung leicht frei machen. Wir können nämlich gemäß Nr. 2 jede krummlinige Einteilung durch eine solche polygonale ersetzen, daß der Gesamtunterschied der Flächeninhalte, also auch der jeweilige Unterschied der entsprechenden Untersummen beliebig klein ist. Damit aber ist offenbar der Fall beliebiger Berandungen der Teilbereiche auf den behandelten speziellen Fall zurückgeführt.

Der Beweis ist offensichtlich von der Dimensionszahl unabhängig.

Die in Kap. 4 § 2 formulierten Zusätze (S. 196 und Anm. 1) zum Satze von der Existenz des Gebietsintegrales folgen alle ohne weiteres aus den schon dort behandelten Abschätzungsformeln und bedürfen hier keiner weiteren Begründung.

§ 2. Allgemeine Formel für den Flächeninhalt (oder Rauminhalt) eines durch Segmente von Geraden oder Ebenen begrenzten Bereiches (GULDINs Formel). Der Polarplanimeter.

Die Transformationen auf S. 224 ermöglichen es, einen einfachen Beweis des folgenden Satzes zu geben:

Wenn ein Segment S einer Geraden von konstanter oder variabler Länge l sich in einer Ebene bewegt und t die Zeit darstellt, dann hat die Fläche, die durch das sich bewegende Segment erzeugt wird, den Flächeninhalt

$$F = \int_{t_0}^{t_1} l(t)\, \frac{dn}{dt}\, dt,$$

wobei t_0 und t_1 der Anfangs- und Endlage des Segmentes S entsprechen und $\frac{dn}{dt}$ die Komponente der Geschwindigkeit des Massenmittelpunktes von S in der zu S senkrechten Richtung ist.

Ferner ist der durch ein sich bewegendes Ebenenstück E vom Flächeninhalt F erzeugte Rauminhalt

$$V = \int_{t_0}^{t_1} F(t)\, \frac{dn}{dt}\, dt,$$

wobei $\frac{dn}{dt}$ die zur Ebene E senkrechte Komponente der Geschwindigkeit des Massenmittelpunktes des Flächenstücks F bedeutet.

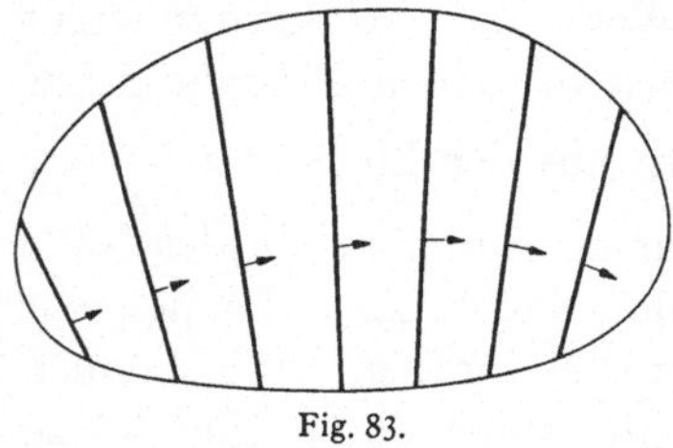

Fig. 83.

In diesen beiden Formeln sowie in den Beweisen nehmen wir vor allem an, daß das sich bewegende Segment S oder Flächenstück F jeden Punkt des erzeugten Bereiches genau einmal durchläuft (vgl. Fig. 83).

Zunächst geben wir den Beweis für das sich in einer Ebene bewegende Segment. Das erzeugende Segment muß durch eine Gleichung der Form

$$\alpha(t)\, x + \beta(t)\, y + \gamma(t) = 0, \qquad \alpha^2 + \beta^2 = 1 \tag{a}$$

dargestellt werden, oder, wenn man diese Gleichung für t löst, in der Form

$$t = \varphi(x, y).$$

Wir führen zunächst die Transformation von $F = \iint dx\, dy$ mit Hilfe der Formel auf S. 224 für den Spezialfall

$$f(x, y) = 1$$

ein.

Wenn man das Linienelement längs des Segmentes S mit ds bezeichnet, erhält man den Ausdruck

$$F = \int_{t_0}^{t_1} dt \int_S \frac{ds}{|\operatorname{grad} \varphi|}$$

für den Flächeninhalt. Setzt man nun $t = \varphi(x, y)$ in die Formel (a) ein, und differenziert man nach x und y, so ist sofort zu sehen, daß

$$\frac{1}{|\operatorname{grad} \varphi|} = \pm (\alpha' x + \beta' y + \gamma')$$

ist. Der Flächeninhalt ist demgemäß durch

$$\pm F = \int_{t_0}^{t_1} dt \int_S (\alpha' x + \beta' y + \gamma') \, ds$$

gegeben. Hier bezeichnen α', β', γ' die Ableitungen von α, β, γ nach t. Die Integration nach s soll längs des Segments S geschehen.

Das einfache Integral nach s ist gleich

$$l(t) (\alpha' x + \beta' y + \gamma'),$$

wobei (x, y) die Koordinaten des Massenmittelpunktes von S sind. x und y genügen aber der Gleichung $\alpha x + \beta y + \gamma = 0$. Differenziert man diese Gleichung nach t, so erhält man

$$\alpha' x + \beta' y + \gamma' + \alpha x' + \beta y' = 0.$$

Es ist also

$$- (\alpha' x + \beta' y + \gamma') = \alpha x' + \beta y'.$$

Hier sind α, β die Komponenten des zu dem Segment senkrecht stehenden Einheitsvektors und x', y' die Geschwindigkeitskomponenten des Massenmittelpunktes zur Zeit t. Der Ausdruck $\alpha' x + \beta' y + \gamma'$ ist also gleich der Geschwindigkeit des Massenmittelpunktes senkrecht zu S. Hiermit ist unsere Formel bewiesen.

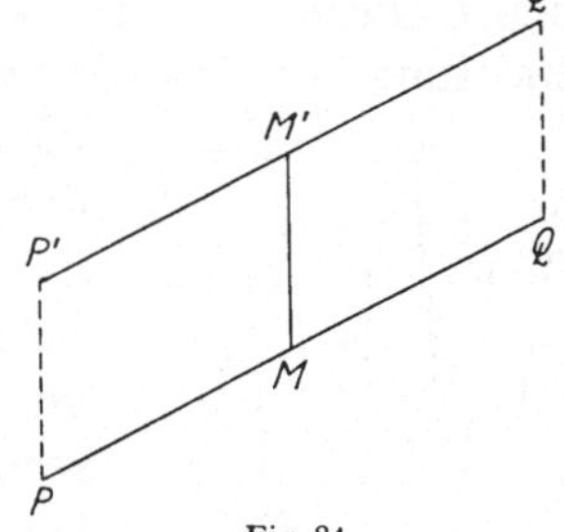

Fig. 84.

Dieses Ergebnis wird durch die folgende Erörterung intuitiv einleuchtend. Man betrachte zwei Nachbarlagen des Segmentes S, etwa PQ und $P'Q'$ (Fig. 84). Diese beiden Segmente bestimmen eine Fläche, deren Inhalt annäherungsweise durch das Produkt der Länge PQ von S und des Abstandes $M'M$ der Massenmittelpunkte der beiden Segmente gegeben ist. Der Fehler in dieser Annäherung ist von höherer Ordnung als der des Zeitelements δt, der der Verschiebung entspricht.

Es wäre ein lehrreiches Beispiel für den Leser zu versuchen, die Einzelheiten dieser geometrischen Erörterung auszuführen und einen strengen Beweis zu geben.

Der entsprechende Satz in drei Dimensionen kann in derselben Weise bewiesen werden, wenn man von den Transformationsformeln für Gebietsintegrale auf S. 225 Gebrauch macht. Es ist nicht nötig, den Beweis an dieser Stelle durchzuführen.

In dem Spezialfalle eines ebenen Bereiches, welcher sich ohne seine ursprüngliche Größe und Form zu ändern um eine Achse dreht, erhält man das schon im Bd. I, Kap. V, § 2, S. 245, behandelte Problem, in dem die GULDINsche Regel für den Rauminhalt eines Drehkörpers gegeben wurde.

Unsere Formeln weisen dem Flächeninhalt des so erzeugten Bereiches ein bestimmtes Vorzeichen zu. Im Falle von zwei Dimensionen hängt das Vorzeichen davon ab, welche der beiden normalen Richtungen zu S als positiv betrachtet wird. (Dasselbe gilt für drei Dimensionen.) Der erhaltene Flächeninhalt ist positiv, wenn das Segment S, indem es durch irgendeinen Punkt geht, sich in der Richtung der positiven Normalen fortbewegt; sonst ist er negativ.

Diese Bemerkungen ermöglichen es, unsere Ergebnisse auf Fälle zu übertragen, in welchen das Segment oder Ebenenstück sich entweder nicht ständig in derselben Richtung bewegt oder einen Teil der Ebene (oder des Raumes) mehr als einmal bedeckt. Die oben gegebenen Integrale drücken dann die algebraische Summe der Flächeninhalte (oder Rauminhalte) der Teile des beschriebenen Bereiches aus, wobei jeder das passende Vorzeichen haben muß. Wie dies praktisch ausgeführt werden soll, möge der Leser selbst ausarbeiten.

Als ein Beispiel soll ein Segment konstanter Länge sich so bewegen, daß seine Endpunkte ständig auf zwei festgelegten Ebenenkurven C und C' liegen, wie in Fig. 85. Mit Hilfe der Pfeile, welche die positive Richtung der Normale andeuten, kann das Vorzeichen beider Flächeninhalte im Integral bestimmt werden. Man findet, daß das Integral die Differenz der Flächeninhalte der von C und C' eingeschlossenen Flächen liefert. Hat die Kurve C' einen Flächeninhalt von der Größe Null, wenn sie etwa in ein Kurvensegment entartet ist und mehrere Male beschrieben wird, dann liefert das Integral den von C eingeschlossenen Flächeninhalt.

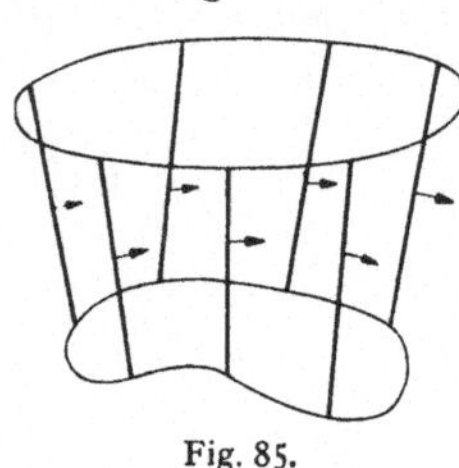

Fig. 85.

Dieses Prinzip wird im Bau des bekannten Polarplanimeters (AMSLERs Planimeter) angewandt. Es ist dies ein mechanischer Apparat für die Messung von ebenen Flächenstücken. Er besteht aus einem starren Stabe, in dessen Mittelpunkt sich ein Meßrad befindet, das auf Zeichenpapier rollen kann. Die Ebene des Rades liegt senkrecht zum Stabe. Wenn man das Instrument zur Messung der von einer auf Papier gezeichneten Kurve C eingeschlossenen Fläche benutzt, dann bewegt sich das eine Ende des Stabes der Kurve entlang, während das andere Ende mit Hilfe eines angefügten starren Gliedes mit einem festen Punkte 0, dem Pole, verbunden ist. Dieses Ende des Stabes beschreibt also (mehrmals) einen Kreisbogen, d.h. eine geschlossene Kurve vom Flächeninhalt Null. Es folgt, daß die normale Bewegung des Massenmittelpunktes des Stabes die von C eingeschlossene Fläche liefert, von dem konstanten Multiplikator l abgesehen. Diese Normalkomponente ist aber dem Winkel, um den sich das Meßrad dreht, proportional, vorausgesetzt, daß der Umfang des Kreises sich auf dem Papier ebenso wie der Stab bewegt, in welchem Falle die Lage des Rades nur durch die zum Stabe normale Bewegung beeinflußt wird.

Das Instrument ist gewöhnlich so gebaut, daß das Rad nicht genau im Mittelpunkte des Stabes ist. Dies ändert aber im Ergebnis nur den Proportionalitätsfaktor, und dieser Faktor kann unmittelbar durch Kalibrieren des Instrumentes bestimmt werden.

§ 3. Volumen und Oberfläche bei beliebiger Anzahl von Dimensionen.

1. Zerlegung von Gebietsintegralen.

Wird ein Gebiet G der x, y-Ebene von einer Kurvenschar $\varphi(x, y)$ $=$ konst. so durchzogen, daß durch jeden Punkt von G eine und nur eine Kurve geht, so kann man als eine neue unabhängige Veränderliche die Größe $\varphi(x, y) = \xi$ wählen, d.h. als eine Schar von Parameterlinien diese durch $\varphi(x, y) =$ konst. dargestellten Kurven.

Die zweite unabhängige Variable möge etwa die Größe $\eta = y$ sein (indem wir uns auf einen Bereich G beschränken, in welchem durch die Linien $\varphi(x, y) =$ konst. und $y =$ konst. die Punkte eindeutig bestimmt sind).

Ein Gebietsintegral $\iint\limits_{G} f(x, y)\, dx\, dy$ geht bei Einführung dieser neuen Variablen über in

$$\iint f(x, y)\, dx\, dy = \iint \frac{f(x, y)}{\varphi_x}\, d\xi\, d\eta.$$

Integrieren wir in dem Integral rechts zunächst bei konstantem ξ nach η, so können wir das betreffende Integral in der Form schreiben:

$$\int \frac{f(x, y)}{\sqrt{\varphi_x^2 + \varphi_y^2}}\, \frac{\sqrt{\varphi_x^2 + \varphi_y^2}}{\varphi_x}\, d\eta$$

und daher wegen

$$\frac{ds}{d\eta} = \frac{\sqrt{\varphi_x^2 + \varphi_y^2}}{\varphi_x}$$

auch als Integral längs der Kurve $\varphi(x, y) = \xi$ mit der Bogenlänge s als Integrationsvariable auffassen. Wir erhalten für unser Gebietsintegral also die Zerlegung

$$\iint f(x, y)\, dx\, dy = \int d\xi \int \frac{f(x, y)}{\sqrt{\varphi_x^2 + \varphi_y^2}}\, ds.$$

Die anschauliche Bedeutung dieser Zerlegung erkennt man am besten, wenn man annimmt, daß es zu den Kurven $\varphi(x, y) = \text{konst.}$ eine Schar von Orthogonalkurven gibt (d.h. eine Schar von Kurven, die jede einzelne Kurve $\varphi = \text{konst.}$ rechtwinklig — in der Richtung des Vektors $\operatorname{grad} \varphi$ — durchsetzen). Werden die Orthogonalkurven durch die Funktionen $x(\sigma)$ und $y(\sigma)$ dargestellt — σ sei die Bogenlänge auf ihnen —, so gilt

$$\frac{dx}{d\sigma} = \frac{\varphi_x}{\sqrt{\varphi_x^2 + \varphi_y^2}}\,, \qquad \frac{dy}{d\sigma} = \frac{\varphi_y}{\sqrt{\varphi_x^2 + \varphi_y^2}}\,;$$

wir erhalten daher wegen

$$\frac{d\xi}{d\sigma} = \varphi_x \frac{dx}{d\sigma} + \varphi_y \frac{dy}{d\sigma}$$

die Beziehung

$$\frac{d\xi}{d\sigma} = \sqrt{\varphi_x^2 + \varphi_y^2} = \sqrt{(\operatorname{grad} \varphi)^2}.$$

Nun kann der Inhalt einer rechteckartigen Masche, welche von zwei Kurven $\varphi(x, y) = \xi$ und $\varphi(x, y) = \xi + \varDelta \xi$ und zwei auf der Kurve $\varphi(x, y) = \xi$ ein Stück $\varDelta s$ abschneidenden Orthogonalkurven begrenzt wird, angenähert durch das Produkt $\varDelta s\, \varDelta \sigma$ und dieses wieder angenähert durch den Ausdruck

$$\frac{\varDelta s\, \varDelta \xi}{\sqrt{\varphi_x^2 + \varphi_y^2}}$$

dargestellt werden. Die Umformung des Gebietsintegrals

$$\iint f(x, y)\, dx\, dy = \iint f(x, y)\, \frac{ds\, d\xi}{\sqrt{\varphi_x^2 + \varphi_y^2}}$$

bedeutet daher anschaulich nichts anderes als daß wir zu seiner Berechnung statt der Einteilung in kleine achsenparallele Quadrate auch die durch die Kurven $\varphi(x, y) = \text{konst.}$ und deren orthogonale Trajektorien bestimmte Zelleneinteilung benutzen können.

Eine ähnliche Zerlegung kann man im dreidimensionalen Raum vornehmen. Wird das Gebiet G von einer Schar von Flächen $\varphi(x, y, z) = \text{konst.}$ derart durchzogen, daß durch jeden Punkt eine und nur eine Fläche geht, so können wir als eine Integrationsvariable die Größe

$\xi = \varphi(x, y, z)$ wählen und wie oben ein Gebietsintegral

$$\iiint\limits_{G} f(x, y, z)\, d\,x\, d\,y\, d\,z = \int d\xi \iint \frac{f(x, y, z)}{\sqrt{\varphi_x^2 + \varphi_y^2 + \varphi_z^2}}\; \frac{\sqrt{\varphi_x^2 + \varphi_y^2 + \varphi_z^2}}{\varphi_x}\, d\,y\, d\,z$$

zerlegen in eine Integration

$$\iint \frac{f(x, y, z)}{\sqrt{\varphi_x^2 + \varphi_y^2 + \varphi_z^2}}\, d\,o$$

über die Fläche $\varphi = \xi$ und eine darauffolgende nach ξ:

$$\iiint f(x, y, z)\, d\,x\, d\,y\, d\,z = \int d\xi \iint \frac{f(x, y, z)}{\sqrt{\varphi_x^2 + \varphi_y^2 + \varphi_z^2}}\, d\,o.$$

2. Oberflächen und Integration über Oberflächen in mehr als drei Dimensionen.

Im n dimensionalen Raum, d.h. im Bereiche der Wertsysteme mit n Koordinaten, wird eine $n-1$ dimensionale Fläche durch eine Gleichung

$$\varphi(x_1, \ldots, x_n) = \text{konst.}$$

definiert. Irgendein Stück dieser $n-1$ dimensionalen Fläche möge einem bestimmten Bereich B der Variabeln $x_1, x_2, \ldots, x_{n-1}$ entsprechen, wobei wir uns x_n aus der Gleichung $\varphi(x_1, x_2, \ldots, x_n) = \text{konst.}$ berechnet denken müssen.

Wir definieren nun als Größe der Oberfläche unseres Flächenstücks den absoluten Betrag des Integrals

$$O = \iint \ldots \int\limits_{B} \frac{\sqrt{\varphi_{x_1}^2 + \varphi_{x_2}^2 + \cdots + \varphi_{x_n}^2}}{\varphi_{x_n}}\, d\,x_1\, d\,x_2 \ldots d\,x_{n-1}.$$

Diese Definition ist zunächst nur eine formale Verallgemeinerung der aus drei Dimensionen durch die Anschauung gegebenen Formeln für die Oberfläche, die eine gewisse Rechtfertigung aber doch dadurch findet, daß die Größe O von der Auszeichnung der Koordinate x_n unabhängig ist[1]. Dies erkennen wir wie im dreidimensionalen Fall (vgl. Kap. IV, § 6, S. 242).

---

[1] Um die Bezeichnung „Größe der Oberfläche eines Flächenstückes" für O völlig zu rechtfertigen, hätte man zu zeigen, daß sich O bei einer beliebigen Transformation der Variabeln $x_1, x_2, \ldots, x_n$ auf neue unabhängige Variabeln $\xi_1, \xi_2, \ldots, \xi_n$ mit Hilfe von Transformationsgleichungen

$$x_\nu = f_\nu\{\xi_1, \xi_2, \ldots, \xi_n\} \qquad (\nu = 1, 2, \ldots, n)$$

nicht ändert; d.h. man hätte wie im Falle $n = 2$ und $n = 3$ eine Theorie der Transformation von Gebietsintegralen (vgl. Kap. IV, § 4, S. 220f.) zu entwickeln, und die Unabhängigkeit von O gegenüber solchen Transformationen zu zeigen. Das ist prinzipiell nicht schwieriger als im dreidimensionalen Fall und soll hier nicht ausgeführt werden.

Als das Integral einer Funktion $f(x_1, x_2, \ldots, x_n)$ über dieses $n-1$ dimensionale Flächenstück definieren wir

$$\int\!\!\int \cdots \int f(x_1, x_2, \ldots, x_n)\, do$$
$$= \int\!\!\int_B \cdots \int f(x_1, x_2, \ldots, x_n)\, \frac{\sqrt{\varphi_{x_1}^2 \cdots \varphi_{x_n}^2}}{\varphi_{x_n}}\, dx_1\, dx_2 \ldots dx_{n-1},$$

wobei wir uns wieder x_n aus $\varphi(x_1, \ldots, x_n) = \text{konst.}$ durch $x_1, \ldots, x_{n-1}$ ausgedrückt zu denken haben. Auch hier ergibt sich die Unabhängigkeit von der Auszeichnung der Variablen x_n wie früher.

Wie im Fall von zwei oder drei Dimensionen können wir nun ein Gebietsintegral über einen n dimensionalen Bereich G

$$\int\!\!\int_G \cdots \int f(x_1, \ldots, x_n)\, dx_1 \ldots dx_n$$

in der in Nr. 1 angegebenen Art zerlegen. Wir nehmen an, daß der Bereich G von einer Schar von Flächen

$$\varphi(x_1, \ldots, x_n) = \text{konst.}$$

derart durchzogen sei, daß durch jeden Punkt $x_1, \ldots, x_n$ von G eine und nur eine Fläche geht. Führen wir dann für x_n die Variable

$$\xi = \varphi(x_1, \ldots, x_n)$$

ein, so geht unser Gebietsintegral über in

$$\int d\xi \int \cdots \int \frac{f(x_1, \ldots, x_n)}{\sqrt{\varphi_{x_1}^2 + \cdots + \varphi_{x_n}^2}}\, \frac{\sqrt{\varphi_{x_1}^2 + \cdots + \varphi_{x_n}^2}}{\varphi_{x_n}}\, dx_1 \ldots dx_{n-1}$$
$$= \int d\xi \int \cdots \int \frac{f(x_1, \ldots, x_n)}{\sqrt{\varphi_{x_1}^2 + \cdots + \varphi_{x_n}^2}}\, do.$$

3. Oberfläche und Volumen der n dimensionalen Einheitskugel.

Als Beispiel berechnen wir Oberfläche und Volumen der Kugel im n dimensionalen Raum, d.h. der durch die Gleichung

$$x_1^2 + \cdots + x_n^2 = R^2$$

bestimmten $n-1$ dimensionalen Fläche.

Es sei im Innern dieser Kugel eine stetig von $r = \sqrt{x_1^2 + \cdots + x_n^2}$ abhängige Funktion $f(r)$ gegeben, deren über die Kugel $x_1^2 + \cdots + x_n^2 \leq R^2$ genommenes Gebietsintegral $\int\!\!\int\!\!\int f(r)\, dx_1, \ldots, dx_n$ wir berechnen wollen. Wir führen die neue Variable r durch

$$r^2 = \varphi(x_1, \ldots, x_n) = x_1^2 + \cdots + x_n^2$$

ein und erhalten wegen

$$\sqrt{\varphi_{x_1}^2 + \cdots + \varphi_{x_n}^2} = 2r,$$
$$dr^2 = 2r\,dr$$

für das Gebietsintegral die Zerlegung

$$\int\!\int \cdots \int f(r)\,dx_1 \ldots dx_n = \int_0^R f(r)\,dr \int \cdots \int do = \int_0^R f(r)\,\Omega_n(r)\,dr.$$

Dabei ist $\Omega_n(r)$ die Oberfläche der Kugel $x_1^2 + \cdots + x_n^2 = r^2$.

Nach unserer allgemeinen Definition wird die Oberfläche einer Halbkugel vom Radius r durch das Integral

$$\frac{1}{2}\,\Omega_n(r) = r \int \cdots \int \frac{dx_1 \ldots dx_{n-1}}{x_n}$$

gegeben, und zwar ist die Integration über das Innere der $n-1$ dimensionalen Kugel

$$x_1^2 + \cdots + x_{n-1}^2 = r^2$$

zu erstrecken. Führen wir nun an Stelle der Variablen x_ν die Größen

$$\xi_\nu = \frac{x_\nu}{r}; \qquad \sum_1^n \xi_\nu^2 = 1$$

ein, so ergibt sich

$$\Omega_n(r) = 2r^{n-1} \int\!\int \frac{d\xi_1 \ldots d\xi_{n-1}}{\xi_n} = r^{n-1}\,\omega_n.$$

Mit $\omega_n = 2 \int\!\int \dfrac{d\xi_1 \ldots d\xi_{n-1}}{\xi_n'}$ bezeichnen wir die Oberfläche der Einheitskugel

$$\xi_1^2 + \cdots + \xi_n^2 = 1.$$

Somit folgt

$$\int\!\int\!\int f(r)\,dx_1 \ldots dx_n = \omega_n \int_0^R f(r)\,r^{n-1}\,dr.$$

Um daraus ω_n bequem berechnen zu können, erstrecken wir die Integration links über den gesamten $x_1, x_2, \ldots, x_n$-Raum (lassen also auch R gegen Unendlich wachsen) und wählen für $f(r)$ eine Funktion, für die wir sowohl das n-fache Integral links als auch das einfache Integral rechts explizit auswerten können. Eine solche Funktion ist

$$f(r) = e^{-(x_1^2 + x_2^2 + \cdots + x_n^2)} = e^{-r^2}.$$

Mit dieser Funktion erhält die Gleichung die Form

$$\left(\int_{-\infty}^{\infty} e^{-x^2}\,dx \right)^n = \omega_n \int_0^{\infty} e^{-r^2}\,r^{n-1}\,ds.$$

Wegen

$$\int_{-\infty}^{\infty} e^{-x^2}\,dx = \sqrt{\pi} \qquad\qquad \text{(vgl. § 7, S. 299)}$$

und

$$\int_{0}^{\infty} e^{-r^2}\, r^{n-1}\,dr = \frac{1}{2}\,\Gamma\left(\frac{n}{2}\right) \qquad\qquad \text{(vgl. § 7, S. 288)}$$

ergibt sich

$$\omega_n = \frac{2\,(\sqrt{\pi})^n}{\Gamma\left(\dfrac{n}{2}\right)}\,.$$

Um das Volumen v_n der n dimensionalen Einheitskugel zu erhalten, setzen wir $f(r) = 1$ und erhalten

$$v_n = \int \cdots \int\!\!\int dx_1\,dx_2 \ldots dx_n = \omega_n \int_0^1 r^{n-1}\,dr = \frac{\omega_n}{n}\,,$$

also, unter Verwendung der Beziehung $\Gamma(x+1) = x\,\Gamma(x)$ für $x > 0$ vgl. Bd. I, S. 219)

$$v_n = \frac{\sqrt{\pi^n}}{\Gamma\left(\dfrac{n+2}{2}\right)}\,.$$

Daher ist

$$v_n = \begin{cases} \dfrac{\pi^{\frac{n}{2}}}{\left(\dfrac{n}{2}\right)!} & \text{für gerades } n, \\[4ex] \dfrac{2^n\,\pi^{\frac{n-1}{2}}\left(\dfrac{n-1}{2}\right)!}{n!} & \text{für ungerades } n, \end{cases}$$

wobei die Formeln von § 7, Nr. 4, S. 299 benutzt wurden.

4. Verallgemeinerungen. Parameterdarstellung.

Man kann allgemein im n dimensionalen Raum eine r dimensionale Mannigfaltigkeit betrachten und für sie einen Inhalt definieren. Zu diesem Zweck ist die Parameterdarstellung das geeignete Hilfsmittel. Unsere r dimensionale Mannigfaltigkeit sei gegeben durch die Gleichungen

$$x_1 = \varphi_1\,(u_1, \ldots, u_r)$$
$$\cdots\cdots\cdots\cdots\cdots$$
$$x_n = \varphi_n\,(u_1, \ldots, u_r),$$

wobei die Funktionen φ_ν stetige Ableitungen in einem Bereiche B der $u_1, \ldots, u_r$ besitzen sollen. Wenn die Variabeln $u_1, \ldots, u_r$ diesen Bereich durchlaufen, so wird der Punkt $x_1 \ldots x_n$ ein r-dimensionales Flächenstück überstreichen.

Man bildet nun aus dem rechteckigen Schema der Matrix

$$\begin{pmatrix} \dfrac{\partial x_1}{\partial u_1} & \dfrac{\partial x_2}{\partial u_1} & \cdots & \dfrac{\partial x_n}{\partial u_1} \\[2mm] \dfrac{\partial x_1}{\partial u_2} & \dfrac{\partial x_2}{\partial u_2} & \cdots & \dfrac{\partial x_n}{\partial u_2} \\[2mm] \cdots & \cdots & \cdots & \cdots \\[2mm] \dfrac{\partial x_1}{\partial u_r} & \dfrac{\partial x_2}{\partial u_r} & \cdots & \dfrac{\partial x_n}{\partial u_r} \end{pmatrix}$$

sämtliche r reihigen Determinanten $D_\nu \left(\nu = 1, \ldots, \binom{n}{r}\right)$, deren erste z. B. die Determinante

$$\begin{vmatrix} \dfrac{\partial x_1}{\partial u_1} & \dfrac{\partial x_2}{\partial u_1} & \cdots & \dfrac{\partial x_r}{\partial u_1} \\[2mm] \dfrac{\partial x_1}{\partial u_2} & \dfrac{\partial x_2}{\partial u_2} & \cdots & \dfrac{\partial x_r}{\partial u_2} \\[2mm] \cdots & \cdots & \cdots & \cdots \\[2mm] \dfrac{\partial x_1}{\partial u_r} & \dfrac{\partial x_2}{\partial u_r} & \cdots & \dfrac{\partial x_r}{\partial u_r} \end{vmatrix}$$

ist.

Den Inhalt der r dimensionalen Fläche definieren wir alsdann durch das Integral

$$\int \cdots \int \sqrt{D_1^2 + D_2^2 + \cdots + D_{\binom{n}{r}}^2}\, du_1 \ldots du_r.$$

Mit Hilfe der Sätze von Kap. IV, § 4, S. 225 über Transformation von Gebietsintegralen und mit Hilfe einfacher Determinantenrechnungen, die hier übergangen werden sollen, überzeugt man sich davon, daß dieser Ausdruck für den Inhalt ungeändert bleibt, wenn man statt der Parameter $u_1, \ldots, u_r$ andere Parameter einführt. Ebenso erkennt man, daß im Falle $r = 1$ die gewöhnliche Formel für die Bogenlänge und im Falle $r = 2$ im dreidimensionalen Raum die Formel für die Oberfläche entsteht.

Wir geben einen Beweis für den Fall $r = n - 1$, wobei n eine beliebige Zahl ist, d. h. wir beweisen den folgenden Satz: Wenn $\varphi(x_1, \ldots, x_n) = 0$ ein beliebiger $(n-1)$-dimensionaler Teil einer Fläche im n-dimensionalen Raume ist, und wenn dieser Flächenteil auch in Parameterform durch die Gleichungen

$$x_i = \psi_i(u_1, \ldots, u_{n-1}) \qquad (i = 1, \ldots, n)$$

dargestellt werden kann, dann ist sein Flächeninhalt durch

$$F = \int \cdots \int \sqrt{D_1^2 + \cdots + D_n^2}\, du_1 \ldots du_{n-1}$$

gegeben, wobei D_i die $(n-1)$-reihige Funktionaldeterminante

$$D_i = \frac{\partial(x_1, \ldots, x_{i-1}, x_{i+1}, \ldots, x_n)}{\partial(u_1, \ldots, u_{n-1})} = \cfrac{1}{\cfrac{\partial(u_1, \ldots, u_{n-1})}{\partial(x_1, \ldots, x_{i-1}, x_{i+1}, \ldots, x_n)}}$$

ist. Hier wird, wie üblich, die Existenz und Stetigkeit aller vorkommenden Ableitungen vorausgesetzt.

Man kann ohne Beschränkung der Allgemeinheit annehmen, daß $\varphi_{x_n} \neq 0$ ist. Da auf S. 267 F als

$$F = \int \cdots \int \frac{|\operatorname{grad} \varphi|}{\varphi_{x_n}}\, dx_1 \ldots dx_{n-1}$$

gegeben wurde, haben wir nur zu zeigen, daß

$$\frac{1}{\varphi_{x_n}} |\operatorname{grad} \varphi|\, dx_1 \ldots dx_{n-1} = \sqrt{\sum_i D_i^2}\, du_1 \ldots du_{n-1},$$

oder

$$|\operatorname{grad} \varphi|^2 = \varphi_{x_n}^2 \left(\sum_i D_i^2 \right) \left[\frac{\partial(u_1, \ldots, u_{n-1})}{\partial(x_1, \ldots, x_{n-1})} \right]^2 = \frac{\varphi_{x_n}^2}{D_n^2} \sum_i D_i^2$$

ist. Es folgt nun aus den Eigenschaften der Funktionaldeterminante, daß

$$\frac{D_\nu}{D_n} = \frac{\dfrac{\partial(x_1, \ldots, x_{\nu-1}, x_{\nu+1}, \ldots, x_n)}{\partial(u_1, \ldots, u_{n-1})}}{\dfrac{\partial(x_1, \ldots, x_{n-1})}{\partial(u_1, \ldots, u_{n-1})}} = \frac{\partial(x_1, \ldots, x_{\nu-1}, x_{\nu+1}, \ldots, x_n)}{\partial(x_1, \ldots, x_{n-1})}$$

gilt. Diese letzte Funktionaldeterminante entspricht der Einführung von $(x_1, \ldots, x_{\nu-1}, x_{\nu+1}, \ldots, x_n)$ an Stelle von $(x_1, \ldots, x_{n-1})$ als unabhängige Variablen. Da aber die partiellen Ableitungen $\dfrac{\partial x_n}{\partial x_i}$ aus den Gleichungen

$$\varphi_{x_n} \frac{\partial x_n}{\partial x_i} + \varphi_{x_i} = 0 \qquad (i = 1, \ldots, n-1)$$

erhalten werden, hat man $\dfrac{D_\nu}{D_n} = \pm \dfrac{\varphi_{x_\nu}}{\varphi_{x_n}}$. Es ist also

$$\frac{D_\nu^2}{D_n^2} = \frac{\varphi_{x_\nu}^2}{\varphi_{x_n}^2},$$

womit die Formel für F bewiesen ist.

Es möge hier erwähnt werden, daß der Ausdruck $\sum_i D_i^2$ als eine $(n-1)$-reihige Determinante

$$\sum_{i=1}^n D_i^2 = |\mathfrak{x}_{u_i} \mathfrak{x}_{u_k}| = \begin{vmatrix} \mathfrak{x}_{u_1}^2 & \mathfrak{x}_{u_1} \mathfrak{x}_{u_2} \cdots \mathfrak{x}_{u_1} \mathfrak{x}_{u_{n-1}} \\ \cdots\cdots\cdots\cdots\cdots\cdots\cdots \\ \mathfrak{x}_{u_{n-1}} \mathfrak{x}_{u_1} \quad \cdots \quad \mathfrak{x}_{u_{n-1}}^2 \end{vmatrix} = G$$

dargestellt werden kann, so daß

$$F = \int \cdots \int \sqrt{G}\, du_1 \ldots du_{n-1}$$

ist. Hier sind die Elemente der Determinante die inneren Produkte der Vektoren $\mathfrak{x}_{u_i} = \left(\dfrac{\partial x_1}{\partial u_i}, \ldots, \dfrac{\partial x_n}{\partial u_i} \right)$ und $\mathfrak{x}_{u_k} = \left(\dfrac{\partial x_1}{\partial u_k}, \ldots, \dfrac{\partial x_n}{\partial u_k} \right)$, d.h. die Ausdrücke

$$\sum_{l=1}^n \frac{\partial \varphi_l}{\partial u_i} \frac{\partial \varphi_l}{\partial u_k}.$$

§ 4. Uneigentliche Integrale als Funktionen eines Parameters.

1. Gleichmäßige Konvergenz. Stetige Abhängigkeit vom Parameter.

Häufig treten auch uneigentliche Integrale als Funktionen eines Parameters auf; so wird z.B. das Integral der allgemeinen Potenz

$$\int_0^1 y^x \, dy = \frac{1}{x+1}$$

für $-1 < x < 0$ uneigentlich.

Während aber die Integrale über eine endliche Strecke, als Funktionen eines Parameters betrachtet, stetig sind, wenn der Integrand stetig ist, liegen hier die Verhältnisse nicht ganz so einfach. Betrachten wir etwa das Integral

$$F(x) = \int_0^\infty \frac{\sin x\,y}{y} \, dy.$$

Je nachdem ob $x > 0$ oder $x < 0$ ist, geht es durch die Substitution $x\,y = z$ über in

$$\int_0^\infty \frac{\sin z}{z} \, dz \quad \text{oder} \quad \int_0^{-\infty} \frac{\sin z}{z} \, dz = -\int_0^\infty \frac{\sin z}{z} \, dz.$$

Das Integral $\int_0^\infty \frac{\sin z}{z} \, dz$ konvergiert, wie wir in Bd. I, S. 367 sahen, und zwar hat es, wie wir auf S. 281 sehen werden, den Wert $\frac{\pi}{2}$. Trotzdem also die Funktion $\frac{\sin x\,y}{y}$ (als Funktion von x und y betrachtet) durchaus stetig ist und trotzdem das Integral für jeden Wert von x konvergiert, ist die Funktion $F(x)$ unstetig, nämlich gleich $\frac{\pi}{2}$ für positive x, gleich $-\frac{\pi}{2}$ für negative x und schließlich gleich Null für $x = 0$.

Diese Tatsache hat keineswegs etwas Erstaunliches an sich, sondern steht vielmehr in Analogie mit den Verhältnissen, die wir bereits bei unendlichen Reihen angetroffen haben (Bd. I, achtes Kapitel, S. 344) wie ja überhaupt der Integrationsprozeß immer als verallgemeinerte Summation aufzufassen ist. Genau so wie wir von einer unendlichen Reihe stetiger Funktionen gleichmäßige Konvergenz verlangten, damit sie sicher wieder eine stetige Funktion darstellt, werden wir auch bei konvergenten Integralen, die noch von einem Parameter abhängen, den Begriff der gleichmäßigen Konvergenz einzuführen haben.

Wir sagen nämlich, *das konvergente Integral*

$$F(x) = \int\limits_0^\infty f(x, y)\, dy$$

konvergiere im Intervall $\alpha \leq x \leq \beta$ *gleichmäßig (in* x*), wenn der „Rest"
des Integrals beliebig klein gemacht werden kann, gleichzeitig für alle* x
des betrachteten Intervalls; genauer: wenn man zu jedem beliebig vorgegebenen positiven ε eine positive Zahl A bestimmen kann, derart, daß

$$\left| \int\limits_A^\infty f(x, y)\, dy \right| < \varepsilon$$

wird, wobei $A = A(\varepsilon)$ nicht von x abhängt. Als häufig nützliches
Kriterium sei erwähnt, daß das Integral $\int\limits_0^\infty f(x, y)\, dy$ sicherlich gleich-
mäßig (und absolut) konvergiert, wenn von einer Stelle $y = y_0$ *ab die
Beziehung*

$$|f(x, y)| < \frac{M}{y^a}$$

gilt, wo M *eine positive Konstante und* $a > 1$ *ist.* In der Tat wird ja
in diesem Falle

$$\left| \int\limits_A^\infty f(x, y)\, dy \right| < M \int\limits_A^\infty \frac{dy}{y^a} = M\, \frac{1}{(a-1)\, A^{a-1}}\,,$$

und die rechte Seite kann durch Wahl eines hinreichend großen A
beliebig klein gemacht werden und hängt nicht mehr von x ab. Es ist
dies das naturgemäße Analogon zum Reihenkriterium in Bd. I, S. 343.

Man kann nun ohne weiteres einsehen, daß ein *gleichmäßig konvergentes Integral wieder eine stetige Funktion darstellt.* Wählen wir in
der Tat eine Zahl A, so daß

$$\left| \int\limits_A^\infty f(x, y)\, dy \right| < \varepsilon$$

für alle x des betrachteten Intervalls wird, so erhalten wir

$$|F(x + h) - F(x)| < \left| \int\limits_0^A \{f(x + h, y) - f(x, y)\}\, dy \right| + 2\varepsilon;$$

wegen der Stetigkeit der Funktion $f(x, y)$ können wir die Größe h so
klein wählen, daß das endliche Integral rechts kleiner wird als ε, womit
die behauptete Stetigkeit des Integrals bewiesen ist.

Analog liegen die Verhältnisse, falls das Integrationsgebiet zwar
endlich ist, der Integrand aber an einer Stelle unendlich wird. Wenn

die Funktion $f(x, y)$ für $y \to a$ unendlich wird, so werden wir wieder sagen, *das konvergente Integral*

$$F(x) = \int_a^b f(x, y)\, dy$$

konvergiert für $\alpha \leq x \leq \beta$ gleichmäßig, falls man zu jeder beliebig klein vorgegebenen positiven Größe ε eine Zahl h hinzubestimmen kann derart, daß

$$\left| \int_a^{a+h} f(x, y)\, dy \right| < \varepsilon$$

ist, wobei die Größe h nicht mehr von x abhängt. Gleichmäßige Konvergenz in diesem Sinne findet wiederum sicher statt, falls in einer Umgebung der Stelle $y = a$ die Beziehung

$$|f(x, y)| < \frac{M}{(y - a)^\nu}$$

gilt, wo M wie vorhin eine positive Konstante bedeutet und $\nu < 1$ ist. Genau wie oben zeigt man, daß im Falle gleichmäßiger Konvergenz $F(x)$ eine stetige Funktion ist.

Da die uneigentlichen Integrale $F(x)$ bei gleichmäßiger Konvergenz in einem bestimmten Intervalle, etwa in $\alpha \leq x \leq \beta$ stetig sind, so dürfen wir sie über dieses Intervall integrieren und somit die entsprechenden uneigentlichen Doppelintegrale

$$\int_\alpha^\beta dx \int_0^\infty f(x, y)\, dy$$

oder

$$\int_\alpha^\beta dx \int_a^b f(x, y)\, dy$$

bilden; statt des endlichen Intervalls $\alpha \leq x \leq \beta$ kommt natürlich auch ein unendliches Integrationsintervall in Frage.

2. Integration und Differentiation uneigentlicher Integrale nach einem Parameter.

Für die Integration und Differentiation uneigentlicher Integrale nach einem Parameter gilt keineswegs allgemein der Satz, daß man diese Prozesse unter dem Integralzeichen vornehmen, d.h. sie mit der ursprünglichen Integration vertauschen darf (vgl. das Beispiel in Nr.3).

Um zunächst bei uneigentlichen mehrfachen Integralen die Vertauschbarkeit der Integrationsfolge entscheiden zu können, wird man oft das im folgenden gegebene Kriterium heranziehen, bzw. jeweils eine besondere Untersuchung nach dem Vorbild der folgenden Überlegungen anstellen.

Wenn das uneigentliche Integral

$$F(x) = \int\limits_0^\infty f(x, y)\, dy$$

im Intervalle $\alpha \leq x \leq \beta$ *gleichmäßig in* x *konvergiert, so gilt*

$$\int\limits_\alpha^\beta d x \int\limits_0^\infty f(x, y)\, dy = \int\limits_0^\infty d y \int\limits_\alpha^\beta f(x, y)\, dx.$$

Zum Beweise setzen wir

$$\int\limits_0^\infty f(x, y)\, dy = \int\limits_0^A f(x, y)\, dy + R_A(x).$$

Dann ist nach Voraussetzung $|R_A(x)| < \varepsilon(A)$, wo $\varepsilon(A)$ eine nur von A, nicht aber von x abhängige, für $A \to \infty$ gegen Null strebende Zahl ist. Nun wird wegen des elementaren Vertauschungssatzes für eigentliche Integrale

$$\int\limits_\alpha^\beta d x \int\limits_0^\infty f(x, y)\, dy = \int\limits_\alpha^\beta d x \int\limits_0^A f(x, y)\, dy + \int\limits_\alpha^\beta R_A(x)\, d x$$

$$= \int\limits_0^A d y \int\limits_\alpha^\beta f(x, y)\, d x + \int\limits_\alpha^\beta R_A(x)\, d x,$$

also nach dem Mittelwertsatz der Integralrechnung

$$\left| \int\limits_\alpha^\beta d x \int\limits_0^\infty f(x, y)\, dy - \int\limits_0^A d y \int\limits_\alpha^\beta f(x, y)\, d x \right| \leq \varepsilon(A)\, |\beta - \alpha|.$$

Lassen wir hierin A gegen unendlich streben, so entsteht sofort die behauptete Vertauschungsformel.

Liegt für die Integration nach dem Parameter ebenfalls ein unendliches Integrationsintervall vor, so ist die Vertauschung auch unter der Voraussetzung der gleichmäßigen Konvergenz nicht allgemein möglich. Dies ist jedoch dann der Fall, wenn das betreffende uneigentliche Gebietsintegral existiert (vgl. Kap. IV, § 5, S. 233 ff.). So ist z. B.

$$\int\limits_0^\infty d x \int\limits_0^\infty f(x, y)\, dy = \int\limits_0^\infty d y \int\limits_0^\infty f(x, y)\, dx,$$

wenn das Gebietsintegral $\iint f(x, y)\, d x\, d y$ über den ganzen ersten Quadranten existiert.

Der Beweis dieser Tatsache ergibt sich sofort aus der vorausgesetzten Unabhängigkeit des uneigentlichen Gebietsintegrals von der

Art der Ausschöpfung des Integrationsgebietes. Im einen Fall erfolgt diese Ausschöpfung durch zur x-Achse parallele unendliche Streifen, im anderen Fall durch zur y-Achse parallele Streifen.

Genau das entsprechende Resultat gilt nun auch, wenn es sich nicht um unendliche Integrationsintervalle handelt, sondern statt dessen der Integrand längs endlich vieler Geraden $x=$ konst. oder auch allgemeinerer Kurven im Integrationsbereiche Unstetigkeiten aufweist. Der entsprechende Satz lautet:

Wenn die Funktion $f(x, y)$ im Intervall $\alpha \leq x \leq \beta$ nur längs endlich vieler Geraden $y=a_1, y=a_2, \ldots, y=a_r$ unstetig wird und wenn das konvergente Integral

$$\int\limits_a^b f(x, y)\, dy$$

gleichmäßig in x konvergiert, so stellt es in diesem Intervall eine stetige Funktion von x dar und es ist

$$\int\limits_\alpha^\beta dx \int\limits_a^b f(x, y)\, dy = \int\limits_a^b dy \int\limits_\alpha^\beta f(x, y)\, dx,$$

d.h. unter diesen Voraussetzungen ist die Reihenfolge der Integrationen vertauschbar. Der Beweis des Satzes ist analog dem oben geführten.

Ebenso leicht können wir die Regel für die Differentiation nach einem Parameter übertragen; es gilt nämlich folgender Satz: *Wenn die Funktion $f(x, y)$ im Intervall $\alpha \leq x \leq \beta$ eine stückweise stetige Ableitung nach x besitzt, und die beiden Integrale*

$$F(x) = \int\limits_0^\infty f(x, y)\, dy \quad \text{und} \quad \int\limits_0^\infty f_x(x, y)\, dy$$

gleichmäßig konvergieren, so gilt

$$F'(x) = \int\limits_0^\infty f_x(x, y)\, dy,$$

d.h. unter den gemachten Voraussetzungen sind die Prozesse des Integrierens und des Differenzierens nach einem Parameter vertauschbar.

Setzen wir nämlich

$$G(x) = \int\limits_0^\infty f_x(x, y)\, dy,$$

so ist nach dem eben bewiesenen Vertauschungssatz

$$\int\limits_\alpha^\xi G(x)\, dx = \int\limits_\alpha^\xi dx \int\limits_0^\infty f_x(x, y)\, dy = \int\limits_0^\infty dy \int\limits_\alpha^\xi f_x(x, y)\, dx.$$

Das innere Integral rechts hat aber den Wert

$$\int_\alpha^\xi f_x(x, y)\, dx = f(\xi, y) - f(\alpha, y);$$

es ist also

$$\int_\alpha^\xi G(x)\, dx = F(\xi) - F(\alpha)$$

und daher, wenn wir differenzieren und wieder ξ durch x ersetzen,

$$\frac{dF(x)}{dx} = G(x) = \int_0^\infty f_x(x, y)\, dy,$$

wie zu beweisen war.

Ganz entsprechend überträgt sich die Regel für die Differentiation, wenn die eine Grenze auch noch vom Parameter x abhängt; wir können nämlich z. B. schreiben:

$$\int_{\varphi(x)}^\infty f(x, y)\, dy = \int_{\varphi(x)}^a f(x, y)\, dy + \int_a^\infty f(x, y)\, dy,$$

wo a irgendeinen festen Wert im Integrationsintervall bedeutet, und sodann die schon bewiesenen Regeln auf jeden der beiden Bestandteile rechts anwenden.

Wie oben gelten unsere Differentiationsregeln auch für den Fall uneigentlicher Integrale mit endlichem Integrationsintervall.

3. Beispiele.

Als Beispiel betrachten wir das Integral

$$\int_0^\infty e^{-xy}\, dy = \frac{1}{x}.$$

Für $x \geq 1$ konvergiert dieses Integral gleichmäßig, da dann für positives A

$$\int_A^\infty e^{-xy}\, dy \leq \int_A^\infty e^{-y}\, dy = e^{-A}$$

ist, wobei die rechte Seite nicht mehr von x abhängt und beliebig klein gemacht werden kann, wenn nur A hinreichend groß gewählt wird. Dasselbe gilt für Integrale über die Ableitungen der Funktion nach x. Wir erhalten so durch wiederholte Differentiation

$$\int_0^\infty y\, e^{-xy}\, dy = \frac{1}{x^2}, \qquad \int_0^\infty y^2\, e^{-xy}\, dy = \frac{2}{x^3}, \ldots, \qquad \int_0^\infty y^n\, e^{-xy}\, dy = \frac{n!}{x^{n+1}}.$$

Setzen wir speziell $x = 1$ ein, so erhalten wir

$$\Gamma(n+1) = \int\limits_0^\infty y^n e^{-y}\, dy = n!\,,$$

eine Formel, die wir auf anderem Wege schon in Bd. I, viertes Kapitel, S. 219 gefunden haben.

Weiter betrachten wir das Integral

$$\int\limits_0^\infty \frac{dy}{x^2 + y^2} = \frac{\pi}{2} \cdot \frac{1}{x}\,.$$

Wieder überzeugt man sich leicht, daß für $x \geq a$, wobei a eine beliebige positive Zahl ist, alle Voraussetzungen für die Differentiation unter dem Integralzeichen erfüllt sind. Durch wiederholte Differentiation folgen daher der Reihe nach die Formeln

$$\int\limits_0^\infty \frac{dy}{(x^2+y^2)^2} = \frac{\pi}{2} \cdot \frac{1}{2} \cdot \frac{1}{x^3}\,, \qquad \int\limits_0^\infty \frac{dy}{(x^2+y^2)^3} = \frac{\pi}{2} \cdot \frac{1 \cdot 3}{2 \cdot 4} \cdot \frac{1}{x^5}\,, \ldots$$

$$\int\limits_0^\infty \frac{dy}{(x^2+y^2)^n} = \frac{\pi}{2} \cdot \frac{1 \cdot 3 \cdots (2n-3)}{2 \cdot 4 \cdots (2n-2)} \cdot \frac{1}{x^{2n-1}}\,.$$

Wir können, beiläufig bemerkt, aus dieser Formel einen Beweis für die WALLISsche Produktdarstellung von π entnehmen (vgl. Bd. I, Kap. IV, § 4, S. 195). Setzen wir nämlich $x = \sqrt{n}$, so ergibt sich

$$\int\limits_0^\infty \frac{dy}{\left(1 + \frac{y^2}{n}\right)^n} = \frac{\pi}{2} \cdot \frac{1 \cdot 3 \cdots 2n-3}{2 \cdot 4 \cdots 2n-2} \sqrt{n}\,.$$

Hier konvergiert aber die linke Seite mit wachsendem n gegen das Integral $\int\limits_0^\infty e^{-y^2}\, dy = \tfrac{1}{2}\sqrt{\pi}$. Denn man erhält für die Differenz

$$\int\limits_0^\infty e^{-y^2}\, dy - \int\limits_0^\infty \frac{dy}{\left(1 + \frac{y^2}{n}\right)^n}$$

die Ungleichung

$$\left| \int\limits_0^\infty e^{-y^2}\, dy - \int\limits_0^\infty \frac{dy}{\left(1 + \frac{y^2}{n}\right)^n} \right| \leq \int\limits_0^T \left| e^{-y^2} - \frac{1}{\left(1 + \frac{y^2}{n}\right)^n} \right| dy +$$

$$+ \int\limits_T^\infty e^{-y^2}\, dy + \int\limits_T^\infty \frac{dy}{\left(1 + \frac{y^2}{n}\right)^n}\,,$$

oder, da $\left(1 + \dfrac{y^2}{n}\right)^n > y^2$ gilt:

$$\left|\int\limits_0^\infty e^{-y^2}\,dy - \int\limits_0^\infty \frac{dy}{\left(1 + \dfrac{y^2}{n}\right)^n}\right| \leq \int\limits_0^T \left|e^{-y^2} - \frac{1}{\left(1 + \dfrac{y^2}{n}\right)^n}\right|\,dy + \int\limits_T^\infty e^{-y^2}\,dy + \frac{1}{T}\,.$$

Wählen wir aber zunächst T so groß, daß $\displaystyle\int\limits_T^\infty e^{-y^2}\,dy + \frac{1}{T} < \frac{\varepsilon}{2}$ und

sodann bei festem T ein n so groß, daß auch

$$\int\limits_0^T \left|e^{-y^2} - \frac{1}{\left(1 + \dfrac{y^2}{n}\right)^n}\right|\,dy < \frac{\varepsilon}{2}$$

wird, was wegen $\displaystyle\lim_{n\to\infty}\left(1 + \frac{y^2}{n}\right)^{-n} = e^{-y^2}$ möglich ist, so folgt sofort

$$\left|\int\limits_0^\infty \left(e^{-y^2} - \frac{1}{\left(1 + \dfrac{y^2}{n}\right)^n}\right)dy\right| < \varepsilon$$

und damit die Relation

$$\lim_{n\to\infty} \frac{1\cdot 3\cdots 2n-3}{2\cdot 4\cdots 2n-2}\sqrt{n} = \frac{1}{\sqrt{\pi}}\,,$$

die mit der früher gefundenen äquivalent ist.

Schließlich behandeln wir — mit dem Ziele der Berechnung des

Integrales $\displaystyle\int\limits_0^\infty \frac{\sin y}{y}\,dy$ — die Funktion

$$F(x) = \int\limits_0^\infty e^{-xy}\,\frac{\sin y}{y}\,dy\,.$$

Dieses Integral konvergiert gleichmäßig für $x \geq 0$, während das Integral

$$\int\limits_0^\infty e^{-xy}\sin y\,dy$$

für $x \geq \delta > 0$ gleichmäßig konvergiert, wobei δ eine beliebig klein wählbare positive Zahl bedeutet; für beide Behauptungen werden wir unten den Beweis erbringen. Es ist somit $F(x)$ für $x \geq 0$ stetig und es gilt für $x \geq \delta$

$$F'(x) = -\int\limits_0^\infty e^{-xy}\sin y\,dy\,.$$

Dieses letzte Integral läßt sich leicht durch zweimalige Produktintegration auswerten und ergibt so

$$F'(x) = -\frac{1}{1 + x^2}\,.$$

Hieraus können wir durch Integration den Wert von $F(x)$ bestimmen, und zwar wird

$$F(x) = \operatorname{arc cotg} x + C,$$

wo C eine Konstante ist. Wegen der für $x \geq \delta$ geltenden Beziehungen

$$\left| \int_0^\infty e^{-xy} \frac{\sin y}{y}\, dy \right| \leq \int_0^\infty e^{-xy}\, dy = \frac{e^{-xy}}{x} \bigg|_\infty^0 = \frac{1}{x}$$

ist nun $\lim\limits_{x \to \infty} F(x) = 0$; also muß, da auch $\lim\limits_{x \to \infty} \operatorname{arc cotg} x = 0$ ist, $C = 0$ sein, und wir erhalten

$$F(x) = \operatorname{arc cotg} x.$$

Nun ist wegen der Stetigkeit von $F(x)$ für $x \geq 0$

$$\lim_{x \to 0} F(x) = F(0) = \int_0^\infty \frac{\sin y}{y}\, dy,$$

woraus wegen $\lim\limits_{x \to 0} \operatorname{arc cotg} x = \frac{\pi}{2}$ die gesuchte Formel

$$\int_0^\infty \frac{\sin y}{y}\, dy = \frac{\pi}{2}$$

folgt.

Wir holen nun noch den Beweis dafür nach, daß

$$\int_0^\infty e^{-xy} \frac{\sin y}{y}\, dy$$

für $x \geq 0$ gleichmäßig konvergiert. In der Tat können wir, wenn A eine beliebige Zahl und $k\pi$ das nächstgrößere Vielfache von π ist, den „Rest" unseres Integrales in der Form

$$\int_A^\infty e^{-xy} \frac{\sin y}{y}\, dy = \int_A^{k\pi} e^{-xy} \frac{\sin y}{y}\, dy + \sum_{v=k}^\infty \int_{v\pi}^{(v+1)\pi} e^{-xy} \frac{\sin y}{y}\, dy$$

schreiben. Die Glieder der Reihe rechts haben abwechselndes Vorzeichen und streben dem Betrage nach monoton gegen Null: daher konvergiert die Reihe nach dem LEIBNIZschen Kriterium (Bd. I, S. 324) und ihre Summe ist dem Betrage nach kleiner als ihr erstes Glied. Es besteht also die Ungleichung

$$\left| \int_A^\infty e^{-xy} \frac{\sin y}{y}\, dy \right| < \int_A^{(k+1)\pi} e^{-xy} \frac{|\sin y|}{y}\, dy < \int_A^{(k+1)\pi} \frac{1}{A}\, dy < \frac{2\pi}{A},$$

in welcher die rechte Seite nicht mehr von x abhängt und beliebig klein gemacht werden kann; damit ist die behauptete Gleichmäßigkeit bewiesen. Daß schließlich

$$\int\limits_0^\infty e^{-xy}\sin y\,dy$$

für $x \geq \delta > 0$ gleichmäßig konvergiert, folgt sofort aus

$$\int\limits_A^\infty |e^{-xy}\sin y|\,dy \leq \int\limits_A^\infty e^{-xy}\,dy = \frac{e^{-Ax}}{x} \leq \frac{e^{-A\delta}}{\delta}.$$

Wir haben in Nr. 2 als hinreichende Bedingung für die Vertauschbarkeit der Integrationsfolge die gleichmäßige Konvergenz der Integrale erkannt. Daß Konvergenz allein nicht genügt, zeigt folgendes Beispiel:

Setzt man $f(x, y) = (2 - xy)\,xy\,e^{-xy}$, so existiert wegen

$$f(x, y) = \frac{\partial}{\partial y}\,(x\,y^2\,e^{-xy})$$

das Integral $\int\limits_0^\infty f(x, y)\,dy$ für jedes x aus dem Intervall $0 \leq x \leq 1$, und zwar hat es für jedes derartige x den Wert 0. Es ist also

$$\int\limits_0^1 dx \int\limits_0^\infty f(x, y)\,dy = 0.$$

Andererseits gilt wegen

$$f(x, y) = \frac{\partial}{\partial x}\,(x^2\,y\,e^{-xy})$$

für alle y mit $y \geq 0$ die Gleichung

$$\int\limits_0^1 f(x, y)\,dx = y\,e^{-y}$$

und daher

$$\int\limits_0^\infty dy \int\limits_0^1 f(x, y)\,dx = \int\limits_0^\infty y\,e^{-y}\,dy = \int\limits_0^\infty e^{-y}\,dy = 1.$$

Es ist also

$$\int\limits_0^1 dx \int\limits_0^\infty f(x, y)\,dy \neq \int\limits_0^\infty dy \int\limits_0^1 f(x, y)\,dx.$$

§ 5. Die FRESNELschen Integrale.

Die Integrale

$$F_1 = \int\limits_{-\infty}^{+\infty} \sin(\tau^2)\,d\tau, \qquad F_2 = \int\limits_{-\infty}^{+\infty} \cos(\tau^2)\,d\tau,$$

die in der Optik eine Rolle spielen, nennt man die FRESNELschen

Integrale. Um sie zu berechnen, führt man $\tau^2 = t$ ein und erhält

$$F_1 = \int_0^\infty \frac{\sin t}{\sqrt{t}}\, dt, \qquad F_2 = \int_0^\infty \frac{\cos t}{\sqrt{t}}\, dt.$$

Nun setzt man

$$\frac{1}{\sqrt{t}} = \frac{2}{\sqrt{\pi}} \int_0^\infty e^{-x^2 t}\, dt$$

$\left(\text{dies folgt, wenn man } x = \dfrac{\tau}{\sqrt{t}} \text{ setzt}\right)$ und vertauscht die Folge der Integration, was unseren Regeln gemäß erlaubt ist. Dann ist

$$F_1 = \frac{2}{\sqrt{\pi}} \int_0^\infty dx \int_0^\infty e^{-x^2 t} \sin t\, dt, \qquad F_2 = \frac{2}{\sqrt{\pi}} \int_0^\infty dx \int_0^\infty e^{-x^2 t} \cos t\, dt.$$

Die inneren Integrale können leicht durch Teilintegration berechnet und F_1 und F_2 auf die einfachen rationalen Integrale

$$F_1 = \frac{2}{\sqrt{\pi}} \int_0^\infty \frac{1}{1 + x^4}\, dx, \qquad F_2 = \frac{2}{\sqrt{\pi}} \int_0^\infty \frac{x^2}{1 + x^4}\, dx$$

gebracht werden. Diese Integrale kann man durch die in Bd. I (vgl. Bd. I, S. 204 und 205) gegebenen Methoden berechnen und das zweite Integral mit Hilfe der Substitution $x' = \dfrac{1}{x}$ auf das erste zurückführen; beide haben den Wert $\dfrac{\pi}{2\sqrt{2}}$. Das heißt,

$$F_1 = F_2 = \sqrt{\frac{\pi}{2}}.$$

§ 6. Das Fouriersche Integral.

1. Einleitung.

Die in Abschnitt 2, S. 275 ff. behandelte Theorie kann durch ein wichtiges Beispiel, den Fourierschen Integralsatz, illustriert werden. Fouriersche Reihen stellen bekanntlich stückweise glatte, sonst aber ganz willkürliche periodische Funktionen mit Hilfe von trigonometrischen Funktionen dar. Das Fouriersche Integral liefert eine entsprechende trigonometrische Darstellung einer Funktion $f(x)$, die in dem ganzen Intervalle $-\infty < x < +\infty$ definiert und der Bedingung der Periodizität nicht unterworfen ist.

Wir wollen folgendes über die Funktion $f(x)$ annehmen:

1. $f(x)$ ist stückweise glatt; d.h. die Funktion $f(x)$ und ihre erste Ableitung sind in einem endlichen Intervalle stetig, abgesehen etwa von endlich vielen Sprungstellen.

2. Das Integral

$$\int_{-\infty}^{\infty} |f(x)|\,dx = C$$

ist konvergent.

3. In einer Sprungstelle x der Funktion wird angenommen, daß $f(x)$ das arithmetische Mittel des linksseitigen und rechtsseitigen Grenzwertes ist. Es ist also

$$f(x) = \tfrac{1}{2}\left[f(x+0) + f(x-0)\right].$$

Der FOURIERsche Integralsatz kann dann in der folgenden Weise formuliert werden:

$$f(x) = \frac{1}{\pi} \int_0^{\infty} d\tau \int_{-\infty}^{\infty} f(t)\cos\tau(t-x)\,dt.$$

In komplexer Schreibweise erhalten wir die entsprechende Formel

$$f(x) = \frac{1}{2\pi} \int_{-\infty}^{\infty} d\tau \int_{-\infty}^{\infty} f(t)\,e^{-i\tau(t-x)}\,dt.$$

Man kann also den Satz in der folgenden Form ausdrücken: wenn

$$g(\tau) = \frac{1}{\sqrt{2\pi}} \int_{-\infty}^{\infty} f(t)\,e^{-it\tau}\,dt$$

ist, dann gilt

$$f(x) = \frac{1}{\sqrt{2\pi}} \int_{-\infty}^{\infty} g(\tau)\,e^{i\tau x}\,d\tau.$$

Die zwei letzten Formeln sind reziproke Gleichungen für $f(x)$ und $g(x)$, wobei jede der Gleichungen die Lösung der anderen liefert. Wenn man die Variable $\varrho = \dfrac{\tau}{2\pi}$ einführt und zuletzt wieder durch τ ersetzt, dann kann der FOURIERsche Integralsatz mit Hilfe der beiden reziproken Formeln

$$h(\tau) = \int_{-\infty}^{\infty} f(t)\,e^{-2\pi it\tau}\,dt, \qquad f(x) = \int_{-\infty}^{\infty} h(t)\,e^{2\pi itx}\,dt$$

ausgedrückt werden, wobei

$$h(\tau) = \sqrt{2\pi}\,g(2\pi\,\tau)$$

ist.

Wenn $f(x)$ eine gerade Funktion, d.h. $f(x) = f(-x)$ ist, dann kann der Satz in der vereinfachten Form

$$f(x) = \frac{2}{\pi} \int\limits_0^\infty \cos(\tau x)\, d\tau \int\limits_0^\infty f(t) \cos(\tau t)\, dt$$

ausgedrückt werden.

Ist aber $f(x)$ eine ungerade Funktion, d.h. $f(x) = -f(-x)$, dann erhält man in der gleichen Weise

$$f(x) = \frac{2}{\pi} \int\limits_0^\infty \sin(\tau x)\, d\tau \int\limits_0^\infty f(t) \sin(\tau t)\, dt.$$

2. Beweis des Fourierschen Integralsatzes.

Die wesentlichen Schritte im Beweise der Fourierschen Integralformel sind eine Transformation und die Anwendung eines einfachen Grenzüberganges auf die Dirichletsche Grenzwertformel

$$\pi f(x) = \lim_{\lambda \to \infty} \int\limits_{-a}^a f(x + t)\, \frac{\sin(\lambda t)}{t}\, dt,$$

welche für beliebige positive Werte von a gilt. Wir wollen zunächst diese Formel beweisen, obzwar dies im wesentlichen schon in Bd. I, Kap. IX, § 4 (S. 395) geschehen ist. Wir wenden die elementare Grenzwertformel (vgl. Bd. I, Kap. IX, S. 393)

$$\lim_{\lambda \to \infty} \int\limits_\alpha^\beta \sin(\lambda t)\, s(t)\, dt = 0$$

an, welche für eine in dem Intervalle $\alpha \leq t \leq \beta$ stetige oder stückweise stetige, sonst aber willkürliche Funktion $s(t)$ gilt.

Betrachten wir zunächst das Intervall von 0 bis a. In diesem Intervalle ist

$$s(t) = \frac{f(x + t) - f(x + 0)}{t}$$

eine stückweise stetige Funktion, welche wegen der Voraussetzungen über $f(x)$ den Grenzwert $f'(x + 0)$ haben muß, sobald t gegen Null strebt. Es ist also

$$\int\limits_0^a f(x + t)\, \frac{\sin(\lambda t)}{t}\, dt = \int\limits_0^a f(x + 0)\, \frac{\sin(\lambda t)}{t}\, dt + \int\limits_0^a s(t) \sin(\lambda t)\, dt.$$

Die obige elementare Formel zeigt, daß das letzte Integral auf der rechten Seite gegen Null strebt, wenn λ gegen Unendlich strebt.

Das erste Integral auf der rechten Seite hat den Grenzwert

$$\lim_{\lambda \to \infty} f(x+0) \int\limits_0^{a\lambda} \frac{\sin\sigma}{\sigma}\, d\sigma = f(x+0) \int\limits_0^{\infty} \frac{\sin\sigma}{\sigma}\, d\sigma = \frac{\pi}{2}\, f(x+0)$$

(vgl. S. 281). Wenn man nun die entsprechende Beweisführung auf das Integral von $-a$ bis 0 anwendet, erhält man die DIRICHLETsche Formel.

Der nächste Schritt im Beweise des FOURIERschen Satzes ist die Einsetzung des Ausdruckes

$$\frac{\sin(\lambda t)}{t} = \int\limits_0^{\lambda} \cos(t\,\tau)\, d\tau$$

in die DIRICHLETsche Formel. Wir führen außerdem folgende Schreibweise ein:

$$\int\limits_{-a}^{a} f(x+t)\, \frac{\sin(\lambda t)}{t}\, dt = \int\limits_{-a}^{a} f(x+t)\, dt \int\limits_0^{\lambda} \cos(t\,\tau)\, d\tau$$

$$= \int\limits_0^{\lambda} d\tau \int\limits_{-a}^{a} f(x+t)\, \cos(t\,\tau)\, dt = F(\lambda, a).$$

Dann sagt die DIRICHLETsche Formel aus, daß

$$\pi f(x) = \lim_{\lambda \to \infty} F(\lambda, a)$$

ist. Da dieser Grenzwert nicht von a abhängt, kann man

$$\pi f(x) = \lim_{a \to \infty} \lim_{\lambda \to \infty} F(\lambda, a)$$

schreiben.

Wenn es erlaubt ist, die Reihenfolge der Grenzübergänge in dieser Formel zu vertauschen, d.h. wenn man unter dem Integralzeichen den Grenzübergang $a \to \infty$ ausführen darf, dann hat man sofort

$$\pi f(x) = \lim_{\lambda \to \infty} \int\limits_0^{\lambda} d\tau \int\limits_{-\infty}^{\infty} f(x+t)\, \cos(t\,\tau)\, dt = \int\limits_0^{\infty} d\tau \int\limits_{-\infty}^{\infty} f(x+t)\, \cos(t\,\tau)\, dt.$$

Dies liefert unmittelbar die FOURIERsche Integralformel, wenn man $x+t=t'$ schreibt und dann t' durch t ersetzt. Der Beweis wird also vollständig, wenn man die Vertauschbarkeit der Reihenfolge der Grenzübergänge

$$\lim_{a \to \infty} \lim_{\lambda \to \infty} F(\lambda, a) = \lim_{\lambda \to \infty} \lim_{a \to \infty} F(\lambda, a)$$

bewiesen hat.

Unseren vorhergehenden Ergebnissen (S. 277; vgl. auch S. 212) zufolge genügt es, zu zeigen, daß der Grenzwert

$$\lim_{a \to \infty} F(\lambda, a) = \int\limits_{-\infty}^{\infty} f(x+t)\, \frac{\sin(\lambda t)}{t}\, dt$$

gleichmäßig in λ existiert.

Um dies zu beweisen, muß gezeigt werden, daß zu einem im voraus gegebenen ε ein von λ unabhängiges A gefunden werden kann, für welches $|F(\lambda, a) - F(\lambda, b)| < \varepsilon$ gilt, sobald a und b beide größer als A sind. Es ist aber $b > a > A$

$$|F(\lambda, a) - F(\lambda, b)| \leq \int_a^b |f(x+t)|\, \frac{|\sin \lambda t|}{t}\, dt + \int_{-b}^{-a} |f(x+t)|\, \frac{|\sin \lambda t|}{|t|}\, dt$$

$$\leq \frac{2}{A} \int_{-\infty}^{\infty} |f(t)|\, dt.$$

Nun folgt sofort, daß

$$|F(\lambda, a) - F(\lambda, b)| < \frac{2C}{A}$$

ist, so daß man nur noch $A = \dfrac{2C}{\varepsilon}$ anzunehmen braucht. Dies liefert den Beweis der gleichmäßigen Konvergenz und vervollständigt den Beweis des FOURIERschen Integralsatzes.

§7. Die EULERschen Integrale (Gammafunktion) [1].

Eines der wichtigsten Beispiele für Funktionen, die durch uneigentliche Integrale mit einem Parameter definiert sind, liefert die *Gammafunktion* $\Gamma(x)$. Wir schalten daher hier einen etwas ausführlicheren Exkurs über diese Funktion ein.

1. Definition und Funktionalgleichung.

Die Funktion $\Gamma(x)$ wird für alle $x > 0$ durch das uneigentliche Integral

$$\Gamma(x) = \int_0^\infty e^{-t}\, t^{x-1}\, dt$$

definiert. Wir haben dieses Integral für ganzzahlige Argumente $x = n$ bereits in Bd. I, viertes Kapitel, S. 219 untersucht. Genau wie dort erkennen wir ohne weiteres, daß das Integral für beliebige $x > 0$ konvergiert, und zwar gleichmäßig in jedem abgeschlossenen Teilgebiet der positiven x-Achse, welches den Punkt $x = 0$ nicht enthält. *Die Funktion $\Gamma(x)$ ist also stetig.*

Durch einfache Substitutionen kann man die Integraldarstellung von $\Gamma(x)$ auf andere öfters gebrauchte Formen bringen. Wir erwähnen

---

[1] Als eine mit der vorliegenden in vielen Punkten verwandte Darstellung vgl. E. ARTIN, Einführung in die Theorie der Γ-Funktion. (Hamburger math. Einzelschriften 11.) Leipzig 1931.

hier nur die Substitution $t = u^2$, wobei die Γ-Funktion übergeht in das Integral

$$\Gamma(x) = 2 \int\limits_0^\infty e^{-u^2} u^{2x-1} \, du.$$

Umgekehrt besitzt das häufig auftretende Integral

$$\int\limits_0^\infty e^{-u^2} u^\alpha \, du \qquad (\alpha > -1)$$

— ausgedrückt durch die Γ-Funktion — den Wert

$$\int\limits_0^\infty e^{-u^2} u^\alpha \, du = \frac{1}{2} \Gamma\left(\frac{1+\alpha}{2}\right)$$

(vgl. auch § 2, Nr. 3).

Durch partielle Integration können wir — wiederum genau wie in Bd. I, S. 219 — zeigen, daß die für ganzzahlige x geltende Relation

$$\Gamma(x+1) = x \, \Gamma(x)$$

auch bei beliebigem $x > 0$ erhalten bleibt. Man bezeichnet diese Gleichung als die *Funktionalgleichung der Gammafunktion*.

Natürlich ist $\Gamma(x)$ durch die Eigenschaft, eine Lösung dieser Funktionalgleichung zu sein, nicht eindeutig gekennzeichnet. In der Tat erhalten wir wieder eine Lösung, wenn wir $\Gamma(x)$ mit einer beliebigen periodischen Funktion $p(x)$ der Periode 1 multiplizieren. Andererseits haben wir in den Funktionen

$$u(x) = \Gamma(x) \, p(x), \qquad p(x+1) = p(x)$$

die Gesamtheit der Lösungen unserer Gleichung; denn ist $u(x)$ irgendeine Lösung, so genügt der Quotient

$$f(x) = \frac{u(x)}{\Gamma(x)},$$

den wir wegen $\Gamma(x) \neq 0$ stets bilden können, der Gleichung

$$f(x+1) = f(x).$$

Es ist häufig bequemer, statt $\Gamma(x)$ die Funktion $\log \Gamma(x)$ zu betrachten, deren Bildung wegen $\Gamma(x) > 0$ für $x > 0$ möglich ist. Diese Funktion genügt der Funktionalgleichung (Differenzengleichung)

$$u(x+1) - u(x) = \log x.$$

Wir erhalten andere Lösungen dieser Gleichung, wenn wir zu $\log \Gamma(x)$ eine beliebige periodische Funktion der Periode 1 addieren. Man muß also, um die Funktion $\log \Gamma(x)$ eindeutig festzulegen, zu der Funktionalgleichung noch andere Bedingungen hinzufügen. Eine sehr einfache solche Bedingung liefert der folgende von H. Bohr herrührende Satz:

Jede konvexe Lösung der Differenzengleichung

$$u(x + 1) - u(x) = \log x$$

ist im Intervall $0 < x < \infty$ bis auf eine additive Konstante mit der Funktion $\log \Gamma(x)$ identisch.

Wir nennen dabei eine Funktion $f(x)$ in einem Gebiete $a \leq x \leq b$ *konvex*, wenn für zwei beliebige Punkte x_1 und x_2 des Gebietes und zwei positive Zahlen α, β mit $\alpha + \beta = 1$ der Ausdruck

$$\alpha f(x_1) + \beta f(x_2) - f(\alpha x_1 + \beta x_2)$$

niemals sein Vorzeichen ändert; oder anschaulich, wenn die Sehne zwischen zwei Punkten der Kurve $y = f(x)$ entweder niemals unterhalb oder niemals oberhalb des Kurvenbogens zwischen x_1 und x_2 verläuft (vgl. Fig. 86). (Vgl. auch Kap. I, § 1, Nr. 4, S. 10.)

Ehe wir den obigen Satz beweisen, wollen wir einige **Eigenschaften der konvexen Funktionen** zusammenstellen. Wir wollen uns dabei auf „nach unten" konvexe Funktionen $f(x)$ beschränken, für die

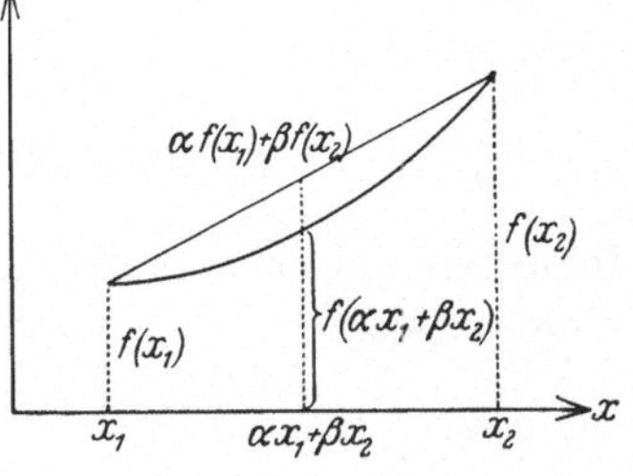

Fig. 86. Konvexe Funktion.

$$\alpha f(x_1) + \beta f(x_2) - f(\alpha x_1 + \beta x_2) \geq 0$$

gilt, da wir „nach oben" konvexe Funktionen durch Multiplikation mit -1 stets in solche Funktionen verwandeln können.

Ist eine konvexe Funktion $f(x)$ zweimal stetig differenzierbar, so läßt sich der Ausdruck

$$\alpha f(x_1) + \beta f(x_2) - f(\alpha x_1 + \beta x_2)$$

— wie man leicht verifiziert —, durch das Doppelintegral

$$\beta (x_2 - x_1)^2 \int_0^1 dt \int_{\beta t}^t f''(x_1 + (x_2 - x_1)\,\tau)\,d\tau$$

darstellen, so daß die Definitionsungleichung sicher erfüllt ist, wenn

$$f''(x) \geq 0$$

gilt. Der Grenzübergang $x_2 \to x_1$ lehrt andererseits, daß diese Bedingung auch notwendig und daher für zweimal stetig differenzierbare konvexe Funktionen kennzeichnend ist.

Es ist bemerkenswert und für die Anwendung vorteilhaft, daß wir von einer konvexen Funktion $f(x)$ die Stetigkeit nicht besonders vorauszusetzen brauchen, sondern daß diese Eigenschaft aus der Definition der Konvexität bereits folgt. Wir können dabei sogar die obige Ungleichung durch eine wesentlich weniger verlangende, aber doch gleichwertige Bedingung ersetzen, wie in dem folgenden Satz zum Ausdruck gebracht wird. *Genügt eine beschränkte Funktion $f(x)$ für jedes x und h, für welches die Argumente $x \pm h$ noch im Definitionsgebiete liegen, der Ungleichung*

$$f(x + h) + f(x - h) - 2f(x) \geqq 0,$$

d.h. liegt der Mittelpunkt jeder Sehne der Kurve $y = f(x)$ niemals unterhalb des Kurvenbogens, so ist $f(x)$ konvex.

Wir zeigen zunächst: *Jede beschränkte Funktion $f(x)$, welche der Ungleichung*

$$f(x + h) + f(x - h) - 2f(x) \geqq 0$$

genügt, ist stetig.

Zum Beweise schreiben wir die Voraussetzung in der Form

$$f(x) - f(x - h) \leqq f(x + h) - f(x),$$

schließen daraus auf die bei beliebigem ganzzahligen $\nu \geqq 0$ geltenden Ungleichungen

$$f(x - \nu h) - f\big(x - (\nu + 1)\, h\big) \leqq f(x + h) - f(x)$$
$$\leqq f\big(x + (\nu + 1)\, h\big) - f(x + \nu h)$$

und summieren sie über ν von $\nu = 0$ bis $\nu = n - 1$. Wir erhalten die Abschätzung

$$\frac{f(x) - f(x - n\, h)}{n} \leqq f(x + h) - f(x) \leqq \frac{f(x + n\, h) - f(x)}{n}$$

und daher, wenn $|f(x)| \leqq C$ vorausgesetzt wird:

$$|f(x + h) - f(x)| \leqq \frac{2C}{n}.$$

Dabei kann n irgendeine positive ganze Zahl sein, derart, daß die Argumente $x \pm nh$ noch im Definitionsgebiet liegen. Lassen wir h gegen Null streben, so wächst die größtmögliche Zahl n über alle Grenzen, d.h. der Ausdruck $f(x + h) - f(x)$ konvergiert gegen Null. Damit ist aber die Stetigkeit von $f(x)$ bewiesen.

Mit Hilfe der Stetigkeit von $f(x)$ läßt sich nun leicht die Konvexität dieser Funktion, d.h. das Bestehen der Ungleichung

$$\alpha f(x_1) + \beta f(x_2) - f(\alpha x_1 + \beta x_2) \geqq 0$$

nachweisen. Wir erhalten aus der Ungleichung

$$f(x) - f(x - nh) \leq n\left(f(x + h) - f(x)\right)$$

durch die Substitution

$$\xi = x - nh$$

die Relation

$$\frac{f(\xi + nh) - f(\xi)}{n} \leq \frac{f(\xi + (n+1)h) - f(\xi)}{n+1}$$

und daraus allgemein

$$\frac{f(\xi + mh) - f(\xi)}{m} \leq \frac{f(\xi + nh) - f(\xi)}{n}, \qquad 0 < m \leq n.$$

Setzen wir $\xi + nh = \xi_1$, so folgt nach einigen Umformungen

$$\left(1 - \frac{m}{n}\right) f(\xi) + \frac{m}{n} f(\xi_1) \geq f\left(\left(1 - \frac{m}{n}\right)\xi + \frac{m}{n}\xi_1\right),$$

d.h. gerade die zu beweisende Ungleichung für rationale α und β. Die Gültigkeit für beliebige α und β erkennen wir sodann auf Grund der Stetigkeit von $f(x)$[1].

Wir benutzen schließlich die folgende — aus der geometrischen Deutung evidente — Ungleichung für konvexe Funktionen:

$$f(x + h) + f(x - h) - \left(f(x + \delta) + f(x - \delta)\right) \geq 0.$$

Dabei sind δ und h zwei positive Zahlen, für die $\delta \leq h$ gilt.

Der Beweis ergibt sich durch Addition der beiden Relationen

$$\frac{1}{2}\left(1 + \frac{\delta}{h}\right) f(x - h) + \frac{1}{2}\left(1 - \frac{\delta}{h}\right) f(x + h) - f(x - \delta) \geq 0,$$

$$\frac{1}{2}\left(1 - \frac{\delta}{h}\right) f(x - h) + \frac{1}{2}\left(1 + \frac{\delta}{h}\right) f(x + h) - f(x + \delta) \geq 0.$$

Nach diesen Ausführungen beweisen wir nunmehr den oben formulierten *Satz von* BOHR.

Man sieht sofort, daß $\log \Gamma(x)$ konvex ist.

---

[1] Aus den beiden Ungleichungen

$$\frac{f(x + c) - f(x)}{c} \leq \frac{f(x + a) - f(x)}{a} \leq \frac{f(x + b) - f(x)}{b},$$

deren Richtigkeit für irgendwelche von Null verschiedenen Zahlen $c \leq a \leq b$ sofort aus der Definition der Konvexität zu entnehmen ist, erkennen wir übrigens, daß die Folge der Differenzquotienten $\dfrac{f(x + a) - f(x)}{a}$ beschränkt und monoton ist, wenn a entweder von positiven Werten oder von negativen Werten gegen Null strebt, und daher einen Limes besitzt. Eine konvexe Funktion besitzt also in jedem Punkte einen „vorderen" und einen „hinteren" Differentialquotienten.

Dazu machen wir von einer vielfach nützlichen Ungleichung Gebrauch, die von H. A. Schwarz herrührt[1]:

$$\left(\int\limits_a^b f(x)\, g(x)\, dx\right)^2 \le \int\limits_a^b f^2(x)\, dx \int\limits_a^b g^2(x)\, dx.$$

Schreiben wir $\Gamma(x)$ bei beliebigem $h > 0$ und beliebigem $x > h$ in der Form:

$$\Gamma(x) = \int\limits_0^\infty e^{-\frac{t}{2}} t^{\frac{x-1+h}{2}}\; e^{-\frac{t}{2}} t^{\frac{x-1-h}{2}}\, dt,$$

so folgt durch Anwendung der Schwarzschen Ungleichung:

$$(\Gamma(x))^2 \le \Gamma(x + h)\, \Gamma(x - h)$$

---

[1] Die entsprechende algebraische Ungleichung

$$\left(\sum_{\nu=1}^n a_\nu b_\nu\right)^2 \le \sum_{\nu=1}^n a_\nu^2 \sum_{\nu=1}^n b_\nu^2$$

folgt sofort aus der Identität

$$0 \le \sum_{\nu,\mu=1}^n (a_\nu b_\mu - a_\mu b_\nu)^2 = 2 \sum_{\nu=1}^n a_\nu^2 \sum_{\nu=1}^n b_\nu^2 - 2\left(\sum_{\nu=1}^n a_\nu b_\nu\right)^2.$$

Wenn man die Integrale als Grenzwerte von Summen auffaßt, kann man hieraus sehr leicht die Schwarzsche Ungleichung ablesen.

Ein analoger, direkter Beweis ist folgender: Aus den Grundregeln für Doppelintegrale folgt die Identität

$$0 \le \int\limits_a^b \int\limits_a^b (f(x)\, g(y) - f(y)\, g(x))^2\, dx\, dy = \int\limits_a^b f^2(x)\, dx \int\limits_a^b g^2(y)\, dy +$$

$$+ \int\limits_a^b f^2(y)\, dy \int\limits_a^b g^2(x)\, dx - 2 \int\limits_a^b f(x)\, g(x)\, dx \int\limits_a^b f(y)\, g(y)\, dy.$$

Da $\int\limits_a^b \varphi(x)\, dx = \int\limits_a^b \varphi(y)\, dy$ für irgendeine Funktion $\varphi(x)$ ist, so ist die rechte Seite gleich

$$2 \int\limits_a^b f^2(x)\, dx \int\limits_a^b g^2(x)\, dx - 2\left(\int\limits_a^b f(x)\, g(x)\, dx\right)^2,$$

womit die Schwarzsche Ungleichung bewiesen ist.

Ein anderer Beweis folgt sofort aus der Ungleichung

$$0 \le \int\limits_a^b (p\, f(x) - q\, g(x))^2\, dx = p^2 \int\limits_a^b f^2(x)\, dx + q^2 \int\limits_a^b g^2(x)\, dx - 2p\, q \int\limits_a^b f(x)\, g(x)\, dx,$$

welche für beliebige Konstanten p, q gilt, wenn man

$$\frac{1}{p^2} = \int\limits_a^b f^2(x)\, dx \quad \text{und} \quad \frac{1}{q^2} = \int\limits_a^b g^2(x)\, dx$$

setzt.

und daher

$$\log \Gamma(x + h) + \log \Gamma(x - h) - 2 \log \Gamma(x) \geq 0 \; \dagger.$$

Sind andererseits $f(x)$ und $g(x)$ zwei stetige konvexe Lösungen der Funktionalgleichung

$$u(x + 1) - u(x) = \log x,$$

so ist die Differenz

$$\varphi(x) = f(x) - g(x)$$

eine stetige periodische Funktion der Periode 1. Ferner gilt wegen

$$f(x + 1) - f(x) = \log x$$

und

$$f(x) - f(x - 1) = \log(x - 1)$$

für $f(x)$ die Relation

$$f(x + 1) + f(x - 1) - 2f(x) = \log \frac{x}{x - 1}$$

$\dagger$ Dieser Tatsache liegt ein allgemeiner Satz zugrunde. Genügen die Funktionen $f_\nu(x)$, $\nu = 1, 2, \ldots, n$ sämtlich den Bedingungen

$$f_\nu(x) \geq 0 \quad \text{und} \quad f_\nu^2(x) \leq f_\nu(x - h)\, f_\nu(x + h),$$

sind also die Funktionen $\log f_\nu(x)$ konvex, so genügt auch die Summe $\sum_1^n f_\nu(x)$ diesen Bedingungen.

Denn schreiben wir $\sum f_\nu(x)$ in der Form

$$\sum_1^n f_\nu(x) = \sum_1^n \frac{f_\nu(x)}{\sqrt{f_\nu(x - h)}\,\sqrt{f_\nu(x + h)}} \sqrt{f_\nu(x - h)}\,\sqrt{f_\nu(x + h)},$$

so folgt zunächst wegen

$$\frac{f_\nu(x)}{\sqrt{f_\nu(x - h)}\,\sqrt{f_\nu(x + h)}} \leq 1$$

die Ungleichung

$$\left(\sum_1^n f_\nu(x)\right)^2 \leq \left(\sum_1^n \sqrt{f_\nu(x - h)}\,\sqrt{f_\nu(x + h)}\right)^2$$

und daraus durch Anwendung der Schwarzschen Ungleichung auf die rechte Seite

$$\left(\sum_1^n f_\nu(x)\right)^2 \leq \sum_1^n f_\nu(x - h) \cdot \sum_1^n f_\nu(x + h).$$

Ein analoger Satz besteht für Integrale der Form

$$\int_a^b f(x, t)\, dt,$$

wenn die Funktionen $f(x, t)$ für alle Parameterwerte t den Voraussetzungen

$$f(x, t) \geq 0 \quad \text{und} \quad f^2(x, t) \leq f(x - h, t)\, f(x + h, t)$$

genügen. Solche Integrale liegen im Falle der Γ-Funktion vor.

und daher wegen der Konvexität von $f(x)$ bei beliebigem $0 < h \leq 1$ die Ungleichung (vgl. S. 293)

$$f(x + h) + f(x - h) - 2f(x) \leq \log \frac{x}{x - 1}.$$

Ebenso finden wir

$$g(x + h) + g(x - h) - 2g(x) \leq \log \frac{x}{x - 1}$$

und daher

$$\left| \varphi(x + h) + \varphi(x - h) - 2\varphi(x) \right| \leq 2 \log \frac{x}{x - 1}.$$

Lassen wir nun x über alle Grenzen wachsen, so strebt der Ausdruck $\log \frac{x}{x - 1}$ und infolgedessen auch die Funktion $\varphi(x+h)+\varphi(x-h) - 2\varphi(x)$ gegen Null. Da diese Funktion aber periodisch ist, so schließen wir auf die für alle $x > 0$ gültige Gleichung

$$\varphi(x + h) + \varphi(x - h) - 2\varphi(x) = 0.$$

Eine stetige periodische Funktion $\varphi(x)$, die einer solchen Bedingung bei beliebigem h mit $0 < h \leq 1$ und beliebigem $x > h$ genügt, kann nur eine Konstante sein[1]. Hiermit ist aber bewiesen, daß sich irgendeine stetige konvexe Lösung der Gleichung $u(x + 1) - u(x) = \log x$ von $\log \Gamma(x)$ nur um eine additive Konstante unterscheiden kann.

2. Produktdarstellungen der Γ-Funktion.

Wir wollen in dieser Nummer im Anschluß an GAUSS und WEIERSTRASS für die Γ-Funktion *Darstellungen durch ein unendliches Produkt* angeben.

Wir zeigen zunächst, daß die Relation

$$\Gamma(x) = \lim_{n \to \infty} G_n(x)$$

mit

$$G_n(x) = \frac{1 \cdot 2 \cdots (n - 1)}{x(x + 1) \cdots (x + n - 1)} \, n^x$$

besteht.

Die behauptete Tatsache wird dadurch plausibel, daß für ganzzahlige $x = v$

$$G_n(v) = (v - 1)! \, \frac{n}{n} \, \frac{n}{n + 1} \cdots \frac{n}{n + v - 1}$$

gilt und offenbar mit wachsendem n gegen den Wert $(v - 1)!$ konvergiert.

---

[1] Ist etwa $\varphi(1) = \varphi(2) = a$, so ist wegen $\varphi(\tfrac{1}{2}) = \tfrac{1}{2}(\varphi(1) + \varphi(2))$ auch $\varphi(\tfrac{1}{2}) = a$ und ferner $\varphi(x_v) = a$ in allen Punkten x_v der Strecke $1 \leq x \leq 2$, die durch fortgesetzte Halbierung der Teilintervalle entstehen. Da diese Punkte x_v überall dicht liegen, so folgt aus der Stetigkeit von $\varphi(x)$ sofort $\varphi(x) = a$ für das ganze Intervall $1 \leq x \leq 2$ und wegen der Periodizität von $\varphi(x)$ auch für alle $x > 0$.

Wir haben allgemein zu zeigen, daß die Folge $G_n(x)$ für jedes $x \neq 0, -1, -2, \ldots$ konvergiert und sodann, daß die Grenzfunktion $G(x)$ für positive x mit der Γ-Funktion übereinstimmt. Für diesen letzten Nachweis betrachten wir die Funktion $\log G(x)$, die für positive x der Funktionalgleichung

$$u(x+1) - u(x) = \log x$$

genügt und brauchen nach dem Satz von BOHR nur noch zu zeigen, daß $\log G(x)$ konvex ist.

Um zunächst die Konvergenz der Folge $G_n(x)$ für $x \neq 0, -1, -2, \ldots$ zu beweisen, führen wir für die Zahl n den Ausdruck

$$n = (1+1)\left(1 + \frac{1}{2}\right)\left(1 + \frac{1}{3}\right) \cdots \left(1 + \frac{1}{n-1}\right)$$

ein und schreiben demgemäß

$$G_n(x) = \frac{1}{x} \prod_1^{n-1} \frac{\left(1 + \frac{1}{\nu}\right)^x}{1 + \frac{x}{\nu}}.$$

Nach einem in Bd. I, S. 370 bewiesenen Kriterium ist die absolute und gleichmäßige Konvergenz des Produktes $\displaystyle\prod_1^{n-1} \frac{\left(1 + \frac{1}{\nu}\right)^x}{1 + \frac{x}{\nu}}$ sichergestellt, wenn die Reihe

$$\sum_1^{\infty} \left| \frac{\left(1 + \frac{1}{\nu}\right)^x}{1 + \frac{x}{\nu}} - 1 \right|$$

gleichmäßig konvergiert. Das allgemeine Glied dieser Reihe können wir aber auf Grund der TAYLORschen Entwicklung bis zu Gliedern zweiter Ordnung auf die Form

$$\frac{\left(1 + \frac{1}{\nu}\right)^x - \left(1 + \frac{x}{\nu}\right)}{1 + \frac{x}{\nu}} = \frac{1}{2\nu^2} \cdot \frac{x(x-1)\left(1 + \frac{\vartheta}{\nu}\right)^{x-2}}{1 + \frac{x}{\nu}}$$

bringen, wobei ϑ eine Zahl zwischen 0 und 1 bedeutet. Daraus geht hervor, daß

$$\left| \frac{\left(1 + \frac{1}{\nu}\right)^x - \left(1 + \frac{x}{\nu}\right)}{1 + \frac{x}{\nu}} \right| \leq \frac{C}{\nu^2}$$

gilt, wobei C eine von ν nicht abhängige Konstante ist. In jedem abgeschlossenen Gebiet, welches die Punkte $x = -1, -2, \ldots$ ausläßt, können wir bei der Abschätzung C auch durch eine nicht mehr von x abhängige Zahl ersetzen. Somit ergibt sich in jedem solchen Gebiet die gleichmäßige Konvergenz der obigen Reihe und daher auch die des gegebenen Produktes.

Die Grenzfunktion

$$G(x) = \lim_{n \to \infty} \frac{1 \cdot 2 \cdots (n-1)}{x(x+1) \cdots (x+n-1)} \, n^x$$

ist für alle $x \neq 0, -1, -2, \ldots$ stetig und genügt — wie man unmittelbar erkennt — der Funktionalgleichung

$$G(x+1) = x \, G(x).$$

Um zu zeigen, daß sie für $x > 0$ mit der Funktion $\Gamma(x)$ identisch ist, betrachten wir für $x > 0$ die Funktion $\log G(x)$, die sich auch als Grenzfunktion aus der Folge

$$\log G_n(x) = \log(n-1)! + x \log n - \sum_{\nu=0}^{n-1} \log(x+\nu)$$

ergibt. Für beliebige Werte $h > 0$ und beliebige $x > h$ erfüllen die Funktionen $\log G_n(x)$ die Konvexitätsbedingung

$$\log G_n(x+h) + \log G_n(x-h) - 2 \log G_n(x)$$
$$= \sum_{\nu=0}^{n-1} \big(2 \log(x+\nu) - \log(x+h+\nu) - \log(x-h+\nu)\big) \geq 0,$$

die sich daher auch auf die Funktion $\log G(x)$ überträgt. Da außerdem

$$\log G(1) = \log \Gamma(1) = 0$$

gilt, so muß nach unserem allgemeinen Satz $G(x)$ mit $\Gamma(x)$ identisch sein. Wir haben damit für $\Gamma(x)$ die GAUSSschen *Produktdarstellungen* gewonnen:

$$\Gamma(x) = \lim_{n \to \infty} \frac{1 \cdot 2 \cdots (n-1)}{x(x+1) \cdots (x+n-1)} \, n^x$$
$$= \frac{1}{x} \prod_{\nu=1}^{\infty} \frac{\left(1 + \dfrac{1}{\nu}\right)^x}{1 + \dfrac{x}{\nu}}.$$

Die prinzipielle Bedeutung dieser Darstellungen liegt darin, daß durch sie die Γ-Funktion nicht nur für alle positiven x, sondern auch für alle negativen nicht ganzzahligen x erklärt wird.

Man kann diesen Produkten leicht eine etwas andere Form geben. Setzen wir in den Ausdruck

$$n^x = e^{x \log n}$$

für $\log n$ den Wert

$$\log n = 1 + \frac{1}{2} + \cdots + \frac{1}{n} - \gamma + \varepsilon_n$$

ein, wobei γ die Eulersche Konstante (vgl. Bd. I, Kap. VIII, § 2, S. 334) und ε_n eine mit $n \to \infty$ gegen Null konvergierende Zahl ist, so finden wir für $\dfrac{1}{\Gamma(x)}$ die Darstellung:

$$\frac{1}{\Gamma(x)} = x \lim_{n \to \infty} (1 + x)\left(1 + \frac{x}{2}\right) \cdots \left(1 + \frac{x}{n-1}\right) \cdot e^{-x - \frac{x}{2} - \cdots - \frac{x}{n} + \gamma x - \varepsilon_n x}$$

$$= x\, e^{\gamma x} \lim_{n \to \infty} e^{-\varepsilon_n x - \frac{x}{n}} \prod_{1}^{n-1} \left(1 + \frac{x}{\nu}\right) e^{-\frac{x}{\nu}}.$$

Da der Faktor $e^{-\varepsilon_n x - \frac{x}{n}}$ mit wachsendem n gegen 1 strebt, so konvergiert auch das Produkt $\displaystyle\prod_{1}^{\infty} \left(1 + \frac{x}{\nu}\right) e^{-\frac{x}{\nu}}$ und liefert für $\dfrac{1}{\Gamma(x)}$ die sog. Weierstrasssche *Produktdarstellung*

$$\frac{1}{\Gamma(x)} = x\, e^{\gamma x} \prod_{1}^{\infty} \left(1 + \frac{x}{\nu}\right) e^{-\frac{x}{\nu}},$$

aus der z. B. unmittelbar ersichtlich ist, daß $\dfrac{1}{\Gamma(x)}$ an den Stellen $x = 0$, $-1, -2, \ldots$ einfache Nullstellen besitzt.

3. Die Funktion $\log \Gamma(x)$ und ihre Ableitungen.

Bilden wir den Logarithmus des Weierstrassschen Produktes

$$\frac{1}{\Gamma(x)} = x\, e^{\gamma x} \prod_{\nu=1}^{\infty} \left(1 + \frac{x}{\nu}\right) e^{-\frac{x}{\nu}},$$

so erhalten wir für die Funktion $\log \Gamma(x)$ die Darstellung

$$\log \Gamma(x) = -\log x - \gamma x - \sum_{\nu=1}^{\infty} \left(\log\left(1 + \frac{x}{\nu}\right) - \frac{x}{\nu}\right).$$

Die rechts stehende Reihe besitzt wegen

$$\log\left(1 - \frac{x}{\nu}\right) - \frac{x}{\nu} = -\frac{1}{\nu} \int_{0}^{x} \frac{t\,dt}{\nu + t},$$

also

$$\left|\log\left(1 + \frac{x}{\nu}\right) - \frac{x}{\nu}\right| \leq \frac{1}{\nu^2} \int_{0}^{x} t\,dt = \frac{x^2}{2\nu^2}$$

in der Reihe $\dfrac{x^2}{2} \displaystyle\sum_{1}^{\infty} \frac{1}{\nu^2}$ eine Majorante und konvergiert daher in jedem abgeschlossenen Teilgebiet der positiven x-Achse absolut und gleichmäßig.

Von besonderem Interesse sind nun die Ableitungen der Funktion $\log \Gamma(x)$, da durch sie die Werte der Reihen $\sum\limits_{0}^{\infty}\left(\dfrac{1}{x+v}\right)^{m}$ explizit dargestellt werden können.

Differenzieren wir nämlich in dem Ausdruck für $\log \Gamma(x)$ gliedweise nach x, so entsteht — wegen

$$\frac{1}{x+v} - \frac{1}{v} = - \frac{x}{v(x+v)}$$

— wiederum eine Reihe, die in jedem abgeschlossenen Gebiet der positiven x-Achse absolut und gleichmäßig konvergiert, und es ist daher nach bekannten Sätzen über Differentiation unendlicher Reihen:

$$\frac{d}{dx} \log \Gamma(x) = \frac{\Gamma'(x)}{\Gamma(x)} = - \frac{1}{x} - \gamma - \sum_{1}^{\infty}\left(\frac{1}{x+v} - \frac{1}{v}\right).$$

Differenzieren wir noch einmal gliedweise, so folgt analog

$$\frac{d^2}{dx^2} \log \Gamma(x) = \sum_{v=0}^{\infty} \frac{1}{(x+v)^2}$$

und schließlich bei Bildung noch höherer Ableitungen

$$\sum_{0}^{\infty} \frac{1}{(x+v)^{m}} = \frac{(-1)^{m}}{(m-1)!} \frac{d^{m}}{dx^{m}} \log \Gamma(x) \qquad (m \geq 2).$$

4. Der Ergänzungssatz.

Die Werte der Γ-Funktion für negative x kann man leicht auf Grund des „Ergänzungssatzes" aus den Werten für positive x ermitteln. Bilden wir nämlich das Produkt

$$\Gamma(x)\,\Gamma(-x)$$
$$= \lim_{n \to \infty} \frac{1 \cdot 2 \cdots (n-1)}{x(x+1)\cdots(x+n-1)}\, n^{x} \lim_{n \to \infty} \frac{1 \cdot 2 \cdots (n-1)}{-x(1-x)(2-x)\cdots(n-x-1)}\, n^{-x}$$

und vereinigen die beiden Limesprozesse zu einem einzigen, so erhalten wir

$$\Gamma(x)\,\Gamma(-x) = - \frac{1}{x^2} \lim_{n \to \infty} \frac{1}{\left(1-\left(\frac{x}{1}\right)^{2}\right)\left(1-\left(\frac{x}{2}\right)^{2}\right)\cdots\left(1-\left(\frac{x}{n-1}\right)^{2}\right)}.$$

Für die rechte Seite ergibt sich aber nach der aus Bd. I, Kap. IX, § 3, S. 390 bekannten Produktdarstellung des Sinus:

$$\frac{\sin \pi x}{x} = \pi \prod_{v=1}^{\infty}\left(1 - \left(\frac{x}{v}\right)^{2}\right)$$

der Wert

$$\Gamma(x)\,\Gamma(-x) = -\,\frac{\pi}{x\sin\pi x}\,.$$

Mithin ist

$$\Gamma(-x) = -\,\frac{\pi}{x\sin\pi x}\,\frac{1}{\Gamma(x)}\,.$$

Man kann dieser Relation eine etwas andere Gestalt geben, indem man das Produkt $\Gamma(x)\,\Gamma(1-x)$ berechnet. Dieses besitzt wegen

$$\Gamma(1-x) = -\,x\,\Gamma(-x)$$

den Wert $-x\,\Gamma(x)\,\Gamma(-x)$; es ergibt sich der *Ergänzungssatz*:

$$\Gamma(x)\,\Gamma(1-x) = \frac{\pi}{\sin\pi x}\,.$$

Setzen wir z.B. $x=\tfrac{1}{2}$, so folgt $\Gamma(\tfrac{1}{2})=\sqrt{\pi}$ — wir erhalten daher wegen $\Gamma(\tfrac{1}{2})=2\int\limits_{0}^{\infty} e^{-u^2}\,du$ einen neuen Beweis für die Tatsache, daß das Integral $\int\limits_{0}^{\infty} e^{-u^2}\,du$ den Wert $\tfrac{1}{2}\sqrt{\pi}$ besitzt. Außerdem können wir die Γ-Funktion für die Argumente $x=n+\tfrac{1}{2}$, $n\geq 0$ berechnen:

$$\Gamma\left(n+\tfrac{1}{2}\right) = \left(n-\tfrac{1}{2}\right)\left(n-\tfrac{3}{2}\right)\cdots\tfrac{3}{2}\tfrac{1}{2}\,\Gamma\left(\tfrac{1}{2}\right)$$

$$= \frac{(2n-1)\,(2n-3)\cdots 3\cdot 1}{2^n}\,\sqrt{\pi}.$$

5. Die Beta-Funktion.

Eine andere ebenfalls durch ein uneigentliches Integral mit Parameter definierte Funktion ist die Eulersche Beta-Funktion. Die B-Funktion wird definiert durch

$$B(x,y) = \int\limits_{0}^{1} t^{x-1}(1-t)^{y-1}\,dt.$$

Wenn x oder y kleiner sind als 1, so wird das Integral uneigentlich, doch konvergiert es nach unserem Kriterium von § 2 sicherlich gleichmäßig in x und y, falls wir uns auf ein Intervall $x\geq\varepsilon$ bzw. $y\geq\eta$ beschränken, unter ε und η beliebige positive Zahlen verstanden; es stellt also für alle positiven Werte x,y eine stetige Funktion dar.

Eine etwas andere Darstellung erhalten wir durch die Substitution $t=\tau+\tfrac{1}{2}$:

$$B(x,y) = \int\limits_{-\frac{1}{2}}^{\frac{1}{2}} (\tfrac{1}{2}+t)^{x-1}(\tfrac{1}{2}-t)^{y-1}\,dt$$

oder allgemein für $s>0$:

$$(2s)^{x+y-1}\,B(x,y) = \int\limits_{-s}^{s} (s+t)^{x-1}(s-t)^{y-1}\,dt.$$

Setzen wir schließlich $t = \sin^2\varphi$, so folgt

$$B(x, y) = 2 \int\limits_0^{\frac{\pi}{2}} \sin^{2x-1}\varphi \cos^{2y-1}\varphi \, d\varphi.$$

Wir zeigen im folgenden, wie man die B-Funktion durch die Γ-Funktion ausdrücken kann, wenn man einige, auf den ersten Blick vielleicht etwas befremdende Umformungen vornimmt.

Multiplizieren wir die Relation

$$(2s)^{x+y-1} B(x, y) = \int\limits_{-s}^{s} (s+t)^{x-1}(s-t)^{y-1}\, dt$$

beiderseits mit e^{-2s} und integrieren sie von 0 bis A, so folgt

$$B(x, y) \int\limits_0^A e^{-2s}(2s)^{x+y-1}\, ds = \int\limits_0^A e^{-2s}\, ds \int\limits_{-s}^{s} (s+t)^{x-1}(s-t)^{y-1}\, dt.$$

Das rechts stehende Doppelintegral können wir als Gebietsintegral über die Funktion $e^{-2s}(s+t)^{x-1}(s-t)^{y-1}$ auffassen, und zwar ist das Integrationsgebiet das von den Geraden

$$s \pm t = 0 \qquad \text{und} \qquad s = A$$

begrenzte gleichschenklige Dreieck.

Durch die Transformation

$$\sigma = s + t,$$
$$\tau = s - t$$

geht dieses Integral über in

$$\tfrac{1}{2} \iint\limits_G e^{-\sigma-\tau} \sigma^{x-1} \tau^{y-1}\, d\sigma\, d\tau.$$

Als Integrationsgebiet erhalten wir das von den Geraden $\sigma = \tau = 0$ und $\sigma + \tau = 2A$ begrenzte Dreieck in der σ, τ-Ebene.

Lassen wir nun A über alle Grenzen wachsen, so konvergiert die linke Seite gegen die Funktion

$$\tfrac{1}{2} B(x, y)\, \Gamma(x + y).$$

Die rechte Seite muß daher ebenfalls konvergieren, und zwar gegen das Gebietsintegral über den ganzen ersten Quadranten der σ-τ-Ebene, wobei die Ausschöpfung desselben durch gleichschenklige Dreiecke erfolgt. Da der Integrand in diesem Gebiet positiv ist und das Integral für eine monotone Folge von Gebieten konvergiert, so ist nach Kap. IV, § 5, S. 233 dieser Grenzwert unabhängig von der Gestalt der den

Quadranten ausschöpfenden Gebiete. Insbesondere können wir dazu Quadrate der Seitenlänge A benutzen und demgemäß schreiben:

$$B(x, y)\,\Gamma(x + x) = \lim_{A \to \infty} \int_0^A \int_0^A e^{-\sigma - \tau}\,\sigma^{x-1}\,\tau^{y-1}\,d\sigma\,d\tau$$

$$= \int_0^\infty e^{-\sigma}\,\sigma^{x-1}\,d\sigma \int_0^\infty e^{-\tau}\,\tau^{y-1}\,d\tau.$$

Wir erhalten also die wichtige Relation[1]

$$B(x, y) = \frac{\Gamma(x)\,\Gamma(y)}{\Gamma(x + y)}.$$

Aus der gefundenen Beziehung lesen wir übrigens sofort ab, daß die B-Funktion gegenüber den Binomialkoeffizienten $\binom{n + m}{n} = \frac{(n + m)!}{n!\,m!}$ eine ähnliche Stellung einnimmt, wie $\Gamma(x)$ gegenüber den Zahlen $n!$ In der Tat nimmt die Funktion

$$\frac{1}{(x + y + 1)\,B(x + 1,\, y + 1)} \quad \text{für ganzzahlige} \quad x = n, \quad y = m$$

die Werte $\binom{n + m}{n}$ an.

Endlich erwähnen wir noch, daß die bestimmten Integrale

$$\int_0^{\frac{\pi}{2}} \sin^\alpha t\,dt \quad \text{und} \quad \int_0^{\frac{\pi}{2}} \cos^\alpha t\,dt,$$

die mit den Funktionen

$$\frac{1}{2}\,B\left(\frac{\alpha + 1}{2},\, \frac{1}{2}\right) = \frac{1}{2}\,B\left(\frac{1}{2},\, \frac{\alpha + 1}{2}\right)$$

---

[1] Man kann im Anschluß an den Satz von Bohr diese Gleichung auch folgendermaßen gewinnen: Man zeigt zunächst, daß $B(x, y)$ die Funktionalgleichung

$$B(x + 1,\, y) = \frac{x}{x + y + 1}\,B(x, y)$$

und daher die Funktion

$$u(x, y) = \Gamma(x + y)\,B(x, y)$$

als Funktion von x betrachtet die Funktionalgleichung der Γ-Funktion

$$u(x + 1) = x\,u(x)$$

erfüllt.

Da andererseits aus dem in der Anmerkung auf S. 293 ausgesprochenen Satze folgt, daß $\log u(x, y)$ in x konvex ist, so finden wir

$$\Gamma(x + y)\,B(x, y) = \Gamma(x) \cdot a(y)$$

und endlich, indem wir $x = 1$ setzen, $a(y) = \Gamma(y)$.

identisch sind, in einfacher Weise durch die Γ-Funktion ausgedrückt werden können:

$$\int\limits_0^{\frac{\pi}{2}} \sin^\alpha t \, dt = \int\limits_0^{\frac{\pi}{2}} \cos^\alpha t \, dt = \frac{\sqrt{\pi}}{\alpha} \, \frac{\Gamma\left(\dfrac{1+\alpha}{2}\right)}{\Gamma\left(\dfrac{\alpha}{2}\right)} \, .$$

§ 8. Differentiation und Integration von gebrochener Ordnung. Die ABELsche Integralgleichung.

Wir wollen nun von unserer Kenntnis der Gammafunktion Gebrauch machen, um die Begriffe der Differentiation und Integration in einer einfachen Weise zu verallgemeinern. Auf S. 192 sahen wir, daß die Formel

$$F(x) = \int\limits_0^x \frac{(x-t)^{n-1}}{(n-1)!} \, f(t) \, dt = \frac{1}{\Gamma(n)} \int\limits_0^x (x-t)^{n-1} f(t) \, dt$$

ein n-mal wiederholtes Integral der Funktion $f(x)$ zwischen den Grenzen 0 und x liefert. Wir bezeichnen symbolisch mit D den Operator der Differentiation und mit D^{-1} den Operator $\int\limits_0^x \ldots dx$, der die Umkehrung der Differentiation darstellt. Dann schreiben wir symbolisch:

$$F(x) = D^{-n} f(x).$$

Inhaltlich sagt diese Formel aus, daß die Funktion $F(x)$ und ihre ersten $(n-1)$ Ableitungen im Punkte $x=0$ verschwinden, und daß die n-te Ableitung von $F(x)$ gleich $f(x)$ ist. Nun läßt sich auf ganz natürliche Weise eine Definition des Operators $D^{-\lambda}$ konstruieren, auch wenn die positive Zahl λ nicht eine ganze Zahl ist. *Das Integral der Ordnung λ der Funktion $f(x)$ zwischen den Grenzen* 0 *und* x *ist durch den Ausdruck*

$$D^{-\lambda} f(x) = \frac{1}{\Gamma(\lambda)} \int\limits_0^x (x-t)^{\lambda-1} f(t) \, dt$$

definiert.

Mit Hilfe dieser Definition kann der Differentiationsoperator D^n oder $\dfrac{d^n}{dx^n}$ verallgemeinert werden zu einem Operator D^μ, wobei μ eine beliebige, nicht-negative Zahl ist. Es möge m die kleinste ganze Zahl größer als μ sein, so daß $\mu = m - \varrho$ mit $0 < \varrho \leqq 1$ ist. Dann ist unsere Definition

$$D^\mu f(x) = D^m D^{-\varrho} f(x) = \frac{d^m}{dx^m} \frac{1}{\Gamma(\varrho)} \int\limits_0^x (x-t)^{\varrho-1} f(t) \, dt.$$

Vertauscht man die Reihenfolge der beiden Vorgänge, so erhält man die Definition

$$D^{\mu} f(x) = D^{-\varrho} D^{m} f(x) = \frac{1}{\Gamma(\varrho)} \int\limits_{0}^{x} (x - t)^{\varrho-1} f^{(m)}(t)\, dt.$$

Es wird dem Leser überlassen mit Hilfe der Formeln für die Gammafunktion zu beweisen, daß

$$D^{\alpha} D^{\beta} f(x) = D^{\beta} D^{\alpha} f(x)$$

ist, wobei α und β willkürliche reelle Zahlen sind. Man zeige, daß diese Beziehungen und der verallgemeinerte Differentiationsprozeß eine Bedeutung haben, wenn die Funktion $f(x)$ im üblichen Sinne oft genug differenzierbar ist. Insbesondere existiert $D^{\mu} f(x)$, wenn $f(x)$ stetige Ableitungen bis einschließlich der Ordnung m besitzt.

Im unmittelbaren Zusammenhang mit diesen Begriffen steht die ABELsche *Integralgleichung*, welche wichtige Anwendungen besitzt. Wegen $\Gamma(\tfrac{1}{2}) = \sqrt{\pi}$ ist das Integral der Funktion $f(x)$ zur Ordnung $\tfrac{1}{2}$ durch die Formel

$$D^{-\frac{1}{2}} f(x) = \frac{1}{\sqrt{\pi}} \int\limits_{0}^{x} \frac{f(t)}{\sqrt{x - t}}\, dt = \psi(x)$$

gegeben.

Wenn $\psi(x)$ gegeben ist und $f(x)$ bestimmt werden soll, dann ist die obige Formel die ABELsche Integralgleichung. Ist die Funktion $\psi(x)$ stetig differenzierbar und verschwindet sie für $x = 0$, so ist die Lösung der Gleichung durch die Formel

$$f(x) = D^{\frac{1}{2}} \psi(x),$$

oder

$$f(x) = \frac{1}{\sqrt{\pi}} \cdot \frac{d}{dx} \int\limits_{0}^{x} \frac{\psi(t)}{\sqrt{x - t}}\, dt$$

gegeben.

§ 9. Zur Flächeninhaltsdefinition bei krummen Flächen.

Wir haben im § 6 des vierten Kapitels den Flächeninhalt krummer Oberflächen auf etwas andere Art definiert als seinerzeit in Bd. I, Kap. V, § 2, S. 237 die Bogenlänge. Bei der Längendefinition gingen wir von einbeschriebenen Polygonen aus, während wir bei der Flächeninhaltsdefinition hier nicht eingeschriebene Polyeder sondern Tangentialebenen verwendet haben.

Um die Notwendigkeit dieses Vorgehens an einem Beispiel zu veranschaulichen, betrachten wir eine Zylinderfläche des x, y, z-Raumes mit der Gleichung $x^2 + y^2 = 1$ zwischen den z-Koordinaten $z = 0$ und $z = 1$. Die Oberfläche des Zylindermantels hat den Wert 2π. Wir beschreiben nun dem Zylindermantel folgendermaßen eine aus lauter kongruenten Dreiecken bestehende Polyederfläche ein. Zunächst teilen wir den Umfang des Einheitskreises in n gleiche Teile und fassen auf dem Mantel des Zylinders die m äquidistanten horizontalen Kreise $z = 0$, $z = h$, $z = 2h$, ..., $z = (m-1)h$ ins Auge, wobei $h = \dfrac{1}{m}$ gesetzt ist. Die Einteilung jedes dieser Kreise in n gleiche Teile nehmen wir so vor, daß die Teilpunkte jedes folgenden Kreises über den Mitten der Teilstrecken des vorangehenden Kreises liegen. Wir betrachten nun ein dem Zylinder einbeschriebenes Polygon, dessen Seiten aus den Sehnen unserer Kreise und den Verbindungslinien der benachbarten Teilpunkte benachbarter Kreise bestehen. Die Seiten dieses Polyeders sind kongruente gleichschenklige Dreiecke, und sobald n und m hinreichend groß genommen werden, wird dieses Polyeder beliebig nahe an der Zylinderoberfläche liegen. Lassen wir nun n fest, so können wir m so groß wählen, daß jedes unserer Dreiecke in dieser Stellung beliebig nahe der zur x, y-Ebene parallelen Ebene, also beliebig steil zur Zylinderoberfläche kommt. Wir können dann nicht mehr erwarten, daß der Gesamtflächeninhalt der Dreiecke eine Approximation an den Flächeninhalt des Zylinders ist. In der Tat ergibt sich für die Grundlinie des einzelnen Dreiecks der Wert $2 \sin \dfrac{\pi}{n}$, und für die Höhe nach dem Pythagoräischen Lehrsatz

$$\sqrt{\frac{1}{m^2} + \left(1 - \cos \frac{\pi}{n}\right)^2} = \sqrt{\frac{1}{m^2} + 4 \sin^4 \frac{\pi}{2n}}\,.$$

Da die Anzahl der Dreiecke offenbar $2mn$ ist, so erhalten wir für den Gesamtinhalt des Polyeders

$$F_{n,m} = 2mn \sin \frac{\pi}{n} \sqrt{\frac{1}{m^2} + 4 \sin^4 \frac{\pi}{2n}} = 2n \sin \frac{\pi}{n} \sqrt{1 + 4m^2 \sin^4 \frac{\pi}{2n}}\,.$$

Der Grenzwert dieses Ausdrucks ist nun nicht unabhängig von der Art, wie wir m und n ins Unendliche streben lassen. Halten wir etwa n fest und machen den Grenzübergang $m \to \infty$, so wächst der Ausdruck über alle Grenzen. Lassen wir aber m und n gleichzeitig gegen ∞ streben, indem wir $m = n$ setzen, so strebt der Ausdruck gegen 2π. Setzen wir $m = n^2$, so erhalten wir als Grenzwert $2\pi \sqrt{1 + \dfrac{\pi^4}{4}}$ usw. Man erkennt übrigens an dem obigen Ausdruck $F_{n,m}$ für den Flächeninhalt des Polyeders, daß der limes inferior (unterer Häufungspunkt, s. Bd. I, S. 59) der Zahlenmenge $F_{n,m}$ gleich 2π ist; dies folgt sofort aus $F_{n,m} \geq 2n \sin \dfrac{\pi}{n}$ und $\lim\limits_{n \to \infty} 2n \sin \dfrac{\pi}{n} = 2\pi$.

Zum Schluß sei — ohne Beweis — folgende prinzipiell interessante Tatsache über die Oberflächendefinition erwähnt, die wir soeben an unserm Beispiel verifiziert haben. Wenn man irgendeine Folge von Polyedern hat, welche gegen ein gegebenes Flächenstück konvergieren, so braucht nach dem Gesagten der Flächeninhalt des Polyeders nicht gegen den Flächeninhalt des Flächenstückes zu streben; der Limes der Polyederflächeninhalte, falls er existiert, bzw. jede Häufungsstelle der Werte dieser Flächeninhalte ist aber immer größer oder mindestens gleich dem Flächeninhalt der krummen Fläche. Ordnet man jeder Folge von solchen Polyederflächen den limes inferior ihrer Flächeninhalte zu, so bilden diese Zahlen eine bestimmte zu dem krummen Flächenstück gehörige Zahlenmenge und der *Flächeninhalt des Flächenstückes läßt sich definieren als limes inferior* (unterer Häufungspunkt) *dieser Zahlenmenge*[1].

Fünftes Kapitel.

Integration über mehrdimensionale Bereiche. Fortsetzung.

Die Gebietsintegrale, mit denen wir uns im vorigen Kapitel beschäftigt haben, stellen nicht die einzige Möglichkeit dar, den Integralbegriff auf den Fall mehrerer unabhängiger Veränderlicher zu übertragen. Vielmehr gibt es noch andere Verallgemeinerungen, entsprechend der Tatsache, daß man in mehrdimensionale Bereiche Mannigfaltigkeiten geringerer Dimension einbetten und dann Integrale über solche Mannigfaltigkeiten betrachten kann. Bei zwei unabhängigen Veränderlichen werden wir neben den Integralen über zweidimensionale Bereiche noch Integrale über Kurven — das sind eindimensionale Mannigfaltigkeiten — betrachten; bei drei unabhängigen Veränderlichen werden wir außer den Integralen über dreidimensionale Bereiche und außer Kurvenintegralen noch Integrale über krumme Flächen — das sind zweidimensionale in den dreidimensionalen Raum eingebettete Mannigfaltigkeiten — zu betrachten haben. Diese Begriffe: Kurvenintegrale, Oberflächenintegrale usw., welche alle unmittelbar mit Anwendungen zusammenhängen, wollen wir in diesem Kapitel aufstellen und ihre gegenseitigen Beziehungen untersuchen.

§ 1. Kurvenintegrale.

Die Definition des einfachen Integrals haben wir an die anschauliche Vorstellung des *Flächeninhalts* geknüpft und waren durch naturgemäße Verallgemeinerung auf mehr Dimensionen zum Gebietsintegral

---

[1] Diese bemerkenswerte Eigenschaft des Flächeninhaltes bezeichnet man als *Halbstetigkeit*, genau als *Halbstetigkeit nach unten*.

und Volumenintegral gelangt. Andererseits führte uns auch der physikalische Begriff der *Arbeit* auf das einfache Integral. Will man nun die Arbeit für ein beliebiges räumliches Kraftfeld mathematisch definieren, so gelangt man zu den Kurvenintegralen als einer neuen Verallgemeinerung des ursprünglichen Integralbegriffes bei einer unabhängigen Veränderlichen.

1. Definition der Kurvenintegrale — Bezeichnungen.

Wir beginnen mit der mathematischen Definition der Kurvenintegrale für den dreidimensionalen x, y, z-Raum. Es sei in diesem eine stückweise glatte[1] Kurve C in Parameterdarstellung durch die Gleichungen

$$x = x(t), \quad y = y(t), \quad z = z(t)$$

gegeben, wo $x(t)$, $y(t)$, $z(t)$ wie üblich stetige Funktionen mit stückweise stetigen ersten Ableitungen seien; wir betrachten einen Bogen dieser Kurve, der zwischen den beiden Punkten P_0 und $\overline{P}$ mit den Koordinaten x_0, y_0, z_0 bzw. $\bar{x}$, $\bar{y}$, $\bar{z}$ liegt und etwa den Parameterwerten t aus dem Intervall $\alpha \leq t \leq \beta$ entsprechen möge. Ist in irgendeinem den betrachteten Kurvenbogen enthaltenden Bereich eine stetige Ortsfunktion $f(x, y, z)$ definiert, so wird sie längs des Kurvenbogens eine Funktion nur des Parameters t, nämlich $f(x(t), y(t), z(t))$. Um nun in Analogie mit dem gewöhnlichen Integral ein Kurvenintegral unserer Funktion längs der Kurve C zu definieren, teilen wir sie durch die Punkte $P_0, P_1, P_2, \ldots, P_n$, $(P_n = \overline{P})$, in kleine Stücke ein und bezeichnen die Differenz der x-Koordinaten zwischen P_i und P_{i+1} mit Δx_i. Nunmehr bilden wir die Summe

$$\sum_{i=0}^{n-1} f(x(t_i), y(t_i), z(t_i)) \, \Delta x_i,$$

wobei wir für t_i irgendeinen Parameterwert desjenigen Parameterintervalls einsetzen, welches dem Kurvenbogen zwischen P_i und P_{i+1} entspricht. Lassen wir die Anzahl n der Teilpunkte über alle Grenzen wachsen und setzen dabei voraus, daß die Länge des längsten unter den Kurvenbögen $P_i P_{i+1}$ gegen Null strebt, so dürfen wir erwarten, daß unsere obige Summe gegen einen bestimmten Grenzwert konvergiert, den wir mit

$$\int_C f(x, y, z) \, dx$$

bezeichnen und ein *über die Kurve C erstrecktes Kurvenintegral der Funktion* $f(x, y, z)$ nennen. Daß dieser Grenzwert tatsächlich existiert

---

[1] Stückweise glatt nennen wir wie früher (vgl. S. 256) eine Kurve, welche aus endlich vielen Bögen besteht, deren jeder eine bis einschließlich der Endpunkte stetige Tangente besitzt.

und zwar unabhängig von der Wahl der Zwischenpunkte, folgt entweder direkt so wie die Existenz des gewöhnlichen Integrals oder ergibt sich noch einfacher, indem wir unsere Summe in der Form schreiben

$$\sum_{i=0}^{n-1} f\big(x(t_i),\, y(t_i),\, z(t_i)\big)\,\frac{\varDelta x_i}{\varDelta t_i}\,\varDelta t_i,$$

wobei $\varDelta t_i$ jeweils den Zuwachs bedeuten soll, den der Parameter t erfährt, wenn wir von einem Teilpunkt bis zum nächsten gehen. Bei unserem Grenzübergang strebt die rechte Seite gemäß der Definition des gewöhnlichen Integrals gegen $\int\limits_{\alpha}^{\beta} f\big(x(t),\, y(t),\, z(t)\big)\,\frac{dx}{dt}\,dt$, und wir erhalten für unser Kurvenintegral den Ausdruck

$$\int\limits_{C} f(x,\, y,\, z)\, dx = \int\limits_{\alpha}^{\beta} f(x,\, y,\, z)\,\frac{dx}{dt}\, dt,$$

der uns das Kurvenintegral durch ein gewöhnliches Integral nach dem Parameter t darstellt.

Das gewöhnliche Integral ist ein Spezialfall des Kurvenintegrals, der sich ergibt, wenn man als Integrationsweg ein Intervall der x-Achse wählt.

Ebenso wie oben können wir nun das Kurvenintegral

$$\int\limits_{C} f(x,\, y,\, z)\, dy = \int\limits_{\alpha}^{\beta} f(x,\, y,\, z)\,\frac{dy}{dt}\, dt$$

und das Kurvenintegral

$$\int\limits_{C} f(x,\, y,\, z)\, dz = \int\limits_{\alpha}^{\beta} f(x,\, y,\, z)\,\frac{dz}{dt}\, dt$$

definieren. Daß die Kurvenintegrale nur von der Kurve selbst und nicht von ihrer Darstellung, d.h. von der Wahl des Parameters abhängen, bestätigt man an Hand der rechten Seite unserer Formeln. Führt man nämlich durch die stetig differenzierbare Funktion $\varphi(t)$ einen neuen Parameter $\tau = \varphi(t)$ ein und ist in unserem Intervall $\frac{d\varphi(t)}{dt} > 0$, so bildet sich das Parameterintervall umkehrbar eindeutig auf ein Parameterintervall $\alpha_1 \leqq \tau \leqq \beta_1$ ab, und es wird:

$$\int\limits_{\alpha}^{\beta} f(x,\, y,\, z)\,\frac{dx}{dt}\, dt = \int\limits_{\alpha_1}^{\beta_1} f(x,\, y,\, z)\,\frac{dx}{d\tau}\,\frac{d\tau}{dt}\,\frac{dt}{d\tau}\, d\tau = \int\limits_{\alpha_1}^{\beta_1} f(x,\, y,\, z)\,\frac{dx}{d\tau}\, d\tau.$$

In den Anwendungen treten Kurvenintegrale gewöhnlich in folgender Kombination auf: Seien $a(x,\, y,\, z)$, $b(x,\, y,\, z)$, $c(x,\, y,\, z)$ drei

Funktionen, welche in einem C enthaltenden Gebiete stetig sind, so betrachtet man die Summe der drei Kurvenintegrale

$$\int_C a(x, y, z)\, dx + \int_C b(x, y, z)\, dy + \int_C c(x, y, z)\, dz,$$

die man auch in der Form

$$\int_C \{a\, dx + b\, dy + c\, dz\} = \int_\alpha^\beta (a\dot{x} + b\dot{y} + c\dot{z})\, dt$$

schreibt $\left(\text{wobei wie früher } \dfrac{dx}{dt} = \dot{x} \text{ usw. gesetzt ist}\right)$. Sind die Funktionen a, b, c die x- bzw. y- bzw. z-Komponente eines Vektors $\mathfrak{A}$, und verstehen wir unter $\mathfrak{x}$ den vom Nullpunkt zu dem Kurvenpunkt (x, y, z) hinweisenden Ortsvektor, so sind die Größen $\dot{x}$, $\dot{y}$ und $\dot{z}$ die Komponenten des Vektors $\dot{\mathfrak{x}} = \dfrac{d\mathfrak{x}}{dt}$ und wir können den Integranden als inneres Produkt in der Form $\mathfrak{A}\,\dot{\mathfrak{x}}$ schreiben. Wir erhalten dadurch für das Kurvenintegral in unmißverständlicher Beziehung den Ausdruck

$$\int_\alpha^\beta \mathfrak{A}\,\dot{\mathfrak{x}}\, dt = \int_C \mathfrak{A}\, d\mathfrak{x}.$$

Ebenso wie Kurvenintegrale im dreidimensionalen Raum können wir natürlich auch solche in der Ebene betrachten:

$$\int_C f(x, y)\, dx, \qquad \int_C f(x, y)\, dy, \qquad \int_C a\, dx + b\, dy.$$

Ferner läßt sich unsere Begriffsbildung auch auf Kurvenintegrale mit Funktionen von n Veränderlichen übertragen. Wir werden in diesem allgemeinen Falle ein Kurvenintegral

$$\int_C f(x_1, x_2, \ldots, x_n)\, dx_i$$

am einfachsten dadurch definieren, daß wir im n-dimensionalen Raum uns die n Größen $x_1, x_2, \ldots, x_n$ sämtlich als Funktionen eines Parameters t im Intervall $\alpha \leq t \leq \beta$ gegeben denken; den Werten $x_1(t)$, $x_2(t), \ldots, x_n(t)$ in diesem Intervall entspricht dann eine im n-dimensionalen Raum liegende Kurve C. *Wir definieren dann als Kurvenintegral*

$$\int_C f(x_1, x_2, \ldots, x_n)\, dx_i$$

den Ausdruck

$$\int_\alpha^\beta f\big(x_1(t), x_2(t), \ldots, x_n(t)\big)\, \frac{dx_i}{dt}\, dt.$$

Betrachtet man n Funktionen $a_1, a_2, \ldots, a_n$ der n Veränderlichen $x_1, x_2, \ldots, x_n$, so kann man wieder das allgemeine Kurvenintegral

$$\int_C \{a_1\, d\,x_1 + a_2\, d\,x_2 + \cdots + a_n\, d\,x_n\}$$

bilden und es vektoriell in der Form

$$\int_\alpha^\beta \mathfrak{A}\,\dot{\mathfrak{x}}\,dt = \int_C \mathfrak{A}\,d\mathfrak{x}$$

schreiben, wenn man wie oben unter $\mathfrak{A}$ den „Vektor" mit den Komponenten $a_1, a_2, \ldots, a_n$ und unter $\mathfrak{x}$ den zum Punkte $(x_1, x_2, \ldots, x_n)$ gehörigen Ortsvektor versteht.

Ein Beispiel für das Auftreten eines Kurvenintegrales liefern uns die Formeln für den Flächeninhalt eines von einer geschlossenen Kurve C begrenzten ebenen Flächenstückes (Bd. I, Kap. V, § 2). Ist die geschlossene stückweise glatte Kurve C der x, y-Ebene durch $x = x(t)$, $y = y(t)$ gegeben, so ist der Flächeninhalt F des von ihr begrenzten Flächenstückes durch

$$F = \int_\alpha^\beta y\,\dot{x}\,dt = -\int_\alpha^\beta x\,\dot{y}\,dt = \tfrac{1}{2}\int_\alpha^\beta \{y\,\dot{x} - x\,\dot{y}\}\,dt$$

dargestellt. Nach unseren Ausführungen sind das einfach die Kurvenintegrale

$$F = \int_C y\,d\,x = -\int_C x\,d\,y = \tfrac{1}{2}\int_C \{y\,d\,x - x\,d\,y\},$$

die über C in dem Sinne wachsender Parameterwerte zu erstrecken sind.

2. Grundregeln.

Aus der Darstellung der Kurvenintegrale durch gewöhnliche Integrale ziehen wir einige unmittelbare Folgerungen:

Der Wert des Kurvenintegrals hängt vom Durchlaufungssinn der Kurve C ab, und zwar multipliziert er sich mit -1, wenn man den Durchlaufungssinn umkehrt, d.h. die Kurve von $\overline{P}$ nach P_0 durchläuft. Der Beweis hierfür versteht sich von selbst. Wir wollen wegen dieser Vorzeicheneigenschaft uns die Kurve C stets mit einem Richtungssinn versehen denken, oder, wie man sagt, sie als orientierte Kurve betrachten (vgl. Bd. I, fünftes Kapitel, § 2). Gelegentlich werden wir, wenn wir die Orientierung der Kurve umkehren, dies dadurch andeuten, daß wir $-C$ statt C schreiben.

Entsteht die Kurve C durch Zusammenfügung von zwei hintereinander durchlaufenen Kurven C_1 und C_2, symbolisch geschrieben

$$C = C_1 + C_2,$$

so gilt auch für die entsprechenden Kurvenintegrale die ohne weiteres
verständliche Beziehung

$$\int_C = \int_{C_1} + \int_{C_2}.$$

Von besonderer Wichtigkeit ist die folgende Zerlegungsregel:
Beschränken wir uns auf den Fall von zwei Veränderlichen x und y
und betrachten ein Kurvenintegral

$$\int_C \{a\,d\,x + b\,d\,y\}$$

über eine *geschlossene* Kurve C (wie in der Fig. 87), auf und innerhalb welcher überall das Vektorfeld a, b definiert und stetig ist, so
entspricht jeder Zerlegung des von der orientierten Kurve C begrenzten

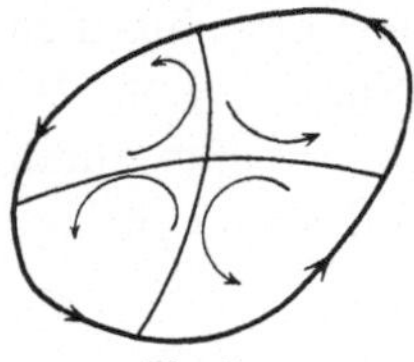

abgeschlossenen Bereiches G in entsprechend begrenzte
Teilbereiche G_1, G_2, ..., G_n mit den Randkurven
$C_1, C_2, \ldots, C_n$ eine Zerlegung

$$\int_C \{a\,d\,x + b\,d\,y\} = \int_{C_1} \{a\,d\,x + b\,d\,y\} +$$
$$+ \int_{C_2} \{a\,d\,x + b\,d\,y\} + \cdots + \int_{C_n} \{a\,d\,x + b\,d\,y\}.$$

Fig. 87.

Dabei ist vorausgesetzt, daß alle Bereiche $G, G_1, G_2, \ldots$ in demselben
Sinn umlaufen werden. Zum Beweise beachte man, daß bei der Addi-
tion der rechts stehenden Integrale die Bestandteile, die sich auf ein
Stück des Randes C beziehen, sich in der richtigen Weise addieren,
während jede im Innern von G liegende Begrenzungskurve gemeinsame
Begrenzung zweier Teilbereiche ist und
daher zweimal, aber in verschiedener
Richtung durchlaufen wird, so daß sich
die zu diesen Kurvenbögen gehörigen
Integrale wegheben.

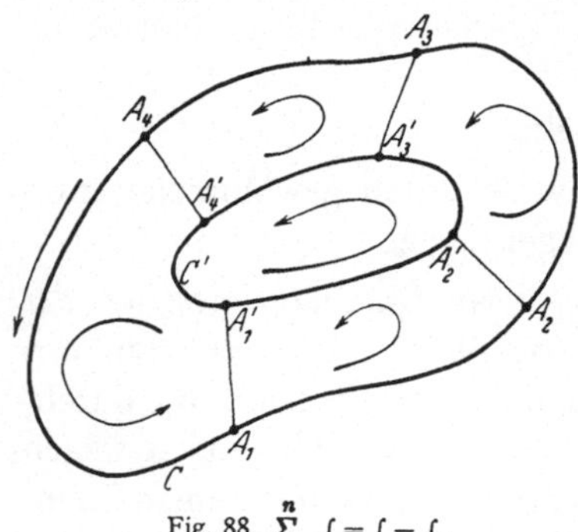

Fig. 88. $\sum\limits_{i=1}^{n} \int_{C_i} = \int_C - \int_{C'}.$

Genau dasselbe Resultat gilt auch
für die Zerlegung eines Kurvenintegrals über eine Kurve C in drei (und
mehr) Dimensionen, wenn in die
Kurve ein Flächenstück eingespannt
ist und dieses durch Kurven $C_1, \ldots, C_n$
zerlegt wird.

Eine etwas andere Anwendung unseres Zerlegungsprinzips stellt der
folgende Satz dar. Zwei orientierte geschlossene Kurven C und C'
(vgl. Fig. 88) seien durch die im Sinne der Orientierung aufeinanderfolgenden Punkte $A_1, \ldots, A_n$ bzw. $A'_1, \ldots, A'_n$ unterteilt und die entsprechenden Punkte A_i und A'_i jeweils durch einen Kurvenzug verbunden. Verstehen wir unter C_i die geschlossene orientierte Kurve

$A_i A_{i+1} A'_{i+1} A'_i$, so gilt

$$\sum_{i=1}^{n} \int_{C_i} (a\,dx + b\,dy) = \int_C (a\,dx + b\,dy) - \int_{C'} (a\,dx + b\,dy).$$

Für die Gültigkeit dieses Satzes, dessen Beweis sich unmittelbar aus der Figur ergibt, braucht keineswegs vorausgesetzt zu werden, daß sich die beiden Kurven C und C' selbst oder gegenseitig nirgends treffen.

Schließlich erwähnen wir noch eine *Integralabschätzung für Kurvenintegrale:*

$$\int_C \{a\,dx + b\,dy + c\,dz\} \leq M L,$$

wo M eine obere Grenze von $\sqrt{a^2 + b^2 + c^2}$ auf C und L die Länge von C ist. Der Beweis folgt ohne weiteres aus der Ungleichung

$$\left| a\frac{dx}{dt} + b\frac{dy}{dt} + c\frac{dz}{dt} \right| \leq \sqrt{a^2 + b^2 + c^2} \sqrt{\left(\frac{dx}{dt}\right)^2 + \left(\frac{dy}{dt}\right)^2 + \left(\frac{dz}{dt}\right)^2},$$

die sich durch Anwendung der SCHWARZschen (S. 292) Ungleichung ergibt.

3. Mechanische Deutung der Kurvenintegrale.

Die Kurvenintegrale stehen, wie schon erwähnt, in unmittelbarem Zusammenhang mit dem physikalischen Begriff der *Arbeit.* Wenn ein Massenpunkt sich unter dem Einfluß eines — im allgemeinen von Stelle zu Stelle veränderlichen — Kraftfeldes längs unserer Kurve C bewegt, und wenn das Kraftfeld durch den Vektor $\mathfrak{A}$ mit den Komponenten a, b, c gegeben ist, so stellt unser Kurvenintegral die bei dieser Bewegung geleistete Arbeit dar. Bei konstanter Kraft und geradliniger Bewegung ist nämlich die Arbeit als inneres Produkt von Kraftvektor und „Verschiebungsvektor" definiert. Um diese Definition sinngemäß verallgemeinern zu können, ersetzen wir unsern Weg C durch das geradlinige Polygon mit den Endpunkten $P_0, P_1, P_2, \ldots, P_n$, $(P_n = P)$, und nehmen statt der tatsächlich wirkenden Kraft eine „Ersatzkraft", die auf jeder dieser Strecken P_i, P_{i+1} konstant ist, und zwar z. B. gleich dem tatsächlichen Wert der Kraft im Anfangspunkt P_i. Die von dieser Ersatzkraft auf der Strecke von P_i bis P_{i+1} geleistete Arbeit ist

$$a(x_i, y_i, z_i)\,\Delta x_i + b(x_i, y_i, z_i)\,\Delta y_i + c(x_i, y_i, z_i)\,\Delta z_i,$$

da der Verschiebungsvektor von P_i nach P_{i+1} die Komponenten Δx_i, Δy_i, Δz_i hat. Summieren wir über das ganze Polygon, so erhalten wir einen Ausdruck, der bei dem oben vollzogenen Grenzübergang $n \to \infty$ gegen unser Kurvenintegral strebt, so daß dieses tatsächlich als Ausdruck der bei der Bewegung geleisteten Arbeit erscheint.

Andere physikalische Deutungen des Kurvenintegrals werden sich später noch ergeben (vgl. § 3).

4. Integration totaler Differentiale.

Ein besonders wichtiger Fall ist der, daß der Vektor $\mathfrak{A}$ mit den Komponenten a, b, c der Gradient einer von den Koordinaten abhängigen Funktion $F(x, y, z)$, eines *Potentials*[1], ist:

$$\mathfrak{A} = \operatorname{grad} F$$

oder

$$a = F_x, \qquad b = F_y, \qquad c = F_z.$$

Während im allgemeinen der Wert eines Kurvenintegrals in einem Vektorfeld nicht nur von den Endpunkten sondern auch vom Gesamtverlauf der Kurve C abhängig ist, gilt hier der folgende Satz: *Das Kurvenintegral über ein Gradientenfeld ist gleich dessen Potentialdifferenz in den Endpunkten und hängt nicht mehr von dem Verbindungswege C ab*; d. h. wir erhalten denselben Wert längs aller Kurven, welche die beiden Endpunkte verbinden und ganz im Bereiche verlaufen, in welchem die Potentialfunktion F definiert ist.

In diesem Falle nimmt das Kurvenintegral die Gestalt

$$\int\limits_{C} \{a\,dx + b\,dy + c\,dz\} = \int\limits_{\alpha}^{\beta} \{F_x \dot{x} + F_y \dot{y} + F_z \dot{z}\}\,dt$$

an, und hier steht rechts in der Klammer unter dem Integralzeichen einfach der Differentialquotient $\dfrac{dF}{dt}$ der Funktion F nach dem Parameter t, so daß wir die Integration explizit ausführen können und auf der rechten Seite die Differenz der Werte von F im End- und Anfangspunkt des Integrationsweges erhalten. Es ergibt sich also in diesem Falle sofort die Formel

$$\int\limits_{C} \{a\,dx + b\,dy + c\,dz\} = F\big(x(\beta), y(\beta), z(\beta)\big) - F\big(x(\alpha), y(\alpha), z(\alpha)\big).$$

Dies gilt z. B. für das Kraftfeld der von einem Massenpunkt herrührenden Gravitation, das wir ja schon in Kap. II, § 7 als Gradientenfeld des Potentials $\dfrac{1}{r}$ erkannt hatten. Die Arbeit, welche von der Schwerkraft geleistet wird, wenn ein Massenpunkt sich von einer Anfangs- in eine Endlage bewegt, ist also unabhängig von dem Verbindungswege.

Der Ausdruck $a\,dx + b\,dy + c\,dz$ ist formal genau das, was wir früher (S. 60) als das totale Differential der Funktion $F(x, y, z)$ bezeichnet haben

$$a\,dx + b\,dy + c\,dz = dF.$$

---

[1] Ist $\mathfrak{A} = \operatorname{grad} F$, dann wird die Funktion F häufig das *Potential* des Vektorfeldes genannt.

Wir können daher unsere Formel in der Gestalt

$$\int_C dF = F\big(x(\beta),\,y(\beta),\,z(\beta)\big) - F\big(x(\alpha),\,y(\alpha),\,z(\alpha)\big)$$

schreiben und sprechen von der *Integration des totalen Differentiales* $a\,dx + b\,dy + c\,dz$.

Prinzipiell wichtig ist folgendes: Die Aussage „*Das Integral ist vom Wege unabhängig*" ist äquivalent der Aussage „*Das Integral um eine geschlossene Kurve herum erstreckt hat den Wert Null*". Denn zerlegt man eine geschlossene Kurve durch zwei Punkte P_0 und P_1 in zwei Teilbögen C und C_1, so bedeutet die Gleichheit der über C und C_1 von P_0 bis P_1 erstreckten Kurvenintegrale genau dasselbe, wie das Verschwinden der Summe

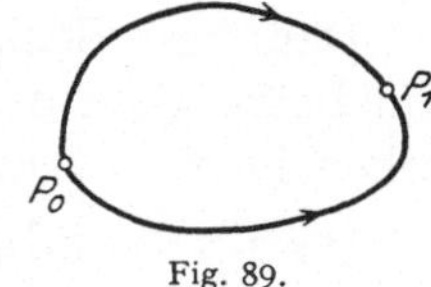

Fig. 89.

des über C in der Richtung von P_0 bis P_1 und über C_1 in der Richtung von P_1 nach P_0 erstreckten Integrals, und diese Summe ist das um die geschlossene Kurve herum erstreckte Integral.

5. Der Hauptsatz über Kurvenintegrale.

Die Unabhängigkeit eines Kurvenintegrals von der Verbindungskurve C oder das damit äquivalente Verschwinden des Kurvenintegrals um eine geschlossene Kurve stellt, wie schon betont wurde, eine Besonderheit dar; begrenzt z.B. eine geschlossene Kurve C ein Flächenstück von positivem Inhalt, so ist nach Nr. 1 das Kurvenintegral $\int y\,dx$ oder $\int(y\,dx - x\,dy)$ nicht Null. Es ist die Hauptaufgabe der Theorie der Kurvenintegrale zu zeigen, daß die in Nr. 4 gegebene hinreichende Bedingung für die Unabhängigkeit von dem Kurvenverlauf auch notwendig ist und sodann diese notwendige und hinreichende Bedingung in eine brauchbare Form zu setzen.

Wir wollen unsere Frage nach der Unabhängigkeit des Kurvenintegrales vom Wege zunächst in der Ebene untersuchen und bemerken vorweg, daß die Resultate im Falle von drei und mehr Veränderlichen ganz entsprechend sind.

Dabei machen wir folgende Voraussetzungen: In einem Bereiche B der Ebene seien die Funktionen $a(x, y)$ und $b(x, y)$ — wir wollen sie wieder als die Komponenten eines ebenen Vektorfeldes $\mathfrak{A}$ deuten — nebst den partiellen Ableitungen a_y und b_x stetig. Es sei ferner G ein ganz im Inneren dieses Definitionsgebietes B liegender abgeschlossener Bereich. Dann gilt zunächst der folgende Satz: *Das über eine in G gelegene Kurve C erstreckte Kurvenintegral*

$$\int_C \{a\,dx + b\,dy\}$$

ist dann und nur dann von der speziellen Wahl des Weges C unabhängig und lediglich durch Anfangs- und Endpunkt der Kurve C bestimmt, wenn $a\,dx + b\,dy$ das totale Differential einer Funktion $U(x, y)$ ist, d.h. wenn es in G eine Funktion $U(x, y)$ gibt, für welche überall in G die Beziehungen

$$U_x = a\,, \qquad U_y = b$$

oder

$$\mathfrak{A} = \operatorname{grad} U$$

gelten.

Daß diese Bedingung *hinreichend* ist, d.h. daß aus ihr wirklich die Unabhängigkeit des Integrales vom Verbindungswege folgt, haben wir schon in Nr. 4 bewiesen.

Die Notwendigkeit der Bedingung ist leicht einzusehen. Ist das Integral vom Wege unabhängig, so ist es bei festem Anfangspunkt P_0 von C eine (eindeutige) Funktion $U(\xi, \eta)$ der Koordinaten ξ und η des Endpunktes P. $U(\xi, \eta)$ ist nach ξ, η differenzierbar, und zwar ist für jeden inneren Punkt von G:

$$
\begin{aligned}
U_\xi(\xi, \eta) &= \lim_{h \to 0} \frac{1}{h} \{U(\xi + h, \eta) - U(\xi, \eta)\} \\
&= \lim_{h \to 0} \frac{1}{h} \left[\int_{C+C_h} \{a\,dx + b\,dy\} - \int_C \{a\,dx + b\,dy\} \right] \\
&= \lim_{h \to 0} \frac{1}{h} \int_{C_h} \{a\,dx + b\,dy\};
\end{aligned}
$$

dabei bedeutet C irgendeine stückweise glatte Kurve von P_0 bis P in G und C_h eine stückweise glatte Kurve von P bis zum Punkt P_1 mit den Koordinaten $\xi + h$ und η. Da für hinreichend kleines h die gerade Strecke PP_1 zu G gehört, so kann diese Strecke als Integrationsweg C_h gewählt werden. Dann ergibt aber die Parameterdarstellung $x = t$, $y = \eta$, $\xi \le t \le \xi + h$ dieser Kurve C_h

$$U_\xi(\xi, \eta) = \lim_{h \to 0} \frac{1}{h} \int_\xi^{\xi+h} a(t, \eta)\,dt = a(\xi, \eta).$$

In ganz entsprechender Weise ergibt sich

$$U_\eta(\xi, \eta) = \lim_{h \to 0} \frac{1}{h} \int_\eta^{\eta+h} b(\xi, t)\,dt = b(\xi, \eta).$$

Es ist also wirklich $U_x(x, y) = a$, $U_y(x, y) = b$, wie behauptet wurde. Das zunächst nur für innere Punkte von G bewiesene Resultat gilt wegen der Stetigkeit aller unserer Funktionen auch sofort für Randpunkte mit.

Mit dem oben formulierten Satze ist jedoch nicht viel gewonnen, da wir ja zunächst noch kein allgemeines Mittel haben, um den Gradientencharakter des Vektorfeldes $\mathfrak{A}$ zu erkennen. An Stelle des Gradientencharakters unseres Vektorfeldes werden wir daher eine andere nur auf die Funktionen a und b selbst Bezug nehmende Bedingung zu setzen suchen. Dies leistet der folgende Hauptsatz:

Ist G ein einfach zusammenhängender Bereich, so ist notwendige und zugleich hinreichende Bedingung für die Unabhängigkeit des Integrales $\int_C (a\,dx + b\,dy)$ vom Verbindungswege C zweier gegebener Punkte in G, daß die sog. Integrabilitätsbedingung

$$a_y = b_x$$

für alle Punkte von G erfüllt ist. Bei festem Anfangspunkt von C stellt dann das Integral $\int_C \{a\,dx + b\,dy\}$ eine Funktion $U(\xi, \eta)$ der Koordinaten ξ, η des Endpunktes dar, und das Vektorfeld $\mathfrak{A}$ ist das Gradientenfeld dieser Funktion U, die man daher auch als *Potential* des Feldes bezeichnet.

Daß die Bedingung notwendig ist, folgt aus dem zuerst formulierten und bewiesenen Satz. Denn demzufolge gibt es, wenn das Integral vom Wege unabhängig ist, in G eine Funktion $U(x, y)$, für welche $U_x = a$, $U_y = b$ ist. Da nun die Ableitungen $U_{xy} = a_y(x, y)$ und $U_{yx} = b_x(x, y)$ stetig sind, so gilt nach dem zweiten Kapitel, § 3, 3 die Gleichung $U_{xy} = U_{yx}$, also

$$a_y(x, y) = b_x(x, y)$$

wie behauptet war.

Um nun unsere Bedingung $a_y = b_x$ auch als hinreichend, also als äquivalent mit dem Gradientencharakter von $\mathfrak{A}$ zu erkennen, haben wir in G auf Grund unserer Voraussetzung $a_y = b_x$ eine Funktion $U(x, y)$ zu konstruieren, so daß $U_x = a(x, y)$ $U_y = b(x, y)$ ist. Wir nehmen zunächst den einfachen Fall an, daß G ein achsenparalleles Rechteck ist, das durch Bedingungen der Form $\alpha \leq x \leq \beta$, $\gamma \leq y \leq \delta$ gegeben ist. Den festen Punkt P_0 des Rechteckes mit den Koordinaten ξ_0 und η_0 verbinden wir mit dem Punkt P mit den Koordi

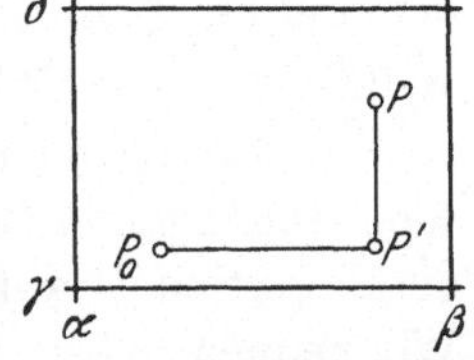

Fig. 90. Zur Konstruktion eines Potentials.

naten ξ und η durch zwei achsenparallele Strecken $P_0 P'$, $P' P$ über den Punkt P' mit den Koordinaten ξ_0 und η. $P_0 P'$ hat die Parameterdarstellung $x = \xi_0$, $y = t$, wobei $\eta_0 \leq t \leq \eta$ ist, und $P' P$ die Darstellung $x = t$, $y = \eta$ mit $\xi_0 \leq t \leq \xi$. Daher ist das Integral $\int \{a\,dx + b\,dy\}$ über dieses Streckenpaar C von P_0 nach P erstreckt gegeben durch

$$\int_C \{a\,dx + b\,dy\} = \int_{\eta_0}^{\eta} b(\xi_0, t)\,dt + \int_{\xi_0}^{\xi} a(t, \eta)\,dt.$$

Die so definierte Funktion

$$U(\xi,\eta) = \int\limits_{\eta_0}^{\eta} b(\xi_0,t)\,dt + \int\limits_{\xi_0}^{\xi} a(t,\eta)\,dt$$

ist die gesuchte. Es folgt nämlich durch Differentiation sofort

$$U_\xi(\xi,\eta) = a(\xi,\eta)$$

und

$$U_\eta(\xi,\eta) = b(\xi_0,\eta) + \frac{\partial}{\partial\eta}\int\limits_{\xi_0}^{\xi} a(t,\eta)\,dt.$$

Da $a_\eta(t,\eta)$ stetig ist, darf rechts unter dem Integralzeichen differenziert werden:

$$U_\eta(\xi,\eta) = b(\xi_0,\eta) + \int\limits_{\xi_0}^{\xi} a_\eta(t,\eta)\,dt.$$

Wegen $a_y(x,y) = b_x(x,y)$ ergibt sich

$$U_\eta(\xi,\eta) = b(\xi_0,\eta) + \int\limits_{\xi_0}^{\xi} b_t(t,\eta)\,dt = b(\xi_0,\eta) + b(\xi,\eta) - b(\xi_0,\eta) = b(\xi,\eta).$$

Damit ist die Behauptung über die Ableitungen von $U(\xi,\eta)$ bewiesen, und daraus folgt nach unserer früheren Bemerkung sofort die Unabhängigkeit des Kurvenintegrals vom Weg; also ist allgemein

$$U(\xi,\eta) = \int\limits_{C} (a\,dx + b\,dy),$$

wo C eine beliebige im Rechteck verlaufende stückweise glatte Kurve ist, die von P_0 nach P führt. Unser Hauptsatz ist also für den Fall eines rechteckigen Bereiches R vollständig bewiesen.

Es sei ausdrücklich bemerkt, daß unser Resultat auch gilt, wenn der Punkt (ξ,η) oder ein ganzes Stück des Integrationsweges zum Rande des Rechteckes R gehört.

Zur Verallgemeinerung unseres Resultates auf beliebige einfach zusammenhängende Bereiche G brauchen wir lediglich die Konstruktion der Funktion U auf einen solchen allgemeineren Bereich auszudehnen. Wir nennen dabei einen zweidimensionalen Bereich einfach zusammenhängend, wenn sich jedes ganz in seinem Innern liegende geschlossene Polygon stetig in ihm auf einen Punkt aus dem Innern zusammenziehen läßt. Diese anschauliche Vorstellung der Zusammenziehung auf einen Punkt kann in der folgenden Weise präzisiert werden. Die Ecken des Polygons Π seien $P_0, P_1, \ldots, P_n$ mit den Koordinaten (x_0, y_0), $(x_1, y_1), \ldots, (x_n, y_n)$. Wir stellen uns vor, daß diese Ecken sich mit der Zeit stetig bewegen, ausgehend von den Punkten $P_0, P_1, P_2, \ldots, P_n$ zur Zeit $t = 0$ und daß sie sich zur Zeit $t = 1$ alle in ein und demselben Punkte (ξ,η) von G treffen. Das heißt wir nehmen an, daß es Punkte

$P_0(t)$, $P_1(t)$, ..., $P_n(t)$ gibt, deren Koordinaten $\big(x_0(t), y_0(t)\big)$, $\big(x_1(t), y_1(t)\big)$, ..., $\big(x_n(t), y_n(t)\big)$ stetige Funktionen von t für $0 \leq t \leq 1$ sind und daß ferner

$$P_0(0) = \big(x_0(0), y_0(0)\big) = P_0, \ldots, P_n(0) = \big(x_n(0), y_n(0)\big) = P_n$$

und

$$P_0(1) = \big(x_0(1), y_0(1)\big) = (\xi, \eta), \ldots, P_n(1) = \big(x_0(1), y_0(1)\big) = (\xi, \eta)$$

gilt. Natürlich kann jedes geschlossene Polygon auf einen Punkt zusammengezogen werden, wenn wir seine Lage in keiner Weise einschränken. Das wesentliche Merkmal unserer Definition eines einfach zusammenhängenden Bereiches ist, daß *jedes* geschlossene Polygon *im Bereiche* zu einem Punkte zusammengezogen werden kann, *wobei das Polygon $\Pi(t)$ mit den Spitzen $P_0(t)$, $P_1(t)$, ..., $P_n(t)$ während des ganzen Ablaufes des Zusammenziehens, d.h. für $0 \leq t \leq 1$ im Bereiche bleibt.*

Es ist intuitiv einleuchtend, daß diese Definition mit der auf S. 32 übereinstimmt. Denn ist unser Bereich im Sinne von S. 32 mehrfach zusammenhängend, dann kann ein Polygon, das eine innere Berandung einschließt, nicht auf einen Punkt zusammengezogen werden, ohne das „Loch" zu kreuzen, d.h. ohne G zu verlassen. Umgekehrt, wenn es keine „Löcher", d.h. keine inneren Ränder in G gibt, kann jedes geschlossene Polygon auf einen Punkt zusammengezogen werden. Den strengen Beweis dieser topologischen Äquivalenz müssen wir hier übergehen.

Wir werden sehen, daß für die Verallgemeinerung unseres Hauptsatzes die Beschränkung auf einen einfach zusammenhängenden Bereich G wesentlich ist.

Die Verallgemeinerung des Hauptsatzes auf einen beliebigen einfach zusammenhängenden Bereich ergibt sich nach diesen Vorbemerkungen, indem wir im Bereiche G wiederum eine Funktion $U(x, y)$ konstruieren, für welche

$$U_x = a \quad \text{und} \quad U_y = b$$

ist. Wir definieren nämlich, ausgehend von einem beliebigen Punkt P_0 von G,

$$U(x, y) = \int_{P_0}^{P} (a\,dx + b\,dy),$$

wobei der Integrationsweg ein beliebiger, den Punkt P_0 mit dem Punkt $P(x, y)$ verbindender Polygonzug in G ist. Wenn wir zeigen können, daß der so definierte Wert $U(x, y)$ unabhängig davon ist, welchen speziellen Polygonzug wir gewählt haben, so haben wir damit tatsächlich eine Funktion konstruiert, welche den Bedingungen

$$U_x = a, \quad U_y = b$$

genügt.

Wir brauchen also lediglich die Unabhängigkeit unseres Integrales vom Wege zu beweisen oder statt dessen das Verschwinden des Integrales $\int (a\,dx + b\,dy)$ über ein geschlossenes, den Punkt P_0 enthaltendes Polygon Π. Zu diesem Zwecke ziehen wir Π zu einem Punkte in G zusammen. Das heißt wir bilden in G das Polygon $\Pi(t)$ mit den Ecken $P_0(t)$, $P_1(t)$, ..., $P_n(t)$, welches für $t=0$ mit Π zusammenfällt und für $t=1$ auf einen einzigen Punkt reduziert wird. Da das „Kurvenintegral" für einen einzigen Punkt — eine Kurve von der Länge Null — offenbar den Wert Null hat, brauchen wir nur zu zeigen, daß das Kurvenintegral längs $\Pi(t)$ konstant bleibt, während t sich von 0 bis 1 bewegt. Dann wissen wir, daß das Integral längs $\Pi(t)$ für jeden Wert von t Null ist, insbesondere, daß das Integral längs Π für $t=0$ Null ist.

Betrachten wir nun einen beliebigen Wert t' von t. Da das Polygon $\Pi(t')$ in G liegt, können wir eine Folge von Punkten (die nicht notwendig Ecken zu sein brauchen) $A_0'=P_0'(t)$, A_1', A_2', ..., $A_m'=A_0'$ auf $\Pi(t')$ so nahe aneinander wählen, daß jedes Paar A_i', A_{i+1}' in einem sich im Innern von G befindenden Rechteck G_i liegt. Wenn t irgendein Parameterwert hinreichend nahe an t' ist, dann liegt das Polygon $\Pi(t)$ so nahe an $\Pi(t')$, daß wir auf $\Pi(t)$ Punkte A_0, A_1, ..., $A_m=A_0$ wählen können, für welche die Segmente $A_i'A_i$ und $A_{i+1}'A_{i+1}$, und der ganze Bogen A_iA_{i+1} alle in dem Rechteck G_i liegen. Dann folgt aus unserem Satze für Rechtecke, daß das Integral um den geschlossenen Polygonzug $A_i'A_{i+1}'A_{i+1}A_iA_i'$ Null ist. Wenn wir diesen Polygonzug mit C_i bezeichnen, so ist (vgl. S. 311)

$$\int\limits_{\Pi(t)} (a\,dx + b\,dy) - \int\limits_{\Pi(t')} (a\,dx + b\,dy) = \sum_{i=0}^{m-1} \int\limits_{C_i} (a\,dx + b\,dy) = 0.$$

Für alle Werte von t hinreichend nahe an t' ist demnach das Integral um $\Pi(t)$ gleich dem Integral um $\Pi(t')$. Wenn wir also das Integral um $\Pi(t)$ als eine Funktion $\varphi(t)$ des Parameters t auffassen, dann folgt, daß $\varphi(t)$ eine Konstante ist; d.h. das Integral um $\Pi(t)$ hat denselben Wert für jeden Wert von t. Damit ist der Beweis des Satzes zu Ende geführt.

Zum Schluß sei betont, daß für drei und mehr Dimensionen der genau entsprechende Satz mit den entsprechenden Beweisen gilt. Wir begnügen uns mit der Formulierung des Satzes für drei Veränderliche: Wenn in einem Bereiche G, in dem sich jedes ganz im Innern liegende geschlossene Polygon stetig auf einen inneren Punkt zusammenziehen läßt, ein stetiges Vektorfeld $\mathfrak{A}$ mit den Komponenten $a(x, y, z)$, $b(x, y, z)$, $c(x, y, z)$ und stetigen partiellen Ableitungen a_y, a_z, b_z, b_x, c_x, c_y gegeben ist, dann *ist das Bestehen der Bedingungen*

$$a_y = b_x, \qquad b_z = c_y, \qquad c_x = a_z$$

oder vektoriell geschrieben, das Bestehen der Bedingung

$$\operatorname{rot} \mathfrak{A} = 0$$

notwendig und hinreichend für die Unabhängigkeit des Kurvenintegrals

$$\int\limits_{C} \{a\,dx + b\,dy + c\,dz\}$$

vom Wege C, von dem wir nur annehmen, daß er in G liegt. Das Kurvenintegral stellt dann bei festem Anfangspunkt P_0 eine Funktion $U(x, y, z)$ der Koordinaten des Endpunktes dar, und zwar ist

$$\int\limits_{P_0}^{P} \{a\,dx + b\,dy + c\,dz\} = U(x, y, z) - U(x_0, y_0, z_0)$$

oder, vektoriell geschrieben,

$$\int\limits_{P_0}^{P} \mathfrak{A}\,d\mathfrak{x} = U(P) - U(P_0),$$

wobei durch die abgekürzte, auch sonst gebräuchliche Schreibweise $U(P)$ der Funktionswert von U in einem Punkte P bezeichnet wird.

6. Die Bedeutung des einfachen Zusammenhanges.

Bei allen diesen Überlegungen war wesentlich, daß der betrachtete Bereich einfach zusammenhängend ist. Wäre der Zusammenhang des Bereiches nicht einfach, so wäre man nicht sicher, daß sich die Funktion U durch die Integration über Polygonzüge überall eindeutig festlegen läßt.

Folgendes Beispiel lehrt uns in der Tat, daß bei mehrfach zusammenhängenden Bereichen die Integrabilitätsbedingungen für die Unabhängigkeit des Integrales vom Wege nicht hinreichend zu sein brauchen.

Die Funktionen

$$a(x, y) = -\frac{y}{x^2 + y^2}, \qquad b(x, y) = \frac{x}{x^2 + y^2}$$

sind für alle x, y definiert und stetig außer für $x = 0$, $y = 0$. Ihre Ableitungen

$$a_y(x, y) = -\frac{1}{x^2 + y^2} + \frac{2y^2}{(x^2 + y^2)^2}, \qquad b_x(x, y) = \frac{1}{x^2 + y^2} - \frac{2x^2}{(x^2 + y^2)^2}$$

sind ebenfalls außerhalb des Nullpunktes stetig und erfüllen die Bedingung

$$a_y(x, y) = b_x(x, y) = \frac{y^2 - x^2}{(x^2 + y^2)^2}.$$

Wenn wir nun das Integral

$$\int\limits_{C} \{a\,dx + b\,dy\}$$

über den durch $x = \cos t$, $y = \sin t$ gegebenen Kreis C mit dem Nullpunkt als Mittelpunkt erstrecken, so kann C nicht in einen einfach zusammenhängenden Bereich G gelagert werden, in dem die Voraussetzungen des Satzes erfüllt sind; wir müssen dazu schon ein ringförmiges Gebiet nehmen, das den Punkt $(0,0)$ nicht enthält. Es ist dann

$$\int\limits_C \{a\,dx + b\,dy\} = \int\limits_0^{2\pi} \{-\sin t \cdot (-\sin t) + \cos t \cdot \cos t\}\,dt = \int\limits_0^{2\pi} dt = 2\pi,$$

das Integral über die geschlossene Kurve C ist also nicht Null[1].

§ 2. Zusammenhang zwischen Kurvenintegralen und Gebietsintegralen in der Ebene. (Integralsätze von GAUSS, STOKES und GREEN.)

1. Formulierung und Beweis des GAUSSschen Integralsatzes.

Bei Funktionen einer unabhängigen Veränderlichen ist eine der Grundformeln, welche den Zusammenhang zwischen Differentiation und Integration vermittelten:

$$\int\limits_{x_0}^{x_1} f'(x)\,dx = f(x_1) - f(x_0).$$

Eine analoge Formel — der GAUSSsche Integralsatz — gilt in zwei Dimensionen. Dabei wird ebenfalls eine Differentiation durch einen Integrationsprozeß rückgängig gemacht, in dem Gebietsintegrale der Form

$$\iint\limits_G f_x\,dx\,dy \quad \text{bzw.} \quad \iint\limits_G g_y\,dx\,dy$$

in Integrale verwandelt werden, die nur über die Randkurve R von G erstreckt werden. Wir fassen dabei den Rand R als orientierte Kurve auf und deuten die Durchlaufungsrichtung durch einen hinzugesetzten Pfeil an. Der GAUSSsche Integralsatz lautet dann folgendermaßen. *Sind $f(x, y)$ und $g(x, y)$ in dem abgeschlossenen, durch eine stückweise glatte Kurve R begrenzten Bereiche G stetige und mit stetigen Ableitungen versehene Funktionen, so gilt die Formel:*

$$\iint\limits_G \big[f_x(x, y) + g_y(x, y)\big]\,dx\,dy = \int\limits_{\overleftarrow{R}} \{f(x, y)\,dy - g(x, y)\,dx\},$$

---

[1] Beiläufig sei bemerkt, daß der Wert des Integrals $\int \{a\,dx + b\,dy\}$ für jede sich selbst nicht schneidende, den Nullpunkt umschließende Kurve derselbe — nämlich 2π — ist. Dies folgt unmittelbar aus unserem allgemeinen Zerlegungssatz (vgl. S. 311), indem wir das zwischen zwei derartigen Kurven C und C' gelegene Ringgebiet durch Querkurven C_i in eine Anzahl einfach zusammenhängender Bereiche zerlegen und auf jedes von ihnen den Hauptsatz anwenden.

wobei das Integral rechts als Linienintegral um den geschlossenen Rand R des Bereiches im positiven Drehungssinn herum zu erstrecken ist, d.h. so, daß beim Durchlaufen des Randes das Innere des Bereiches G zur Linken bleibt.

Beim Beweise beschränken wir uns zunächst auf den Fall, daß der Rand R von jeder achsenparallelen Geraden in höchstens zwei Punkten geschnitten wird; außerdem sei $g(x, y)$ überall in G gleich Null. Dann können wir das Integral

$$\iint\limits_{G} f_x(x, y)\, dx\, dy$$

nach den Ergebnissen des vorigen Kapitels, § 3 als ein zweifaches Integral in der Form

$$\iint\limits_{G} f_x(x, y)\, dx\, dy = \int dy \int f_x(x, y)\, dx$$

schreiben, wobei y dasjenige Intervall durchläuft, welchem überhaupt Punkte von G entsprechen und das Integral $\int f_x(x, y)\, dx$ über die Durchschnittsstrecke der Parallelen $y = $ konst. mit dem Bereiche G zu nehmen ist. Bezeichnet $x_0(y)$ (Fig. 91) den Eintrittspunkt und $x_1(y)$ den Austrittspunkt der Parallelen im Abstande y zur x-Achse in G, wobei $x_1 \geqq x_0$ sei, so wird

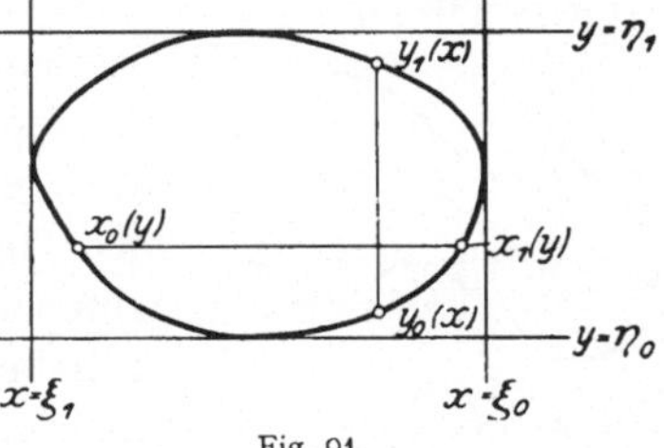

Fig. 91.

$$\int\limits_{x_0(y)}^{x_1(y)} f_x(x, y)\, dx$$
$$= f\big(x_1(y), y\big) - f\big(x_0(y), y\big).$$

Bezeichnen wir ferner mit η_0 und η_1 den kleinsten und größten y-Wert, zu welchem Punkte von G gehören, so erhalten wir offenbar durch Integration dieser Gleichung nach y von η_0 bis η_1

$$\iint\limits_{G} f_x(x, y)\, dx\, dy = \int\limits_{\eta_0}^{\eta_1} f\big(x_1(y), y\big)\, dy + \int\limits_{\eta_1}^{\eta_0} f\big(x_0(y), y\big)\, dy.$$

Diese Gleichung aber ist [für den Spezialfall $g(x, y) = 0$] gleichbedeutend mit dem oben formulierten GAUSSschen Satze, wie unmittelbar aus der Definition des Kurvenintegrals

$$\int\limits_{\overleftarrow{R}} f(x, y)\, dy$$

hervorgeht. Man beachte, daß der Fall, in dem der Rand von G Stücke parallel zur x-Achse enthält, in unseren Überlegungen mit inbegriffen ist. Diese Stücke liefern nämlich zu dem Randintegral rechts keinen Beitrag, und es verschwindet längs eines jeden solchen Stückes das Kurvenintegral $\int f(x, y)\, dy$, da dort $y = $ konst. ist.

Genau dieselben Überlegungen führen bei der Annahme $f(x, y) = 0$ unter Benutzung unserer Voraussetzung, daß keine Parallele zur y-Achse den Rand von G in mehr als zwei Punkten durchschneidet, zu der Formel

$$\iint\limits_{G} g_y(x, y)\, dx\, dy = \int\limits_{\xi_0}^{\xi_1} \left(g(x, y_1(x)) - g(x, y_0(x))\right) dx$$

oder

$$\iint\limits_{G} g_y(x, y)\, dx\, dy = -\int\limits_{\overset{\leftharpoondown}{R}} g(x, y)\, dx\, \dagger.$$

Addition unserer beiden Formeln ergibt schließlich den GAUSSschen Integralsatz in der allgemeinen Form

$$\iint\limits_{G} \left[f_x(x, y) + g_y(x, y)\right] dx\, dy = \int\limits_{\overset{\leftharpoondown}{R}} \{f(x, y)\, dy - g(x, y)\, dx\},$$

wie wir ihn oben aufgestellt haben.

Wir können nun diese Formel auf Bereiche ausdehnen, die nicht mehr die Eigenschaft haben, von jeder Geraden parallel zu den Koordinatenachsen in höchstens zwei Randpunkten durchschnitten zu werden. Dazu gehen wir von der Bemerkung aus, daß man durch Aneinanderfügen von endlich vielen Bereichen mit jener Eigenschaft zu Bereichen gelangt, die im allgemeinen eine solche Eigenschaft nicht mehr besitzen. Addieren wir die für jeden einzelnen Bereich bewiesenen GAUSSschen Formeln, so heben sich in der schon früher (S. 310) betrachteten Weise die Bestandteile der Linienintegrale über die inneren Zusammenhangslinien weg, da diese jeweils zweimal in verschiedenem Richtungssinn durchlaufen werden, und es bleibt unsere Integralformel für den Gesamtbereich als Resultat der Addition. Umgekehrt ist also die GAUSSsche Formel für alle Bereiche G bewiesen, welche sich in endlich viele Teilbereiche zerlegen lassen, derart daß der Rand eines jeden von Parallelen zu den Koordinatenachsen in nicht mehr als zwei Punkten durchschnitten wird. Dies ist z. B. für polygonale Bereiche der Fall. — Ohne Beweis sei erwähnt, daß der GAUSSsche Integralsatz tatsächlich für beliebige stückweise glatt begrenzte Bereiche gilt[1].

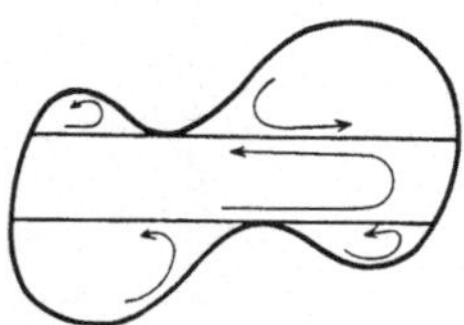

Fig. 92.
Nichtkonvexer Bereich, aus konvexen Bereichen zusammengesetzt.

---

† Daß hier auf der rechten Seite das negative Vorzeichen steht, braucht nicht zu verwundern, da x-Achse und y-Achse in der Ebene nicht äquivalent miteinander sind, indem nämlich die x-Achse in die y-Achse durch eine positive, jedoch die y-Achse in die x-Achse durch eine negative Drehung um den Winkel $\dfrac{\pi}{2}$ übergeht.

[1] Bei einem solchen Bereich braucht unsere Voraussetzung nicht zuzutreffen, z. B. kann ein Stück der Berandung durch die Kurve $y = x^2 \sin \dfrac{1}{x}$ gebildet werden, welche von der x-Achse in unendlich vielen Punkten geschnitten wird.

Endlich bemerken wir noch, daß man die Bedingung, daß sich der Bereich in endlich viele Teilbereiche zerlegen läßt, deren jeder von jeder achsenparallelen Geraden in höchstens zwei Randpunkten getroffen wird, ersetzen kann durch die Forderung: Der Rand des Bereiches soll sich in endlich viele Stücke zerlegen lassen, von denen jedes eine eindeutige Projektion auf beide Koordinatenachsen besitzt; dabei lassen wir jedoch zu, daß die Projektion auf eine der beiden Achsen aus einem einzigen Punkt besteht, d.h. daß der Rand achsenparallele Stücke enthält.

Als spezielle Anwendung der Gaussschen Integralformel gewinnen wir unsere früheren Formeln für den Flächeninhalt des Bereiches G. Wir setzen etwa $f(x, y) = x$ und $g(x, y) = 0$ und erhalten dann sofort für den Flächeninhalt J

$$J = \iint\limits_{G} dx\,dy = \int\limits_{\overleftarrow{R}} x\,dy.$$

Ganz ebenso ergibt sich für $f(x, y) = 0$ und $g(x, y) = y$

$$J = -\int\limits_{\overleftarrow{R}} y\,dx,$$

beides in Übereinstimmung mit unseren früheren Ergebnissen. (Wegen des Vorzeichens vgl. die späteren Ausführungen in § 4, Nr. 1.)

2. Vektorielle Formulierung des Gaussschen Integralsatzes. Integralsatz von Stokes.

Der Gausssche Integralsatz läßt sich besonders einfach formulieren, wenn wir die Bezeichnungen und Begriffe der Vektoranalysis heranziehen. Dazu betrachten wir die beiden Funktionen $f(x, y)$ und $g(x, y)$ als die Komponenten eines ebenen Vektorfeldes $\mathfrak{A}$. Dann ist der Integrand durch die Gleichung

$$f_x(x, y) + g_y(x, y) = \operatorname{div} \mathfrak{A}$$

als Divergenz des Vektors $\mathfrak{A}$ gegeben (vgl. S. 82). Um einen vektoriellen Ausdruck auch für das Kurvenintegral auf der rechten Seite des Gaussschen Satzes zu erhalten, führen wir die Bogenlänge s der Randkurve R ein; wachsender Bogenlänge soll dabei positiver Umlauf entsprechen. Dann geht diese rechte Seite über in

$$\int\limits_{R} \{f(x, y)\,\dot{y} - g(x, y)\,\dot{x}\}\,ds,$$

wobei man $\dfrac{dx}{ds} = \dot{x}$ und $\dfrac{dy}{ds} = \dot{y}$ gesetzt hat.

Nun erinnern wir uns daran, daß der ebene Vektor $\mathfrak{t}$ mit der x-Komponente $\dot{x}$ und der y-Komponente $\dot{y}$ den absoluten Betrag 1 hat und in die Richtung der nach wachsender Bogenlänge s weisenden Tangente fällt, während der Vektor $\mathfrak{n}$ mit der x-Komponente $\dot{y}(s)$ und der y-Komponente $-\dot{x}(s)$, welcher ebenfalls den Betrag 1 hat, senkrecht zu der Tangente steht und zwar so, daß der Vektor $\mathfrak{n}$ zum Vektor $\mathfrak{t}$ gelagert ist, wie die positive x-Achse zur positiven y-Achse[1]. Wenn also wachsender Bogenlänge ein positiver Umlaufungssinn des Bereiches ent-

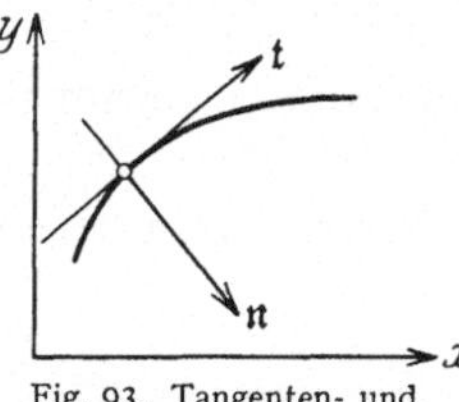

Fig. 93. Tangenten- und Normalen-Richtung.

spricht, so gibt $\mathfrak{n}$ den Einheitsvektor in der nach außen weisenden Normalenrichtung an. Es ist nützlich, zu bemerken, daß man die Komponenten des Normalenvektors $\mathfrak{n}$ auch in der Form

$$\dot{y}(s) = \frac{\partial x}{\partial n} \qquad -\dot{x}(s) = \frac{\partial y}{\partial n}$$

schreiben kann, wo $\dfrac{\partial}{\partial n}$ die Differentiation in der Normalenrichtung nach außen hin bedeutet[2]; man kann daher den Satz von GAUSS auch in der Form

$$\iint\limits_{G} (f_x + g_y)\, dx\, dy = \int\limits_{\overleftarrow{R}} \left(f\, \frac{\partial x}{\partial n} + g\, \frac{\partial y}{\partial n} \right) ds$$

schreiben.

Wir erkennen jetzt, daß unser Integrand nichts anderes ist als das skalare Produkt $\mathfrak{A} \cdot \mathfrak{n}$, oder die Normalkomponente des Vektors $\mathfrak{A}$. Damit ergibt sich der GAUSSsche Integralsatz in der wichtigen Form

$$\iint\limits_{G} \operatorname{div} \mathfrak{A}\, dx\, dy = \int\limits_{R} \mathfrak{A} \cdot \mathfrak{n}\, ds = \int\limits_{R} \mathfrak{A}_n\, ds.$$

In Worten: *Das Integral der Divergenz eines ebenen Vektorfeldes über einen abgeschlossenen Bereich G ist gleich dem Randintegral der in das Äußere von G weisenden Normalkomponente des Vektorfeldes.*

Wir können dem GAUSSschen Integralsatz in der Ebene noch eine ganz andere vektorielle Deutung geben, indem wir die Größe $g(x, y)$ durch die Größe $-g(x, y)$ ersetzen. Der Integralsatz lautet dann

$$\iint\limits_{G} [f_x(x, y) - g_y(x, y)]\, dx\, dy = \int\limits_{\overleftarrow{R}} [g(x, y)\, \dot{x} + f(x, y)\, \dot{y}]\, ds.$$

---

[1] Man erkennt dies durch eine Stetigkeitsbetrachtung, z.B. indem man die Tangente unserer Kurve mit der y-Achse zur Deckung gebracht denkt; es ist dann, wenn der $\mathfrak{t}$-Richtung ein in der positiven y-Richtung weisendes s entspricht, $\dot{x} = 0$, $\dot{y} = 1$ und hieraus folgt, daß der Normalvektor $\mathfrak{n}$ jetzt nach der positiven x-Richtung weisen muß.

[2] Zum Begriff „Differentiation nach einer Richtung" s. Kap. II, § 4, 2.

Sind jetzt wieder die beiden Größen $f(x, y)$ und $g(x, y)$ Komponenten eines Vektorfeldes $\mathfrak{A}$, und zwar nunmehr g die x-Komponente und f die y-Komponente und deuten wir $\dot{x}(s)$ und $\dot{y}(s)$ wiederum als die Komponenten des tangentiellen Einheitsvektors $\mathfrak{t}$, so erkennen wir, daß wir den Integranden der rechten Seite in der Form $\mathfrak{A} \cdot \mathfrak{t} = \mathfrak{A}_t$ schreiben können, wo $\mathfrak{A} \cdot \mathfrak{t}$ das skalare Produkt des Vektors $\mathfrak{A}$ und $\mathfrak{t}$, d. h. die Tangentialkomponente des Vektors $\mathfrak{A}$ ist. Der Integrand der linken Seite ist uns früher auf S. 83 bei der Bildung des Rotationsvektors begegnet. Um den Begriff der Rotation hier anzuwenden, denken wir uns das Vektorfeld $\mathfrak{A}$ in den Raum fortgesetzt, z. B. indem wir die z-Komponente überall gleich Null nehmen. Der Integrand der linken Seite ist dann einfach die Komponente des Vektors $\operatorname{rot} \mathfrak{A}$ in der z-Richtung, so daß sich die obenstehende Gleichung für die Ebene in die folgende Gestalt setzen läßt:

$$\iint\limits_{G} (\operatorname{rot} \mathfrak{A})_z \, d x \, d y = \int\limits_{R} \mathfrak{A}_t \, d s .$$

Verstehen wir für ein nur in der $x\,y$-Ebene betrachtetes Vektorfeld unter der Rotation die z-Komponente des Vektors $\operatorname{rot} \mathfrak{A}$, wobei $\mathfrak{A}$ irgendein in der obigen Weise fortgesetztes Vektorfeld ist, so können wir den STOKESSchen Satz in folgender Weise formulieren: *Das Integral der Rotation eines ebenen Vektorfeldes über einen abgeschlossenen Bereich ist gleich dem Linienintegral der Tangentialkomponente um den Rand herum.* Man pflegt diese Aussage auch als den *Satz von* STOKES *in der Ebene* zu bezeichnen[1].

Indem wir nun von dem Vektorcharakter der Rotation eines räumlichen Vektorfeldes Gebrauch machen und beachten, daß in unser obiges Resultat nur die in der x, y-Ebene liegenden Komponenten des Vektorfeldes eingehen, so können wir uns bei dem STOKESSchen Satze für ebene Bereiche von der Tatsache befreien, daß es sich gerade um die x, y-Ebene handelt. Wir gelangen so zu der folgenden allgemeineren

---

[1] Beiläufig sei bemerkt, daß wir den Satz von GAUSS bzw. von STOKES dazu benutzen können, um einen neuen einfachen Beweis für den Hauptsatz über Kurvenintegrale des § 1 zu geben und zwar speziell für die Tatsache, daß die Bedingung $f_x = g_y$ für die Unabhängigkeit des Integrals vom Wege hinreichend ist. Diese Bedingung zeigte sich als gleichwertig mit dem Verschwinden des Integrals um jeden geschlossenen Weg. Begrenzt ein solcher Weg einen Bereich G der betrachteten Art, so verwandelt der STOKESSche Integralsatz unser Kurvenintegral

$$\int\limits_{\overleftarrow{R}} \{ g(x, y) \, d x + f(x, y) \, d y \}$$

in das Integral des Ausdruckes $f_x - g_y$ über den Bereich, und wenn dieser Ausdruck verschwindet, so ergibt sich auch das behauptete Verschwinden des Kurvenintegrals.

Fassung des Stokesschen Satzes

$$\iint\limits_{G} (\operatorname{rot}\mathfrak{A})_n \, dg = \int\limits_{R} \mathfrak{A}_t \, ds.$$

Dabei ist G ein irgendwie im Raum gelegener ebener Bereich, der von der Kurve R berandet wird, und $(\operatorname{rot}\mathfrak{A})_n$ die Komponente des Vektors $\operatorname{rot}\mathfrak{A}$ in Richtung der Normalen auf G.

3. Integralformeln von Green. — Integral der Funktionaldeterminante.

Eng verwandt mit dem Gaussschen Integralsatz sind einige andere Integralumformungen, die man als die Integralsätze von Green zu bezeichnen pflegt und die in der Theorie der Differentialgleichungen vielfach Anwendung finden. Wir betrachten, um zu diesen Sätzen zu gelangen, zwei Funktionen $u(x, y)$ und $v(x, y)$, von denen wir annehmen, daß sie in G stetige Ableitungen erster und zweiter Ordnung besitzen. Mit Rücksicht auf die Gleichungen

$$\frac{\partial}{\partial x}(u v_x) = u_x v_x + u v_{xx}; \qquad \frac{\partial}{\partial y}(u v_y) = u_y v_y + u v_{yy}$$

ergibt sich nun sofort durch Berufung auf den Gaussschen Integralsatz die Formel

$$\iint\limits_{G} (u_x v_x + u v_{xx} + u_y v_y + u v_{yy})\, dx\, dy = \int\limits_{\overset{\leftarrow}{R}} \{u v_x\, dy - u v_y\, dx\}$$

oder

$$\iint\limits_{G} (u_x v_x + u_y v_y)\, dx\, dy = -\iint\limits_{G} u\, \Delta v\, dx\, dy + \int\limits_{\overset{\leftarrow}{R}} \{-u v_y\, dx + u v_x\, dy\},$$

wobei zur Abkürzung, wie schon früher, der Ausdruck

$$\Delta v = v_{xx} + v_{yy}$$

eingeführt worden ist. Man nennt diese letzte Integralformel die (erste) *Greensche Formel*. Sie ist nach dem Obigen bewiesen unter der Voraussetzung, daß in unserem abgeschlossenen Bereich die Funktionen $u_x, v_x, u_y, v_y, v_{xx}, v_{yy}$ stetig sind. Wenn wir auch noch die Stetigkeit der Funktionen u_{xx}, u_{yy} voraussetzen, so können wir in derselben Art die Greensche Formel

$$\iint\limits_{G} (u_x v_x + u_y v_y)\, dx\, dy = -\iint\limits_{G} v\, \Delta u\, dx\, dy + \int\limits_{\overset{\leftarrow}{R}} \{-v u_y\, dx + v u_x\, dy\}$$

und aus beiden Greenschen Formeln zusammen durch Subtraktion die sog. *zweite Greensche Formel*

$$\iint\limits_{G} (u\, \Delta v - v\, \Delta u)\, dx\, dy = \int\limits_{\overset{\leftarrow}{R}} \{(v u_y - u v_y)\, dx - (v u_x - u v_x)\, dy\}$$

ableiten.

Die Randintegrale in den GREENschen Formeln kann man noch ein wenig anders schreiben, wenn man beachtet, daß die Differentiation einer Ortsfunktion $f(x, y)$ nach der äußeren Normale der Kurve durch die Gleichung

$$\frac{\partial}{\partial n} f(x, y) = f_x \dot{y} - f_y \dot{x}$$

gegeben wird, wenn wachsendem s ein positiver Umlaufungssinn entspricht. Die GREENschen Formeln heißen also, wenn allgemein unter dem Symbol $\frac{\partial}{\partial n}$ die Differentiation in der nach außen weisenden Normalenrichtung der Kurve verstanden wird,

$$\iint\limits_{G} (u_x v_x + u_y v_y)\, dx\, dy = -\iint\limits_{G} v\, \Delta u\, dx\, dy + \int\limits_{\overleftarrow{R}} v\, \frac{\partial u}{\partial n}\, ds$$

bzw.

$$\iint\limits_{G} (u\, \Delta v - v\, \Delta u)\, dx\, dy = \int\limits_{R} \left(u\, \frac{\partial v}{\partial n} - v\, \frac{\partial u}{\partial n}\right) ds.$$

Wir können übrigens der ersten GREENschen Formel mit Hilfe der vektoriellen Schreibweise noch eine andere Gestalt geben:

$$\iint\limits_{G} (\operatorname{grad} u \cdot \operatorname{grad} v)\, dx\, dy = -\iint\limits_{G} v\, \operatorname{div} \operatorname{grad} u\, dx\, dy + \int\limits_{R} v\, \frac{\partial u}{\partial n}\, ds.$$

Hierbei steht also links unter dem Integralzeichen das innere Produkt der beiden Gradienten $\operatorname{grad} u$ und $\operatorname{grad} v$, und es ist an Stelle des Symbols Δu das gleichbedeutende Symbol $\operatorname{div} \operatorname{grad} u$ gesetzt.

Zu einer anderen bemerkenswerten Integralumformung gelangen wir, indem wir die beiden Gebietsintegrale über die Produkte $u_x v_y$ bzw. $u_y v_x$ nach der Umformung in Randintegrale voneinander subtrahieren:

$$\iint\limits_{G} (u_x v_y - u_y v_x)\, dx\, dy = \int\limits_{\overleftarrow{R}} \{u v_x\, dx + u v_y\, dy\} = \int\limits_{\overleftarrow{R}} u\, dv.$$

Diese Formel liefert uns einen neuen Einblick in den Sinn der Funktionaldeterminante. Als Integrand links steht ja die Funktionaldeterminante $\frac{\partial(u, v)}{\partial(x, y)}$. Wir setzen voraus, daß im ganzen Bereich G die Funktionaldeterminante positiv ist, und daß durch die Gleichungen

$$u = u(x, y), \quad v = v(x, y)$$

der Bereich G der x, y-Ebene auf einen Bereich G^* der u, v-Ebene abgebildet wird, und zwar $\left(\text{wegen } \frac{\partial(u, v)}{\partial(x, y)} > 0\right)$ unter Erhaltung des Umlaufsinnes. Nun ist der Flächeninhalt des Bereiches G^*, wie wir wissen, durch das über diesen Rand im positiven Sinne erstreckte Kurvenintegral

$$\int\limits_{\overset{\leftrightarrow}{R}} u\,dv = \int\limits_{\overset{\leftrightarrow}{R}} u\,(v_x\,dx + v_y\,dy)$$

dargestellt. Es stellt also auch das Integral der Funktionaldeterminante

$$\iint\limits_{G} \frac{\partial(u,v)}{\partial(x,y)}\,dx\,dy$$

den Flächeninhalt des Bildbereiches dar und es ist

$$\iint\limits_{G^*} du\,dv = \iint\limits_{G} \frac{\partial(u,v)}{\partial(x,y)}\,dx\,dy.$$

Wir haben damit von neuem die schon in Kap. IV bewiesene Transformationsformel für den Spezialfall gewonnen, daß links als Integrand 1 steht. Dividieren wir das Integral

$$\iint\limits_{G} \frac{\partial(u,v)}{\partial(x,y)}\,dx\,dy$$

durch den Flächeninhalt des Bereiches G und lassen dann den Durchmesser von G gegen Null streben, mit anderen Worten: nehmen wir eine Gebietsdifferentiation dieses Integrales vor, so erhalten wir im Limes den Integranden, d.h. die Funktionaldeterminante $\dfrac{\partial(u,v)}{\partial(x,y)}$. *Die Funktionaldeterminante ist also der Quotient der Flächeninhalte von Bildbereich und Originalbereich in der Grenze für verschwindende Durchmesser oder, wie man auch einfach sagt, das lokale flächenhafte Verzerrungsverhältnis*[1].

4. Transformation von Δu auf Polarkoordinaten.

Ein ähnlicher Gedanke wie in Nr. 3 erlaubt uns in einfacher Weise, den Ausdruck $\Delta u = u_{xx} + u_{yy}$ auf neue Koordinaten, z.B. auf Polarkoordinaten r und φ zu transformieren. Wir benutzen zu diesem Zweck

---

[1] Da nach dem Mittelwertsatz der Integralrechnung das Verhältnis der Flächeninhalte eines Bereiches und seines Bildbereiches durch einen Mittelwert der Funktionaldeterminante gegeben wird, so führt nunmehr die Definition des Gebietsintegrales fast unmittelbar auch zu der allgemeinen Transformationsformel

$$\iint\limits_{G} f(u,v)\,du\,dv = \iint\limits_{G^*} f\,\frac{\partial(u,v)}{\partial(x,y)}\,dx\,dy,$$

wie der Leser im einzelnen selbst durchdenken mag. Einen weiteren vollständigen Beweis der Transformationsformel s. § 3, 3.

die Formel

$$\iint\limits_{G} \Delta u \, dx \, dy = \int\limits_{\overleftarrow{R}} \frac{\partial u}{\partial n} \, ds,$$

die aus der GREENschen Formel entsteht, wenn wir in ihr $v = 1$ setzen. Dividieren wir diese Gleichung durch den Flächeninhalt des Gebietes G und lassen den Durchmesser von G gegen Null streben — wenden also Gebietsdifferentiation an —, so erhalten wir in der Grenze wieder den Ausdruck Δu.

Um Δu auf andere Koordinaten zu transformieren, brauchen wir die entsprechende Transformation also nur an dem einfachen Randintegral $\int\limits_{R} \frac{\partial u}{\partial n} \, ds$ vorzunehmen, sodann durch den Flächeninhalt zu dividieren und den Grenzübergang auszuführen. Der Vorteil gegenüber der direkten Rechnung ist, daß wir die etwas komplizierten Rechnungen für die Transformation der zweiten Ableitungen von u nicht durchzuführen brauchen, da am Rande nur erste Ableitungen vorkommen.

Als wichtigstes Beispiel führen wir die Transformation Δu auf Polarkoordinaten r, φ aus. Wir wählen als Gebiet G eine kleine Masche des Polarkoordinatennetzes, etwa zwischen den Kreisen r und $r + h$ und den Geraden φ und $\varphi + k$, deren Inhalt bekanntlich den Wert $kh\varrho$ besitzt, wobei $\varrho = r + \frac{h}{2}$ der Radius des Mittelkreises ist.

Nach unserer allgemeinen Überlegung gilt dann

$$\Delta u = \lim_{\substack{h \to 0 \\ k \to 0}} \frac{1}{\varrho \, k \, h} \int\limits_{\overleftarrow{R}} \frac{\partial u}{\partial n} \, ds$$

oder — indem wir das Randintegral für unsere spezielle Umrandung ausführen:

$$\Delta u = \lim_{\substack{h \to 0 \\ k \to 0}} \frac{1}{\varrho} \left\{ \frac{1}{k} \int\limits_{\varphi}^{\varphi+k} \frac{(r + h) \, u_r(r + h, \varphi) - r \, u_r(r, \varphi)}{h} \, d\varphi + \right.$$
$$\left. + \frac{1}{h} \int\limits_{r}^{r+h} \frac{u_\varphi(r, \varphi + k) - u_\varphi(r, \varphi)}{k} \, \frac{dr}{r} \right\}.$$

Auf Grund der Mittelwertsätze der Differential- und Integralrechnung können wir diese Gleichung auch in der Form schreiben:

$$\Delta u = \lim_{\substack{h \to 0 \\ k \to 0}} \frac{1}{\varrho} \left\{ r_1 u_{rr}(r_1, \varphi_1) + u_r(r_1, \varphi_1) + \frac{1}{r_2} u_{\varphi\varphi}(r_2, \varphi_2) \right\},$$

wobei r_1, r_2 und φ_1, φ_2 Werte der Variabeln r und φ bedeuten, die zwischen r und $r + h$ bzw. φ und $\varphi + k$ gelegen sind. Im Limes $h \to 0$,

$k \to 0$ erhalten wir sofort

$$\Delta u = \frac{1}{r}\,(r\,u_r)_r + \frac{1}{r^2}\,u_{\varphi\varphi}$$

und damit die gewünschte Transformationsformel.

§3. Anschauliche Deutung und Anwendungen der Integralsätze in der Ebene.

1. Kinematische Deutung des Gaussschen Integralsatzes. — Divergenz und Quellenergiebigkeit.

Wir wollen unsere Integralsätze mit Hilfe der Vorstellung einer stationären Strömung einer inkompressiblen ebenen Flüssigkeit anschaulich deuten. Eine solche Strömung — die natürlich nur eine Idealisierung wirklicher physikalischer Verhältnisse ist — liegt vor, wenn irgendeine über der Ebene ausgebreitete Flüssigkeit konstanter Flächendichte 1 sich so bewegt, daß der Bewegungszustand, d. h. das Geschwindigkeitsfeld an jeder Stelle von der Zeit unabhängig (stationär) ist. Eine solche Strömung wird also durch das Feld ihres Geschwindigkeitsvektors $\mathfrak{v}$ charakterisiert. Mit v_1 und v_2 bezeichnen wir die Komponenten dieses Geschwindigkeitsvektors. Betrachten wir nun irgendein Kurvenstück C, dem wir (an sich willkürlich) eine positive Normalenrichtung zuordnen — mit $\mathfrak{n}$ sei der nach dieser Richtung weisende normale Einheitsvektor bezeichnet —, so wird die Gesamtmenge der Flüssigkeit, welche während der Zeiteinheit durch dieses Kurvenstück in Richtung der positiven Normalen hindurchtritt, durch das Integral

$$\int_C \mathfrak{v}\,\mathfrak{n}\,d s$$

gegeben sein, wenn wir mit s die Bogenlänge auf C bezeichnen[1]. Ist nun unsere Kurve geschlossen und umschließt einen Bereich G, so besagt der Gausssche Integralsatz, wenn $\mathfrak{n}$ die nach außen gerichtete Normale bedeutet,

$$\int_R \mathfrak{v}\,\mathfrak{n}\,d s = \iint_G \operatorname{div} \mathfrak{v}\,d x\,d y,$$

daß die Gesamtmenge der aus dem Bereich G in der Zeiteinheit austretenden Flüssigkeitsmenge gleich dem über den Bereich erstreckten Integral der Divergenz des Geschwindigkeitsfeldes ist. Diese Aussage führt uns sofort zu der anschaulichen Bedeutung des Begriffes Divergenz.

---

[1] Um zu erkennen, daß das Integral tatsächlich diese Bedeutung hat, denken wir uns die Kurve zunächst durch ein Polygon mit den Seitenlängen Δs_1, Δs_2, ..., Δs_n ersetzt, stellen uns vor, daß auf jeder Polygonseite der Geschwindigkeitsvektor konstant sei und nehmen sodann den gewohnten Grenzübergang vom Polygon zur Kurve vor.

Im allgemeinen wird nämlich das Randintegral links nicht Null sein. Ein positiver Wert des Integrals bedeutet, daß aus dem Bereich Flüssigkeit austritt, ein negativer Wert, daß in den Bereich Flüssigkeit eintritt. Wenn nun der ganze Zustand stationär, d.h. von der Zeit unabhängig sein soll, und daher keine Ansammlung oder Verminderung von Substanz in dem Bereich stattfinden kann, so muß in dem Bereich selbst Substanz entstehen oder vernichtet werden. Man sagt, daß in dem Bereich sich *Quellen* oder *Senken* befinden; der stationäre Charakter der Strömung drückt sich darin aus, daß die vorhandenen Quellen oder Senken Zufuhr oder Abfluß im Innern so regulieren, daß an jeder Stelle die Dichte konstant bleibt. Die Gesamtmenge, die aus dem Bereich austritt, werden wir als die *Gesamtergiebigkeit* des Bereiches bezeichnen. Sie ist positiv oder negativ, je nachdem ob die Quellen oder die Senken überwiegen. Dividieren wir die Gesamtergiebigkeit durch den Flächeninhalt des Bereiches, so erhalten wir die durchschnittliche oder *mittlere Ergiebigkeit*. Lassen wir den Durchmesser des Bereiches gegen Null streben, d.h. nehmen wir Gebietsdifferentiation vor, so erhalten wir im Limes die spezifische Ergiebigkeit oder die *Quellendichte* an der betreffenden Stelle. Der GAUSSsche Integralsatz besagt: *Die Divergenz* div $\mathfrak{v}$ *unseres Geschwindigkeitsfeldes ist gleich der spezifischen Ergiebigkeit oder Quellendichte der Strömung.* Der GAUSSsche Integralsatz führt also zu einer anschaulichen Bedeutung des früher rein formal eingeführten Begriffes der Divergenz.

Man kann sich diese Bedeutung der Divergenz auch grob folgendermaßen veranschaulichen: Denken wir uns die Strömung zerlegt in eine Strömung, die in der Richtung der x-Achse mit der Geschwindigkeit v_1 und in eine, die längs der y-Achse mit der Geschwindigkeit v_2 fließt und betrachten ein achsenparallel orientiertes Rechteck mit den Eckpunkten $P_1:(\xi, \eta)$, $P_2:(\xi+h, \eta)$, $P_3:(\xi, \eta+k)$, $P_4:(\xi+h, \eta+k)$. Wäre die Geschwindigkeit v_1 auf jeder der beiden Seiten P_1P_3 und P_2P_4 konstant, und zwar gleich $v_1(\xi, \eta)$ bzw. $v_1(\xi+h, \eta)$, so würde die Gesamtmenge der in der Zeiteinheit aus dem Rechteck in der x-Richtung austretenden Substanzmenge gleich der Differenz $kv_1(\xi+h, \eta) - kv_1(\xi, \eta)$ sein. Dividieren wir durch den Flächeninhalt des Rechtecks hk, so erhalten wir

$$\frac{v_1(\xi+h, \eta) - v_1(\xi, \eta)}{h}.$$

Entsprechend wird angenähert die zweite in der Richtung der y-Achse weisende Strömungskomponente einen durchschnittlichen Überschuß von austretender und eintretender Substanz geben, wenn man diesen Überschuß durch den Inhalt des Rechtecks dividiert. Der Ausdruck

$$\frac{v_1(\xi+h, \eta) - v_1(\xi, \eta)}{h} + \frac{v_2(\xi, \eta+k) - v_2(\xi, \eta)}{k}$$

gibt also für die Gesamtströmung diesen durchschnittlichen Überschuß angenähert an, und der Grenzübergang $h \to 0$, $k \to 0$ führt wieder zu der vorhin angegebenen Bedeutung der Divergenz.

Von besonderem Interesse ist der Fall einer *quellenfreien* Strömung, d.h. einer Strömung, bei der in dem betrachteten Bereiche weder Substanz erzeugt noch vernichtet wird. Eine solche Strömung ist durch die Bedingung

$$\operatorname{div} \mathfrak{v} = 0$$

charakterisiert, eine Bedingung, die wegen des Gaußschen Integralsatzes gleichbedeutend damit ist, daß, über eine beliebige geschlossene Kurve R erstreckt, die Integralbeziehung

$$\int\limits_{R} \mathfrak{v}_n \, ds = 0$$

gilt.

2. Deutung des Satzes von Stokes.

Auch der Satz von Stokes läßt sich in einfacher Weise durch das Bild einer strömenden ebenen inkompressiblen Flüssigkeit deuten, für welche der Vektor $\mathfrak{v}$ mit den Komponenten v_1 und v_2 die Geschwindigkeit angibt. Wir wollen das um eine geschlossene Kurve R herum erstreckte Integral $\int \mathfrak{v}_t \, ds$ als die *Zirkulation* der Flüssigkeit längs dieser Kurve $\overset{\leftarrow}{R}$ bezeichnen. Sie drückt sich nach dem Stokesschen Satze ohne weiteres in der Form

$$\int\limits_{R} \mathfrak{v}_t \, ds = \iint\limits_{G} \operatorname{rot} \mathfrak{v} \, dx \, dy$$

aus, und diese Gleichung zeigt uns wieder, daß der Ausdruck $\operatorname{rot} \mathfrak{v}$ als die spezifische Zirkulation oder die *Zirkulationsdichte* an einer bestimmten Stelle zu betrachten ist. Statt des Wortes Zirkulation pflegt man auch das Wort *Wirbelstärke* (längs einer Kurve) zu gebrauchen. Der Stokessche Satz besagt dann, daß die Wirbelstärke längs der Kurve R gleich dem Integral der Wirbeldichte über den eingeschlossenen Bereich ist.

Auch hier sind wieder solche Strömungen von besonderem Interesse, bei denen längs jeder geschlossenen Kurve die Zirkulation Null ist, und somit wegen des Stokesschen Integralsatzes auch die Wirbeldichte überall verschwindet. Eine solche Strömung heißt *wirbelfrei*. Sie ist durch das Bestehen der Gleichung

$$\operatorname{rot} \mathfrak{v} = 0$$

charakterisiert.

Stationäre Strömungen, die sowohl wirbel- als auch quellenfrei sind, genügen also den beiden Gleichungssystemen

$$\operatorname{rot} \mathfrak{v} = \frac{\partial v_1}{\partial y} - \frac{\partial v_2}{\partial x} = 0,$$

$$\operatorname{div} \mathfrak{v} = \frac{\partial v_1}{\partial x} + \frac{\partial v_2}{\partial y} = 0.$$

Diese beiden Gleichungen sind — nebenbei bemerkt — deswegen von besonderem Interesse, weil sie in anderen Gebieten der Mathematik, vor allem in der Funktionentheorie, auftreten und somit den Zusammenhang zwischen der Lehre von den Strömungen und diesen Gebieten herstellen[1].

Es sei noch auf eine andere Deutung des STOKESschen Integralsatzes hingewiesen. Verstehen wir unter $\mathfrak{v}$ jetzt nicht mehr ein Geschwindigkeitsfeld sondern ein Kraftfeld, so wird das Linienintegral

$$\int\limits_{R} \mathfrak{v}_t \, ds = \int\limits_{\overleftarrow{R}} \{v_1 \, dx + v_2 \, dy\},$$

über irgendeine geschlossene oder nicht geschlossene Linie erstreckt, die Arbeit angeben, welche das Kraftfeld leistet, wenn ein Punkt in ihm die Kurve R durchläuft. Ist R eine geschlossene Kurve, die einen Bereich G eingrenzt, so sagt der STOKESsche Satz, daß die bei dem gesamten Umlauf um G geleistete Arbeit gleich dem Integral der Rotation des Kraftfeldes über G ist. Soll diese beim Durchlaufen eines geschlossenen Weges geleistete Arbeit stets den Wert Null haben, so muß überall die Gleichung

$$\operatorname{rot} \mathfrak{v} = \frac{\partial v_1}{\partial y} - \frac{\partial v_2}{\partial x} = 0$$

bestehen. Umgekehrt folgt, wenn diese Gleichung überall besteht, aus dem STOKESschen Integralsatz das Verschwinden des Integrales

$$\int\limits_{\overleftarrow{R}} \mathfrak{v}_t \, ds = \int\limits_{\overleftarrow{R}} (v_1 \, dx + v_2 \, dy)$$

(vgl. hierzu S. 325, Anm.).

Wir sehen hieraus in Übereinstimmung mit § 1, daß die *geleistete Arbeit dann und nur dann unabhängig vom Wege ist, falls* im ganzen Bereiche $\operatorname{rot} \mathfrak{v} = 0$ *gilt*.

3. Transformation von Gebietsintegralen.

Als Anwendung des GAUSSschen Integralsatzes sei noch eine kurze Herleitung der Transformationsformel für Gebietsintegrale gegeben (vgl. Kap. 4, § 4, sowie S. 328, Anm.). Der abgeschlossene Bereich G der

---

[1] Vgl. z.B. HURWITZ-COURANT, Vorlesungen über Funktionentheorie. Berlin, Julius Springer 1929, S. 355ff.

x, y-Ebene mit dem Rande R möge durch die Transformation $x = x(u, v)$, $y = y(u, v)$ umkehrbar eindeutig auf den Bereich G^* der u, v-Ebene mit dem Rande R^* unter Erhaltung des Umlaufsinnes abgebildet sein, und beide Bereiche mögen den Bedingungen für die Anwendung des GAUSS-schen Satzes genügen. Um das Integral

$$J = \iint_G f(x, y)\, dx\, dy$$

in ein Integral über den Bereich G^* zu transformieren, verwandeln wir es zunächst in ein Linienintegral über den Rand R; dieses Linienintegral läßt sich — als einfaches Integral — unmittelbar in ein Linienintegral über den Rand R^* von G^* überführen, und das letztere verwandelt sich mittels des GAUSSschen Integralsatzes wieder in ein Gebietsintegral über G^*. Um diesen Gedanken durchzuführen, betrachten wir irgendeine, durch unbestimmte Integration aus f entstehende Hilfsfunktion $A(x, y)$, für welche

$$A_x = f$$

ist. Es wird dann nach dem Satze von GAUSS

$$J = \iint_G A_x\, dx\, dy = \int_{\overset{\leftarrow}{R}} A\, dy.$$

Führen wir jetzt in dem Linienintegrale rechts statt x und y die Größen u und v ein, d. h. transformieren wir es durch die Funktionen $x(u, v)$ und $y(u, v)$ auf den Rand R^* von G^*, so erhalten wir sofort

$$J = \int_{\overset{\leftarrow}{R^*}} A(y_u\, du + y_v\, dv).$$

Nunmehr wenden wir auf das Randintegral rechts den Satz von GAUSS in der umgekehrten Richtung an, indem wir es in ein Gebietsintegral über G^* verwandeln:

$$\int_{\overset{\leftarrow}{R^*}} (A\, y_u)\, du + (A\, y_v)\, dv = \iint_{G^*} \left[(A\, y_v)_u - (A\, y_u)_v \right] du\, dv.$$

Wegen $(A\, y_u)_v = A_v y_u + A\, y_{uv}$ uud $(A\, y_v)_u = A_u y_v + A\, y_{uv}$, sowie

$$A_u = A_x x_u + A_y y_u, \qquad A_v = A_x x_v + A_y y_v, \qquad A_x = f$$

ergibt sich nun nach kurzer Rechnung

$$(A\, y_v)_u - (A\, y_u)_v = f \cdot (x_u y_v - x_v y_u)$$

also schließlich

$$J = \iint_G f\, dx\, dy = \iint_{G^*} f \cdot (x_u y_v - x_v y_u)\, du\, dv,$$

wie zu beweisen war.

§ 4. Oberflächenintegrale.

In der Theorie der Integration bei drei unabhängigen Veränderlichen tritt zu den Gebietsintegralen und Kurvenintegralen als dritter Begriff noch der des Oberflächenintegrales hinzu. Um ihn in übersichtlicher Weise zu formulieren, schicken wir einige Betrachtungen allgemeiner Art voraus, die gleichzeitig auch zur Präzisierung der früheren Begriffe, insbesondere der Verhältnisse bei Gebietsintegralen in zwei Dimensionen dienen.

1. Integration über orientierte Bereiche.

Wir knüpfen an die Verhältnisse bei dem gewöhnlichen Integral $\int_a^b f(x)\,dx$ einer Funktion $f(x)$ der unabhängigen Veränderlichen x an. Der Integrationsbereich ist das Intervall zwischen den Stellen $x = a$ und $x = b$. Wir wurden seinerzeit (Bd. I, S. 75) zwangsläufig zu der Festsetzung

$$\int_a^b f(x)\,dx = -\int_b^a f(x)\,dx$$

geführt, die man auch folgendermaßen beschreiben kann: Dem Integrationsbereich, d.h. dem betrachteten Intervall G, wird ein bestimmter Richtungssinn oder, wie man sagt, eine bestimmte Orientierung zugeschrieben. Kehrt man die Orientierung um, d.h. durchläuft man das Intervall in entgegengesetzter Richtung, so multipliziert sich der Wert des Integrals mit -1. Wir können diese Festsetzung auch durch die Gleichung

$$\int_{+G} f(x)\,dx = -\int_{-G} f(x)\,dx$$

andeuten, indem wir unseren Integrationsbereich mit $+G$ bezeichnen, falls er in der Richtung $a \to b$ durchlaufen wird und mit $-G$, falls in der Richtung $b \to a$.

Bei Kurvenintegralen in der Ebene und im Raume hatten wir ebenfalls erkannt, daß es notwendig ist, der Kurve, über die integriert wird, einen bestimmten Durchlaufungssinn beizulegen und daß bei Umkehrung dieser Orientierung sich das Integral mit -1 multipliziert. Für eine klare Erfassung der Verhältnisse auch bei der Integration über mehrdimensionale Bereiche ist es zweckmäßig, analoge Festsetzungen zu treffen und durch sie unsere früheren Definitionen zu ergänzen.

Wir haben im ersten Bande (S. 231) dem Flächeninhalt eines Bereiches G ein bestimmtes Vorzeichen zugeschrieben, und zwar das positive, wenn wir diesen Bereich in negativem Sinne und das negative, wenn wir ihn in positivem Sinne umlaufen. Diese seinerzeit getroffene Vorzeichenfestsetzung für den Flächeninhalt war an sich völlig willkürlich. Wir dürfen uns daher, da wir von dieser Festsetzung keinen weitergehenden Gebrauch gemacht haben, die Freiheit nehmen, *von nun an die umgekehrte Festsetzung* zu treffen, nämlich dem *Flächeninhalt eines Bereiches dasselbe Vorzeichen wie das des Umlaufsinnes zuzuschreiben*[1]. Einen ebenen Bereich, dem wir einen bestimmten Umlaufsinn zuordnen, wollen wir einen *orientierten Bereich* nennen; wir nennen ihn also positiv orientiert, wenn der Umlaufsinn positiv ist, andernfalls negativ. Nun haben wir seinerzeit den Flächeninhalt eines Bereiches G durch das Gebietsintegral $\iint\limits_{G} dx\,dy$ dargestellt. Soll dieser Flächeninhalt positiv gerechnet werden, so werden wir nunmehr bei der Integration dem Bereich einen positiven Umlaufsinn zuschreiben und demgemäß den Absolutwert des Flächeninhalts symbolisch durch den Ausdruck

$$\iint\limits_{\overleftarrow{G}} dx\,dy = |F| \quad \text{oder} \quad \iint\limits_{+G} dx\,dy = |F|$$

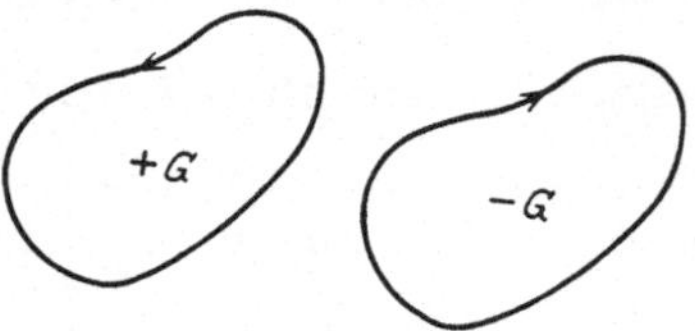

Fig. 94. Bereiche mit Umlaufssinn.

darstellen. Denken wir uns den Bereich mit einer negativen Orientierung versehen, so daß sein Flächeninhalt negativ wird, so drücken wir diese Zahl durch das Symbol $\iint\limits_{\overrightarrow{G}} dx\,dy$ oder $\iint\limits_{-G} dx\,dy$ aus und setzen demgemäß als Definition fest

$$\iint\limits_{\overrightarrow{G}} dx\,dy = \iint\limits_{-G} dx\,dy = -|F|.$$

Als Kurvenintegral wird der Flächeninhalt entsprechend durch die Formel

$$|F| = -\int\limits_{\overleftarrow{R}} y\,dx = \int\limits_{\overleftarrow{R}} x\,dy$$

dargestellt[2].

---

[1] Auf die frühere Festsetzung wurden wir durch den Wunsch geführt, einem unterhalb einer Kurve $y = f(x)$ liegenden Bereich (bei positivem $f(x)$) ein positives Vorzeichen zuzuschreiben, wenn beim Umlauf des Bereiches das Kurvenstück in Richtung wachsender x durchlaufen wird. Auf die entgegengesetzte Vorzeichenfestsetzung wird man geführt, wenn man nicht von dem Kurvenbogen ausgeht, sondern wenn man verlangt, daß zunächst der Integrationsbereich G nach seiner gegebenen Orientierung durchlaufen wird. Da im folgenden stets der Integrationsbereich das primär wichtige sein wird, ist es nunmehr zweckmäßig, die Vorzeichenfestsetzungen durch Bezugnahme auf den Integrationsbereich vorzunehmen.

[2] Man macht sich zweckmäßigerweise an Beispielen klar, daß wirklich rechts etwa für $-\int\limits_{\overleftarrow{R}} y\,dx$ eine positive Zahl entsteht; ist z.B. G das Quadrat $0 \leq x \leq 1$; $0 \leq y \leq 1$, so wird auf den beiden vertikalen Seiten $dx = 0$. Die Seite $y = 0$ liefert ebenfalls keinen Beitrag zum Kurvenintegral und auf der dritten Seite wird $dx < 0$ und $y = 1$.

Wenn nichts besonderes gesagt ist, werden wir übrigens mit G immer einen positiv orientierten Bereich bezeichnen.

Entsprechend wollen wir jetzt ganz allgemein *für irgendein Gebiets-integral definitionsgemäß festsetzen*

$$\iint\limits_{G} f(x, y)\, dx\, dy = \iint\limits_{+G} f(x, y)\, dx\, dy;$$

$$\iint\limits_{G} f(x, y)\, dx\, dy = - \iint\limits_{-G} f(x, y)\, dx\, dy.$$

Diese Festsetzung entspricht genau der bei gewöhnlichen Integralen und Kurvenintegralen früher getroffenen Vereinbarung. Sie stellt k e i n e r l e i E r k e n n t n i s dar, sondern findet ihre Rechtfertigung lediglich in Zweckmäßigkeitsgründen.

Ein Beispiel mag die Nützlichkeit dieser Festsetzung erläutern: Wir haben bei der umkehrbar eindeutigen Transformation des Bereiches G der x, y-Ebene auf einen Bereich G^* der u, v-Ebene gesehen, daß der Flächeninhalt des Bereiches G in den neuen Koordinaten durch das Integral

$$\iint\limits_{G} dx\, dy = \iint\limits_{G^*} \frac{\partial(x, y)}{\partial(u, v)}\, du\, dv$$

gegeben wird, vorausgesetzt, daß die Funktionaldeterminante $\dfrac{\partial(x, y)}{\partial(u, v)}$ überall in G positiv ist. Wie liegen die Verhältnisse, wenn die Funktionaldeterminante überall in G negativ ist? Wir wissen, daß bei positiver Funktionaldeterminante der Umlaufsinn oder die Orientierung von G und G^* erhalten bleibt, bei negativer Funktionaldeterminante aber umgekehrt wird. Unsere obige Formel würde also bei negativer Funktionaldeterminante nicht gelten, wenn wir die Gebietsintegrale ohne Rücksicht auf die Orientierung betrachten würden. *Sie gilt aber auch bei negativer Funktionaldeterminante*, wenn wir unter G einen (positiv oder negativ) o r i e n t i e r t e n Bereich verstehen und unter G^* den o r i e n t i e r t e n Bereich, welcher durch die Abbildung aus G hervorgeht; denn bei Änderung der Orientierung wird der Einfluß des negativen Vorzeichens der Funktionaldeterminante durch unsere obige Festsetzung gerade wieder aufgehoben. Genau so können wir jetzt die allgemeine Transformationsgleichung

$$\iint\limits_{G} f(x, y)\, dx\, dy = \iint\limits_{G^*} f(x, y)\, \frac{\partial(x, y)}{\partial(u, v)}\, du\, dv$$

als gültig ansehen, gleichviel ob die Funktionaldeterminante $\dfrac{\partial(x, y)}{\partial(u, v)}$ im Bereiche G durchweg positiv oder durchweg negativ ist[1], vorausgesetzt, daß die Integrale als Integrale über o r i e n t i e r t e Bereiche

---

[1] Die Formel gilt aber n i c h t, falls die Funktionaldeterminante irgendwo im Bereiche ihr Vorzeichen wechselt; in diesem Falle kann die Voraussetzung der eindeutigen Umkehrbarkeit unserer Abbildung nicht erfüllt sein.

genommen werden und daß bei der Abbildung der orientierte Bereich G in den orientierten Bereich G^* übergeht. *Erst durch Einführung der Orientierung und des Vorzeichenprinzipes erzielen wir also eine ausnahmslose Gültigkeit der Transformationsformeln bei Gebietsintegralen.*

Man kann geometrisch die Orientierung eines Bereiches auch ohne Bezugnahme auf seinen Rand folgendermaßen definieren: Man betrachte zunächst irgendeinen Punkt des Bereiches und ordne diesem Punkt einen Umlaufsinn zu, der etwa durch die Durchlaufungsrichtung eines kleinen Kreises um diesen Punkt als Mittelpunkt dargestellt wird. Wir sagen nun, daß der Bereich orientiert ist, wenn jedem Punkt von G ein solcher Umlaufsinn zugeordnet ist, und wenn bei stetigem Übergang von einem Punkt zum andern auch der Umlaufsinn des einen Punktes in den Umlaufsinn des anderen übergeht.

Unter Benutzung dieser Bemerkung können wir nun auch einem im x, y, z-Raum gelegenen Oberflächenstück eine Orientierung beilegen. Wir können zunächst auf dem Flächenstück einem Punkte einen Umlaufsinn zuschreiben, indem wir ihn mit einer kleinen auf dem Flächenstück gelegenen Kurve umgeben und dieser Kurve eine bestimmte Durchlaufungsrichtung zuweisen. Verschieben wir nun den Punkt stetig über das Flächenstück in irgendeine andere Lage und nehmen dabei die orientierte Kurve nebst ihrer Orientierung stetig mit, so können wir im allgemeinen — von dem Ausnahmefall werden wir nachher sprechen — auf diese Weise jedem Punkte der Fläche einen Umlaufsinn beilegen; wir bezeichnen das Flächenstück mit dem so festgesetzten Umlaufsinn als *orientiertes Flächenstück.*

Eine solche Orientierung eines Flächenstückes im Raume kann man sich durch folgende Betrachtung näherbringen: Ein Flächenstück wird im allgemeinen im Raume zwei verschiedene Seiten haben, die wir am besten als positive bzw. negative Seite bezeichnen. Welche der beiden Seiten der Fläche wir als positiv und welche wir als negativ bezeichnen, ist an und für sich willkürlich. Zum Beispiel können wir als die positive Seite der x, y-Ebene diejenige Seite bezeichnen, nach welcher die positive z-Achse weist. Wir markieren uns nun die positive Seite eines Flächenstückes F dadurch, daß wir in jedem Flächenpunkt einen nach der positiven Seite in den Raum hineinweisenden Vektor — etwa die Normale der Fläche, wenn eine solche in dem Punkte eindeutig existiert — angebracht denken. Denken wir uns auf der Fläche stehend mit dem Kopf nach der positiven Seite zu, so wollen wir sagen, daß *das Flächenstück positiv orientiert ist, wenn die Orientierung des Flächenstückes mit der nach unserem Kopf weisenden Richtung eine positive Schraube* (vgl. Kap. I) *bildet*, oder mit anderen Worten, wenn man das Flächenstück mit seiner positiven Richtung stetig so deformieren kann, daß es selbst in die positiv orientierte x, y-Ebene und dabei die positive Normalenrichtung in die Richtung der positiven z-Achse übergeht. Die entgegengesetzte Orientierung auf der Fläche werden wir eine negative Orientierung nennen. Wir erkennen also hieraus, daß sich eine naturgemäße Vorzeichenbestimmung für die Orientierung eines Flächenstückes ergibt, wenn den Seiten der Fläche von vornherein Vorzeichen zugeschrieben sind. Die Schwierigkeit, die der Anfänger bei solchen Betrachtungen empfinden mag, liegt lediglich darin, daß es sich hier nicht um Erkenntnisse, sondern um Fest-

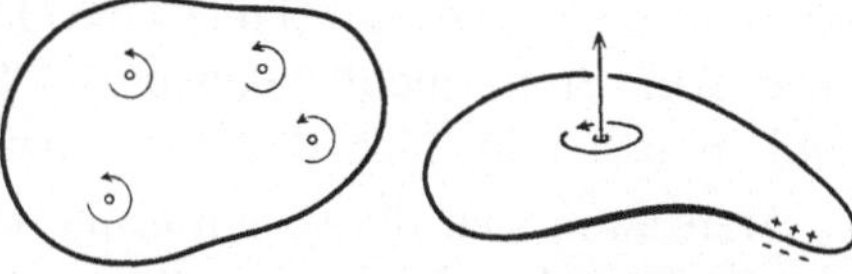

Fig. 95. Orientierung eines räumlichen Flächenstückes.

setzungen handelt, die ihre Rechtfertigung lediglich in dem Erfolg bei der Vereinfachung späterer Betrachtungen tragen.

Es muß erwähnt werden, daß es Flächen im Raume gibt, denen man prinzipiell *keine Orientierung zuschreiben kann*, weil es nicht möglich ist, zwei getrennte Seiten bei ihnen zu unterscheiden. Die einfachste solche Fläche, das sog. Möbius*sche Band*, ist durch Fig. 96 angedeutet. Man kann sich eine solche Fläche leicht aus einem länglichen Streifen Papier selbst herstellen, wenn man die Enden des Streifens zusammenheftet, nachdem man das eine Ende um 180° gegen seine natürliche Lage herumgedreht hat. Dieses Möbiussche Band hat die Eigenschaft, daß man von einem Punkt, etwa auf der Mitte aus-

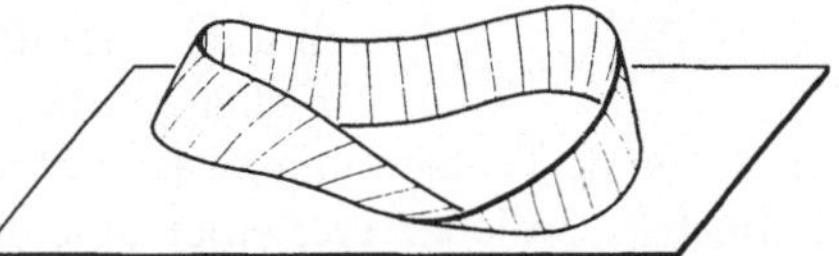

Fig. 96. Möbiussches Band.

gehend und längs der Mittellinie herumlaufend nach einem Umlauf an dieselbe Stelle, aber auf der entgegengesetzten Seite der Fläche zurückkommt[1]. Nimmt man bei diesem Umlauf eine orientierte Kurve mit

---

[1] Zu einer Parameterdarstellung des Möbiusschen Bandes kann man etwa so gelangen: Denkt man sich auf der Peripherie des in der x, y-Ebene gelegenen Kreises $x = r \cos u$, $y = r \sin u$ in dem zum Parameter u gehörigen Punkte einen Einheitsvektor j angebracht, der mit der z-Achse den Winkel $\dfrac{u}{2}$ einschließt und der senkrecht auf dem zu diesem Punkte hinweisenden Kreisradius steht, so durchläuft die Spitze des Vektors j offenbar gerade die „Randlinie" eines Möbiusschen Bandes, wenn u von 0 bis 2π läuft. Es ist $j = \left(-\sin\dfrac{u}{2}\sin u, \ \sin\dfrac{u}{2}\cos u, \ \cos\dfrac{u}{2} \right)$ und man erhält als Parameterdarstellung der Möbiusschen Fläche

$$x = r \cos u - v \sin \frac{u}{2} \sin u,$$

$$y = r \sin u + v \sin \frac{u}{2} \cos u,$$

$$z = v \cos \frac{u}{2},$$

mit

$$0 \leqq u \leqq 2\pi,$$
$$-1 \leqq v \leqq 1.$$

ihrer Orientierung stetig mit, so wird sich, wenn wir Ober- und Unterseite nicht unterscheiden, die Orientierung nach dem Umlauf geändert haben. Man erkennt jedenfalls, daß man bei solchen Flächen von der einen zur anderen Seite gelangen kann, ohne den Rand zu überschreiten, und daß daher eine Orientierung der Fläche in dem oben gegebenen Sinne nicht möglich ist. Solche nichtorientierbaren Flächen sind in den folgenden Betrachtungen grundsätzlich ausgeschlossen.

Man kann sich die Orientierung eines Flächenstückes auch dadurch veranschaulichen, daß man dieses Flächenstück in Parameterdarstellung durch zwei Parameter u und v gegeben denkt. Es wird dann ein bestimmter Bereich B der u, v-Ebene auf das Flächenstück abgebildet sein. Setzen wir in dem Bereich B irgendeine Orientierung fest, so überträgt sich diese Orientierung bei der Abbildung auf das Flächenstück F, womit eine Orientierung dieses Flächenstückes gewährleistet ist.

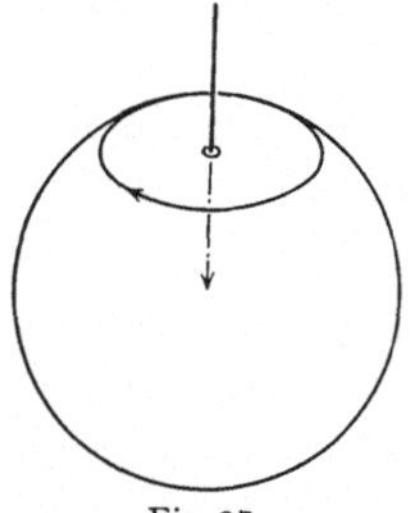

Fig. 97.
Positiv orientierte Kugel.

Ebenso wie man Bereichen in der Ebene oder auf Flächen eine Orientierung zuschreiben kann, lassen sich auch räumliche Bereiche mit einer Orientierung versehen. Um zu einer solchen zu gelangen, ist die folgende Festsetzung zweckmäßig. Wir betrachten einen räumlichen Bereich G, welcher von einer geschlossenen Fläche F begrenzt ist. Die dem Innern des Bereiches zugewandte Seite der Fläche bezeichnen wir als die positive Seite. Legen wir dann auf der Fläche eine Orientierung fest, welche mit dieser positiven Flächenseite einen positiven Schraubungssinn definiert, so sagen wir, daß der *räumliche Bereich G positiv orientiert sei*; legen wir hingegen auf der Fläche eine Orientierung fest, welche mit dieser Seitenrichtung einen negativen Schraubensinn definiert, so sprechen wir von einem negativ orientierten räumlichen Bereich. Zum Beispiel ist der Würfel $0 \leq x \leq 1$, $0 \leq y \leq 1$, $0 \leq z \leq 1$ positiv orientiert, wenn wir seine Grundfläche in der x, y-Ebene positiv orientieren.

Genau so, wie bei ebenen Bereichen ist es auch im Raume zweckmäßig, dem *Volumen ein positives bzw. negatives Vorzeichen zuzuschreiben*, je nachdem ob der Bereich positiv oder negativ orientiert ist (vgl. S. 336). Ebenso werden wir festsetzen, daß ein über einen orientierten Bereich erstrecktes Integral sein Vorzeichen umkehrt, wenn wir die Orientierung des Bereiches umkehren:

$$\iiint_{+G} f(x, y, z)\, dx\, dy\, dz = - \iiint_{-G} f(x, y, z)\, dx\, dy\, dz.$$

Dieselben Überlegungen, wie wir sie vorhin für zwei Dimensionen durchgeführt haben, zeigen auch hier, daß erst durch diese Festsetzung die Transformationsgleichung

$$\iiint\limits_{G} f(x, y, z)\, dx\, dy\, dz = \iiint\limits_{G^*} f(x, y, z)\, \frac{\partial(x, y, z)}{\partial(u, v, w)}\, du\, dv\, dw$$

ihre allgemeine Gültigkeit erhält, indem sie nunmehr auch bestehen bleibt, wenn die Funktionaldeterminante $\dfrac{\partial(x, y, z)}{\partial(u, v, w)}$ in dem Bereiche überall negativ ist. Denn entsprechend den für zwei Dimensionen im vierten Kapitel durchgeführten Betrachtungen wird bei einer Abbildung von G auf G^* mit negativer Funktionaldeterminante die Orientierung umgekehrt.

2. Definition der Integrale über Flächen im Raume.

Nach diesen Vorbereitungen können wir den Begriff des Oberflächenintegrales allgemein definieren. Wir betrachten einen Bereich des x, y, z-Raumes, in welchem die drei stetigen Funktionen $a(x, y, z)$, $b(x, y, z)$, $c(x, y, z)$ als Komponenten eines Vektorfeldes $\mathfrak{A} = \mathfrak{A}(x, y, z)$ definiert sind. Wir fassen zunächst ein eindeutig über einem abgeschlossenen Bereich G der x, y-Ebene liegendes durch eine Gleichung $z = z(x, y)$ definiertes Flächenstück F ins Auge und nehmen an, daß auf diesem Flächenstück eine Orientierung gegeben sei, die sich durch Projektion auf die x, y-Ebene auf den Projektionsbereich G überträgt. Durch den Buchstaben $\mathfrak{v}$ bezeichnen wir den Einheitsvektor in derjenigen Normalenrichtung auf der Fläche F, welche mit der Orientierung der Fläche zusammen einen positiven Schraubungssinn bildet. Wir zerlegen nun die Fläche F in n Teile $F_1, F_2, \ldots, F_n$ mit den Flächeninhalten $\varDelta F_1, \varDelta F_2, \ldots, \varDelta F_n$[1]. Diese Teile bilden, auf die x, y-Ebene projiziert, eine Anzahl von Teilbereichen G_ν des Bereiches G mit den Flächeninhalten $\varDelta G_1, \varDelta G_2, \ldots, \varDelta G_n$, wobei diese Bereiche den Bereich G einfach und lückenlos bedecken. Die Flächeninhalte $\varDelta F_\nu$ nehmen wir dabei positiv und haben dementsprechend den Flächeninhalten $\varDelta G_\nu$ positive oder negative Vorzeichen zuzuschreiben, je nachdem ob die betreffenden Bereiche G bzw. G_ν in der x, y-Ebene bei der Projektion eine positive oder negative Orientierung erhalten. Zwischen den Flächeninhalten $\varDelta F_1, \varDelta F_2, \ldots, \varDelta F_n$ und $\varDelta G_1, \varDelta G_2, \ldots, \varDelta G_n$ besteht eine Gleichung der Form

$$\varDelta G_\nu = \varDelta F_\nu q_\nu;$$

dabei bedeutet q_ν eine Größe, die gegen den Kosinus des Winkels $\gamma(x, y, z)$ zwischen der positiven Normalenrichtung $\mathfrak{v}$ und der positiven z-Achse strebt, wenn der Durchmesser des Flächenstückes F_ν gegen Null strebt. Ist nun (x_ν, y_ν, z_ν) ein Flächenpunkt in dem ν-ten Teilbereich der

---

[1] Vgl. hierzu und zum folgenden Kap. IV, § 6.

Fläche — wobei also $z_\nu = z(x_\nu, y_\nu)$ ist —, so strebt die Summe

$$\sum_{\nu=1}^{n} c(x_\nu, y_\nu, z_\nu)\, \Delta G_\nu = \sum_{\nu=1}^{n} c(x_\nu, y_\nu, z_\nu)\, q_\nu\, \Delta F_\nu,$$

wenn der größte Durchmesser der Flächenstücke F_ν und damit auch der Teilbereiche G_ν gegen Null strebt, gegen einen Grenzwert, welchen wir durch das Symbol

$$\iint_F c(x, y, z)\, dx\, dy$$

oder

$$\iint_F c(x, y, z) \cos\gamma\, dF$$

ausdrücken. Wir nennen diese Ausdrücke ein *über das orientierte Flächenstück F erstrecktes Oberflächenintegral*. Der betrachtete Grenzwert existiert tatsächlich, denn wir können dieses Integral als ein gewöhnliches Integral über den zweidimensionalen orientierten Bereich G auffassen, nämlich als das Integral

$$\iint_G c\, dg = \iint_G c\, dx\, dy,$$

wobei als Integrand die Funktion $c\big(x, y, z(x, y)\big)$ zu nehmen ist.

Wesentlich für die sofort vorzunehmende Verallgemeinerung und für die Anwendungen ist es jedoch, daß bei dieser Integration der Bereich G als o r i e n t i e r t angesehen werden muß.

Liegt das Flächenstück F auch eindeutig über der y, z-Ebene oder der x, z-Ebene, d.h. läßt es sich auch durch einen eindeutigen Funktionszweig $x = x(y, z)$ bzw. $y = y(z, x)$ darstellen, so können wir in genau derselben Weise die Integrale

$$\iint_F a(x, y, z)\, dy\, dz = \iint_{G'} a\big(x(y, z), y, z\big)\, dy\, dz = \iint_F a(x, y, z) \cos\alpha\, dF$$

und

$$\iint_F b(x, y, z)\, dz\, dx = \iint_{G''} b\big(x, y(z, x), z\big)\, dz\, dx = \iint_F b(x, y, z) \cos\beta\, dF$$

definieren, wobei wir mit G' bzw. G'' die orientierten Projektionen des orientierten Flächenstückes F auf die betreffenden Koordinatenebenen und mit α und β die Winkel zwischen der positiven Flächennormalen und der positiven x- bzw. y-Achse bezeichnen.

Allgemein definieren wir durch Addition dieser Ausdrücke *das über die Fläche F erstreckte Oberflächenintegral*

$$\iint_F \{a(x, y, z)\, dy\, dz + b(x, y, z)\, dz\, dx + c(x, y, z)\, dx\, dy\}$$

$$= \iint_F \{a(x, y, z) \cos\alpha + b(x, y, z) \cos\beta + c(x, y, z) \cos\gamma\}\, dF.$$

Bezeichnen wir mit $\dfrac{\partial}{\partial o}$ die Differentiation in der Richtung des nach der positiven Normalenrichtung weisenden Einheitsvektors $\mathfrak{o}$, so können wir auch schreiben

$$\cos\alpha = \frac{\partial x}{\partial o}, \quad \cos\beta = \frac{\partial y}{\partial o}, \quad \cos\gamma = \frac{\partial z}{\partial o}$$

und daher das Oberflächenintegral in die Gestalt

$$\iint_F \left\{ a\,\frac{\partial x}{\partial o} + b\,\frac{\partial y}{\partial o} + c\,\frac{\partial z}{\partial o} \right\} dF$$

setzen.

Sind a, b, c die Komponenten eines Vektors $\mathfrak{A}$, so steht in der Klammer rechts unter dem Integralzeichen die Komponente des Vektors $\mathfrak{A}$ nach der positiven Flächennormalen, die wir auch in der Form

$$\mathfrak{A} \cdot \mathfrak{o} = \mathfrak{A}_o$$

schreiben.

Denken wir uns die Fläche vermöge einer Parameterdarstellung $x = x(u, v)$, $y = y(u, v)$, $z = z(u, v)$ gegeben, wobei dem orientierten Flächenstück F der orientierte Bereich B in der u, v-Ebene entspricht, so können wir — wie beiläufig bemerkt sei — unser Oberflächenintegral in die Gestalt

$$\iint_B \left\{ a(x, y, z)\,\frac{\partial(y, z)}{\partial(u, v)} + b(x, y, z)\,\frac{\partial(z, x)}{\partial(u, v)} + c(x, y, z)\,\frac{\partial(x, y)}{\partial(u, v)} \right\} du\,dv$$

setzen und damit wiederum als gewöhnliches Integral — nämlich als ein Gebietsintegral über B — schreiben.

Es ist nunmehr leicht, die spezielle Voraussetzung über die Lage des Flächenstückes F zu den Koordinatenebenen abzustreifen. Wir setzen voraus, daß sich das orientierte Flächenstück F durch eine endliche Anzahl glatter Kurvenstücke in eine endliche Anzahl von Stücken $F_1, F_2, \ldots, F_n$ zerlegen läßt, so daß die oben gemachten Voraussetzungen für jedes der Flächenstücke zutreffen. Dem Ausnahmefall, daß einzelne Teile der Fläche F oder die ganze Fläche senkrecht auf einer Koordinatenebene stehen und daß daher ihre Projektion auf die betreffende Koordinatenebene keinen zweidimensionalen Bereich, sondern nur noch eine Linie darstellt, tragen wir dadurch Rechnung, daß wir diese Projektion bei der Integralbildung gar nicht berücksichtigen, da ja ein Gebietsintegral verschwindet, wenn der Integrationsbereich zu einer Linie zusammenschrumpft. Wir können nunmehr für jedes der Flächenstücke F_ν nach der obigen Definition das Oberflächenintegral bilden und definieren als das Integral über die orientierte Fläche F die Summe der so erklärten Integrale.

Ist z. B. die Fläche F geschlossen, etwa eine Kugel, so erkennen wir, daß die Projektionen der verschiedenen Flächenstücke F_v teilweise übereinander zu liegen kommen, und zwar mit verschiedener Orientierung. Ist ein berandetes Flächenstück F als Ganzes vermöge der Parameterdarstellung $x = x(u, v)$, $y = y(u, v)$, $z = z(u, v)$ in umkehrbar eindeutiger Weise auf einen orientierten Bereich B der u, v-Ebene abgebildet, so bleibt die obige Parameterdarstellung des Flächenintegrales bestehen, und es bedarf bei Berufung auf diese Parameterdarstellung zur Definition des Flächenintegrales keiner Zerlegung der Fläche F.

3. Physikalische Deutung der Flächenintegrale.

Der Begriff des Oberflächenintegrales findet eine anschauliche Deutung wiederum durch die Vorstellung einer — nunmehr im Raume — stationär strömenden inkompressiblen Flüssigkeit, deren Dichte wir gleich 1 annehmen. Der Vektor $\mathfrak{A}$ sei der Geschwindigkeitsvektor dieser Strömung; dann gibt an jeder Stelle einer Fläche F die Größe $\mathfrak{A}\mathfrak{o}$ die Geschwindigkeitskomponente der Strömung in der Richtung der positiven Flächennormalen an; der Ausdruck

$$(\mathfrak{A}\,\mathfrak{o})\,\varDelta F_v = \varDelta F_v \{a\,(x_v, y_v, z_v) \cos \alpha_v + b\,(x_v, y_v, z_v) \cos \beta_v + c\,(x_v, y_v, z_v) \cos \gamma_v\}$$

ist also angenähert gleich der Flüssigkeitsmenge, welche in der Zeit 1 durch das Flächenelement $\varDelta F_v$ von der negativen Flächenseite nach der positiven Flächenseite hindurchströmt (wobei diese Menge natürlich auch negativ sein kann). Das Oberflächenintegral

$$\iint\limits_{F} \{a\,d y\,d z + b\,d z\,d x + c\,d x\,d y\} = \iint\limits_{F} \mathfrak{A}_o\,d F$$

stellt daher die gesamte in der Zeiteinheit durch das Flächenstück F von der negativen nach der positiven Seite hindurchströmende Flüssigkeitsmenge dar. Man sieht, wie wichtig für die mathematische Beschreibung des Strömungsvorganges die Unterscheidung einer positiven und einer negativen Flächenseite, d. h. die Einführung einer Orientierung ist.

In anderen physikalischen Anwendungen bedeutet der Vektor $\mathfrak{A}$ die in einem Punkte (x, y, z) angreifende Kraft eines Kraftfeldes. Der Vektor $\mathfrak{A}$ gibt durch seine Richtung die Richtung der sog. Kraftlinie und durch seinen absoluten Betrag die Größe der Kraft an. Das Integral $\iint\limits_{F} \{a\,d y\,d z + b\,d z\,d x + c\,d x\,d y\}$ bezeichnet man bei dieser Deutung als den gesamten durch die Fläche von der negativen nach der positiven Seite hindurchtretenden *Kraftfluß*.

§ 5. Die Integralsätze von Gauss und Green im Raum.

1. Der Integralsatz von Gauss und seine physikalische Bedeutung.

Mit Hilfe des Begriffes des Oberflächenintegrales können wir den in § 2 für zwei Dimensionen bewiesenen Gaussschen Integralsatz auf drei Dimensionen übertragen. Das Wesentliche bei der Aussage des Gaussschen Integralsatzes in zwei Dimensionen war, daß ein Integral über einen ebenen Bereich zurückgeführt wurde auf ein um den Rand des Bereiches herum erstrecktes Randintegral. Wir betrachten jetzt einen im x, y, z-Raum gelegenen dreidimensionalen abgeschlossenen Bereich G und setzen von seiner Begrenzungsfläche F — wie immer — voraus, daß sie in eine endliche Anzahl von Flächenstücken mit stetiger Tangentialebene zerlegt werden kann. Weiter nehmen wir zunächst an, daß jede achsenparallele Gerade, welche mit G innere Punkte gemeinsam hat, durch nur zwei Randpunkte hindurchgeht; von dieser letzten Annahme werden wir uns aber später befreien.

In dem Bereiche G und auf seinem Rande seien drei stetige Funktionen $a(x, y, z)$, $b(x, y, z)$, $c(x, y, z)$ mit stetigen partiellen Ableitungen erster Ordnung etwa als Komponenten eines Vektorfeldes $\mathfrak{A} = \mathfrak{A}(x, y, z)$ gegeben. Dann betrachten wir zunächst das über den Bereich G erstreckte Integral

$$\iiint\limits_{G} \frac{\partial c(x, y, z)}{\partial z}\, dx\,dy\,dz.$$

Wir denken uns den Bereich G auf die x, y-Ebene projiziert; in dieser entsteht hierdurch ein Bereich B. Errichten wir in einem Punkte (x, y) von B auf der x, y-Ebene die Normale, und bezeichnen mit $z = z_0(x, y)$ bzw. $z = z_1(x, y)$ die z-Koordinaten ihres Eintrittspunktes bzw. Austrittspunktes in G, so können wir jedes Volumenintegral über G nach der Formel

$$\iiint\limits_{G} f\,dx\,dy\,dz = \iint\limits_{B} dx\,dy \int\limits_{z_0}^{z_1} f\,dz$$

zerlegen. In unserem Falle $f = \dfrac{\partial c}{\partial z}$ läßt sich die Integration nach z ausführen und ergibt

$$\int\limits_{z_0}^{z_1} \frac{\partial c}{\partial z}\, dz = c(x, y, z_1) - c(x, y, z_0) = c_1 - c_0,$$

so daß

$$\iiint\limits_{G} \frac{\partial c(x, y, z)}{\partial z}\, dx\,dy\,dz = \iint\limits_{B} c_1\,dx\,dy - \iint\limits_{B} c_0\,dx\,dy$$

wird. Denken wir uns die Oberfläche F in bezug auf den Bereich G positiv orientiert, so können wir bei der Ausführung der Integration nach x und y die verschiedenen Vorzeichen für die Ein- und Austrittspunkte dadurch berücksichtigen, daß wir die Integrale über die Stücke der Oberfläche, die von Eintrittspunkten, und über diejenigen Stücke der Oberfläche, welche von Austrittspunkten gebildet werden, zu einem über die *Gesamtfläche* erstreckten Oberflächenintegral

$$- \iint\limits_{F} c\,(x, y, z)\, d x\, d y$$

zusammenfassen. Wir erhalten also die Formel

$$\iiint\limits_{G} \frac{\partial c\,(x, y, z)}{\partial z}\, d x\, d y\, d z = - \iint\limits_{F} c\,(x, y, z)\, d x\, d y.$$

Die Formel bleibt offenbar auch richtig, wenn F zylindrische Bestandteile senkrecht zur x, y-Ebene enthält; diese liefern dann keinen Beitrag zum Oberflächenintegral, weil der aus ihnen durch senkrechte Projektion entstehende Bereich der x, y-Ebene auf eine Linie zusammengeschrumpft ist.

Indem wir die entsprechende Formel für die Komponenten a und b berücksichtigen und diese drei Formeln addieren, gewinnen wir die allgemeine Integralformel

$$\iiint\limits_{G} \left\{ \frac{\partial a\,(x, y, z)}{\partial x} + \frac{\partial b\,(x, y, z)}{\partial y} + \frac{\partial c\,(x, y, z)}{\partial z} \right\} d x\, d y\, d z$$

$$= - \iint\limits_{F} \{ a\,(x, y, z)\, d y\, d z + b\,(x, y, z)\, d z\, d x + c\,(x, y, z)\, d x\, d y \},$$

die man als die GAUSS*sche Integralformel* bezeichnet. In der Bezeichnung von S. 342 können wir sie auch in der Gestalt

$$\iiint\limits_{G} (a_x + b_y + c_z)\, d x\, d y\, d z = - \iint\limits_{F} (a \cos \alpha + b \cos \beta + c \cos \gamma)\, d F$$

schreiben. Hierbei ist die Oberfläche positiv zu G zu orientieren; es sind dementsprechend α, β, γ die Winkel der nach innen weisenden Normalen $\mathfrak{n}$ mit den positiven Achsenrichtungen.

Es ist leicht, diese Formel auf allgemeinere Bereiche G zu übertragen. Wir brauchen vom Bereich G nur zu fordern, daß er durch eine endliche Anzahl von Flächenstücken mit stetiger Tangentialebene in Teilbereiche G_ν zerlegt werden kann, deren jeder die oben geforderten Eigenschaften besitzt, insbesondere also von jeder achsenparallelen Geraden, die innere Punkte mit G_ν gemeinsam hat, nur in zwei Randpunkten getroffen wird. Addiert man dann die für jeden dieser Bereiche G_ν geltenden GAUSSschen Formeln, so erhält man links ein dreifaches Integral über den Gesamtbereich G, während rechts die Flächenintegrale sich teils zum Oberflächenintegral F zusammenschließen, teils aber — soweit es sich nämlich um Integrale über die Zerschneidungsflächen von G handelt — sich gegenseitig wegheben, wie wir das im Fall der Ebene schon (S. 310 und 322) gesehen haben. Schließlich sei noch bemerkt, daß es wie früher (S. 323) genügt, von der Berandung von G vorauszusetzen, daß sie aus endlich vielen Flächenstücken besteht, von denen jedes eine eindeutige Projektion auf alle drei Koordinatenebenen besitzt, wobei wir jedoch wieder zylindrische Bestandteile zulassen können, bei denen Projektionen aus Linien bestehen.

Aus der Gaussschen Formel folgt übrigens als Spezialfall die *Darstellung des Volumens eines von einer orientierten geschlossenen Fläche begrenzten Bereiches G.* Setzen wir nämlich z.B. $a=0$, $b=0$, $c=z$, so ergibt sich unmittelbar für den Flächeninhalt

$$V = \iiint\limits_{G} dx\,dy\,dz = - \iint\limits_{F} z\,dx\,dy.$$

Genau so können wir natürlich für das Volumen die Ausdrücke

$$V = - \iint\limits_{F} x\,dy\,dz = - \iint\limits_{F} y\,dz\,dx$$

gewinnen[1].

Man pflegt die Gausssche Integralformel wie auch die entsprechende Formel in der Ebene formal noch anders zu schreiben; einmal indem man, wenn a, b, c die Komponenten eines Vektorfeldes $\mathfrak{A}$ sind, für den Ausdruck

$$\frac{\partial a}{\partial x} + \frac{\partial b}{\partial y} + \frac{\partial c}{\partial z}$$

die schon früher Kap. II § 7, 4 eingeführte Abkürzung

$$\operatorname{div} \mathfrak{A} = \frac{\partial a}{\partial x} + \frac{\partial b}{\partial y} + \frac{\partial c}{\partial z}$$

benutzt, und sodann, indem man das Oberflächenintegral gemäß der Überlegung des vorigen Paragraphen als Integral über die in Richtung

---

[1] Es ist bemerkenswert, daß bei der zyklischen Vertauschung der Rolle von x, y, z in diesen Ausdrücken kein Vorzeichenwechsel eintritt, während bei den entsprechenden Formeln für den Flächeninhalt eines zweidimensionalen Bereiches die Flächeninhaltsformel

$$F = \int\limits_{\overleftarrow{R}} x\,dy = - \int\limits_{\overleftarrow{R}} y\,dx$$

zeigt, daß die Vertauschung von x und y einen Vorzeichenwechsel bei der Integraldarstellung nach sich zieht. Dies hängt damit zusammen, daß bei zwei Dimensionen eine Vertauschung der positiven x-Richtung mit der positiven y-Richtung den Drehungssinn der Ebene umkehrt, während bei drei Dimensionen eine zyklische Vertauschung der positiven Koordinatenrichtungen, d.h. eine Vertauschung von x in y, von y in z und von z in x den Schraubungssinn nicht ändert.

der inneren Normalen $\mathfrak{v}$ weisenden Normalkomponenten $\mathfrak{A}_\mathfrak{v}$ des Vektors $\mathfrak{A}$ schreibt. So gelangt man zu der *vektoriellen Schreibweise des* GAUSS*schen Integralsatzes*

$$\iiint\limits_{G} \operatorname{div}\mathfrak{A}\,dx\,dy\,dz = -\iint\limits_{F}\mathfrak{A}\,\mathfrak{v}\,dF = -\iint\limits_{F}\mathfrak{A}_\mathfrak{v}\,dF.$$

Es ist beim GAUSSschen Integralsatz im Raume ebenso wie in der Ebene zweckmäßig, statt der positiven, ins Innere weisenden Normalen $\mathfrak{v}$ die nach außen weisende Normale einzuführen. Wir bezeichnen diesen normalen Einheitsvektor mit $\mathfrak{n}$, also:

$$\mathfrak{n} = -\mathfrak{v}$$

und haben, wenn wir in unseren Formeln $\mathfrak{n}$ statt $\mathfrak{v}$ einführen, den entsprechenden Vorzeichenwechsel vorzunehmen. Die Formel von GAUSS können wir jetzt in folgenden Gestalten schreiben:

$$\iiint\limits_{G} \operatorname{div}\mathfrak{A}\,dx\,dy\,dz = \iint\limits_{F}\mathfrak{A}_\mathfrak{n}\,dF = \iint\limits_{F}\mathfrak{A}\,\mathfrak{n}\,dF$$

oder auch, wenn wir analog dem Früheren die Kosinus der Winkel der äußeren Normalen $\mathfrak{n}$ mit den positiven Koordinatenachsen durch $\dfrac{\partial x}{\partial n}$, $\dfrac{\partial y}{\partial n}$, $\dfrac{\partial z}{\partial n}$ bezeichnen:

$$\iiint\limits_{G} (a_x + b_y + c_z)\,dx\,dy\,dz = \iint\limits_{F}\left(a\,\frac{\partial x}{\partial n} + b\,\frac{\partial y}{\partial n} + c\,\frac{\partial z}{\partial n}\right)dF.$$

Die anschauliche Bedeutung des GAUSSschen Integralsatzes ergibt sich wie in der Ebene, wenn man den Vektor $\mathfrak{A}$ als das Geschwindigkeitsfeld einer stationär strömenden inkompressiblen Flüssigkeit mit der Massendichte 1 deutet. Die Gesamtmasse der Flüssigkeit, welche in der Zeiteinheit durch ein kleines Flächenstück $\varDelta F$ vom Innern von G nach dem Äußeren hindurchfließt, wird angenähert durch den Ausdruck $\varDelta F\,\mathfrak{A}_\mathfrak{n}$ gegeben, wo $\mathfrak{A}_\mathfrak{n}$ die nach der Normalenrichtung $\mathfrak{n}$ des Flächenstückes weisende Komponente des Geschwindigkeitsvektors $\mathfrak{A}$ in einem Punkte des Flächenelementes ist. Dementsprechend erhalten wir für die gesamte Flüssigkeitsmenge, welche in der Zeiteinheit durch ein Flächenstück F von innen nach außen hindurchtritt, das über dieses Flächenstück erstreckte Oberflächenintegral

$$\iint\limits_{F}\mathfrak{A}_\mathfrak{n}\,dF.$$

Die rechte Seite des GAUSSschen Integralsatzes stellt also bei unserer Deutung die Gesamtheit der in der Zeiteinheit aus dem Bereich G austretenden Flüssigkeitsmenge dar. Diese Flüssigkeitsmenge wird in das Integral der Divergenz über das Innere des Bereiches G umgeformt.

Hieraus ergibt sich die anschauliche Bedeutung des Ausdruckes div $\mathfrak{A}$. Da wir die Strömung als inkompressibel und als stationär, d.h. von der Zeit unabhängig annehmen, so muß die Gesamtmenge der ausströmenden Flüssigkeit stetig nachgeliefert werden, d.h. es müssen im Innern des Gebietes „Quellen" liegen, die eine — positive oder negative — Quantität von Substanz hervorbringen. Das Oberflächenintegral rechts stellt die **Gesamtergiebigkeit** des Bereiches G dar; dividieren wir durch das Volumen des Bereiches, so erhalten wir die durchschnittliche Ergiebigkeit von G. Denken wir uns den Bereich G um einen Punkt herum zusammengezogen, so daß sein Durchmesser gegen Null strebt, mit anderen Worten, nehmen wir eine Gebietsdifferentiation des mit dem Oberflächenintegral gleichwertigen Volumenintegrales $\iiint\limits_{G} \operatorname{div}\mathfrak{A}\,dx\,dy\,dz$

vor, so erhalten wir die **spezifische Ergiebigkeit** oder Quellendichte an der betreffenden Stelle; andererseits ergibt diese Gebietsdifferentiation aber gerade den Integranden div $\mathfrak{A}$ an jener Stelle, und wir erkennen also: *Die Divergenz des Strömungsvektors $\mathfrak{A}$ ist die spezifische Ergiebigkeit oder Quellendichte der durch $\mathfrak{A}$ repräsentierten stationären inkompressiblen Strömung.*

Von besonderem Interesse sind solche Strömungsfelder $\mathfrak{A}$, welche *quellenfrei* sind, bei denen also im Innern an keiner Stelle Flüssigkeit entsteht oder verschwindet. Eine solche Strömung ist dadurch gekennzeichnet, daß für sie überall die Gleichung

$$\operatorname{div}\mathfrak{A} = \frac{\partial a}{\partial x} + \frac{\partial b}{\partial y} + \frac{\partial c}{\partial z} = 0$$

besteht. Es ist dann sicherlich für *jede geschlossene Fläche F das über sie erstreckte Oberflächenintegral der nach außen gerichteten Normalkomponente $\iint\limits_{F} \mathfrak{A}_n\,dF$ gleich Null.* Wir können diese Tatsache noch etwas anders auffassen: Wir denken uns durch eine orientierte Raumkurve C zwei von dieser berandete Flächenstücke F_1 und F_2 gelegt, welche zusammen einen einfach zusammenhängenden räumlichen Bereich G einschließen und wenden den GAUSSschen Integralsatz auf diesen Bereich G an. Wir wollen nun aber die Normalenrichtung, wie in der Fig. 98 angegeben, bei dem Flächenstück F_1 nicht nach dem Äußern des Bereiches G, sondern nach dem Innern zu positiv wählen, und zwar so, daß der Umlaufsinn von C und die positive Normale für beide Flächenstücke eine positive Schraube bilden. Dann müssen wir in der GAUSSschen Formel für das Flächenstück F_1 und F_2 verschiedene Vorzeichen einführen und erhalten

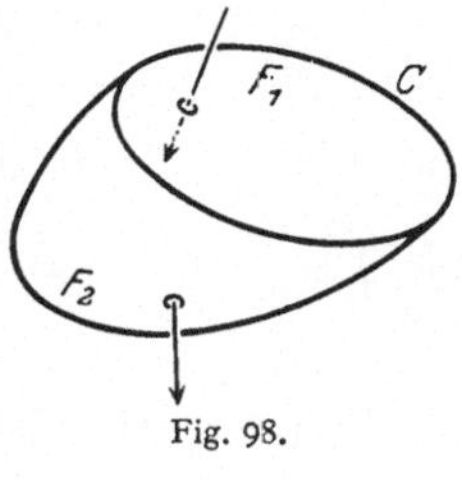

$$\iiint\limits_{G} \operatorname{div}\mathfrak{A}\,dx\,dy\,dz = \iint\limits_{F_1} \mathfrak{A}_n\,dF - \iint\limits_{F_2} \mathfrak{A}_n\,dF.$$

Da nun die linke Seite nach Voraussetzung Null ist, so ergibt sich

$$\iint\limits_{F_1} \mathfrak{A}_n\, dF = \iint\limits_{F_2} \mathfrak{A}_n\, dF.$$

In Worten besagt diese Formel, daß bei einer quellenfreien Strömung durch zwei Flächenstücke mit derselben Randkurve dieselbe Flüssigkeitsmenge pro Zeiteinheit hindurchströmt. Diese Flüssigkeitsmenge hängt also nicht mehr davon ab, welches spezielle Flächenstück F man in die geschlossene Raumkurve C einspannt; sie kann daher nur noch von der Wahl von C abhängen, und es entsteht die Aufgabe, diese Flüssigkeitsmenge mit Hilfe der Kurve C darzustellen; diese Frage wird im nächsten Paragraphen durch den Satz von STOKES beantwortet werden.

2. Die Integralsätze von GREEN.

Wir wollen ähnlich wie bei zwei unabhängigen Veränderlichen einige wichtige Folgerungen ziehen, die man als GREENsche *Formeln* bezeichnet.

Wir gelangen zu diesen Formeln, indem wir den (vektoriell geschriebenen) GAUSSschen Integralsatz auf ein Vektorfeld $\mathfrak{A}$ anwenden, das in der speziellen Gestalt

$$\mathfrak{A} = u\,\mathrm{grad}\,v$$

gegeben ist, dessen Komponenten also uv_x, uv_y, uv_z sind. Dann ist in G

$$\mathrm{div}\,\mathfrak{A} = \frac{\partial}{\partial x}\,(u\,v_x) + \frac{\partial}{\partial y}\,(u\,v_y) + \frac{\partial}{\partial z}\,(u\,v_z),$$

und am Rande

$$\mathfrak{A}_n = u\,\frac{\partial v}{\partial n}.$$

Wir erhalten nun aus dem Satze von GAUSS unmittelbar unter Benutzung der uns schon geläufigen Schreibweise

$$\Delta v = v_{xx} + v_{yy} + v_{zz}$$

die GREENsche *Formel*

$$\iiint\limits_{G} (u_x v_x + u_y v_y + u_z v_z)\,dx\,dy\,dz = -\iiint\limits_{G} u\,\Delta v\,dx\,dy\,dz + \iint\limits_{F} \frac{\partial v}{\partial n}\,u\,dF.$$

Wenden wir dieselbe Betrachtung auf das Vektorfeld $\mathfrak{A} = v\,\mathrm{grad}\,u$ an, so ergibt sich als GREENsche *Formel*

$$\iiint\limits_{G} (u_x v_x + u_y v_y + u_z v_z)\,dx\,dy\,dz = -\iiint\limits_{G} v\,\Delta u\,dx\,dy\,dz + \iint\limits_{F} \frac{\partial u}{\partial n}\,v\,dF.$$

Ziehen wir diese GREENsche Formel von der vorher gewonnenen ab, so erhalten wir die *zweite* GREENsche *Formel*

$$\iiint\limits_{G} (u\,\Delta v - v\,\Delta u)\,dx\,dy\,dz = \iint\limits_{F} \left(u\,\frac{\partial v}{\partial n} - v\,\frac{\partial u}{\partial n}\right)dF.$$

3. Anwendung der Integralsätze im Raum.

1. Transformation von Δu auf Polarkoordinaten.

Setzt man in der zweiten Greenschen Formel für v speziell die Funktion $v = 1$, so ergibt sich

$$\iiint \Delta u \, dx \, dy \, dz = \iint \frac{\partial u}{\partial n} \, dF.$$

Genau wie in der Ebene können wir diese Formel zur Transformation von Δu auf Polarkoordinaten r, φ, ϑ benutzen, indem wir als Gebiet G eine Zelle des räumlichen Polarkoordinatennetzes zwischen den Koordinatenflächen r und $r + h$, φ und $\varphi + k$, ϑ und $\vartheta + l$ verwenden. Es ergibt sich

$$\Delta u = \frac{1}{r^2 \sin \vartheta} \left\{ \frac{\partial}{\partial r} \left(r^2 u_r \sin \vartheta \right) + \frac{\partial}{\partial \varphi} \left(\frac{u_\varphi}{\sin \vartheta} \right) + \frac{\partial}{\partial \vartheta} \left(u_\vartheta \sin \vartheta \right) \right\}.$$

Die Rechnung, die entsprechend wie in der Ebene verläuft, sei dem Leser überlassen.

2. Raumkräfte und Oberflächenkräfte.

Die in einem Kontinuum auftretenden Kräfte kann man einmal als Raumkräfte und zweitens als Oberflächenkräfte auffassen. Der Zusammenhang dieser beiden Auffassungen wird dabei durch den Gaussschen Integralsatz vermittelt.

Wir begnügen uns mit der Betrachtung eines Sonderfalles, nämlich der Kräfte in einer Flüssigkeit von konstanter Dichte, etwa $\varrho = 1$, in welcher ein im allgemeinen vom Orte abhängiger Druck $p(x, y, z)$ herrscht. Dies bedeutet, daß die Flüssigkeit an der Stelle x, y, z auf jedes in diesem Punkte befindliche Flächenelement eine Kraft ausübt, die auf dem Flächenelement senkrecht steht und die Flächendichte $p(x, y, z)$ besitzt. Denken wir uns in der Flüssigkeit einen Bereich G mit der Oberfläche F abgegrenzt, so wird demgemäß auf das Volumen G von der Oberfläche her ein Druck ausgeübt, dessen gesamte x-Komponente durch das Oberflächenintegral

$$X = -\iint\limits_F p \, \frac{\partial x}{\partial n} \, do$$

gegeben wird, wobei $\frac{\partial x}{\partial n}$ den Richtungskosinus zwischen x-Achse und der nach außen gerichteten Flächennormalen bedeutet. Ebenso ergeben sich für die y- und z-Komponente des Gesamtdruckes die Werte

$$Y = -\iint\limits_F p \, \frac{\partial y}{\partial n} \, do,$$

$$Z = -\iint\limits_F p \, \frac{\partial z}{\partial n} \, do.$$

Der Gausssche Integralsatz liefert nun

$$X = - \iiint_G p_x \, dx \, dy \, dz,$$

$$Y = - \iiint_G p_y \, dx \, dy \, dz,$$

$$Z = - \iiint_G p_z \, dx \, dy \, dz$$

und daher für die gesamte auf G ausgeübte Druckkraft $\mathfrak{K}$ den Ausdruck

$$\mathfrak{K} = - \iiint_G \operatorname{grad} p \, dx \, dy \, dz.$$

Wir können dieses Resultat folgendermaßen aussprechen. Die in einer Flüssigkeit vom Drucke $p(x, y, z)$ herrschenden Kräfte lassen sich einmal als Flächenkräfte (Spannungen) auffassen, welche mit der Dichte $p(x, y, z)$ senkrecht zu jedem Flächenelement im Punkte x, y, z wirken und andererseits als Volumenkräfte, nämlich als Kräfte, die auf jedes Volumenelement mit der Volumendichte $-\operatorname{grad} p$ wirken.

§ 6. Der Integralsatz von Stokes im Raum.

1. Formulierung und Beweis.

Wir werden in diesem Paragraphen den Satz von Stokes, den wir für einen ebenen Bereich bereits kennengelernt haben (s. S. 325), für ein beliebiges gekrümmtes Flächenstück aussprechen.

Es sei C eine geschlossene, stückweise glatte orientierte Kurve im Raum, F ein darin eingespanntes Flächenstück, dessen positive Normale stetig oder stückweise stetig sei und mit der Orientierung der Randkurve eine positive Schraube bildet und endlich $\mathfrak{B}$ ein in der Umgebung von F definiertes Vektorfeld mit den Komponenten $\varphi(x, y, z), \psi(x, y, z), \chi(x, y, z)$.

Dann gilt die Stokessche Formel:

$$\iint (\operatorname{rot} \mathfrak{B})_n \, dF = \int_C \mathfrak{B}_t \, ds,$$

wobei die Bogenlänge s der Kurve C in Richtung der Orientierung von C wächst und $\mathfrak{B}_t$ die Tangentialkomponente von $\mathfrak{B}$ auf C bedeutet. Ausführlich geschrieben lautet die Stokessche Formel:

$$\iint_F \left\{ \left(\frac{\partial \chi}{\partial y} - \frac{\partial \psi}{\partial z} \right) dy \, dz + \left(\frac{\partial \varphi}{\partial z} - \frac{\partial \chi}{\partial x} \right) dz \, dx + \left(\frac{\partial \psi}{\partial x} - \frac{\partial \varphi}{\partial y} \right) dx \, dy \right\}$$
$$= \int_C (\varphi \, dx + \psi \, dy + \chi \, dz).$$

Sie formt das über die orientierte Fläche F erstreckte Oberflächenintegral auf der linken Seite in das um den entsprechend orientierten Rand der Fläche herum erstreckte Randintegral um.

Die Aussage des Stokesschen Satzes wird uns sofort durch folgende Betrachtung verständlich. Für ein ebenes Flächenstück ist der Satz bereits bewiesen. Wenn nun F eine Polyederfläche ist, die sich aus lauter ebenen Polygonflächen zusammensetzt, so daß also die Randkurve C ein Polygon wird, so wenden wir den Stokesschen Satz auf jedes der ebenen Teilgebiete an und addieren die entsprechenden Formeln. Dabei heben sich die Randintegrale über alle inneren Kanten des Polyeders fort, und es entsteht unmittelbar die Aussage des Stokesschen Satzes für die Polyederfläche. Nunmehr braucht man nur einen Grenzübergang auszuführen, der von einem Polyeder zu einer beliebigen Fläche F und zu einer beliebigen stückweise glatten Randkurve C führt, um die allgemeine Formulierung des Stokesschen Satzes zu erhalten.

Die strenge Durchführung dieses Grenzüberganges würde uns jedoch einige Mühe verursachen; wir führen daher nach dieser heuristischen Betrachtung den Beweis durch eine einfache Rechnung.

Setzen wir zur Abkürzung

$$\mathfrak{A} = \operatorname{rot} \mathfrak{B},$$

so sind die Komponenten von $\mathfrak{A}$ gegeben durch:

$$a(x,y,z) = \frac{\partial \chi}{\partial y} - \frac{\partial \psi}{\partial z}, \quad b(x,y,z) = \frac{\partial \varphi}{\partial z} - \frac{\partial \chi}{\partial x}, \quad c(x,y,z) = \frac{\partial \psi}{\partial x} - \frac{\partial \varphi}{\partial y},$$

und es wird (vgl. S. 84)

$$\operatorname{div} \mathfrak{A} = \operatorname{div} \operatorname{rot} \mathfrak{B} = 0.$$

Wir betrachten nunmehr ein orientiertes Flächenstück F, das von einer orientierten Randkurve C berandet ist, und stellen uns die Aufgabe, das über F erstreckte Integral

$$\iint\limits_F \mathfrak{A}_n \, dF = \iint\limits_F (a \, dy \, dz + b \, dz \, dx + c \, dx \, dy)$$

in einen nur von der Randkurve C abhängenden Ausdruck zu verwandeln. Zu dem Zwecke denken wir uns das Flächenstück durch zwei Parameter u und v in der üblichen Weise dargestellt, wobei dem Flächenstück in der u, v-Ebene ein abgeschlossener Bereich B entspricht. Die Transformation unseres Oberflächenintegrales auf den Bereich B ergibt nach unserer allgemeinen Regel den Ausdruck

$$\iint\limits_F \{a \, dy \, dz + b \, dz \, dx + c \, dx \, dy\}$$

$$= \iint\limits_B \left\{ \left(\frac{\partial \chi}{\partial y} - \frac{\partial \psi}{\partial z} \right) \left(\frac{\partial y}{\partial u} \frac{\partial z}{\partial v} - \frac{\partial z}{\partial u} \frac{\partial y}{\partial v} \right) + \left(\frac{\partial \varphi}{\partial z} - \frac{\partial \chi}{\partial x} \right) \left(\frac{\partial z}{\partial u} \frac{\partial x}{\partial v} - \frac{\partial x}{\partial u} \frac{\partial z}{\partial v} \right) + \right.$$

$$\left. + \left(\frac{\partial \psi}{\partial x} - \frac{\partial \varphi}{\partial y} \right) \left(\frac{\partial x}{\partial u} \frac{\partial y}{\partial v} - \frac{\partial y}{\partial u} \frac{\partial x}{\partial v} \right) \right\} du \, dv.$$

Den Ausdruck rechts können wir umformen, indem wir unter dem Doppelintegral jeweils die Glieder mit φ, ψ und χ zusammenfassen. Man erhält so z. B. für die Glieder, die φ enthalten

$$-\frac{\partial \varphi}{\partial y}\left(\frac{\partial x}{\partial u}\frac{\partial y}{\partial v} - \frac{\partial y}{\partial u}\frac{\partial x}{\partial v}\right) - \frac{\partial \varphi}{\partial z}\left(\frac{\partial x}{\partial u}\frac{\partial z}{\partial v} - \frac{\partial z}{\partial u}\frac{\partial x}{\partial v}\right).$$

Fügt man hier noch den identisch verschwindenden Ausdruck

$$-\frac{\partial \varphi}{\partial x}\left(\frac{\partial x}{\partial u}\frac{\partial x}{\partial v} - \frac{\partial x}{\partial u}\frac{\partial x}{\partial v}\right)$$

hinzu, so ergibt sich für den φ enthaltenden Summanden unter dem Integral der Ausdruck

$$\frac{\partial x}{\partial v}\left(\frac{\partial \varphi}{\partial x}\frac{\partial x}{\partial u} + \frac{\partial \varphi}{\partial y}\frac{\partial y}{\partial u} + \frac{\partial \varphi}{\partial z}\frac{\partial z}{\partial u}\right) - \frac{\partial x}{\partial u}\left(\frac{\partial \varphi}{\partial x}\frac{\partial x}{\partial v} + \frac{\partial \varphi}{\partial y}\frac{\partial y}{\partial v} + \frac{\partial \varphi}{\partial z}\frac{\partial z}{\partial v}\right)$$

$$= \frac{\partial \varphi}{\partial u}\frac{\partial x}{\partial v} - \frac{\partial \varphi}{\partial v}\frac{\partial x}{\partial u}.$$

Entsprechend erhält man unter dem Doppelintegral noch die beiden weiteren Glieder

$$\frac{\partial \psi}{\partial u}\frac{\partial y}{\partial v} - \frac{\partial \psi}{\partial v}\frac{\partial y}{\partial u} \quad \text{und} \quad \frac{\partial \chi}{\partial u}\frac{\partial z}{\partial v} - \frac{\partial \chi}{\partial v}\frac{\partial z}{\partial u}.$$

Das Doppelintegral zerfällt also in die Summe von drei Integralen über die Ausdrücke

$$\frac{\partial(\varphi, x)}{\partial(u, v)}, \qquad \frac{\partial(\psi, y)}{\partial(u, v)}, \qquad \frac{\partial(\chi, z)}{\partial(u, v)},$$

zu nehmen über den orientierten Bereich B, dessen der Kurve C entsprechend orientierte Randkurve wir mit R bezeichnen. Nun ist nach dem STOKESschen Integralsatz für zwei Dimensionen (vgl. S. 327)

$$\iint\limits_{B}\left(\frac{\partial \varphi}{\partial u}\frac{\partial x}{\partial v} - \frac{\partial \varphi}{\partial v}\frac{\partial x}{\partial u}\right)du\,dv = \int\limits_{R}\left(\varphi\,\frac{\partial x}{\partial u}\,du + \varphi\,\frac{\partial x}{\partial v}\,dv\right) = \int\limits_{C}\varphi\,\frac{dx}{ds}\,ds,$$

wobei die Integrale mit entsprechender Orientierung zu versehen sind und wachsende Bogenlänge s auf C einer Durchlaufung im Sinne der Orientierung entspricht. Die Addition dieser Formel zu den beiden entsprechenden ergibt dann links den Wert unseres Oberflächenintegrales und rechts das Integral

$$\int\limits_{C}\left(\varphi\,\frac{dx}{ds} + \psi\,\frac{dy}{ds} + \chi\,\frac{dz}{ds}\right)ds.$$

Der Ausdruck $\varphi\,\dfrac{dx}{ds} + \psi\,\dfrac{dy}{ds} + \chi\,\dfrac{dz}{ds}$ ist aber gerade die in der Richtung der orientierten Randkurve C weisende tangentielle Komponente $\mathfrak{B}_t$ des Vektors $\mathfrak{B}$, und wir erhalten somit die STOKES*sche Formel*

$$\iint\limits_{F}(\operatorname{rot}\mathfrak{B})_n\,dF = \int\limits_{C}\mathfrak{B}_t\,ds,$$

oder ausführlich geschrieben

$$\iint\limits_{F} \left\{ \left(\frac{\partial \chi}{\partial y} - \frac{\partial \psi}{\partial z}\right) dy\,dz + \left(\frac{\partial \varphi}{\partial z} - \frac{\partial \chi}{\partial x}\right) dz\,dx + \left(\frac{\partial \psi}{\partial x} - \frac{\partial \varphi}{\partial y}\right) dx\,dy \right\}$$

$$= \int\limits_{C} (\varphi\,dx + \psi\,dy + \chi\,dz).$$

Diese Formel gilt, sobald der Vektor $\mathfrak{A} = \operatorname{rot} \mathfrak{B}$ in dem betrachteten Bereiche stetig ist und das Flächenstück F aus einem oder mehreren Stücken besteht, die sich in der oben angegebenen Weise stetig in einer Parameterdarstellung $x = x(u, v)$, $y = y(u, v)$, $z = z(u, v)$ mit stetigen ersten Ableitungen darstellen lassen.

Mit dem STOKESschen Satz wird auch die im vorigen Paragraphen am Ende von Nr. 1 aufgeworfene Frage beantwortet. Wir haben gesehen, daß für ein Vektorfeld, dessen Divergenz verschwindet, das Integral der Normalkomponente über ein von einer festen Kurve C berandetes Flächenstück nur von der Randkurve C und nicht von der speziellen Gestalt des Flächenstückes abhängt.

Da nun, wie im Anhang § 2 bewiesen werden wird, jedes Vektorfeld $\mathfrak{A}$, dessen Divergenz verschwindet, die Gestalt

$$\mathfrak{A} = \operatorname{rot} \mathfrak{B}$$

hat, so ist damit die Frage nach der Art jener Abhängigkeit des Oberflächenintegrales vom Rande durch den STOKESschen Satz beantwortet.

2. Physikalische Bedeutung des STOKESschen Satzes.

Die physikalische Bedeutung des STOKESschen Satzes in drei Dimensionen ist eine ähnliche wie die des für zwei Dimensionen schon behandelten STOKESschen Satzes[1]. Wir deuten wiederum das Vektorfeld $\mathfrak{B}$ als das Geschwindigkeitsfeld einer stationär strömenden inkompressiblen Flüssigkeit, und nennen das um eine Kurve C herum erstreckte Integral $\int\limits_{C} \mathfrak{B}_t\,ds$ die Größe der *Zirkulation* der Strömung längs dieser Kurve. Der STOKESsche Satz sagt aus: Die Zirkulation um eine Kurve ist gleich dem Oberflächenintegral der Komponente des Rotationsvektors in Richtung der positiven Normalen für eine beliebige in die orientierte Kurve eingespannte Fläche, wobei diese Fläche so zu orientieren ist, wie die Orientierung der Randkurve angibt. Dividieren wir dieses Flächenintegral durch die Größe der Fläche und führen dann einen Grenzübergang aus, indem wir das Flächenstück

---

[1] Man beachte übrigens die Tatsache, daß in zwei Dimensionen GAUSSscher und STOKESscher Satz sich formal voneinander nur durch ein Vorzeichen unterscheiden, während bei drei Dimensionen nicht nur die anschauliche Aussage, sondern auch die formale Natur der Sätze wesentlich verschieden ist.

und seine Randkurve um einen Punkt herum zusammenziehen, so erhalten wir links durch diesen Prozeß der Gebietsdifferentiation die Komponente des Rotationsvektors in der Richtung der Normale in demjenigen Flächenpunkte, um den herum wir die Randkurve C zusammengezogen haben. Wir sehen also, daß die in Richtung der positiven Flächennormale genommene Komponente des Rotationsvektors als die *spezifische Zirkulation* oder Zirkulationsdichte der Flüssigkeitsströmung in der Fläche um den betreffenden Punkt herum zu betrachten ist, wobei der Richtungssinn der Zirkulation zusammen mit der positiven Normalen eine positive Schraube bildet[1].

Deuten wir den Vektor $\mathfrak{B}$ als das Feld einer mechanischen — oder elektrischen — Kraft, so stellt das Kurvenintegral auf der rechten Seite des STOKESschen Satzes die Arbeit dar, welche geleistet wird, wenn man in ihrem Felde einen der Kraft unterworfenen Punkt um die Kurve herumführt. Der STOKESsche Satz formt den Ausdruck für diese Arbeit in ein Integral über die eingespannte Fläche F um, dessen Integrand die normale Komponente des Wirbels oder der Rotation unseres Kraftfeldes ist.

Wir können aus dem STOKESschen Satz einen neuen Beweis für den Hauptsatz über Kurvenintegrale im Raum gewinnen (vgl. auch S. 325, Anm.). Die Hauptfrage war: Wie muß ein Vektorfeld eines Vektors $\mathfrak{B}$ beschaffen sein, damit das um eine beliebige geschlossene Kurve herum erstreckte Integral der Tangentialkomponente des Vektors verschwindet? Der STOKESsche Satz drückt direkt die Tatsache aus, daß das Verschwinden dieses Kurvenintegrales gesichert ist, sobald die Rotation unseres Vektorfeldes verschwindet[2]. Das Verschwinden der Rotation oder, wie wir sagen, die Wirbelfreiheit eines Vektorfeldes, ist also eine hinreichende — und wie wir aus § 1 wissen, auch eine notwendige — Bedingung dafür, daß für eine geschlossene Kurve das Linienintegral der Tangentialkomponente des Vektors verschwindet. Das Vektorfeld $\mathfrak{B}$ selbst ist in diesem Fall, wie wir aus § 1 wissen, darstellbar als Gradient einer Funktion $f(x, y, z)$:

$$\mathfrak{B} = \operatorname{grad} f.$$

Ist unser Vektorfeld nicht nur wirbelfrei, sondern auch noch quellenfrei, d.h. verschwindet seine Divergenz, so gilt für die Funktion f die Gleichung

$$\operatorname{div} \operatorname{grad} f = 0$$

---

[1] Unsere Betrachtungen zeigen übrigens, daß tatsächlich die Rotation eines Vektors eine vom Koordinatensystem unabhängige Bedeutung besitzt und somit Vektorcharakter trägt.

[2] Dabei wird allerdings vorausgesetzt, daß man in diese Kurve ein Flächenstück der oben beschriebenen Art einspannen kann. Da hieraus — z.B. bei verknoteten Kurven — Umständlichkeiten entstehen, so ist der in § 1 gegebene Beweis des Hauptsatzes grundsätzlich vorzuziehen.

oder ausgeschrieben

$$\Delta f = \frac{\partial^2 f}{\partial x^2} + \frac{\partial^2 f}{\partial y^2} + \frac{\partial^2 f}{\partial z^2} = 0.$$

Wir gelangen somit für die skalare Größe f, die wir gemäß unseren früheren Festsetzungen als das **Potential** des Vektors $\mathfrak{B}$ bezeichnen, zu der „Potentialgleichung"

$$\Delta f = 0,$$

die uns schon früher begegnet ist, und die zu den wichtigsten Differentialgleichungen der Analysis gehört.

§ 7. Grundsätzliches über den Zusammenhang von Differentiation und Integration bei mehreren Veränderlichen.

Es ist nützlich, die Tatsachen, welche in diesem Kapitel entwickelt wurden, noch einmal unter gemeinsamen Gesichtspunkten zu beleuchten.

Bei einer unabhängigen Veränderlichen haben wir in Band I, zweites Kapitel, als Fundamentalsatz der Differential- und Integralrechnung die wechselseitige Beziehung zwischen Differentiation und Integration erkannt, und zwar lautet der Fundamentalsatz bei einer unabhängigen Veränderlichen folgendermaßen: Ist $f(x)$ eine im abgeschlossenen Bereich $a \leq x \leq b$ stetige Funktion, so gilt

$$\int\limits_a^b f(x)\,dx = F(b) - F(a),$$

wenn $F(x)$ eine primitive Funktion von $f(x)$ ist; umgekehrt können wir zu jeder Funktion $F(x)$ mit stetiger Ableitung die gemäß der obigen Formel zugehörige Funktion $f(x) = F'(x)$ konstruieren. Das Wesentliche für uns ist hier der erste Teil des Fundamentalsatzes, d.h. die Verwandlung eines Gebietsintegrals über einen eindimensionalen Bereich in den nur von den Randpunkten — einem, wie wir sagen wollen, **null-dimensionalen** Bereich — abhängigen Ausdruck $F(b) - F(a)$. Mit andern Worten: wenn der Integrand als Ableitung einer Funktion $F(x)$ gegeben ist, so läßt sich das eindimensionale Gebietsintegral in einen mit Hilfe der Funktion $F(x)$ gebildeten nur vom Rande abhängigen Ausdruck verwandeln.

Etwas ganz Ähnliches wie der Fundamentalsatz bei einer unabhängigen Veränderlichen leisten nun unsere verschiedenen Integralsätze in Bereichen von mehreren Variabeln. Es handelt sich stets darum, ein Integral über einen gewissen im Bereich der unabhängigen Veränderlichen gelegenen Integrationsbereich, mag dieser aus einer Kurve, einem

Flächenstück, einem Raumstück bestehen, in einen Ausdruck zu verwandeln, der nur vom Rande dieses Bereichs abhängt. Zum Beispiel lautet der GAUSSsche Integralsatz in zwei Dimensionen

$$\iint\limits_{G} (a_x + b_y)\, d x\, d y = \int\limits_{\overleftarrow{R}} (a\, d y - b\, d x).$$

Er besagt: Ist der Integrand eines über einen abgeschlossenen Bereich G erstreckten Integrals $\iint\limits_{G} f(x, y)\, d x\, d y$ in der Form

$$f(x, y) = a_x(x, y) + b_y(x, y)$$

dargestellt, so läßt sich das Gebietsintegral über den zweidimensionalen Bereich in einen nur von dem eindimensionalen Rand abhängigen Ausdruck, nämlich in ein Linienintegral über die Randkurve umformen. Es wird also die Dimensionszahl des Integrationsbereiches durch den GAUSSschen Integralsatz um 1 erniedrigt. An Stelle des oben betrachteten Randausdrucks $F(b) - F(a)$ tritt ein Kurvenintegral um den Rand des ebenen Bereiches. Von einer primitiven Funktion F kann hier zwar nicht mehr die Rede sein; dieser einen primitiven Funktion entspricht gewissermaßen das Vektorfeld mit den Komponenten $a(x, y)$ und $b(x, y)$; auf der anderen Seite erfordert die Anwendung des GAUSSschen Integralsatzes, daß der Integrand des Gebietsintegrals mit Hilfe von Differentiationsprozessen dargestellt ist, und zwar als Summe einer Ableitung nach x und einer nach y, d.h. als eine „Divergenz". Diese Forderung läßt für das primitive Vektorfeld (a, b) noch einen weiten Spielraum, während bei gewöhnlichen Integranden die primitive Funktion $F(x)$ bis auf eine beliebige additive Konstante eindeutig bestimmt war[1].

Für den Fall $n = 2$ gibt es neben dem GAUSSschen Integralsatz und dem mit ihm im wesentlichen gleichwertigen STOKESschen Satz noch eine andere Verallgemeinerung des Fundamentalsatzes, nämlich den Hauptsatz über Kurvenintegrale. Wir haben in unserem zweidimensionalen Bereich eine abgeschlossene eindimensionale berandete Mannigfaltigkeit, d.h. ein Kurvenstück mit zwei Endpunkten, und das Problem ist die Verwandlung dieses Kurvenintegrals in einen nur vom Rande

---

[1] Wir können zu gegebenem Integranden $f(x, y)$ in mannigfacher Weise zwei Funktionen $a(x, y)$ und $b(x, y)$ gemäß der obigen Gleichung angeben; z.B. kann man $b(x, y)$ identisch Null oder $b(x, y)$ gleich einer beliebigen Funktion setzen und dann $a(x, y)$ hinzubestimmen, indem man gemäß der Gleichung $a_x = f - b_y$ für $a(x, y)$ irgendein nach der Variabeln x genommenes unbestimmtes Integral der Funktion $f(x, y) - b_y(x, y)$ nimmt, wobei für diese unbestimmte Integration y als Parameter fungiert. Jedes andere Vektorfeld, welches aus diesem durch Addition eines beliebigen divergenzfreien Feldes entsteht, ist dann ebenfalls ein primitives Vektorfeld.

abhängigen Ausdruck. Der Hauptsatz über Kurvenintegrale aus § 1 sagt uns, daß diese Verwandlung in einen solchen Ausdruck dann und nur dann möglich ist, wenn der Integrand mit Hilfe einer primitiven Funktion $U(x, y)$ sich in der Form

$$\mathfrak{t} \operatorname{grad} U$$

darstellen läßt, wobei $\mathfrak{t}$ den tangentialen Einheitsvektor darstellt und die Integration nach der Bogenlänge s erfolgt. Der Wert des Integrals ist dann durch die Gleichung

$$\int\limits_{(\xi_0, \eta_0)}^{(\xi, \eta)} \mathfrak{t} \operatorname{grad} U \, ds = U(\xi, \eta) - U(\xi_0, \eta_0)$$

gegeben, was offenbar den Verhältnissen bei $n = 1$ entspricht.

Die Umformung des Kurvenintegrals

$$\int\limits_C (a \, dx + b \, dy)$$

in einen Randausdruck gelingt also dann und nur dann, wenn der Vektor $\mathfrak{A}$ mit den Komponenten a und b sich als Gradient eines Potentials darstellen läßt. Beim Vergleich mit dem gewöhnlichen Fundamentalsatz erkennen wir, daß hier an Stelle der Darstellung des Integranden als Ableitung die Darstellung des Integranden durch einen Gradienten tritt, und daß die Rolle der primitiven Funktion von dem Potential dieses Gradienten übernommen wird. Ein wesentlicher Unterschied gegen den vorigen Fall bleibt jedoch hier bestehen, nämlich die Tatsache, daß durchaus nicht der Integrand jedes Kurvenintegrals diese Gradientendarstellung zuläßt, daß vielmehr diese Darstellbarkeit an die Integrabilitätsbedingung $a_y = b_x$ gebunden ist.

Ganz analog liegen die Verhältnisse bei drei unabhängigen Veränderlichen. Der GAUSSsche Integralsatz verwandelt ein Gebietsintegral über einen abgeschlossenen berandeten dreidimensionalen Bereich in ein Integral über den geschlossenen Rand, also einen geschlossenen, unberandeten im dreidimensionalen Raume eingebetteten zweidimensionalen Bereich. Die Verwandlung ist daran geknüpft, daß der Integrand des Gebietsintegrals als Divergenz eines Vektorfeldes a, b, c erscheint, und dieses Vektorfeld spielt gewissermaßen wieder die Rolle der primitiven Funktion[1].

Hinsichtlich der Kurvenintegrale liegen die Verhältnisse bei drei unabhängigen Veränderlichen wieder ganz ähnlich wie bei zwei Unabhängigen und bedürfen keiner weiteren Erläuterung.

---

[1] Genau wie bei zwei unabhängigen Veränderlichen kann man zu gegebenem Integranden in mannigfacher Weise ein zugehöriges primitives Vektorfeld konstruieren.

Zwischen dem Kurvenintegral und dem dreidimensionalen Gebietsintegral steht nun im Falle von drei unabhängigen Veränderlichen das Oberflächenintegral über einen von einer Raumkurve berandeten zweidimensionalen Bereich, nämlich ein Flächenstück. Hier wird uns die Forderung der Verwandlung eines über eine solche Fläche erstreckten Oberflächenintegrals in einen Randausdruck durch den Integralsatz von STOKES aus § 6 geliefert. Der Differentiationsprozeß, mit dessen Hilfe der Integrand für die Anwendung des STOKESschen Satzes gebildet sein muß, ist die Konstruktion des Rotationsvektors eines Vektorfeldes, das hier an Stelle der primitiven Funktion tritt. Auch hier liegen die Verhältnisse ähnlich wie bei den Kurvenintegralen: Damit der Integrand eines Oberflächenintegrals

$$\iint\limits_{F} (a\,dy\,dz + b\,dz\,dx + c\,dx\,dy)$$

sich als Normalkomponente eines Rotationsvektors darstellen läßt, ist jedenfalls das Erfülltsein der Bedingung $a_x + b_y + c_z = 0$ notwendig. Es ist also die Verwandlung eines Oberflächenintegrals in ein Randintegral nicht immer möglich. Übrigens ist die aufgestellte notwendige Bedingung tatsächlich auch hinreichend[1].

Für mehr als drei unabhängige Veränderliche herrschen ganz ähnliche Verhältnisse, die jedoch hier nicht näher diskutiert zu werden brauchen.

Anhang zum fünften Kapitel.

§ 1. Bemerkungen zu den Sätzen von STOKES und GAUSS.

Im vorangehenden Kapitel haben wir die Integralsätze von STOKES und GAUSS dadurch bewiesen, daß wir von Gebietsintegralen ausgingen und diese durch Ausführung einfacher Integrationen in Randintegrale verwandelten. Man kann jedoch zu der formalen Gestalt der Integralsätze auch auf dem umgekehrten Wege gelangen. Die betreffenden Umformungen, die an und für sich lehrreich sind, sollen hier kurz dargelegt werden.

Um z.B. den STOKESschen Integralsatz in der Ebene zu erhalten, betrachten wir in der Ebene zwei feste Punkte P und Q, welche durch eine Kurve C miteinander verbunden sein sollen. Diese Kurve C, deren Punkte in Parameterdarstellung vermittels eines Parameters t dargestellt seien, denken wir derart deformiert, daß sie bei ihrer Deformation von ihrer Anfangslage in eine Endlage einen Bereich G einfach überstreicht. Analytisch wollen wir diesen Sachverhalt folgendermaßen

---

[1] Für den Beweis dieser Tatsache vgl. Anhang § 2.

präzisieren: Es sei eine noch von dem Parameter α abhängige Kurve C durch die Parameterdarstellung

$$x = x(t, \alpha), \qquad y = y(t, \alpha); \qquad t_0 \leq t \leq t_1$$

gegeben, wobei $x(t_0, \alpha)$, $y(t_0, \alpha)$ bzw. $x(t_1, \alpha)$, $y(t_1, \alpha)$ die von α unabhängigen Koordinaten der beiden festen Punkte P und Q bedeuten. Durchläuft α ein Intervall $\alpha_0 \leq \alpha \leq \alpha_1$, so soll unsere Kurve einen abgeschlossenen Bereich G überstreichen. Wir setzen voraus, daß unsere Funktionen $x(t, \alpha)$, $y(t, \alpha)$ stetige Ableitungen nach t und nach α und sogar stetige gemischte zweite Ableitungen

$$\frac{\partial^2 x}{\partial t\, \partial \alpha} = x_{t\alpha}, \qquad \frac{\partial^2 y}{\partial t\, \partial \alpha} = y_{t\alpha}$$

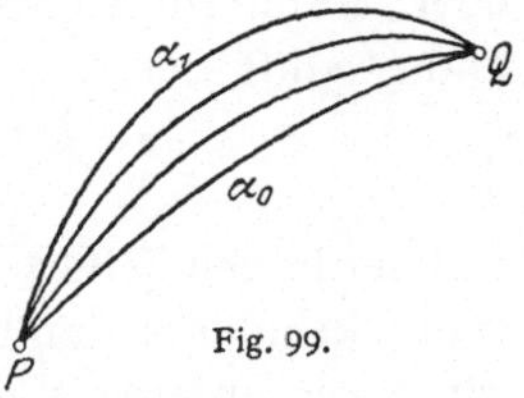

besitzen, und ferner, daß im Bereich G, abgesehen von den Punkten P und Q, die Funktionaldeterminante $\dfrac{\partial(x, y)}{\partial(t, \alpha)}$ von Null verschieden, etwa positiv ist. Dann ist der Bereich G, von den Punkten P und Q abgesehen, umkehrbar eindeutig auf das Rechteck $\alpha_0 \leq \alpha \leq \alpha_1$, $t_0 \leq t \leq t_1$ der α, t-Ebene abgebildet.

Fig. 99.

Wir nehmen nun an, daß im abgeschlossenen Bereich G zwei mit stetigen Ableitungen versehene Funktionen $a(x, y)$ und $b(x, y)$ gegeben seien und betrachten das Kurvenintegral

$$J(\alpha) = \int\limits_{C_\alpha} a(x, y)\, dx + b(x, y)\, dy = \int\limits_{t_0}^{t_1} (a\, x_t + b\, y_t)\, dt,$$

erstreckt über die zum Parameter α gehörige Kurve C_α. Unser Ziel ist, dieses Integral $J(\alpha)$ in seiner Abhängigkeit von α zu studieren. Zu diesem Zweck bilden wir nach den Regeln für die Differentiation eines Integrals nach einem Parameter die Ableitung

$$\frac{dJ(\alpha)}{d\alpha} = \int\limits_{t_0}^{t_1} \left[(a_x\, x_\alpha + a_y\, y_\alpha)\, x_t + (b_x\, x_\alpha + b_y\, y_\alpha)\, y_t + a\, x_{t\alpha} + b\, y_{t\alpha} \right] dt.$$

Durch Produktintegration erhalten wir

$$\int\limits_{t_0}^{t_1} (a\, x_{t\alpha} + b\, y_{t\alpha})\, dt = [a\, x_\alpha + b\, y_\alpha]_{t_0}^{t_1} - \int\limits_{t_0}^{t_1} (a_t\, x_\alpha + b_t\, y_\alpha)\, dt$$

$$= - \int\limits_{t_0}^{t_1} \left[(a_x\, x_t + a_y\, y_t)\, x_\alpha + (b_x\, x_t + b_y\, y_t)\, y_\alpha \right] dt,$$

letzteres, da x_α und y_α nach Voraussetzung für $t = t_0$ und $t = t_1$ verschwindet. Es folgt

$$\frac{dJ(\alpha)}{d\alpha} = \int\limits_{t_0}^{t_1} \left[a_y\, (y_\alpha\, x_t - y_t\, x_\alpha) + b_x\, (x_\alpha\, y_t - x_t\, y_\alpha) \right] dt,$$

d. h.

$$\frac{dJ(\alpha)}{d\alpha} = \int\limits_{t_0}^{t_1} (a_y - b_x)\,\frac{\partial(x,\,y)}{\partial(t,\,\alpha)}\,dt.$$

Integriert man diese letzte Gleichung nach α zwischen den Grenzen α_0 und α_1, so ergibt sich

$$J(\alpha_1) - J(\alpha_0) = \int\limits_{\alpha_0}^{\alpha_1}\int\limits_{t_0}^{t_1} (a_y - b_x)\,\frac{\partial(x,\,y)}{\partial(t,\,\alpha)}\,dt\,d\alpha.$$

oder, wenn wir rechts statt t und α als unabhängige Veränderliche x und y einführen

$$J(\alpha_0) - J(\alpha_1) = \iint\limits_{G} (b_x - a_y)\,dx\,dy.$$

Auf der linken Seite aber steht gerade das Kurvenintegral $\int \{a\,dx + b\,dy\}$ erstreckt um die Randkurve $C_{\alpha_0} - C_{\alpha_1}$ des Bereiches G, und somit haben wir unter unseren Voraussetzungen den STOKESschen Satz der Ebene erhalten.

Es kann dem Leser überlassen bleiben, nach genau demselben Muster auch die Formeln des STOKESschen Satzes im Raume herzuleiten. Ebenso kann man den GAUSSschen Integralsatz im Raume erhalten, indem man von einem Oberflächenintegral über eine berandete Fläche ausgeht und diese Fläche so deformiert, daß sie einen räumlichen Bereich G überstreicht.

Es sei jedoch zu dieser Art der Herleitung der betreffenden Integralformeln bemerkt, daß sie ohne weiteres noch nicht vollständig dasselbe liefert, wie die früher durchgeführten Beweise der Integralsätze. Um dies zu erreichen, müßte man z. B. bei dem STOKESschen Integralsatz in der Ebene zeigen, daß sich jeder in diesem Satz seinerzeit betrachtete Bereich G der Ebene in der angegebenen Art durch eine Kurvenschar C_α mit den geforderten Stetigkeits- und Differenzierbarkeitseigenschaften überdecken läßt. Ein solcher Nachweis ist prinzipiell möglich, aber immerhin so umständlich, daß der früher eingeschlagene Weg zum Beweise des Integralsatzes vorzuziehen bleibt.

§ 2. Darstellung eines quellenfreien Vektorfeldes als Rotation.

Wir untersuchen im Hinblick auf die Bemerkung am Ende von Nr. 1, § 6, Kap. V, ob jedes quellenfreie Vektorfeld, d. h. jedes Vektorfeld $\mathfrak{A}$, für welches in einem gewissen Bereiche G des x, y, z-Raumes der Ausdruck div $\mathfrak{A}$ überall verschwindet, sich vermittels eines zweiten Vektors $\mathfrak{B}$ durch die Formel

$$\mathfrak{A} = \operatorname{rot} \mathfrak{B}$$

darstellen läßt. Es soll hier gezeigt werden, daß dies tatsächlich der Fall ist. Sind $a(x, y, z)$, $b(x, y, z)$, $c(x, y, z)$ die Komponenten des Vektors $\mathfrak{A}$, so handelt es sich darum, einen Vektor $\mathfrak{B}$ mit den Komponenten $u(x, y, z)$, $v(x, y, z)$, $w(x, y, z)$ zu $\mathfrak{A}$ zu bestimmen, derart, daß die drei Gleichungen

$$a = w_y - v_z$$

$$b = u_z - w_x$$

$$c = v_x - u_y$$

in G erfüllt sind. Der Einfachheit halber nehmen wir an, daß der Bereich G, in welchem der Vektor $\mathfrak{A}$ definiert ist und der Bedingung $a_x + b_y + c_z = 0$ genügt, aus einem Parallelepiped besteht. Wir können dann den Vektor $\mathfrak{B}$ noch in mannigfaltiger Weise bestimmen, z.B. so, daß seine dritte Komponente $w(x, y, z)$ überall verschwindet. Machen wir diese Annahme, so ergeben sich die Gleichungen

$$a = - v_z$$

$$b = u_z$$

$$c = v_x - u_y.$$

Der ersten Gleichung genügen wir, indem wir

$$v = - \int\limits_{z_0}^{z} a(x, y, \zeta)\, d\zeta$$

setzen, wobei für die Integration x und y die Rolle von Parametern spielen und z_0 bzw. später y_0 die z- bzw. die y-Koordinate eines beliebigen festen Punktes von G bedeuten. Der zweiten unserer Gleichungen genügen wir, indem wir setzen

$$u = \int\limits_{z_0}^{z} b(x, y, \zeta)\, d\zeta + \alpha(x, y),$$

wobei $\alpha(x, y)$ eine vorläufig noch unbestimmte Funktion von x und y ist. Infolge der Voraussetzung $a_x + b_y = - c_z$ können wir nun auch die dritte Gleichung befriedigen. Wir gelangen zunächst zu der Gleichung

$$c = v_x - u_y = - \int\limits_{z_0}^{z} \left[a_x(x, y, \zeta) + b_y(x, y, \zeta) \right] d\zeta - \alpha_y(x, y)$$

und somit wegen $a_x + b_y = - c_z$ zu der weiteren Relation

$$c(x, y, z) = \int\limits_{z_0}^{z} c_\zeta(x, y, \zeta)\, d\zeta - \alpha_y(x, y) = c(x, y, z) - c(x, y, z_0) - \alpha_y(x, y),$$

welche wir nunmehr zur Bestimmung der vorher noch nicht fixierten Funktion $\alpha(x, y)$ verwenden, indem wir

$$\alpha_y = - c(x, y, z_0),$$

$$\alpha = - \int_{y_0}^{y} c(x, \eta, z_0)\, d\eta$$

setzen. Die so gefundenen einen Vektor $\mathfrak{B}$ definierenden Funktionen

$$u = \int_{z_0}^{z} b(x, y, \zeta)\, d\zeta - \int_{y_0}^{y} c(x, \eta, z_0)\, d\eta,$$

$$v = - \int_{z_0}^{z} a(x, y, \zeta)\, d\zeta,$$

$$w = 0$$

lösen unsere Aufgabe. Zu der allgemeinsten Lösung gelangt man sofort, indem man mit einer beliebigen zweimal stetig differenzierbaren Funktion $\Phi(x, y, z)$ die drei Funktionen

$$U = u + \frac{\partial \Phi}{\partial x},$$

$$V = v + \frac{\partial \Phi}{\partial y},$$

$$W = w + \frac{\partial \Phi}{\partial z}$$

bildet. Daß tatsächlich der Vektor $\mathfrak{B}^* = \mathfrak{B} + \operatorname{grad} \Phi$ mit den Komponenten U, V, W unsere Forderung erfüllt, ist unmittelbar zu erkennen. Ist umgekehrt $\mathfrak{B}^*$ irgendein Vektor, der der Bedingung $\operatorname{rot} \mathfrak{B}^* = \mathfrak{A}$ genügt, so muß $\operatorname{rot}(\mathfrak{B}^* - \mathfrak{B}) = 0$ sein. Also ist der Vektor $\mathfrak{B}^* - \mathfrak{B}$ wirbelfrei und läßt sich somit nach Kap. V § 1 als Gradient einer Funktion $\Phi(x, y, z)$ darstellen, womit unsere Behauptung bewiesen ist.

Sechstes Kapitel.

Anwendungen,
insbesondere Differentialgleichungen.

Die bisher gewonnenen allgemeinen Einsichten eröffnen ein weites Feld von Anwendungen. Im folgenden wollen wir an einigen typischen Beispielen den Zugang zu einigen dieser Anwendungsgebiete zu finden suchen. Für den weiteren Ausbau muß auf Werke über Differentialgleichungen und Mechanik verwiesen werden.

§ 1. Die Differentialgleichungen der Mechanik eines Massenpunktes.

1. Die Bewegungsgleichungen.

Schon im ersten Bande, Kap. V § 4 und 5 haben wir uns mit der Bewegung eines Massenpunktes beschäftigt, wobei allerdings vorausgesetzt wurde, daß diese Bewegung auf einer vorgegebenen festen Kurve vor sich geht. Indem wir jetzt diese Beschränkung fallen lassen, betrachten wir wiederum eine Masse m, die wir in einem Punkte mit den rechtwinkligen Koordinaten x, y, z konzentriert denken. Den vom Nullpunkt zum Massenpunkt weisenden Ortsvektor mit den Komponenten x, y, z bezeichnen wir mit $\mathfrak{x}$. Dann wird eine Bewegung des Massenpunktes mathematisch dargestellt, wenn x, y, z oder $\mathfrak{x}$ als Funktionen der Zeit t erscheinen. Bezeichnen wir, wie auch früher, die Differentiation nach der Zeit t mit einem Punkt, so stellen die Vektoren $\dot{\mathfrak{x}}$ mit den Komponenten $\dot{x}, \dot{y}, \dot{z}$ und dem absoluten Betrage $v = \sqrt{\dot{x}^2 + \dot{y}^2 + \dot{z}^2}$, bzw. $\ddot{\mathfrak{x}}$ mit den Komponenten $\ddot{x}, \ddot{y}, \ddot{z}$ die Geschwindigkeit bzw. die Beschleunigung der Bewegung dar.

Ohne auf die Grundlagen der Mechanik prinzipiell einzugehen, wollen wir die folgenden Definitionen und Tatsachen zum Ausgangspunkt wählen: Wir nennen den mit m multiplizierten Beschleunigungsvektor $\ddot{\mathfrak{x}}$, den *Kraftvektor* $\mathfrak{k}$ und schreiben also

$$m\,\ddot{\mathfrak{x}} = \mathfrak{k}.$$

Die Komponenten dieses Kraftvektors oder kurz der Kraft bezeichnen wir mit

$$m\,\ddot{x} = X,$$
$$m\,\ddot{y} = Y,$$
$$m\,\ddot{z} = Z.$$

Diese drei Gleichungen werden als die NEWTON*schen Grundgleichungen der Mechanik* bezeichnet. Sie stellen zunächst in unserer Auffassung nur eine reine Definition des Wortes Kraft dar. Aber es zeigt sich, daß in vielen Fällen dieser Kraftvektor ohne Bezugnahme auf die speziell zu studierende Bewegung festgelegt werden kann, indem ein von vornherein aus physikalischen Voraussetzungen heraus bekanntes Kraftfeld im Raume vorliegt. Dann können wir die Grundgleichungen ganz anders auffassen. Sie stellen nämlich jetzt Bedingungen dar, welchen die Beschleunigung jeder speziellen Bewegung genügen muß, wenn diese Bewegung unter dem Einfluß des gegebenen Kraftfeldes vor sich gehen soll.

Ein solches Kraftfeld ist beispielsweise das Feld der Schwerkraft. Falls die Schwerkraft in Richtung der negativen z-Achse wirkt, so kennen wir von vornherein die Komponenten dieser Schwerkraft. Es wird

$$X = 0, \quad Y = 0, \quad Z = -mg,$$

oder, in Vektorschreibweise,

$$\mathfrak{k} = -mg \operatorname{grad} z,$$

wo g die feste Erdbeschleunigung ist (vgl. Bd. I, Kap. V, § 4).

Ein anderes Beispiel liefert uns das Kraftfeld einer im Nullpunkt des Koordinatensystems konzentrierten nach dem NEWTONschen Gesetz anziehenden Masse μ. Ist $r = \sqrt{x^2 + y^2 + z^2} = |\mathfrak{r}|$ die Entfernung des Punktes x, y, z mit der Masse m vom Nullpunkt, so wird in diesem Falle das Kraftfeld durch den Ausdruck

$$\mathfrak{k} = \mu \, m \, \varkappa \operatorname{grad} \frac{1}{r}$$

gegeben (vgl. S. 81), und das NEWTONsche Grundgesetz lautet

$$\ddot{\mathfrak{r}} = \mu \, \varkappa \operatorname{grad} \frac{1}{r}$$

oder in Komponenten geschrieben

$$\ddot{x} = -\mu \varkappa \frac{x}{r^3}$$

$$\ddot{y} = -\mu \varkappa \frac{y}{r^3}$$

$$\ddot{z} = -\mu \varkappa \frac{z}{r^3}.$$

Ist allgemein $\mathfrak{k}$ ein gegebenes Kraftfeld mit den als Funktionen des Ortes gegebenen Kraftkomponenten $X(x, y, z)$, $Y(x, y, z)$, $Z(x, y, z)$, so stellen die Bewegungsgleichungen $m\,\ddot{\mathfrak{r}} = \mathfrak{k}$ bzw.

$$m\ddot{x} = X$$

$$m\ddot{y} = Y$$

$$m\ddot{z} = Z$$

ein „*System von drei Differentialgleichungen*" für die drei unbekannten Funktionen $x(t)$, $y(t)$, $z(t)$ dar. Das Grundproblem der Mechanik eines Massenpunktes ist, aus diesen Differentialgleichungen die tatsächliche Bewegung des Massenpunktes zu bestimmen, wenn zum Beginn der Bewegung, etwa zur Zeit $t = 0$, die Lage des Massenpunktes, d.h. seine Koordinaten $x_0 = x(0)$, $y_0 = y(0)$, $z_0 = z(0)$ und die Anfangsgeschwindigkeit, d.h. die Größen $\dot{x}_0 = \dot{x}(0)$, $\dot{y}_0 = \dot{y}(0)$, $\dot{z}_0 = \dot{z}(0)$ gegeben sind. Die Aufgabe, drei Funktionen zu finden, welche diesen Anfangsbedingungen genügen und ferner unsere drei Differentialgleichungen für alle

Werte von t befriedigen, bezeichnet man als die Aufgabe der Lösung oder der Integration[1] des Differentialgleichungssystems.

2. Das Energieprinzip.

Bevor wir daran gehen, an speziellen Beispielen die Integration dieses Differentialgleichungssystems durchzuführen, schicken wir noch eine Reihe allgemeiner Tatsachen voran, die aus den Bewegungsgleichungen folgen. Den Begriff der bei Bewegungen von dem Kraftfeld geleisteten Arbeit kennen wir schon aus Kap. V, § 1, Nr. 3; wir wissen, daß diese Arbeit durch das Kurvenintegral $\int \mathfrak{k}\,\dot{\mathfrak{r}}\,dt = \int (X\,dx + Y\,dy + Z\,dz)$ über den von dem Massenpunkt beschriebenen Weg dargestellt wird.

Falls das Kraftfeld sich als Gradient eines Potentials darstellen läßt

$$\mathfrak{k} = \operatorname{grad} \Phi,$$

so ist die von der Bewegung geleistete Arbeit vom Wege unabhängig und lediglich durch Anfangs- und Endpunkt des Weges festgelegt (vgl. Kap. V, § 1, Nr. 4). Ein Kraftfeld, welches sich als Gradient eines Potentiales darstellen läßt, nennt man nach HELMHOLTZ ein *konservatives*[2] *Kraftfeld*. Liegt ein solches vor, dann können wir die Bewegungsgleichungen vektoriell in der Form

$$m\,\ddot{\mathfrak{r}} = -\operatorname{grad} U$$

schreiben, wenn wir anstatt des — übrigens nur bis auf eine willkürliche additive Konstante bestimmten — Potentials Φ die sog. *potentielle Energie* $U = -\Phi$ einführen, oder in Koordinaten geschrieben:

$$m\,\ddot{x} = -U_x$$
$$m\,\ddot{y} = -U_y$$
$$m\,\ddot{z} = -U_z.$$

Wir können dieses Gleichungssystem zwar nicht allgemein integrieren, wohl aber aus ihm eine weitere Gleichung ableiten, in welcher nicht mehr die zweiten Ableitungen, sondern nur noch die ersten Ableitungen der gesuchten Funktionen $x(t)$, $y(t)$, $z(t)$ vorkommen. Mit Hilfe der Vektorrechnung vollzieht sich diese Betrachtung folgendermaßen: Wir multiplizieren die Gleichung $m\,\ddot{\mathfrak{r}} = -\operatorname{grad} U$ skalar mit $\dot{\mathfrak{r}}$. Dann steht links die Ableitung des Ausdruckes $\dfrac{m}{2}\,\dot{\mathfrak{r}}^2 = \dfrac{m}{2}\,v^2$ nach t; rechts die Ableitung

---

[1] Dieses Wort wird deswegen gebraucht, weil sich die Auflösung solcher Differentialgleichungen gewissermaßen als Verallgemeinerung des Prozesses gewöhnlicher Integrationen auffassen läßt.

[2] „Konservativ" von conservare = erhalten; mit Rücksicht auf den sogleich abzuleitenden Satz von der Erhaltung der Energie.

der Funktion $-U$ nach t (vgl. S. 312) und wir erhalten also durch Integration

$$\frac{m}{2}\,\dot{\mathfrak{r}}^2 = -U + c,$$

wobei c eine Konstante, d.h. eine von der Zeit t unabhängige Größe bedeutet. Will man den Gebrauch der Vektorrechnung vermeiden, so gelangt man zu demselben Resultat, indem man die drei Bewegungsgleichungen der Reihe nach mit $\dot{x}, \dot{y}, \dot{z}$ multipliziert und addiert; es erscheint dann links die Ableitung der Größe

$$\frac{m}{2}\,(\dot{x}^2 + \dot{y}^2 + \dot{z}^2)$$

nach t. Die so gefundene Gleichung

$$\frac{m}{2}\,(\dot{x}^2 + \dot{y}^2 + \dot{z}^2) + U = c$$

ist der mathematische Ausdruck des sog. *Satzes von der Erhaltung der Energie*. Man bezeichnet nämlich den Ausdruck

$$T = \frac{m}{2}\,(\dot{x}^2 + \dot{y}^2 + \dot{z}^2) = \frac{m}{2}\,v^2$$

als die *kinetische Energie oder Bewegungsenergie* des bewegten Massenpunktes, während man die Größe U als die *potentielle Energie oder Energie der Lage* des Massenpunktes bezeichnet. Ohne daß wir hier auf die physikalische Erläuterung dieser Begriffe eingehen können, stellen wir fest, daß unsere Gleichung besagt: *Bei der Bewegung in einem konservativen Kraftfelde bleibt die Gesamtenergie, d.h. die Summe von potentieller und kinetischer Energie unverändert erhalten.*

In welcher Weise dieser Energiesatz zur wirklichen Auflösung des Problems der Bewegungsgleichungen herangezogen werden kann, wird sich an den Beispielen des folgenden Paragraphen zeigen.

3. Gleichgewicht.

Unsere Bewegungsgleichungen, bei denen wir auch weiterhin voraussetzen wollen, daß $\mathfrak{f} = -\operatorname{grad} U$ ein konservatives Kraftfeld darstellt, erlauben uns auch eine nähere Diskussion des Gleichgewichtsproblems. Wir sagen, daß unser Massenpunkt sich unter dem Einfluß des Kraftfeldes im Gleichgewicht befindet, wenn er ruht. Damit dies der Fall ist, muß seine Geschwindigkeit und also auch seine Beschleunigung in dem ganzen betrachteten Zeitabschnitt Null sein; die Bewegungsgleichungen liefern uns daher als notwendige Gleichgewichtsbedingungen die Gleichungen

$$\operatorname{grad} U = 0$$

oder

$$U_x = 0, \quad U_y = 0, \quad U_z = 0.$$

Durch dieselben Gleichungen werden diejenigen Punkte bestimmt, in denen die potentielle Energie U einen stationären Wert besitzt. Es ist nun von besonderem Interesse, daß *einer Stelle, wo die potentielle Energie U ein Minimum besitzt, ein stabiles Gleichgewicht entspricht.* Unter Stabilität des Gleichgewichts versteht man dabei folgenden Sachverhalt: Stört man den Gleichgewichtszustand anfänglich wenig, so wird die ganze darauffolgende Bewegung sich vom Ruhezustand nur wenig unterscheiden[1]. Präziser: Bringt man einen Massenpunkt aus seiner Gleichgewichtslage um weniger als eine passend klein zu wählende Schranke δ heraus und erteilt ihm eine Anfangsgeschwindigkeit, welche ebenfalls unterhalb einer solchen Schranke ε bleibt, so kann man durch Wahl hinreichend kleiner Größen δ und ε erreichen, daß im ganzen weiteren Verlauf der Bewegung der Massenpunkt sich von der Gleichgewichtslage um nicht mehr als eine vorgegebene Zahl R entfernt, und daß dabei die Geschwindigkeit des Massenpunktes ebenfalls niemals eine solche Schranke ϱ überschreitet.

Es ist merkwürdig, daß man diese Stabilitätsaussage beweisen kann, ohne die Bewegungsgleichungen vollständig zu integrieren. Wir brauchen uns beim Beweise lediglich auf die Voraussetzung zu stützen, daß an der betreffenden Gleichgewichtsstelle die potentielle Energie U ein Minimum besitzt. Der Einfachheit halber nehmen wir an, daß die Gleichgewichtslage, d.h. die Stelle des Minimums für U, der Nullpunkt sei — andernfalls können wir durch eine Parallelverschiebung des Koordinatensystems diese Stelle in den Nullpunkt hineinrücken. Da die potentielle Energie U ihrer Definition gemäß nur bis auf eine willkürliche additive Konstante bestimmt ist — die Funktion U und die Funktion $U + $ konst. liefern ja dasselbe Kraftfeld, da die Konstante bei der Differentiation herausfällt —, so dürfen wir als Wert des Minimums ohne Beschränkung der Allgemeinheit $U(0, 0, 0) = 0$ annehmen.

Wir schlagen um den Nullpunkt eine Kugel mit dem Radius r und wählen unter Berücksichtigung unserer Minimumvoraussetzung $r < R$ so klein, daß überall im Innern und auf der Oberfläche dieser Kugel K_r, abgesehen vom Nullpunkt, $U > 0$ ist. Den kleinsten Wert von U auf der Kugeloberfläche nennen wir a; nach Voraussetzung ist a positiv. Wir sind also sicher, daß der Massenpunkt niemals die Oberfläche der Kugel K_r erreichen kann, solange seine potentielle Energie kleiner als a bleibt. Da U stetig ist, können wir ein von a abhängiges so kleines ε finden, daß in der Kugel K_ε mit dem Nullpunkt als Zentrum und dem

---

[1] Ein Beispiel liefert ein Massenpunkt, der unter dem Einfluß der Schwere im tiefsten Punkt einer nach oben zu konkaven Kugelschale ruht. Dagegen ist eine solche Masse, die auf dem höchsten Punkt einer nach unten konkaven Kugelschale ruht, im „labilen" Gleichgewicht. Die geringste Störung wirkt sich in großen Lageänderungen aus.

.Radius ε der Wert von U höchstens $\frac{a}{2}$ beträgt. Wählen wir dementsprechend die Ausgangslage des Massenpunktes innerhalb K_ε und erteilen ihm dort eine Anfangsgeschwindigkeit v_0, so daß für den Anfangswert der kinetischen Energie ebenfalls $T_0 = \frac{m}{2}\, v_0^2 < \frac{a}{2}$ $\left(\text{also } |v_0| < \sqrt{\frac{a}{m}}\right)$ gilt, dann wird während der ganzen Bewegung wegen des Satzes von der Erhaltung der Energie

$$T + U = T_0 + U_0 < a$$

sein. Da nun stets $T \geqq 0$ ist, so ist ständig $U < a$, und somit kann sich der Massenpunkt vom Nullpunkt nie mehr als um die Strecke r entfernen. Da hierbei ständig $U \geqq 0$ bleibt, so gilt auch $T < a$ für die ganze Bewegung, und daher für die Geschwindigkeit ständig $v < \sqrt{\frac{2a}{m}}$.

Wegen der Stetigkeit von U ist bei hinreichend klein gewähltem r auch a beliebig nahe an Null. Man kann daher ein so kleines r wählen, daß $\sqrt{\frac{2a}{m}} < \varrho$ $\left(\text{d.h., } a < \frac{m}{2}\, \varrho^2\right)$ ist und die Geschwindigkeit stets kleiner als ϱ bleibt. Wenn also der Punkt im Innern von K_ε die Anfangsgeschwindigkeit v_0 hat, und wenn $|v_0| < \sqrt{\frac{a}{m}}$ ist, dann bleibt er ständig im Innern der Kugel K_r mit dem Radius $r < R$, und seine Geschwindigkeit beträgt ständig weniger als ϱ.

§ 2. Beispiele zur Mechanik eines Massenpunktes.

1. Die Bahn eines fallenden Körpers.

Als einfachstes Beispiel betrachten wir die Bewegung eines Massenpunktes unter dem Einfluß der parallel zur negativ gerichteten z-Achse wirkenden Schwerkraft. Die NEWTONschen Gleichungen nehmen dann die Gestalt

$$m\,\ddot{x} = 0, \qquad m\,\ddot{y} = 0, \qquad m\,\ddot{z} = -mg,$$

also

$$\frac{d^2 x}{dt^2} = 0, \qquad \frac{d^2 y}{dt^2} = 0, \qquad \frac{d^2 z}{dt^2} = -g$$

an. Aus jeder dieser Gleichungen läßt sich durch Integration zunächst die betreffende Geschwindigkeitskomponente, sodann die Lagekoordinate selbst finden. Wir erhalten nämlich sofort

$$\frac{dx}{dt} = a_1, \qquad \frac{dy}{dt} = b_1, \qquad \frac{dz}{dt} = -g\,t + c_1,$$

wobei a_1, b_1, c_1 Konstante sind; durch nochmalige Integration entstehen die Gleichungen

$$x = a_1 t + a_2,$$
$$y = b_1 t + b_2,$$
$$z = -\frac{g}{2} t^2 + c_1 t + c_2,$$

wo a_2, b_2, c_2 weitere Konstante darstellen. Die Bedeutung unserer sechs Integrationskonstanten ergibt sich aus den Anfangsbedingungen der Bewegung. Wir können, ohne die Allgemeinheit des mechanischen Problems zu beschränken, das Koordinatensystem so wählen, daß zur Zeit $t = 0$ der Massenpunkt sich im Koordinatenanfangspunkt befindet; setzen wir demgemäß in den letzten Gleichungen $t = 0$ und gleichzeitig $x = y = z = 0$, so ergibt sich sofort $a_2 = b_2 = c_2 = 0$; ferner können wir ohne Beschränkung der Allgemeinheit annehmen, daß die Anfangsgeschwindigkeit in die x, z-Ebene fällt, daß also die Komponente b_1 der Anfangsgeschwindigkeit den Wert Null hat. Unter diesen Annahmen wird für alle Werte von t die Gleichung $y(t) = 0$ gelten. Die Bahnkurve liegt also in einer festen Ebene, nämlich der x, z-Ebene. Eliminieren wir aus den übrigbleibenden Gleichungen

$$x = a_1 t, \qquad z = -\frac{g}{2} t^2 + c_1 t$$

die Zeit t, so erhalten wir die Gleichung der Bahnkurve in der Gestalt

$$z = -\frac{g}{2 a_1^2} x^2 + \frac{c_1}{a_1} x.$$

Diese Kurve ist eine Parabel, deren Achse zur z-Achse parallel liegt und deren Scheitel nach oben gekehrt ist. Die Koordinaten des Scheitels ergeben sich als die einer Maximumstelle unser Funktion z durch Nullsetzen der Ableitung der rechten Seite unserer obigen Gleichung. Wir erhalten so für die Koordinaten x, z des Scheitels die Werte

$$x = \frac{a_1 c_1}{g},$$
$$z = -\frac{g}{2 a_1^2} \cdot \frac{a_1^2 c_1^2}{g^2} + \frac{c_1}{a_1} \cdot \frac{a_1 c_1}{g} = \frac{c_1^2}{2g}.$$

Die Zeit T, nach welcher dieser Scheitelpunkt der Bahn erreicht wird, bestimmt sich aus der Gleichung

$$T = \frac{x}{a_1} = \frac{c_1}{g}.$$

Nach der doppelten Zeit $t = \frac{2 c_1}{g}$ hat die Masse in dem Punkt mit den Koordinaten $x = \frac{2 a_1 c_1}{g}$ und $z = 0$ die Horizontale des Anfangspunktes $y = z = 0$ wieder erreicht.

24*

2. Kleine Schwingungen um eine Gleichgewichtslage.

Wir haben in § 1, Nr. 3 die Frage der Stabilität des Gleichgewichts untersucht. Die Bewegung eines Massenpunktes um eine stabile, einem Minimum der potentiellen Energie entsprechende Gleichgewichtslage läßt sich angenähert in einfacher Weise darstellen. Der Kürze halber beschränken wir uns auf eine Bewegung in der x, y-Ebene, indem wir voraussetzen, daß in Richtung der z-Achse keine Kräfte wirken. Wir denken uns die potentielle Energie um den Nullpunkt, den Punkt des Minimums herum gemäß dem TAYLORschen Satze in der Form

$$U = U_0 + p\,x + q\,y + \tfrac{1}{2}(a\,x^2 + 2b\,x\,y + c\,y^2) + \cdots$$

dargestellt. Mit p, q bzw. a, b, c bezeichnen wir dabei die Werte der Ableitungen U_x, U_y bzw. U_{xx}, U_{xy}, U_{yy} im Nullpunkt. Wegen der Voraussetzung $U_0 = 0$ und weiter $U_x(0, 0) = 0$, $U_y(0, 0) = 0$ fallen in dieser Entwicklung das konstante Glied und die linearen Glieder fort. Wir setzen nun voraus, daß entsprechend dem Minimumcharakter des Nullpunkts die quadratischen Glieder

$$Q(x, y) = \tfrac{1}{2}(a\,x^2 + 2b\,x\,y + c\,y^2)$$

eine positiv-definite quadratische Form bilden und daß wir die potentielle Energie U in der in Frage kommenden passend klein zu wählenden Umgebung des Ruhezustandes mit hinreichender Genauigkeit durch diese quadratische Form Q ersetzen dürfen. Unter diesen Annahmen erhalten die Bewegungsgleichungen folgende Gestalt

$$m\,\mathfrak{x} = -\operatorname{grad} Q$$

oder

$$m\,\ddot{x} = -a\,x - b\,y$$
$$m\,\ddot{y} = -b\,x - c\,y.$$

Sie lassen sich leicht vollständig integrieren, wenn wir das x, y-Koordinatensystem vorher einer geeigneten Drehung unterwerfen. Betrachten wir nämlich die positiv-definite Form $a\,x^2 + 2b\,x\,y + c\,y^2 = 2Q$, so weiß man aus der elementaren analytischen Geometrie, daß man durch Drehung des Koordinatensystems um einen geeigneten Winkel φ, also durch eine Substitution

$$x = \xi\cos\varphi - \eta\sin\varphi$$
$$y = \xi\sin\varphi + \eta\cos\varphi$$

diesen Ausdruck in einen Ausdruck der Gestalt

$$\alpha\,\xi^2 + \beta\,\eta^2 = 2Q$$

überführen kann, wobei ξ und η die neuen rechtwinkligen Koordinaten und α und β positive Zahlen sind[1]. In diesen neuen Koordinaten lauten die aus $m\ddot{\mathfrak{x}} = -\operatorname{grad} Q$ entstehenden Bewegungsgleichungen für die neuen Komponenten ξ und η des Ortsvektors $\mathfrak{x}$ einfach

$$m\ddot{\xi} = -\alpha\xi$$
$$m\ddot{\eta} = -\beta\eta,$$

und nunmehr kann man jede dieser beiden Gleichungen, wie dies schon in Band I, Kap. V, § 4, Nr. 3 geschehen ist, vollständig integrieren. Man erhält

$$\xi = A_1 \sin \sqrt{\frac{\alpha}{m}}\,(t - c_1)$$
$$\eta = A_2 \sin \sqrt{\frac{\beta}{m}}\,(t - c_2),$$

wo c_1, c_2 sowie A_1, A_2 Integrationskonstanten sind, welche gestatten, den Bewegungsvorgang einem beliebig gegebenen Anfangszustand anzupassen.

Die Form unserer Lösungen zeigt, daß der Bewegungsvorgang um eine stabile Gleichgewichtslage zustande kommt durch Übereinanderlagerung reiner Schwingungen nach den beiden *„Hauptschwingungsrichtungen"*, der ξ-Richtung und der η-Richtung, wobei die Frequenzen dieser Schwingungen durch die Größen $\sqrt{\frac{\alpha}{m}}$ und $\sqrt{\frac{\beta}{m}}$ gegeben werden. Bei der Diskussion dieser Schwingungsbewegungen, der wir allgemein hier nicht näher nachgehen können, zeigt es sich, daß die Gesamtbewegung schon sehr mannigfaltige Erscheinungen aufweisen kann.

Um nur einige Beispiele solcher zusammengesetzter Schwingungen anzugeben, betrachten wir zunächst die durch die Gleichungen

$$\xi = \sin(t + c)$$
$$\eta = \sin(t - c)$$

dargestellte Bewegung. Durch Elimination der Zeit t erhalten wir in der Gestalt

$$(\xi + \eta)^2 \sin^2 c + (\xi - \eta)^2 \cos^2 c = 4\sin^2 c \cos^2 c$$

die Gleichung einer Ellipse; die beiden Schwingungskomponenten haben dieselbe Frequenz 1 und dieselbe Amplitude 1, aber gegeneinander eine Phasenverschiebung $2c$. Durchläuft diese Phasenverschiebung

---

[1] Die Gleichung $Q = 1$ stellt nämlich eine Ellipse dar, und so kann das xy enthaltende Glied durch eine passende Wahl von φ eliminiert werden.

alle Werte zwischen 0 und $\dfrac{\pi}{4}$, so geht die entsprechende Schwingungs-ellipse aus der geradlinigen Ausartung $\xi - \eta = 0$ über in den Kreis $\xi^2 + \eta^2 = 1$, und die Schwingung aus der sog. linearen in die zirkuläre (vgl. Fig. 100 bis 102).

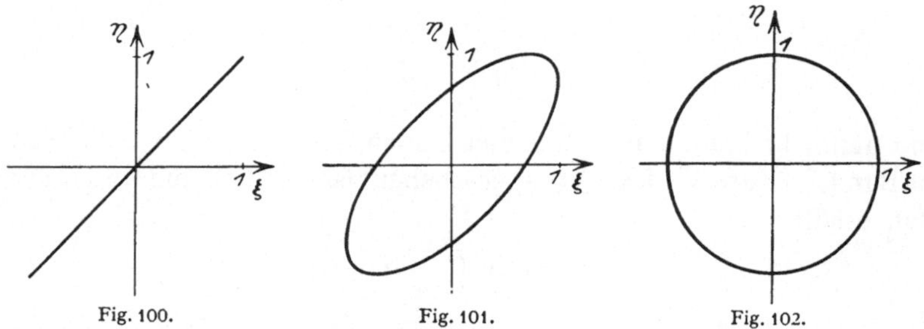

Fig. 100.　　　　　　Fig. 101.　　　　　　Fig. 102.

Fig. 100 bis 102. Schwingungsfiguren.

Betrachten wir als zweites Beispiel die durch die Gleichungen

$$\xi = \sin t$$
$$\eta = \sin 2(t - c)$$

dargestellte Bewegung, bei welcher die Frequenzen nicht mehr gleich sind, so treten wesentlich kompliziertere Schwingungsfiguren auf. In der

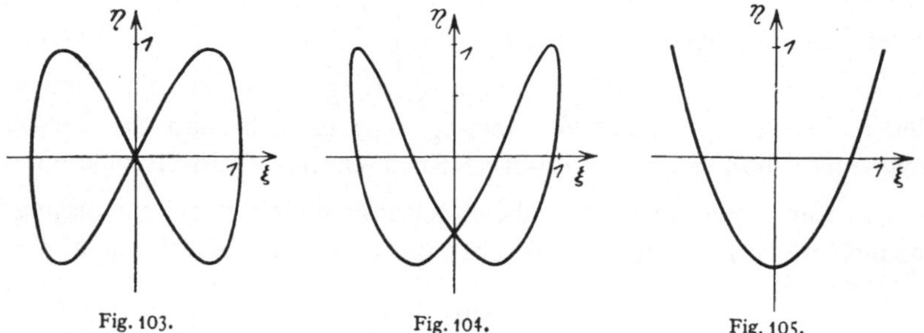

Fig. 103.　　　　　　Fig. 104.　　　　　　Fig. 105.

Fig. 103 bis 105. Schwingungsfiguren.

beistehenden Figur (103 bis 105) sind für die Phasendifferenzen $c = 0$; $c = \dfrac{\pi}{8}$; $c = \dfrac{\pi}{4}$ diese Figuren gekennzeichnet. In den beiden ersten Fällen bewegt sich der Massenpunkt fortlaufend auf einer geschlossenen Kurve, im letzten Fall jedoch pendelt er auf einem Bogen der Parabel $\eta = 2\xi^2 - 1$ hin und her.

Allgemein nennt man die Kurven, die durch Überlagerung verschiedener rein periodischer Schwingungen in zueinander rechtwinkligen Richtungen entstehen, LISSAJOUS*sche Figuren*.

3. Planetenbewegung.

Während bei den oben behandelten Beispielen die Differentialgleichungen der Bewegung unmittelbar oder nach einer einfachen Umformung sich so schreiben ließen, daß jede der betrachteten Koordinaten
einer Differentialgleichung für sich genügte und durch elementare Integration bestimmt werden konnte, wollen wir nun das wichtigste Beispiel einer Bewegung betrachten, bei welchem das System der Bewegungsgleichungen sich nicht mehr in dieser einfachen Weise trennen
läßt und zu seiner Integration etwas größere Rechnungen erfordert.
Es handelt sich um die *Ableitung der* KEPLER*schen Planetengesetze aus
dem* NEWTON*schen Anziehungsgesetz.* Im Nullpunkt des Koordinatensystems möge eine nach dem NEWTONschen Gesetze anziehende Masse
der Größe μ ruhen (z. B. die Sonne), deren Kraftfeld pro Masseneinheit
durch den Vektor

$$\mathfrak{k} = \varkappa\,\mu\,\text{grad}\,\frac{1}{r}$$

gegeben wird. Welches ist die Bewegung eines Massenpunktes (Planeten)
unter dem Einfluß dieses Kraftfeldes? Die Bewegungsgleichung
$m\,\ddot{\mathfrak{r}} = \varkappa\,\mu\,m\,\text{grad}\,\frac{1}{r}$ lautete in Koordinaten geschrieben

$$\ddot{x} = -\varkappa\,\mu\,\frac{x}{r^3}$$

$$\ddot{y} = -\varkappa\,\mu\,\frac{y}{r^3}$$

$$\ddot{z} = -\varkappa\,\mu\,\frac{z}{r^3}.$$

Um sie zu integrieren, schreiben wir zunächst das Energieprinzip für die
gesuchte Bewegung in der Form

$$\frac{m}{2}\,(\dot{x}^2 + \dot{y}^2 + \dot{z}^2) - \frac{\varkappa\,\mu\,m}{r} = C$$

hin, wobei C eine bei der Bewegung konstant bleibende, durch den
Anfangszustand der Bewegung gegebene Zahl ist.

Wir können nun aus den Bewegungsgleichungen noch weitere
Gleichungen herleiten, in denen nicht mehr die Beschleunigungen,
sondern nur noch die Geschwindigkeitskomponenten der Bewegung auftreten. Multiplizieren wir nämlich die erste der Bewegungsgleichungen
mit y, die zweite mit x und subtrahieren, so erhalten wir

$$\ddot{x}\,y - x\,\ddot{y} = 0 \quad \text{oder} \quad \frac{d}{dt}\,(\dot{x}\,y - \dot{y}\,x) = 0$$

und daraus durch Integration

$$x\,\dot{y} - y\,\dot{x} = c_1.$$

Ebenso erhalten wir aus den übrigen Bewegungsgleichungen

$$y\dot{z} - z\dot{y} = c_2$$
$$z\dot{x} - x\dot{z} = c_3\,\dagger.$$

Die zuletzt gewonnenen Gleichungen erlauben uns sofort, eine erhebliche, schon von vornherein plausible Vereinfachung in unserem Problem anzubringen. Wählen wir nämlich, was ohne Beschränkung der Allgemeinheit möglich ist, das Koordinatensystem so, daß zu Beginn der Bewegung, also etwa für $t=0$, der Massenpunkt sich in der x,y-Ebene befindet und daß auch sein Geschwindigkeitsvektor zu Beginn in dieser Ebene liegt, d.h. daß $z(0)=0$ und $\dot{z}(0)=0$ ist, so folgt durch Einsetzen der Werte $z(0)=0$ und $\dot{z}(0)=0$ in die obigen Gleichungen, da deren rechte Seiten ja zeitlich konstant sind:

$$x\dot{y} - y\dot{x} = c_1 = h$$
$$y\dot{z} - z\dot{y} = 0$$
$$z\dot{x} - x\dot{z} = 0.$$

Aus diesen Gleichungen folgern wir zunächst, daß die Bewegung ständig in der Ebene $z=0$ verläuft. Wir dürfen nämlich, da wir die Betrachtung von Zusammenstößen zwischen Sonne und Planet naturgemäß ausschließen, die Voraussetzung machen, daß die drei Koordinaten x, y und z nie gleichzeitig verschwinden, daß also zur Zeit $t=0$, wo $z(0)=0$ ist, etwa $x(0)\neq0$ wird. Nun folgt aus der letzten der drei obigen Gleichungen

$$\left(\frac{z}{x}\right)^{\cdot} = -\frac{z\dot{x} - \dot{z}x}{x^2} = 0.$$

---

† Man kann zu den drei so gewonnenen Gleichungen auch durch den Gebrauch der Vektorschreibweise gelangen, indem man die Bewegungsgleichungen vektoriell mit dem Ortsvektor $\mathfrak{r}$ multipliziert. Rechts entsteht dann, da der Kraftvektor in dieselbe Richtung wie der Ortsvektor fällt, Null, während der Ausdruck links $\mathfrak{r} \times \ddot{\mathfrak{r}}$ gerade die Ableitung des Vektors $\mathfrak{r} \times \dot{\mathfrak{r}}$ nach der Zeit ist. Es folgt also, daß dieser Vektor $\mathfrak{r} \times \dot{\mathfrak{r}} = \mathfrak{c}$ einen zeitlich konstanten Wert $\mathfrak{c}$ besitzt, und gerade dies ist die Aussage unserer obigen Koordinatengleichungen.

Wie man erkennt, ist diese Gleichung nicht an unser spezielles Problem gebunden, sondern sie gilt allgemein für jede Bewegung, bei welcher die Kraft in Richtung des Ortsvektors fällt.

Den Vektor $\mathfrak{r} \times \dot{\mathfrak{r}}$ nennt man das *Geschwindigkeitsmoment*, den Vektor $m(\mathfrak{r} \times \dot{\mathfrak{r}})$ das *Impulsmoment* bei der Bewegung. Aus der geometrischen Bedeutung des vektoriellen Produktes ergibt sich leicht die folgende anschauliche Bedeutung unserer Beziehung (vgl. dazu auch die nachfolgenden Ausführungen des Textes): Projiziert man den bewegten Massenpunkt auf die Koordinatenebenen und betrachtet in jeder Koordinatenebene die Fläche, welche der Radiusvektor vom Nullpunkt nach dem Projektionspunkt mit der Zeit überstreicht, so ändert sich die Größe dieser Fläche proportional der Zeit, oder die *Flächengeschwindigkeit* ist konstant (*Flächensatz*).

Es ist also $z = a\,x$ mit konstantem a. Setzen wir hierin $t = 0$, so folgt sofort wegen $z(0) = 0$ und $x(0) \neq 0$, daß $a = 0$ ist, und somit, daß ständig $z = 0$ gilt.

Wir dürfen also nunmehr unserem Integrationsproblem die beiden Differentialgleichungen

$$\frac{m}{2}\,(\dot{x}^2 + \dot{y}^2) - \frac{\varkappa\,\mu\,m}{r} = C$$

$$x\,\dot{y} - y\,\dot{x} = h$$

zugrunde legen. Führen wir in diese Gleichungen statt der rechtwinkligen Koordinaten x und y durch $x = r\cos\varphi$, $y = r\sin\varphi$ Polarkoordinaten r und φ ein, die nun ebenfalls als Funktionen von t zu bestimmen sind, so erhalten wir wegen

$$\dot{x}^2 + \dot{y}^2 = \dot{r}^2 + r^2\,\dot{\varphi}^2$$

$$x\,\dot{y} - y\,\dot{x} = r^2\,\dot{\varphi}$$

für die Polarkoordinaten r und φ die beiden Differentialgleichungen

$$\frac{m}{2}\,(\dot{r}^2 + r^2\,\dot{\varphi}^2) - \frac{\varkappa\,\mu\,m}{r} = C$$

$$r^2\,\dot{\varphi} = h.$$

Die erste dieser Gleichungen ist der Energiesatz; die zweite drückt den KEPLERschen Flächensatz für die Bewegung aus. Es ist ja (vgl. Bd. I, Kap. V, § 2, Nr. 4) der Ausdruck $\frac{1}{2}\,r^2\,\dot{\varphi}$ die Ableitung des von dem Radiusvektor, der den Nullpunkt mit dem Massenpunkt verbindet, überstrichenen Flächeninhalts nach der Zeit t. Diese Flächengeschwindigkeit erweist sich als konstant, oder wie es nach KEPLER ausgedrückt wird, *der Radiusvektor beschreibt in gleichen Zeiten gleiche Flächen*.

Ist die „Flächenkonstante" h Null, so muß $\dot{\varphi}$ verschwinden, d.h. φ konstant bleiben, mithin die Bewegung auf einer Geraden durch den Nullpunkt stattfinden. Wir schließen diesen singulären Ausnahmefall aus und setzen nunmehr ausdrücklich

$$h \neq 0$$

voraus.

Um die geometrische Gestalt der Bahnkurve zu erhalten — unter Verzicht auf die Kennzeichnung des zeitlichen Bewegungsablaufes[1] —

---

[1] Der zeitliche Bewegungsablauf bestimmt sich dann nachträglich durch die Gleichung

$$\int_{\varphi_0}^{\varphi} r^2\,d\varphi = h\,(t - t_0),$$

in die man sich r als Funktion von φ eingesetzt zu denken hat (vgl. S. 380).

denken wir uns den Winkel φ als Funktion von r oder r als Funktion von φ aufgefaßt und berechnen aus den beiden Gleichungen die Ableitung $\dfrac{dr}{d\varphi}$ als Funktion von r.

Wir erhalten nämlich, wenn wir den Wert $\dot{\varphi} = \dfrac{h}{r^2}$ aus dem Flächensatz in die Energiegleichung einsetzen und die Gleichung

$$\dot{r} = \frac{dr}{dt} = \frac{dr}{d\varphi}\,\dot{\varphi}$$

berücksichtigen, sofort als Differentialgleichung der Bahnkurve die Beziehung

$$\frac{m}{2}\left(\frac{h^2}{r^4}\left(\frac{dr}{d\varphi}\right)^2 + \frac{h^2}{r^2}\right) - \frac{\varkappa\,\mu\,m}{r} = C$$

oder

$$\left(\frac{dr}{d\varphi}\right)^2 = r^4\left(\frac{2C}{m\,h^2} + \frac{2\varkappa\,\mu}{h^2}\,\frac{1}{r} - \frac{1}{r^2}\right).$$

Zur bequemeren Darstellung der weiteren Rechnung machen wir die Substitution:

$$r = \frac{1}{w}$$

und führen die folgenden Abkürzungen ein:

$$\frac{1}{p} = \frac{\varkappa\,\mu}{h^2},$$

$$\varepsilon^2 = 1 + \frac{2C\,h^2}{m\,\varkappa^2\,\mu^2}.$$

Damit erhalten wir in

$$\left(\frac{dw}{d\varphi}\right)^2 = \frac{\varepsilon^2}{p^2} - \left(w - \frac{1}{p}\right)^2$$

eine Gleichung, die wir sofort integrieren können. Es ist nämlich

$$\varphi - \varphi_0 = \int \frac{dw}{\sqrt{\dfrac{\varepsilon^2}{p^2} - \left(w - \dfrac{1}{p}\right)^2}}$$

oder, indem wir für den Augenblick $w - \dfrac{1}{p} = v$ als neue Veränderliche einführen,

$$\varphi - \varphi_0 = \int \frac{dv}{\sqrt{\dfrac{\varepsilon^2}{p^2} - v^2}}.$$

Für dieses Integral ergibt sich nach Bd. I, Kap. IV, § 2, S. 187 der Wert

$$\arcsin\frac{v\,p}{\varepsilon},$$

und wir erhalten somit die Gleichung der Bahnkurve in der Gestalt

$$v = \frac{1}{r} - \frac{1}{p} = \frac{\varepsilon}{p} \sin(\varphi - \varphi_0).$$

Über den Winkel φ_0 dürfen wir frei verfügen, da es an und für sich gleichgültig ist, von wo aus wir den Winkel φ zählen. Nehmen wir $\varphi_0 = \frac{\pi}{2}$, d.h. lassen wir $v = 0$ dem Werte $\varphi = \frac{\pi}{2}$ entsprechen, so ergibt sich endgültig die Gleichung der Bahnkurve in der Gestalt

$$r = \frac{p}{1 - \varepsilon \cos \varphi}.$$

Wie wir aus der analytischen Geometrie als bekannt voraussetzen wollen, haben wir die Polargleichung eines Kegelschnittes vor uns, dessen einer Brennpunkt im Nullpunkt des Koordinatensystems liegt.

Unser Resultat liefert also das KEPLERsche Gesetz: *Die Planeten bewegen sich auf Kegelschnitten, deren einer Brennpunkt mit der Sonne zusammenfällt.*

Es ist interessant, die Integrationskonstanten

$$p = \frac{h^2}{\varkappa \mu}, \qquad \varepsilon^2 = 1 + \frac{2C h^2}{m \varkappa^2 \mu^2}$$

in Beziehung zu dem Anfangszustand der Bewegung zu bringen. Die Größe p bezeichnet man als Parameter des Kegelschnitts; sie steht bei Ellipse und Hyperbel zu den Achsen a und b in der einfachen Beziehung

$$p = \frac{b^2}{a}.$$

Die numerische Exzentrizität ε^2 bestimmt den Charakter des Kegelschnitts, und zwar haben wir es mit einer Ellipse, Parabel oder Hyperbel zu tun, je nachdem ε^2 kleiner, gleich oder größer als 1 ist.

Aus der Relation

$$\varepsilon^2 = 1 + \frac{2C h^2}{m \varkappa \mu^2}$$

erkennen wir nun sofort, daß die drei verschiedenen Möglichkeiten auch durch die Energiekonstante C gekennzeichnet werden können und zwar in der Weise, daß die Bahnkurve eine Ellipse, Parabel oder Hyperbel ist, je nachdem ob C kleiner, gleich oder größer als Null ist.

Stellen wir uns etwa vor, daß unser Massenpunkt zur Zeit $t = 0$ an der Stelle $\mathfrak{r}_0$ in das Kraftfeld hineingebracht und dort mit einer Anfangsgeschwindigkeit $\dot{\mathfrak{r}}_0$ versehen worden sei, so ergibt sich aus der Beziehung

$$C = \frac{m}{2} v_0^2 - \frac{\varkappa \mu m}{r_0}$$

die überraschende Tatsache, daß der Charakter der Bahnkurve — ob Ellipse, Parabel oder Hyperbel — überhaupt nicht von der Richtung der Anfangsgeschwindigkeit, sondern nur von ihrer absoluten Größe v_0 abhängig ist.

Das dritte KEPLERsche Gesetz ist eine einfache Folgerung aus den beiden anderen. Es sagt bekanntlich aus, daß bei elliptischen Bahnen *das Quadrat der Umlaufszeiten zum Kubus der großen Halbachsen in einem festen, d.h. nur vom Kraftfeld und nicht von den einzelnen Planeten abhängigen Verhältnis* steht.

Bezeichnen wir mit T die Umlaufszeit und mit a die große Halbachse, so soll demnach gelten

$$\frac{T^2}{a^3} = \text{konst.},$$

wobei die Konstante rechts unabhängig von dem speziellen Problem ist und lediglich von der Größe der anziehenden Masse und der Gravitationskonstanten $\varkappa$ abhängt.

Zum Beweise benutzen wir den Flächensatz in der integrierten Form

$$\int_{\varphi_0}^{\varphi} r^2\, d\varphi = h\,(t - t_0),$$

welche den zeitlichen Bewegungsablauf charakterisiert. Erstrecken wir nun das Integral über das Intervall von 0 bis 2π, so erhalten wir auf der linken Seite den doppelten Flächeninhalt der Bahnellipse, d.h. nach früheren Ergebnissen $2\pi a b$, während auf der rechten Seite die Zeitdifferenz $t - t_0$ durch die Umlaufszeit T zu ersetzen ist. Es ist also

$$2\pi a b = h T \quad \text{oder} \quad 4\pi^2 a^2 b^2 = h^2 T^2.$$

Wir wissen bereits, daß h^2 mit den Bahnelementen a und b durch die Relation $p = \dfrac{b^2}{a} = \dfrac{h^2}{\varkappa\mu}$ verknüpft ist. Führen wir für h^2 den Wert $\dfrac{b^2}{a}\varkappa\mu$ in die obige Gleichung ein, so folgt sofort

$$\frac{T^2}{a^3} = \frac{4\pi^2}{\varkappa\mu},$$

also gerade eine dem dritten KEPLERschen Gesetz entsprechende Beziehung.

§3. Weitere Beispiele von Differentialgleichungen.

Bevor wir im nächsten Paragraphen zu einigen grundsätzlichen Ausführungen über die Theorie der Differentialgleichungen übergehen, wollen wir hier noch einige weitere zum Teil ebenfalls der Mechanik entstammende Beispiele von Differentialgleichungsproblemen erörtern.

1. Die allgemeine lineare Differentialgleichung erster Ordnung.

Wir haben schon in Bd. I, Kap. III, § 7, Nr. 1 und 6 die Differentialgleichung $y' + ay + b = 0$ vollständig integriert, falls a und b Konstante sind. Wir können jedoch diese „*lineare Differentialgleichung erster Ordnung*"[1]

$$y' + a\,y + b = 0$$

für die unbekannte Funktion $y(x)$ auch in dem allgemeinen Falle vollständig integrieren, wenn a und b beliebige stetige Funktionen von x sind. Und zwar gelingt die Lösung mit Hilfe der Exponentialfunktion und gewöhnlichen Integrationen (die allerdings im allgemeinen nicht mehr elementar ausführbar sein werden).

Ist zunächst $b = 0$, so läßt sich die Differentialgleichung (solange $y \neq 0$ ist) in die Form

$$\frac{y'}{y} = \frac{d}{dx}\log|y| = -a$$

setzen. Es ergibt sich hieraus

$$\log|y| = -\int a(x)\,dx$$

und schließlich, wenn wir zur Abkürzung irgendein unbestimmtes Integral der Funktion $a(x)$ mit $A(x)$ bezeichnen,

$$y = c\,e^{-A(x)},$$

wobei c eine willkürliche bei der Integration auftretende Konstante ist. Diese Formel gibt auch noch für $c = 0$ eine Lösung, nämlich $y = 0$.

Ist nunmehr $b(x)$ nicht mehr gleich Null, so versuchen wir eine Lösung durch einen Ansatz der Form

$$y = u(x)\,e^{-A(x)}$$

zu finden, wobei wir $u(x)$ passend zu bestimmen haben[2].

Es wird wegen $A'(x) = a(x)$

$$y' = u'(x)\,e^{-A(x)} - u(x)\,a(x)\,e^{-A(x)}$$

und daher ergibt sich ohne weiteres für die zu bestimmende Funktion $u(x)$ die Differentialgleichung

$$u'(x)\,e^{-A(x)} = -b,$$

woraus

$$u(x) = -\int b(x)\,e^{A(x)}\,dx$$

folgt.

---

[1] Das Wort „linear" drückt aus, daß die unbekannte Funktion und ihre Ableitungen in der Differentialgleichung nur linear vorkommen; „von erster Ordnung" heißt eine Differentialgleichung, wenn sie nur die erste Ableitung und keine höheren enthält.

[2] Dieser Ansatz führt den Namen „*Variation der Konstanten*".

Wir erhalten also in dem Ausdruck

$$y(x) = - e^{-A(x)} \int b(x)\, e^{A(x)}\, dx$$

mit

$$A(x) = \int a(x)\, dx$$

eine Lösung unserer Differentialgleichung. Diese Lösung baut sich mit Hilfe der uns bekannten Funktionen lediglich durch gewöhnliche Integrationsprozesse mittels der Exponentialfunktion auf. Da die Funktion $u(x)$ nur bis auf eine willkürliche additive Konstante bestimmt war, so erkennen wir, daß wir in der Gestalt

$$y(x) = e^{-A(x)} \left(c - \int b(x)\, e^{A(x)}\, dx\right)$$

mit

$$A(x) = \int a(x)\, dx$$

eine Lösung vor uns haben, welche noch eine willkürliche Integrationskonstante c enthält; die Lösung enthält nur eine willkürliche Konstante, obwohl $A(x)$ auch nur bis auf eine additive Konstante bestimmt ist. Ersetzt man nämlich $A(x)$ durch $A(x) + c_1$, so geht unsere Lösung in eine solche vom gleichen Typus über, welche man aus der ursprünglichen Lösung erhält, indem man in dieser c durch $c\, e^{-c_1}$ ersetzt.

Im Falle der Differentialgleichung

$$y' + x\,y + x = 0$$

beispielsweise wird

$$A(x) = \int x\, dx = \frac{x^2}{2}, \qquad \int e^{A(x)}\, b(x)\, dx = \int e^{\frac{x^2}{2}}\, x\, dx = e^{\frac{x^2}{2}}$$

und somit

$$y = e^{-\frac{x^2}{2}} \left(c - e^{\frac{x^2}{2}}\right) = c\, e^{-\frac{x^2}{2}} - 1$$

die Lösung, was man auch durch Differenzieren leicht bestätigt.

2. Die Trennung der Variablen.

Die Lösung in dem vorangehenden Beispiel beruht auf der Idee der „Trennung der Variablen". Wenn eine Differentialgleichung die Form

$$y' = - \frac{\alpha(x)}{\beta(y)}$$

hat, in welcher α nur von x und β nur von y abhängt, so kann sie symbolisch auch durch

$$\alpha\, dx + \beta\, dy = 0$$

oder

$$\alpha\, dx = - \beta\, dy$$

ausgedrückt werden. In dieser Schreibweise sind die Variabeln getrennt. Führt man nun die beiden unbestimmten Integrale

$$A = \int \alpha \, dx, \quad B = \int \beta \, dx$$

ein, welche man durch gewöhnliche Quadraturen gewinnt, so erhält man sofort

$$\frac{d}{dx}(A - B) = \alpha + \beta \, y' = 0,$$

also

$$A - B = c,$$

wobei c eine beliebige Integrationskonstante ist. Wir können uns nun diese Gleichung als für y gelöst denken, und die gewünschte Lösung wird somit durch Quadratur erhalten.

Ein anderes Beispiel, in welchem dieselbe Idee angewandt werden kann, ist die sog. homogene Differentialgleichung

$$y' = f\left(\frac{x}{y}\right).$$

Schreibt man $z = \dfrac{y}{x}$, so daß $y' = xz' + z$ ist, dann gewinnt man für die Differentialgleichung

$$x z' + z = f(z)$$

oder

$$z' = \frac{f(z) - z}{x},$$

eine Gleichung für z, in welcher y nicht explizit erscheint. Es ist daher

$$\int \frac{dz}{f(z) - z} = \int \frac{dx}{x} + c = c + \log|x|,$$

wobei c eine beliebige Integrationskonstante ist. Wenn man nun diese Gleichung benutzt, um z als eine Funktion von x darzustellen, so erhält man die gewünschte Lösung.

Als ein Beispiel betrachten wir $y' = \dfrac{y}{x}$. Wir gewinnen sofort die Gleichung

$$\frac{dy}{y} = \frac{dx}{x},$$

welche die Lösung

$$\log\left|\frac{y}{x}\right| = c$$

hat.

Die Gleichung

$$y' = \frac{y^2}{x^2}$$

liefert

$$\int \frac{dz}{z^2 - z} = \log \frac{z-1}{z} = c + \log |x| \, ;$$

es ist also

$$y = \frac{x}{1 - k\,x} \, ,$$

wobei k eine Konstante bedeutet.

3. Festlegung der Lösung durch Randwerte. Belastetes Seil und belasteter Balken.

Bei den Problemen der Mechanik und den bisher behandelten Beispielen haben wir aus der gesamten Mannigfaltigkeit der die betreffende Differentialgleichung erfüllenden Funktionen, der sog. allgemeinen Lösung, ein bestimmtes Individuum durch sog. Anfangsbedingungen festgelegt, d.h. etwa die Integrationskonstanten so gewählt, daß die Lösung und gegebenenfalls ihre Ableitungen bis zur $(n-1)$-ten Ordnung an einer bestimmten Stelle vorgeschriebene Werte erhalten. In vielen Anwendungen handelt es sich jedoch weder um die Aufstellung der allgemeinen Lösung noch um die Lösung einer bestimmten Anfangswertaufgabe, sondern um ein sog. *Randwertproblem*. Bei dem Randwertproblem einer Differentialgleichung wird die Aufstellung einer solchen Lösung verlangt, welche an mehreren Stellen vorgegebenen Bedingungen genügt und die in den Intervallen zwischen diesen Stellen zu betrachten ist. Ohne uns hier auf eine allgemeine Theorie solcher Randwertprobleme einzulassen, behandeln wir hier nur einige charakteristische Beispiele.

1. Beispiel: Die Differentialgleichung des belasteten Seiles.

In einer vertikalen x, y-Ebene — die vertikale Richtung sei die der y-Achse — möge ein Seil an einem Ende im Nullpunkt am andern Ende im Punkte $x = a$, $y = b$ eingespannt sein mit einer Vorspannkraft, deren horizontale Komponente von konstanter Größe S ist (s. Fig. 106). Auf das Seil soll eine Belastung wirken, deren Dichte auf die Längeneinheit horizontaler Richtung bezogen durch eine stückweise stetige Funktion $p(x)$ gegeben ist. Dann gilt für die Durchbiegung $y(x)$ des Seils, d.h. für die y-Koordinaten die Differentialgleichung

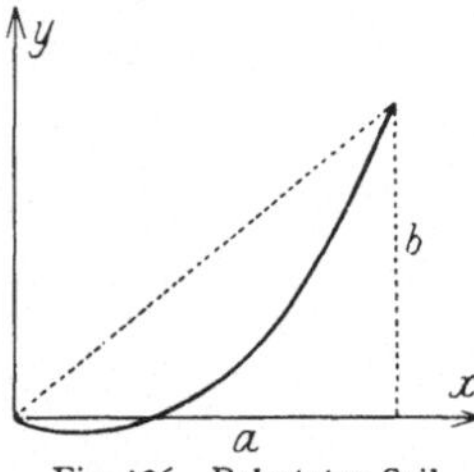

Fig. 105. Belastetes Seil.

$$y'' = g(x) \quad \text{mit} \quad g(x) = \frac{p}{S} \, .$$

Die Gestalt des Seiles wird also durch diejenige Lösung $y(x)$ der Differentialgleichung gegeben, welche den Bedingungen $y(0) = 0$, $y(a) = b$ genügt. Die Lösung dieses Randwertproblems läßt sich sofort hinschreiben, da die allgemeine Lösung der homogenen Gleichung $y'' = 0$

durch die lineare Funktion $c_0 + c_1 x$ und die im Nullpunkt mit ihrer ersten Ableitung verschwindende Lösung der unhomogenen Gleichung durch das Integral $\int\limits_0^x g(\xi)\,(x-\xi)\,d\xi$ gegeben wird. In der allgemeinen Lösung

$$y(x) = c_0 + c_1 x + \int\limits_0^x g(\xi)\,(x-\xi)\,d\xi$$

unserer Differentialgleichung ergibt sich durch die Forderung $y(0) = 0$ sofort $c_0 = 0$ und sodann durch die Forderung $y(a) = b$ die weitere Gleichung

$$b = c_1 a + \int\limits_0^a g(\xi)\,(a-\xi)\,d\xi$$

zur Bestimmung von c_1.

In der Praxis tritt neben dieser einfachsten Form des Randwertproblems häufig noch ein etwas komplizierterer Fall auf, in dem nämlich außer der stetig über das Seil verteilten Belastung noch Einzelkräfte wirken können, d.h. Belastungen, welche an einem Punkte des Seiles, etwa an der Stelle $x = x_0$ konzentriert sind. Wir wollen uns eine solche Einzelkraft als idealen Grenzfall für $\varepsilon \to 0$ entstanden denken aus einer Belastung $p(x)$, welche nur im Intervall zwischen $x_0 - \varepsilon$ und $x_0 + \varepsilon$ wirkt und für welche

$$\int\limits_{x_0-\varepsilon}^{x_0+\varepsilon} p(x)\,dx = P$$

ist, d.h. die Gesamtbelastung bei dem Grenzübergang $\varepsilon \to 0$ fest bleibt; die Zahl P nennen wir dann die an der Stelle x_0 angreifende Einzelkraft. Indem wir vor Ausübung des Grenzüberganges $\varepsilon \to 0$ beide Seiten der Differentialgleichung $y'' = \dfrac{p(x)}{S}$ über das Intervall von $x_0 - \varepsilon$ bis $x_0 + \varepsilon$ integrieren, erkennen wir, daß die Gleichung $y'(x_0 + \varepsilon) - y'(x_0 - \varepsilon) = \dfrac{P}{S}$ gilt. Wir erhalten also, indem wir uns nun den Grenzübergang $\varepsilon \to 0$ ausgeführt denken, das Resultat: Einer im Punkte x_0 angreifenden Einzelkraft P entspricht beim Überschreiten des Angriffspunktes x_0 ein Sprung der Ableitung $y'(x)$ um die Größe $\dfrac{P}{S}$.

Das folgende Beispiel zeigt mit genügender Deutlichkeit, wie das Auftreten einer Einzelkraft unser Randwertproblem modifiziert. Das Seil sei zwischen den Punkten $x = 0$, $y = 0$ und $x = 1$, $y = 1$ eingespannt und es wirke lediglich eine Einzelkraft der Größe P in der Mitte $x = \tfrac{1}{2}$. Diesem physikalischen Problem entspricht nach den obigen Überlegungen das folgende mathematische Problem: Es ist eine stetige Funktion $y(x)$ zu finden, die überall im Intervall 0, 1 außer im

Punkte $x_0 = \frac{1}{2}$ der Differentialgleichung $y'' = 0$ genügt, die am Rande die Werte $y(0) = 0$, $y(1) = 1$ annimmt, und deren Ableitung im Punkte x_0 einen Sprung von der Größe $\frac{P}{S}$ erleidet. Um diese Lösung zu finden, stellen wir sie folgendermaßen dar:

$$y(x) = a\,x + b \qquad \text{für} \quad 0 \leqq x \leqq \tfrac{1}{2}$$

und

$$y(x) = c(1 - x) + d \quad \text{für} \quad \tfrac{1}{2} \leqq x \leqq 1 \,.$$

Die Bedingung $y(0) = 0$, $y(1) = 1$ liefert $b = 0$, $d = 1$. Die Forderung, daß an der Stelle $x = \frac{1}{2}$ beide Funktionsteile denselben Wert ergeben, liefert

$$\tfrac{1}{2}\,a = \tfrac{1}{2}\,c + 1\,;$$

endlich liefert die Forderung, daß die Ableitung y' beim Überschreiten des Punktes $\frac{1}{2}$ um die Größe $\frac{P}{S}$ nach oben springt, die Bedingung

$$-c - a = \frac{P}{S}\,.$$

Wir haben daher die Konstanten

$$a = 1 - \frac{P}{2S}\,, \quad b = 0\,, \quad c = -1 - \frac{P}{2S}\,, \quad d = 1$$

und damit unsere Lösung bestimmt. Man kann übrigens leicht zeigen, daß eine weitere Lösung mit denselben Eigenschaften nicht existiert.

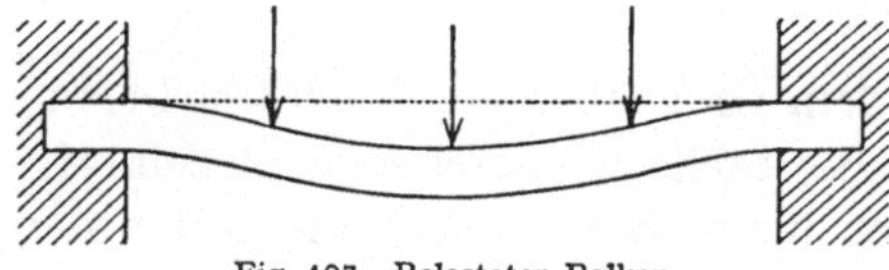

Fig. 107. Belasteter Balken.

2. Beispiel. Der belastete Balken[1]. Ganz ähnlich liegen die Verhältnisse beim belasteten Balken (s. Fig. 107). Dieser möge in seiner Ruhelage die x-Achse zwischen den Abszissen $x = 0$ und $x = a$ einnehmen. Dann gilt für seine Durchbiegung $y(x)$ unter dem Einflusse einer vertikal in der y-Richtung wirkenden Kraft die lineare Differentialgleichung vierter Ordnung

$$y^{(IV)} = \varphi(x)\,,$$

wobei die rechte Seite $\varphi(x) = \frac{p(x)}{EJ}$ ist, und $p(x)$ die Belastungsdichte, E den Elastizitätsmodul des Balkenmaterials (E = Spannung, dividiert durch die dadurch hervorgerufene Verlängerung), und J das Trägheitsmoment des Balkenquerschnittes um eine horizontale Gerade durch den Schwerpunkt des Querschnittes bedeutet.

---

[1] Zur Theorie des belasteten Balkens sehe man im einzelnen etwa: Föppl: Technische Mechanik, Bd. V. Leipzig 1907.

Die allgemeine Lösung dieser Differentialgleichung läßt sich ohne weiteres in der Form

$$y(x) = c_0 + c_1 x + c_2 x^2 + c_3 x^3 + \int\limits_0^x \varphi(\xi) \frac{(x - \xi)^3}{3!} \, d\xi$$

darstellen, wobei c_0, c_1, c_2, c_3 beliebige Integrationskonstanten sind. Das eigentliche Problem besteht aber nicht im Auffinden dieser allgemeinen Lösung, sondern in der Aufsuchung einer speziellen — d.h. in einer passenden Bestimmung der Integrationskonstanten, derart, daß bestimmte Randbedingungen befriedigt werden. Ist z.B. der Balken in seinen Endpunkten fest eingespannt, so gelten die Randbedingungen

$$y(0) = 0; \quad y(a) = 0; \quad y'(0) = 0; \quad y'(a) = 0.$$

Es folgt dann sofort $c_0 = c_1 = 0$ und die Konstanten c_2 und c_3 sind aus den Gleichungen

$$c_2 a^2 + \; c_3 a^3 + \int\limits_0^a \varphi(\xi) \frac{(a - \xi)^3}{3!} \, d\xi = 0$$

$$2 c_2 a + 3 c_3 a^2 + \int\limits_0^a \varphi(\xi) \frac{(a - \xi)^2}{2!} \, d\xi = 0$$

zu bestimmen.

Auch beim Balken bietet das Auftreten von Einzelkräften ein besonderes Interesse. Wir wollen uns wieder die an der Stelle $x = x_0$ wirkende Einzelkraft entstanden denken aus einer stetig über das Intervall $x_0 - \varepsilon$ bis $x_0 + \varepsilon$ verteilten Belastung $p(x)$, für welche $\int\limits_{x_0 - \varepsilon}^{x_0 + \varepsilon} p(\xi) \, d\xi = P$ ist, indem wir ε gegen Null streben lassen und dabei $p(x)$ so anwachsen lassen, daß der Wert von P bei dem Grenzübergang $\varepsilon \to 0$ fest bleibt. P heißt dann der Wert der Einzelkraft bei $x = x_0$. Genau wie beim vorigen Beispiel erkennen wir durch Integration der Differentialgleichung über das Intervall $x_0 - \varepsilon$ bis $x_0 + \varepsilon$ und den Grenzübergang $\varepsilon \to 0$ als Bedingung für das Bestehen einer im Punkte $x = x_0$ wirkenden Einzelkraft P, daß die Lösung $y(x)$ an der Stelle $x = x_0$ einen Sprung in der dritten Ableitung aufweisen muß, und zwar gilt

$$y'''(x_0 + 0) - y'''(x_0 - 0) = \frac{P}{EJ}.$$

Hier bedeutet $y(x_0 + 0)$ den Grenzwert von $y(x_0 + h)$, wobei h durch positive Werte gegen Null strebt; $y(x_0 - 0)$ ist der entsprechende linksseitige Grenzwert.

Es entsteht also das folgende mathematische Problem: Es ist eine Lösung von $y^{IV} = 0$ gesucht, die nebst ihren beiden ersten Ableitungen stetig ist, für die $y(0) = y(1) = y'(0) = y'(1) = 0$ ist, und deren dritte Ableitung an der Stelle $x = x_0$ um den Betrag $\dfrac{P}{EJ}$ springt und sonst stetig ist.

Wird der Balken an irgendeiner Stelle $x = x_0$ festgehalten (s. Fig. 108), d.h. an dieser Stelle der feste Wert $y = 0$ für die Durchbiegung vorgeschrieben, so kann man sich dieses Festhalten durch eine in diesem

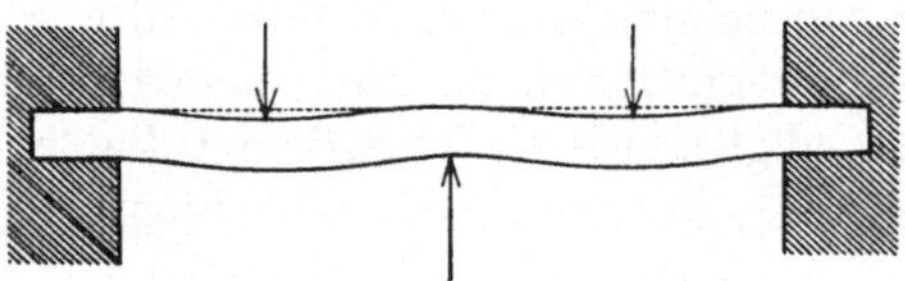

Fig. 108. Durchbiegung eines belasteten, in der Mitte unterstützten Balkens.

Punkte angreifende Einzelkraft bewirkt denken. Der Wert dieser Einzelkraft wird dann nach dem Prinzip *actio = reactio* der Mechanik gleich dem „Auflagerdruck" sein, welchen der festgehaltene Balken auf seine Unterlage ausübt. Die Größe P dieses Auflagerdruckes erhalten wir dann ohne weiteres aus der Formel

$$P = EJ\left(y'''(x_0 + 0) - y'''(x_0 - 0)\right),$$

wobei $y(x)$ im Intervall $0, 1$ abgesehen vom Punkte $x = x_0$ der Differentialgleichung $y^{IV} = \dfrac{p}{EJ}$ und außerdem den Bedingungen $y(0) = y(1) = y'(0) = y'(1) = 0$, $y(x_0) = 0$ genügt, und y, y', y'' auch für $x = x_0$ stetig sind.

Zur Erläuterung dieser Begriffsbildung betrachten wir einen sich vom Punkte $x = 0$ nach $x = 1$ erstreckenden Balken, der in seinen Endpunkten $x = 0$ und $x = 1$ eingespannt ist und eine gleichmäßige Belastung der Dichte $p(x) = 1$ trägt, und der im Punkte $x = \frac{1}{2}$ aufgelagert ist (s. Fig. 108). Der Einfachheit halber nehmen wir an, daß $EJ = 1$ ist, der Balken also abgesehen vom Punkte $x = \frac{1}{2}$ der Differentialgleichung

$$y^{(IV)} = 1$$

genügt.

Die allgemeine Lösung unserer Differentialgleichung wird, wie unsere Formel zeigt, ein Polynom vierten Grades in x, wobei der Koeffizient von x^4 gleich $\dfrac{1}{4!}$ ist. Die Lösung wird in jedem der beiden Halbintervalle durch ein solches Polynom darzustellen sein. Für das erste Halbintervall schreiben wir das Polynom in der Form:

$$y = b_0 + b_1 x + b_2 x^2 + b_3 x^3 + \frac{1}{4!}\, x^4,$$

im zweiten Halbintervall in der Form

$$y = c_0 + c_1(x - 1) + c_2(x - 1)^2 + c_3(x - 1)^3 + \frac{1}{4!}(x - 1)^4.$$

Da der Balken an den Enden $x = 0$ und $x = 1$ eingespannt ist, folgt

$$y(0) = y(1) = y'(0) = y'(1) = 0,$$

woraus $b_0 = b_1 = c_0 = c_1 = 0$ folgt. Ferner müssen $y(x)$, $y'(x)$, $y''(x)$ an der Stelle $x = \tfrac{1}{2}$ stetig sein, d.h. die aus den beiden Polynomen für $y(\tfrac{1}{2})$, $y'(\tfrac{1}{2})$, $y''(\tfrac{1}{2})$ berechneten Werte müssen übereinstimmen und der Wert für $y(\tfrac{1}{2})$ muß gleich Null sein. Dies ergibt:

$$\tfrac{1}{4}b_2 + \tfrac{1}{8}b_3 + \tfrac{1}{384} = \tfrac{1}{4}c_2 - \tfrac{1}{8}c_3 + \tfrac{1}{384} = 0,$$
$$b_2 + \tfrac{3}{4}b_3 + \tfrac{1}{48} = -c_2 + \tfrac{3}{4}c_3 - \tfrac{1}{48},$$
$$2b_2 + 3b_3 = 2c_2 - 3c_3.$$

Daraus folgt für b_2, b_3, c_2, c_3:

$$b_2 = c_2 = \tfrac{1}{96}; \qquad b_3 = -c_3 = -\tfrac{1}{24}$$

und für die Kraft, welche auf den Balken im Punkte $x = \tfrac{1}{2}$ wirken muß, damit er dort keine Durchbiegung erfährt, d.h. für den Auflagerdruck

$$y'''(\tfrac{1}{2} + 0) - y'''(\tfrac{1}{2} - 0) = (6c_3 - \tfrac{1}{2}) - (6b_3 + \tfrac{1}{2}) = -\tfrac{1}{2}.$$

§ 4. Lineare Differentialgleichungen.

1. Superpositionsprinzip. Allgemeine Lösungen.

Viele früher behandelte Beispiele gehören dem allgemeinen Typus der linearen Differentialgleichungen an. Eine Differentialgleichung für die unbekannte Funktion $u(x)$ heißt linear von der n-ten Ordnung, wenn sie die Form hat

$$u^{(n)}(x) + a_1 u^{(n-1)}(x) + \cdots + a_n u(x) = \varphi(x),$$

wobei die $a_1, a_2, \ldots, a_n$ gegebene Funktionen der unabhängigen Veränderlichen x sind, ebenso wie die rechte Seite $\varphi(x)$. Den Ausdruck auf der linken Seite wollen wir abkürzend mit $L[u]$ bezeichnen („linearer Differentialausdruck n-ter Ordnung").

Gilt in dem betrachteten Intervall identisch die Gleichung $\varphi(x) = 0$, so sprechen wir von einer *homogenen*, sonst von einer *unhomogenen* Differentialgleichung. Man erkennt sofort (ganz ebenso wie in dem in Bd. I, Kap. V, § 2, Nr. 1 behandelten Spezialfall linearer Differentialgleichungen zweiter Ordnung mit konstanten Koeffizienten), daß folgendes *Superpositionsprinzip* gilt: Mit zwei Lösungen u_1 und u_2 der homogenen Gleichung ist auch jede lineare Kombination $u = c_1 u_1 + c_2 u_2$ der Lösungen u_1, u_2 mit konstanten Koeffizienten $c_1, c_2, \ldots$ eine Lösung.

Kennt man eine einzige Lösung $v(x)$ der unhomogenen Gleichung $L[u] = \varphi(x)$, so gewinnt man andere solche Lösungen durch Addition einer beliebigen Lösung der homogenen Gleichung zu $v(x)$, und umgekehrt unterscheiden sich zwei Lösungen der unhomogenen Gleichungen lediglich um eine Lösung der homogenen.

Für $n = 2$ und konstante Koeffizienten a_1, a_2 haben wir schon in Bd. I, Kap. X, § 2, Nr. 3 bewiesen: Jede Lösung der homogenen Gleichung läßt sich aus zwei geeigneten u_1, u_2 in der Form $c_1 u_1 + c_2 u_2$ darstellen. Auch für beliebiges n und beliebige stetig differenzierbare nicht konstante Koeffizienten gilt ein entsprechender Satz.

Vor allem soll erklärt werden, was man unter einem System linear abhängiger oder linear unabhängiger Funktionen versteht. Wir geben die folgende Definition: n Funktionen $\varphi_1(x), \varphi_2(x), \ldots, \varphi_n(x)$ sind *linear* voneinander *abhängig*, wenn es n Konstanten $c_1, \ldots, c_n$ gibt, die nicht alle verschwinden und mit welcher die Gleichung

$$c_1 \varphi_1(x) + c_2 \varphi_2(x) + \cdots + c_n \varphi_n(x) = 0$$

identisch gilt, d.h. für alle Werte von x in dem betrachteten Intervall. Wenn nun z.B. $c_n \neq 0$ ist, so kann $\varphi_n(x)$ in der Form

$$\varphi_n(x) = a_1 \varphi_1(x) + \cdots + a_{n-1} \varphi_{n-1}(x)$$

ausgedrückt werden, und φ_n heißt *linear* von anderen Funktionen *abhängig*. Falls es keine lineare Beziehung der Form

$$c_1 \varphi_1(x) + c_2 \varphi_2(x) + \cdots + c_n \varphi_n(x)$$

gibt, so heißen die n Funktionen $\varphi_i(x)$ *linear unabhängig*.

1. Beispiel. Die Funktionen $1, x, x^2, \ldots, x^{n-1}$ sind linear unabhängig. Sonst müßte es Konstanten $c_0, c_1, \ldots, c_{n-1}$ geben, mit welchen

$$c_0 + c_1 x + \cdots + c_{n-1} x^{n-1}$$

für alle Werte von x in einem gewissen Intervall verschwinden würde. Dies wäre aber nur möglich, wenn alle Koeffizienten in dem Polynom gleich Null wären.

2. Beispiel. Die Funktionen $e^{a_i x}$ sind linear unabhängig, vorausgesetzt, daß $a_1 < a_2 < \cdots < a_n$ ist.

Beweis. Wir nehmen die Behauptung für $(n-1)$ derartige Exponentialfunktionen als bewiesen an. Ist nun

$$c_1 e^{a_1 x} + c_2 e^{a_2 x} + \cdots + c_n e^{a_n x} = 0$$

eine Identität in x, so dividieren wir durch $e^{a_n x}$, setzen $a_i - a_n = b_i$ und erhalten

$$c_1 e^{b_1 x} + c_2 e^{b_2 x} + \cdots + c_{n-1} e^{b_{n-1} x} + c_n = 0.$$

Wird diese Gleichung nach x differenziert, so verschwindet die Konstante c_n und wir erhalten eine Gleichung, aus der folgt, daß die $(n-1)$

Funktionen $e^{b_1 x}$, $e^{b_2 x}$, ..., $e^{b_{n-1} x}$ linear abhängig sind. Daraus folgt, daß $e^{a_1 x}$, $e^{a_2 x}$, ..., $e^{a_{n-1} x}$ auch linear abhängig sind, was unserer ursprünglichen Annahme widerspricht. Es kann also auch keine lineare Beziehung zwischen den ursprünglichen n Funktionen bestehen.

3. Beispiel. Die Funktionen $\sin x$, $\sin 2x$, $\sin 3x$, ..., $\sin nx$ sind in dem Intervall $0 \leq x \leq \pi$ linear unabhängig. Wir überlassen den Beweis dem Leser, der von der Identität $\int\limits_{-\pi}^{+\pi} \sin mx \sin nx = \begin{cases} 0, & \text{wenn } m \neq n \\ \pi, & \text{wenn } m = n \end{cases}$ (vgl. Bd. I, S. 191) Gebrauch machen soll.

Wenn wir annehmen, daß die Funktionen $\varphi_i(x)$ stetige Ableitungen bis zur n-ten Ordnung einschließlich haben, so gilt der folgende Satz:

Die notwendige und hinreichende Bedingung für die lineare Abhängigkeit eines Systems von Funktionen $\varphi_i(x)$ ist, daß die Gleichung

$$W = \begin{vmatrix} \varphi_1(x) & \varphi_2(x) & \cdots & \varphi_n(x) \\ \varphi_1'(x) & \varphi_2'(x) & \cdots & \varphi_n'(x) \\ \cdots\cdots\cdots\cdots\cdots\cdots\cdots\cdots \\ \varphi_1^{(n-1)}(x) & \varphi_2^{(n-1)}(x) & \cdots & \varphi_n^{(n-1)}(x) \end{vmatrix} = 0$$

identisch in x gilt. Die Funktion W wird die WRONSKIsche Determinante des Funktionensystems genannt[1].

Daß diese Bedingung notwendig ist, folgt sofort: Wenn wir annehmen, daß

$$\sum c_i \varphi_i(x) = 0$$

ist, so erhalten wir durch nacheinanderfolgende Differentiation die weiteren Gleichungen

$$\sum c_i \varphi_i'(x) = 0$$
$$\cdots\cdots\cdots\cdots$$
$$\sum c_i \varphi_i^{(n-1)}(x) = 0.$$

Diese aber bilden ein homogenes System von n Gleichungen, welche durch die n Koeffizienten $c_1, ..., c_n$ befriedigt werden; so muß also W, die Determinante des Systems, verschwinden.

Daß die Bedingung *hinreichend* ist, nämlich, daß im Falle $W = 0$ die Funktionen linear abhängig sind, kann in verschiedener Weise bewiesen werden. Wir geben hier den folgenden Beweis. Aus dem Verschwinden von W können wir schließen, daß das Gleichungssystem

$$\begin{aligned} c_1 \varphi_1 &+ \cdots + c_n \varphi_n &= 0 \\ c_1 \varphi_1' &+ \cdots + c_n \varphi_n' &= 0 \\ &\cdots\cdots\cdots\cdots\cdots \\ c_1 \varphi_1^{(n-1)} &+ \cdots + c_n \varphi_n^{(n-1)} &= 0 \end{aligned}$$

---

[1] In diesem und dem folgenden Beweis wird vorausgesetzt, daß der Leser mit den Elementen der Theorie der Determinanten vertraut ist.

eine nicht-triviale Lösung $c_1, c_2, \ldots, c_n$ besitzt, wobei c_i noch eine Funktion von x sein kann. Wir können hier ohne Beschränkung der Allgemeinheit annehmen, daß $c_n = 1$ ist. Wir dürfen auch voraussetzen, daß V, die Wronskische Determinante der $(n-1)$ Funktionen $\varphi_1, \varphi_2, \ldots, \varphi_{n-1}$ nicht Null ist, da wir annehmen können, daß unser Satz für $(n-1)$ Funktionen schon bewiesen ist; dann folgt aus $V = 0$, daß eine lineare Beziehung zwischen $\varphi_1, \varphi_2, \ldots, \varphi_{n-1}$ und somit auch zwischen $\varphi_1, \varphi_2, \varphi_3, \ldots, \varphi_n$ besteht. Wenn wir die erste Gleichung nach x differenzieren[1] und das Ergebnis mit der zweiten Gleichung kombinieren, so erhalten wir

$$c_1' \varphi_1 + c_2' \varphi_2 + \cdots + c_{n-1}' \varphi_{n-1} = 0.$$

Ebenso erhalten wir durch Differentiation der zweiten Gleichung und Kombination des Ergebnisses mit der dritten Gleichung

$$c_1' \varphi_1' + c_2' \varphi_2' + \cdots + c_{n-1}' \varphi_{n-1}' = 0,$$

usw., bis wir schließlich erhalten:

$$c_1' \varphi_1^{(n-2)} + c_2' \varphi_2^{(n-2)} + \cdots + c_{n-1}' \varphi_{n-1}^{(n-2)} = 0.$$

Da V, die Determinante dieser Gleichungen, als nicht verschwindend vorausgesetzt wurde, folgt, daß $c_1', c_2', \ldots, c_{n-1}'$ gleich Null sind; d.h. $c_1, c_2, \ldots, c_{n-1}$ sind Konstanten. Daher stellt die Gleichung

$$\sum_1^n c_i \varphi_i(x) = 0$$

unserer Behauptung gemäß tatsächlich eine lineare Beziehung dar.

Wir formulieren nun den Fundamentalsatz für lineare Differentialgleichungen:

Jede homogene lineare Differentialgleichung

$$L[u] = a_0(x)\, u^{(n)}(x) + a_1(x)\, u^{(n-1)}(x) + \cdots + a_n u(x) = 0$$

besitzt Systeme von n linear unabhängigen Lösungen $u_1, u_2, \ldots, u_n$. Durch Superposition dieser fundamentalen Lösungen kann jede andere Lösung u als ein linearer Ausdruck mit konstanten Koeffizienten $c_1, c_2, \ldots, c_n$ ausgedrückt werden[2]:

$$u = \sum_{i=1}^n c_i u_i.$$

---

[1] Es ist leicht zu sehen, daß die Koeffizienten c_i stetig differenzierbare Funktionen von x sind; da sie, wenn die Determinante V nicht gleich Null ist, rational durch die Funktionen φ_i und ihre Ableitungen ausgedrückt werden können.

[2] Zwei verschiedene Fundamentalsysteme von Lösungen $u_1, \ldots, u_n; v_1, \ldots, v_n$ können durch die Transformation

$$v_i = \sum_{k=1}^n c_{ik} u_k$$

aufeinander abgebildet werden, wobei die Koeffizienten c_{ik} Konstanten sind und eine Matrix mit nichtverschwindender Determinante bilden.

Insbesondere kann ein Fundamentalsystem von Lösungen durch die folgenden Bedingungen bestimmt werden. In einem vorgeschriebenen Punkte, etwa $x = \xi$, soll u_1 den Wert 1 haben und alle Ableitungen von u_1 bis zur $(n-1)$-ten Ordnung sollen verschwinden; für $i > 1$ sollen alle Ableitungen von u_i bis zur $(n-1)$-ten Ordnung, außer der i-ten, verschwinden, während die i-te Ableitung den Wert 1 haben soll.

Die Existenz eines Fundamentalsystems von Lösungen folgt aus dem im nächsten Abschnitt bewiesenen Existenzsatz (vgl. S. 399). Aus der WRONSKIschen Bedingung, welche soeben bewiesen wurde, folgt, daß zwischen jeder weiteren Lösung u und $u_1, u_2, \ldots, u_n$ eine lineare Beziehung bestehen muß; aus den Gleichungen

$$\sum_{l=0}^{n} a_l u^{(n-l)} = 0$$

$$\sum_{l=0}^{n} a_l u_i^{(n-l)} = 0 \qquad (i = 1, 2, \ldots, n)$$

folgt nämlich, daß die WRONSKIsche Determinante der $(n+1)$ Funktionen $u, u_1, u_2, \ldots, u_n$ verschwinden muß, so daß die Funktionen $u, u_1, u_2, \ldots, u_n$ linear abhängig sind. Da die $u_1, u_2, \ldots, u_n$ voneinander unabhängig sind, hängt u linear von den $u_1, u_2, \ldots, u_n$ ab.

2. Homogene Differentialgleichungen zweiter Ordnung.

Wir wollen die Differentialgleichungen zweiter Ordnung ausführlicher betrachten, da diese sehr wichtige Anwendungen besitzen.

Die Differentialgleichung sei

$$L[u] = a u'' + b u' + c u = 0.$$

Wenn $u_1(x), u_2(x)$ ein Fundamentalsystem von Lösungen bilden, dann ist $W = u_1 u_2' - u_2 u_1'$ ihre WRONSKIsche Determinante, und $W' = u_1 u_2'' - u_2 u_1''$. Da

$$L[u_1] = 0, \qquad L[u_2] = 0$$

ist, folgt

$$u_1 L[u_2] - u_2 L[u_1] = a W' + b W = 0.$$

Durch Integration erhalten wir dann

$$k + \log |W| = -\int \frac{b}{a}\, dx,$$

oder

$$W = c\, e^{-\int \frac{b}{a} dx},$$

wobei c eine Konstante ist. Diese Formel wird häufig in der ausführlicheren Theorie der Differentialgleichungen zweiter Ordnung benutzt.

Eine andere Eigenschaft der linearen homogenen Differentialgleichung zweiter Ordnung soll hier erwähnt werden, nämlich, daß sie immer in eine Gleichung erster Ordnung transformiert werden kann. Diese wird die RICCATIsche *Differentialgleichung* genannt. Die RICCATIsche Gleichung hat die Form

$$v' + v^2 + qv + r = 0,$$

wobei v eine Funktion von x ist. In einer etwas allgemeineren Form lautet sie

$$v' + pv^2 + qv + r = 0.$$

Diese gewinnt man aus der ersten Form, indem man $v = \dfrac{z}{p}$ setzt. Die lineare Gleichung wird in die RICCATIsche Gleichung transformiert, indem man $u' = uz$ setzt, so daß $u'' = u'z + uz' = uz^2 + uz'$ wird. Hieraus folgt:

$$az' + az^2 + bz + c = 0.$$

Eine dritte Bemerkung: Wenn wir *eine* Lösung $v(x)$ unserer linearen homogenen Differentialgleichung zweiter Ordnung kennen, so ist das Problem auf die Lösung einer Differentialgleichung erster Ordnung reduziert, und diese kann durch Quadraturen gefunden werden. In der Tat, wenn wir annehmen, daß $L[v] = 0$ ist, und $u = zv$ setzen, wobei $z(x)$ die neue zu ermittelnde Funktion ist, so erhalten wir die Differentialgleichung

$$az''v + 2az'v' + bz'v + zL[v] = avz'' + (2av' + bv)z' = 0$$

für z. Dies ist aber eine lineare homogene Differentialgleichung für die unbekannte Funktion $z' = w$; für ihre Lösung vgl. S. 381. Aus w gewinnen wir dann den Faktor z und durch eine weitere Quadratur die Lösung u.

Beispiel. Die lineare Gleichung zweiter Ordnung

$$y'' - 2\frac{y'}{x} + 2\frac{y}{x^2} = 0$$

ist gleichbedeutend mit der RICCATIschen Gleichung

$$z' + z^2 - \frac{2}{x}z + \frac{2}{x^2} = 0,$$

wobei $z = \dfrac{y'}{y}$ ist. Die ursprüngliche Gleichung hat die spezielle Lösung $y = x$; folglich können wir sie auf die Gleichung erster Ordnung

$$v''x = 0$$

zurückführen, wobei $v = \dfrac{y}{x}$ ist. Das heißt, $v = a\,x + b$. Es ist also das allgemeine Integral der ursprünglichen Gleichung durch

$$y = a\,x^2 + b\,x$$

gegeben.

Wir erwähnen, daß man genau dieselbe Methode benutzen kann, um eine lineare Differentialgleichung n-ter Ordnung auf eine solche von $(n-1)$-ter Ordnung zurückzuführen, wenn eine Lösung der ersten Gleichung bekannt ist.

3. Die inhomogene Differentialgleichung. Methode der Trennung der Variablen.

Um die inhomogene Differentialgleichung

$$L\,[u] = a_0\,u^{(n)} + \cdots + a_n\,u = \varphi(x)$$

zu lösen, genügt es, eine einzige Lösung zu finden (vgl. S. 389). Dies kann in der folgenden Weise geschehen. Wir bestimmen zunächst durch geeignete Wahl der Konstanten $c_1, c_2, \ldots, c_n$ eine Lösung der homogenen Gleichung $L\,[u] = 0$, derart, daß die Gleichungen

$$u(\xi) = 0, \quad u'(\xi) = 0, \ldots, u^{(n-2)}(\xi) = 0, \quad u^{(n-1)}(\xi) = 1$$

bestehen. Wir wollen diese Lösung, welche noch von dem Parameter ξ abhängt, mit $u(x, \xi)$ bezeichnen. $u(x, \xi)$ ist zusammen mit seinen n ersten Ableitungen nach x bei festem x eine stetige Funktion von ξ. — Beispielsweise ist für die Differentialgleichung $u'' + k^2\,u = 0$ die Lösung $u(x, \xi) = \dfrac{1}{k} \sin k(x - \xi)$. Wir behaupten nun, daß durch die Formel

$$v(x) = \int\limits_0^x \varphi(\xi)\,u(x, \xi)\,d\xi$$

eine Lösung von $L\,[u] = \varphi$ gegeben wird, die mit ihren $n-1$ ersten Ableitungen an der Stelle $x = 0$ verschwindet[1]. Zur Bestätigung dieser Behauptung differenzieren wir die durch unser Integral dargestellte Funktion $v(x)$ mehrere Male nach x unter Berücksichtigung der Regeln

---

[1] Die physikalische Bedeutung dieses Vorganges ist die folgende: Wenn $x = t$ die Zeit und u die Koordinate eines sich auf einer Geraden unter dem Einflusse einer Kraft $\varphi(x)$ bewegenden Punktes bezeichnet, so kann die Wirkung dieser Kraft als aus der Überlagerung kleiner Wirkungen kleiner Impulse entstanden betrachtet werden. Die obige Lösung $u(x, \xi)$ entspricht dann einem Impuls der Größe 1 zur Zeit ξ, und unsere Lösung liefert die Wirkung von Impulsen der Größe $\varphi(\xi)$ für die Zeit zwischen 0 und x. Wir können hier nicht auf weitere Einzelheiten eingehen.

für die Differentiation eines Integrals nach einem Parameter (vgl. Kap. IV, § 1, S. 191) und unter Berücksichtigung der Relationen

$$u(x, x) = 0, \ u'(x, x) = 0, \ \ldots, \ u^{(n-2)}(x, x) = 0, \ u^{(n-1)}(x, x) = 1$$

$\left(\text{wobei also z.B. } u'(x, x) = \dfrac{\partial u(x, \xi)}{\partial x} \text{ für } \xi = x \text{ ist}\right).$

Es ergibt sich dann

$$v'(x) = \varphi(\xi)\, u(x, \xi) \Big|_{\xi=x} + \int\limits_0^x \varphi(\xi)\, u'(x, \xi)\, d\xi = \int\limits_0^x \varphi(\xi)\, u'(x, \xi)\, d\xi$$

$$v''(x) = \varphi(\xi)\, u'(x, \xi) \Big|_{\xi=x} + \int\limits_0^x \varphi(\xi)\, u''(x, \xi)\, d\xi = \int\limits_0^x \varphi(\xi)\, u''(x, \xi)\, d\xi$$

$$\cdots\cdots\cdots\cdots\cdots\cdots\cdots\cdots\cdots\cdots\cdots\cdots\cdots\cdots\cdots\cdots$$

$$v^{(n-1)}(x) = \varphi(\xi)\, u^{(n-2)}(x, \xi) \Big|_{\xi=x} + \int\limits_0^x \varphi(\xi)\, u^{(n-1)}(x, \xi)\, d\xi = \int\limits_0^x \varphi(\xi)\, u^{(n-1)}(x, \xi)\, d\xi$$

$$v^{n}(x) = \varphi(\xi)\, u^{(n-1)}(x, \xi) \Big|_{\xi=x} + \int\limits_0^x \varphi(\xi)\, u^{(n)}(x, \xi)\, d\xi = \varphi(x) + \int\limits_0^x \varphi(\xi)\, u^{(n)}(x, \xi)\, d\xi.$$

woraus nunmehr wegen $L[u(x, \xi)] = 0$ ohne weiteres das Bestehen der Differentialgleichung $L[v] = \varphi(x)$ und der Anfangsbedingungen $v(0) = 0, \ v'(0) = 0, \ \ldots, \ v^{(n-1)}(0) = 0$ folgt.

Dieselbe Lösung kann auch durch die folgende anscheinend verschiedene Methode gewonnen werden. Wir versuchen, eine Lösung u der inhomogenen Gleichung in der Form einer linearen Kombination

$$u = \sum \gamma_i(x)\, u_i(x),$$

zu finden, wobei aber die Koeffizienten γ_i Funktionen von x sein dürfen. Für diese Funktionen stellen wir die folgenden Bedingungen:

$$\begin{aligned}
\gamma_1' u_1 &+ \gamma_2' u_2 &+ \cdots + \gamma_n' u_n &= 0 \\
\gamma_1' u_1' &+ \gamma_2' u_2' &+ \cdots + \gamma_n' u_n' &= 0 \\
&\cdots\cdots\cdots\cdots\cdots\cdots\cdots \\
\gamma_1' u_1^{(n-2)} &+ \gamma_2' u_2^{(n-2)} &+ \cdots + \gamma_n' u_n^{(n-2)} &= 0.
\end{aligned}$$

Daraus folgt, daß die folgenden Gleichungen die Ableitungen von u liefern:

$$\begin{aligned}
u' &= \sum \gamma_i\, u_i' \\
u'' &= \sum \gamma_i\, u_i'' \\
&\cdots\cdots\cdots\cdots\cdots\cdots \\
u^{(n-1)} &= \sum \gamma_i\, u_i^{(n-1)} \\
u^{(n)} &= \sum \gamma_i'\, u_i^{(n-1)} + \sum \gamma_i\, u_i^{(n)}.
\end{aligned}$$

Wenn wir diese Ausdrücke in die Differentialgleichung einsetzen, so erhalten wir mit Berücksichtigung von $L[u] = \varphi$

$$\sum \gamma_i' u_i^{(n-1)} = \varphi(x).$$

Für die Koeffizienten γ_i' erhalten wir ein System linearer Gleichungen, dessen Determinante W die WRONSKIsche Determinante des Systems der Fundamentallösungen u_i ist, und die daher nicht verschwindet. Also sind die Koeffizienten γ_i' bestimmt und ebenfalls die Koeffizienten γ_i durch Quadraturen. Da die ganze Beweisführung umgekehrt werden kann, hat man somit schon eine Lösung der Gleichung gefunden, und wegen der in den Koeffizienten enthaltenen Integrationskonstanten sind nun auch *alle* anderen Lösungen bekannt.

Daß die beiden Methoden tatsächlich gleich sind, kann gezeigt werden, indem man $u(x, \xi)$, die Lösung der oben definierten homogenen Gleichung, in der Form

$$u(x, \xi) = \sum a_i(\xi)\, u_i(x)$$

ausdrückt. Der Beweis wird dem Leser überlassen.

Die letztere Methode wird die *Variation der Konstanten* genannt, da die Lösung als eine lineare Kombination von Funktionen mit veränderlichen Koeffizienten erscheint, während im Falle der homogenen Gleichung diese Koeffizienten Konstanten waren.

Beispiel. Wir betrachten die Gleichung

$$u'' - 2\frac{u'}{x} + 2\frac{u}{x^2} = x\,e^x.$$

Nach S. 395 ist ein System fundamentaler Lösungen der entsprechenden homogenen Gleichung

$$u'' - 2\frac{u'}{x} + 2\frac{u}{x^2} = 0$$

durch $u_1 = x$, $u_2 = x^2$ gegeben. Wir suchen nun Lösungen in der Form

$$u = \gamma_1 x + \gamma_2 x^2,$$

wobei die Bedingungen

$$\gamma_1' x + \gamma_2' x^2 = 0,$$
$$\gamma_1' + 2\gamma_2' x = x\,e^x$$

für γ_1 und γ_2 erfüllt sein müssen. Das heißt,

$$\gamma_1' = -x\,e^x, \quad \gamma_2' = e^x.$$

Es ist also

$$u = x\,e^x + c_1 x + c_2 x^2$$

die allgemeine Lösung der ursprünglichen inhomogenen Gleichung.

4. Die erzwungene Bewegung
des einfachsten schwingungsfähigen Systems.

Wir haben schon früher im ersten Bande (Kap. X, § 3, S. 433 ff.) die Differentialgleichungen der einfachsten erzwungenen Schwingungen integriert. Wir beschränken uns hier auf den Fall verschwindender Reibung, setzen ferner der Einfachheit halber die Masse $m = 1$ (bzw. denken uns die Differentialgleichung durch m dividiert) und schreiben die allgemeine Differentialgleichung der erzwungenen Bewegung in der Form

$$\ddot{x}(t) + \varkappa^2 x(t) = \varphi(t),$$

wobei wir die seinerzeit mit k bezeichnete Größe nunmehr $\varkappa^2$ nennen und mit $x(t)$ die als Funktion der Zeit gesuchte Elongation aus der Ruhelage bezeichnen. Während wir früher diese Differentialgleichung nur für rein periodische rechte Seiten $\varphi(t)$ integriert haben, können wir jetzt allgemein eine Lösung in der Form eines Integrals angeben. Nach S. 395 gilt: Die Funktion

$$F(t) = \frac{1}{\varkappa} \int_0^t \varphi(\lambda) \sin \varkappa (t - \lambda)\, d\lambda$$

ist eine Lösung unserer Differentialgleichung $\ddot{x} + \varkappa^2 x = \varphi(t)$; und zwar genügt diese Lösung den Anfangsbedingungen

$$F(0) = 0, \quad \dot{F}(0) = 0,$$

die sich beide unmittelbar aus den obigen Gleichungen ergeben, wenn man die obere Grenze t mit der unteren Grenze 0 zusammenfallen läßt. Als allgemeine Lösung unserer Differentialgleichung erhalten wir dann genau wie früher die Funktion

$$x(t) = \frac{1}{\varkappa} \int_0^t \varphi(\lambda) \sin \varkappa (t - \lambda)\, d\lambda + c_1 \sin \varkappa t + c_2 \cos \varkappa t$$

mit willkürlichen Integrationskonstanten c_1 und c_2.

Ist speziell die rechte Seite unserer Differentialgleichung eine rein periodische Funktion der Form $\sin \omega t$ oder $\cos \omega t$, so gelangen wir, wie man leicht bestätigt, sofort zu den Resultaten von Bd. I, Kap. X, S. 436, zurück.

§ 5. Allgemeines über Differentialgleichungen.

Obwohl eine allgemeine und vollständige Behandlung der Differentialgleichungen den Rahmen dieses Buches bei weitem überschreiten würde, sollen doch im folgenden wenigstens die Anfänge einer allgemeinen Theorie skizziert werden.

1. Differentialgleichung erster Ordnung und ihre geometrische Deutung.

Wir beginnen mit der Betrachtung einer Differentialgleichung erster Ordnung, d.h. einer Gleichung, in welche außer x und $y(x)$ die erste Ableitung der Funktion $y(x)$ der unabhängigen Veränderlichen x eingeht, jedoch keine höheren Ableitungen. Der allgemeine Ausdruck einer solchen Differentialgleichung ist

$$F(x, y, y') = 0,$$

wobei wir voraussetzen, daß die Funktion F von ihren drei Argumenten x, y, y' stetig differenzierbar abhängt. Es ist wichtig, sich die geometrische Bedeutung dieser Gleichung zu veranschaulichen. In den Punkten eines ebenen Bereiches mit den rechtwinkligen Koordinaten x und y ist durch diese Gleichung eine Bedingung für die Tangentenrichtung jeder Kurve $y(x)$ vorgeschrieben, welche durch diesen Punkt geht und der Differentialgleichung genügt. Setzen wir voraus, daß die Differentialgleichung $F(x, y, y') = 0$ sich in einem gewissen Bereich G der Ebene, etwa in einem Rechteck, nach y' eindeutig auflösen läßt, also in die Form

$$y' = f(x, y)$$

gebracht werden kann, wobei die Funktion $f(x, y)$ stetig differenzierbar von x und y abhängt, so ordnet diese Differentialgleichung $y' = f(x, y)$ jedem Punkt x, y von G eine *„Fortschreitungsrichtung"* zu. Die Differentialgleichung wird also geometrisch durch ein *Richtungsfeld* repräsentiert; und die Aufgabe, die Differentialgleichung zu lösen, besteht geometrisch darin, diejenigen Kurven zu finden, welche in dieses Richtungsfeld hineinpassen, d.h. deren Tangenten in jedem Punkte die dort vorgeschriebene durch $y' = f(x, y)$ gegebene Richtung haben. Man nennt diese Kurven die *Integralkurven der Differentialgleichung.*

Es ist nun anschaulich ohne weiteres plausibel, daß tatsächlich durch jeden Punkt x, y von G genau eine Integralkurve unserer Differentialgleichung $y' = f(x, y)$ hindurchgeht. Präzis formuliert werden diese Tatsachen durch folgenden fundamentalen Existenzsatz: *Wenn in der Differentialgleichung $y' = f(x, y)$ die Funktion f im Bereiche G stetig ist und eine stetige Ableitung nach y besitzt, dann gibt es durch jeden Punkt x_0, y_0 von G eine und nur eine Integralkurve; d.h. es gibt eine und nur eine Lösung $y(x)$ der Differentialgleichung, für welche $y(x_0) = y_0$ ist*[1]. Den Beweis dieses Satzes werden wir in Nr. 4 nachholen. Wir begnügen uns hier mit der Betrachtung einiger Beispiele.

---

[1] Dabei ist die oben formulierte Voraussetzung der stetigen Differenzierbarkeit von $f(x, y)$ wesentlich.

Bei der Differentialgleichung

$$y' = -\frac{x}{y},$$

die wir etwa im Bereiche $y < 0$ betrachten, steht die Richtung des Richtungsfeldes, wie man sofort erkennt, senkrecht auf dem Vektor vom Nullpunkt zum Punkte x, y. Wir entnehmen hieraus geometrisch, daß die Kreisbögen um den Nullpunkt Integralkurven der Differentialgleichung sein müssen. Analytisch bestätigt man dieses Resultat sehr leicht; denn aus der Gleichung dieser Kreise

$$y = \sqrt{c^2 - x^2}$$

folgt unmittelbar

$$y' = -\frac{x}{\sqrt{c^2 - x^2}}$$

und hieraus ergibt sich, daß diese Kreise der Differentialgleichung genügen.

Das Richtungsfeld der Differentialgleichung

$$y' = \frac{y}{x}$$

hat offenbar in jedem Punkt die Richtung von dessen Verbindungslinie mit dem Nullpunkt. Somit werden die geradlinigen Strahlen durch den Nullpunkt in dieses Richtungsfeld hineinpassen und daher Integralkurven sein. In der Tat erkennen wir sofort, daß die Funktionen $y = c\,x$ bei beliebigem konstanten c der Differentialgleichung genügen[1].

Ebenso bestätigen wir analytisch, daß den Differentialgleichungen

$$y' = \frac{x}{y} \qquad (y \neq 0)$$

bzw.

$$y' = -\frac{y}{x} \qquad (x \neq 0)$$

die aus Hyperbeln bestehenden Kurvenscharen

$$y = \sqrt{c^2 + x^2}$$

bzw.

$$y = \frac{c}{x}$$

genügen, wobei c die zur jeweiligen Kurve der Schar gehörende Konstante ist.

---

[1] Im Nullpunkt des Koordinatensystems ist das Richtungsfeld nicht mehr eindeutig definiert, womit die Tatsache zusammenhängt, daß durch diesen „singulären Punkt der Differentialgleichung" unendlich viele Integralkurven hindurchgehen.

Unser Fundamentalsatz zeigt allgemein, daß die Differentialgleichungen erster Ordnung durch eine einparametrige Funktionenschar, d.h. durch Funktionen von x befriedigt werden, welche außer von x noch von einem Parameter c, z.B. von $c = y_0 = y(0)$ als Parameter, oder, wie man sagt, von einer willkürlichen „Integrationskonstanten", abhängen. Die gewöhnliche Integration einer Funktion $f(x)$ ist nichts anderes als ein Spezialfall der Lösung unserer Differentialgleichung, nämlich der Spezialfall, wo $f(x, y)$ gar nicht mehr von y abhängt. Die sämtlichen Richtungen des Richtungsfeldes sind dann durch die x-Koordinate allein bestimmt, und man erkennt sofort, daß die Integralkurven durch Parallelverschiebung in Richtung der y-Achse auseinander hervorgehen; analytisch bedeutet das die uns wohlbekannte Tatsache, daß bei der unbestimmten Integration, d.h. der Auflösung der Differentialgleichung $y' = f(x)$ die Funktion y nur bis auf eine willkürliche additive Konstante c bestimmt ist.

Die geometrische Deutung der Differentialgleichung erlaubt grundsätzlich stets eine *angenäherte graphische Integration*, d.h. eine graphische Konstruktion der Integralkurven, ganz ähnlich wie im Spezialfall der unbestimmten Integration einer Funktion von x (Bd. I, Kap. II, § 5, S. 108 f.). Man braucht nämlich lediglich die Integralkurven durch ein Polygon ersetzt zu denken, bei welchem jede Seite die für ihren Anfangspunkt (oder für einen anderen ihrer Punkte) durch das Richtungsfeld vorgeschriebene Richtung hat. Ein solches Polygon können wir ausgehend von jedem beliebigen Punkte in G konstruieren. Je kleiner wir die Seitenlänge des Polygons nehmen, mit um so größerer Annäherung wird die Polygonseite nicht nur in ihrem Anfangspunkte, sondern in ihrem ganzen Verlaufe in das Richtungsfeld der Differentialgleichung hineinpassen. Ohne auf den Beweis hier einzugehen, formulieren wir nur die Tatsache, daß bei zunehmender Verkleinerung der Polygonseitenlänge ein so konstruiertes Polygon tatsächlich sich immer mehr der Integralkurve durch den Anfangspunkt annähert. Bei diesem Verfahren braucht übrigens $f(x, y)$ gar nicht explizit, sondern nur graphisch gegeben zu sein.

Die praktische Ausführung einer solchen graphischen Integration wird häufig nach der sog. Isoklinenmethode vorgenommen. Man stellt sich nämlich das Richtungsfeld dar, indem man Punkte gleicher Richtung durch Kurven — „*Isoklinen*" — verbindet, d.h. indem man die Kurvenschar $f(x, y) = c = $ konst. zeichnet. Jedem Wert c dieser Konstanten entspricht dann eine bestimmte Richtung, die man z.B. in einer neben den Isoklinen gezeichneten Hilfsfigur anmerkt. Eine Integralkurve muß jede Isokline in der zugehörigen aus der Hilfsfigur zu entnehmenden Richtung schneiden, und man kann daher die Konstruktion der Integralkurven durch Parallelenziehen sehr leicht durchführen.

In Fig. 110 ist die Integration von $y' = \dfrac{|\sqrt{x^2 + y^2}|}{x}$ vorgenommen[1]. Die Isoklinen sind dabei Halbgeraden durch den Nullpunkt. Die zugehörigen Richtungen y' stimmen mit den gleichbezeichneten Richtungen in der Hilfsfigur 109 überein.

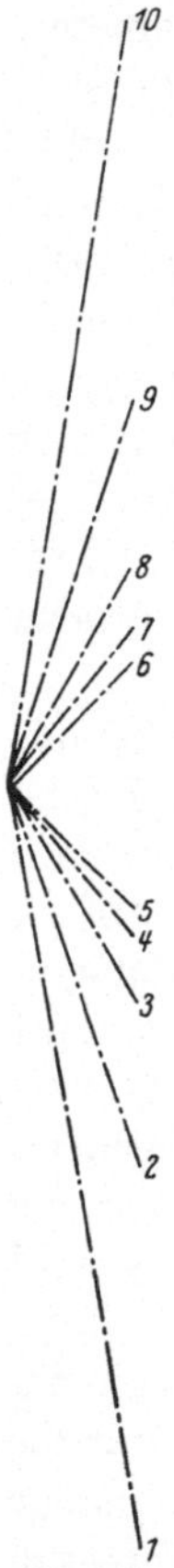

Fig. 109. 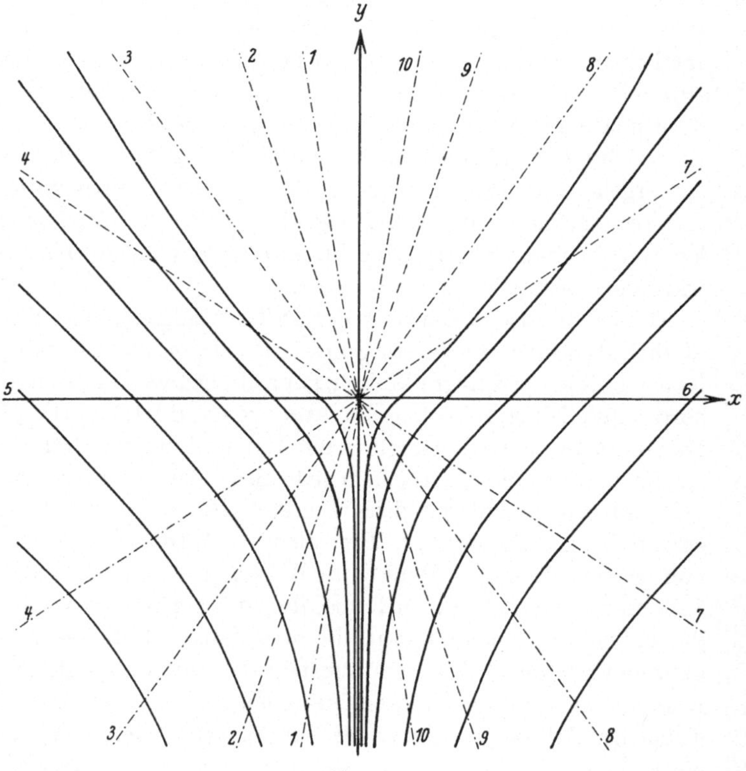   Fig. 110.

Fig. 109. Richtungen der Integralkurven auf den Isoklinen in Fig. 110.

Fig. 110. Lösungen von $y' = \dfrac{\sqrt{x^2+y^2}}{x}$, nach der Isoklinenmethode gewonnen.

2. Differentialgleichung einer Kurvenschar. — Singuläre Lösungen. Orthogonaltrajektorien.

Nach dem Existenzsatz ist jeder Differentialgleichung eine Kurvenschar zugeordnet. Es liegt nun die Frage nahe, ob dieser Zusammenhang umgekehrt werden kann. Mit anderen Worten: Gibt es zu jeder einparametrigen Kurvenschar $\varphi(x, y; c) = 0$ oder $y = g(x, c)$ eine Differentialgleichung

$$F(x, y, y') = 0,$$

---

[1] Diese Differentialgleichung läßt sich durch explizite Formeln integrieren, indem man Polarkoordinaten einführt.

welche von allen Kurven der Schar erfüllt wird, und wie gewinnt man diese Differentialgleichung? Das Wesentliche hierbei ist, daß in der Differentialgleichung der Parameter c der Kurvenschar nicht mehr auftritt, so daß unsere Differentialgleichung gewissermaßen eine parameterfreie Darstellung unserer Kurvenschar gibt. Tatsächlich können wir eine solche Differentialgleichung leicht finden. Durch Differentiation nach x folgt aus der Gleichung

$$\varphi(x, y, c) = 0$$

sofort

$$\varphi_x + \varphi_y\, y' = 0 .$$

Ist φ_y nicht identisch Null, und eliminieren wir aus dieser Gleichung un der Gleichung $\varphi = 0$ den Parameter c, so gewinnen wir als Resultat der Elimination die gesuchte Differentialgleichung. Diese Elimination ist für einen Bereich der Ebene stets möglich, wenn wir dort aus der Gleichung $\varphi = 0$ den Parameter c durch x und y ausdrücken können. Wir brauchen dann den durch Auflösung entstandenen Ausdruck $c = c(x, y)$ nur oben in die Ausdrücke für φ_x und φ_y einzusetzen, um eine Differentialgleichung für die Kurvenschar zu erhalten.

Als Beispiel dient zunächst die Schar der konzentrischen Kreise $x^2 + y^2 - c^2 = 0$, aus der wir sofort durch Differentiation nach x die Differentialgleichung

$$x + y\,y' = 0$$

gewinnen in Übereinstimmung mit Nr. 1.

Ein weiteres Beispiel gibt die Schar der Kreise mit dem Radius 1 und dem Mittelpunkt auf der x-Achse $(x - c)^2 + y^2 = 1$. Wir erhalten durch Differentiation nach x

$$(x - c) + y\,y' = 0$$

und durch Elimination von c die Differentialgleichung

$$1 - y^2 = y^2\, y'^2 \qquad \text{oder} \qquad y^2(1 + y'^2) = 1 .$$

Die Schar der die x-Achse berührenden Parabeln $y = (x - c)^2$ führt ebenso über die Gleichung $y' = 2(x - c)$ zu der gesuchten Differentialgleichung

$$y'^2 = 4y .$$

Bei den letzten beiden Beispielen erkennen wir, daß der zugehörigen Differentialgleichung nicht nur die Kurven der Schar genügen, sondern im ersten Falle noch die beiden Geraden $y = 1$ und $y = -1$, im zweiten Fall die x-Achse $y = 0$. Diese analytisch ohne weiteres zu bestätigenden Tatsachen folgen ohne Rechnung aus der geometrischen Bedeutung der Differentialgleichung; denn diese Geraden sind Enveloppen der betreffenden Kurvenscharen, und da die Enveloppe in jedem Punkte eine Kurve der Schar berührt, muß sie in diesem Punkte die vorgeschriebene Richtung des Richtungsfeldes haben; also muß jede Enveloppe einer Schar von Integralkurven wieder der Differentialgleichung genügen. Solche durch Enveloppenbildung aus einer einparametrigen Integralkurvenschar gewonnenen Lösungen der Differentialgleichung nennt man *singuläre Lösungen*[1].

Ordnet man jedem Punkt P eines von einer einparametrigen Kurvenschar $\Phi(x, y) = c = $ konst. überdeckten Gebietes G die Richtung der Tangente der durch P gehenden Kurve zu, so erhält man ein Richtungsfeld, das durch die Differentialgleichung $y' = -\dfrac{\Phi_x}{\Phi_y}$ beschrieben wird (s. oben); ordnet man dagegen jedem Punkt P die Richtung der Normalen der durch ihn gehenden Kurve zu, so wird das dadurch entstehende Richtungsfeld durch die Differentialgleichung

$$y' = \frac{\Phi_y}{\Phi_x}$$

beschrieben; die Lösungen dieser Differentialgleichungen heißen die „*Orthogonaltrajektorien*" der ursprünglichen Kurvenschar $\Phi(x, y) = c$; die Kurven $\Phi = c$ und ihre Orthogonaltrajektorien schneiden sich überall senkrecht. Ist also eine Kurvenschar durch eine Differentialgleichung

---

[1] Es ist bemerkenswert, daß man die singulären Lösungen einer Differentialgleichung $F(x, y, y') = 0$ gewinnen kann, ohne die Differentialgleichung zu integrieren, d.h. ohne vorher die einparametrige Schar der regulären Lösungen zu besitzen. Beachten wir nämlich, daß nach unserem Fundamentalsatz die Lösungen der Differentialgleichung in der Umgebung einer Stelle x, y eindeutig bestimmt sind, wenn an dieser Stelle die Differentialgleichung sich in die Form $y' = f(x, y)$ setzen läßt, wo $f(x, y)$ eine stetig differenzierbare Funktion ist, so erkennen wir, daß an den Stellen, durch die außer der Lösung der Schar noch eine singuläre Lösung geht, eine solche Darstellung nicht möglich sein darf. Für die Umgebung dieser Stellen (x, y) darf also die Differentialgleichung $F(x, y, y') = 0$ nicht in dieser Gestalt auflösbar sein. Da diese Auflösbarkeit nach unseren Auflösungssätzen von Kap. III, § 1 gesichert ist, wenn an der betreffenden Stelle $F_{y'} \neq 0$ ist, so erhalten wir als notwendige (keineswegs etwa aber hinreichende) Bedingung für einen Punkt einer singulären Lösung die Gleichung

$$\frac{\partial}{\partial y'} F(x, y, y') = 0.$$

Eliminieren wir aus dieser Gleichung und aus der gegebenen Differentialgleichung $F(x, y, y') = 0$ die Größe y', so erhalten wir eine Gleichung zwischen x und y, welcher die singuläre Lösung — falls sie existiert — genügen muß. Unsre obigen Beispiele bestätigen diese Regel. So gewinnen wir aus der Differentialgleichung $y^2(1 + y'^2) = 1$ durch Differentiation nach y' die Gleichung $y^2 y' = 0$. Unter Berücksichtigung dieser Relation verwandelt sich die gegebene Differentialgleichung in $y^2 = 1$ oder $y = \pm 1$, liefert also tatsächlich die oben betrachteten singulären Lösungen.

$y' = f(x, y)$ gegeben, so kann man nach dem eben Gesagten die Differentialgleichung der Orthogonaltrajektorien finden, ohne erst die gegebene Differentialgleichung zu integrieren, denn jene lautet einfach

$$y' = -\frac{1}{f(x, y)}.$$

In den eben behandelten Beispielen findet man für die Orthogonaltrajektorien der Kreise $\sqrt{x^2 + y^2} = c$ aus der Differentialgleichung, der diese Kreise genügen, $y' = \frac{y}{x}$ als Differentialgleichung; die Orthogonaltrajektorien sind also Geraden durch den Ursprung (s. Nr. 1).

Ebenso findet man zu der Schar der konfokalen Parabeln (vgl. Kap. III, § 3, S. 120) $y^2 - 2p\left(x + \frac{p}{2}\right) = 0$, welche, falls $p > 0$, der Differentialgleichung

$$y' = \frac{1}{y}\left\{-x + |\sqrt{x^2 + y^2}|\right\}$$

genügen, als Differentialgleichung für die orthogonalen Trajektorien dieser Schar

$$y' = \frac{-1}{\frac{1}{y}\left\{-x + |\sqrt{x^2 + y^2}|\right\}} = \frac{1}{y}\left\{-x - |\sqrt{x^2 + y^2}|\right\}$$

und die Lösungen dieser Differentialgleichung sind die Parabeln $y^2 - 2p\left(x + \frac{p}{2}\right) = 0$ mit $p < 0$, also Parabeln, welche untereinander und mit den Kurven der ersten Schar konfokal sind.

3. Integrierender Faktor. (EULERscher Multiplikator.)

Schreibt man die Differentialgleichung $y' = f(x, y)$ in der Form

$$dy - f(x, y)\, dx = 0,$$

wobei dx und dy Differentiale der unabhängigen bzw. abhängigen Veränderlichen bedeuten (über den Begriff der Differentiale s. Kap. II, § 4, S. 60), so gelangt man durch Multiplikation der Gleichung mit einem beliebigen von Null verschiedenen Faktor $b(x, y)$ zu äquivalenten Differentialgleichungen der Form

$$a(x, y)\, dx + b(x, y)\, dy = 0.$$

Die Aufgabe der allgemeinen Lösung der Differentialgleichung besteht darin, eine Funktion $y(x)$ anzugeben, derart, daß zwischen den Differentialen dx und dy diese Differentialgleichung identisch in x erfüllt ist.

In einem Falle läßt sich eine solche Lösung sofort angeben, nämlich wenn der Ausdruck $a\,dx + b\,dy$ das totale Differential einer Funktion $F(x, y)$ ist, d.h. wenn es also eine Funktion $F(x, y)$ mit $a = \frac{\partial F}{\partial x}$,

$b = \dfrac{\partial F}{\partial y}$ gibt. Unsere Differentialgleichung besagt dann

$$dF = 0.$$

Sie wird gelöst, indem wir mit einer willkürlichen Integrationskonstanten c

$$F(x, y) = c$$

setzen und aus dieser Gleichung y als Funktion von x und der Integrationskonstanten c berechnen.

Nach Kap. V, § 1, S. 315 ist die notwendige und hinreichende Bedingung dafür, daß $a\,dx + b\,dy$ totales Differential einer Funktion F wird, das Bestehen der Integrabilitätsbedingung $\dfrac{\partial a}{\partial y} = \dfrac{\partial b}{\partial x}$. Falls diese Bedingung besteht, ist das Kurvenintegral über den Ausdruck $a\,dx + b\,dy$ vom Wege unabhängig und stellt bei festem Anfangspunkt P_0 eine Funktion $F(x, y)$ des Endpunktes P mit den Koordinaten x, y dar und diese Funktion F liefert uns die obige Lösung.

Im allgemeinen werden die Koeffizienten a und b einer Differentialgleichung $a\,dx + b\,dy = 0$ der Integrabilitätsbedingung nicht genügen. Zum Beispiel bei der Differentialgleichung $dx + \dfrac{y}{x}\,dy = 0$. Man kann dann versuchen, die Differentialgleichung mit einem passenden Faktor $\mu(x, y)$ so zu multiplizieren, daß die Koeffizienten nach der Multiplikation die Integrabilitätsbedingung erfüllen, so daß man die Differentialgleichung dann durch Ausführung eines Kurvenintegrals längs eines speziellen Weges, d.h. durch einfache Integration lösen kann. In unserem Beispiel ist $\mu(x, y) = x$ ein solcher Faktor. Er führt zu der Differentialgleichung $x\,dx + y\,dy = 0$, deren linke Seite das Differential der Funktion $\dfrac{x^2 + y^2}{2}$ ist und somit wird die Differentialgleichung in Übereinstimmung mit unserem früheren Ergebnis in Nr. 1 durch die Kreise $x^2 + y^2 = 2c$ gelöst.

Allgemein wird ein solcher Faktor $\mu(x, y)$, den man einen integrierenden Faktor oder Multiplikator der Differentialgleichung nennt, durch die Bedingung charakterisiert sein, daß

$$\frac{\partial}{\partial y}(\mu\,a) = \frac{\partial}{\partial x}(\mu\,b) \qquad \text{oder} \qquad a\,\mu_y - b\,\mu_x + (a_y - b_x)\,\mu = 0$$

sein muß. Der noch unbekannte integrierende Faktor $\mu(x, y)$ wird also wiederum durch eine Gleichung charakterisiert, in welcher Ableitungen, und zwar partielle Ableitungen nach x und y vorkommen; trotzdem also die Auffindung eines integrierenden Faktors im Prinzip eine durchaus nicht einfachere Aufgabe als das ursprüngliche Integrationsproblem ist, kann man doch durch Erraten in manchen Fällen einen solchen

Faktor leicht finden, wie etwa in dem obigen Beispiel. Im übrigen hat jedoch der integrierende Faktor vorzugsweise ein theoretisches Interesse, das wir hier nicht weiter verfolgen können.

4. Existenz- und Eindeutigkeitssatz.

Wir beweisen nun den in Nr. 1 formulierten Satz von der eindeutigen Bestimmtheit und der Existenz der Lösung unserer Differentialgleichung $y' = f(x, y)$. Dabei können wir ohne Beschränkung der Allgemeinheit annehmen, daß es sich um diejenige Lösung $y(x)$ handelt, für welche $y(0) = 0$ ist, denn sonst könnten wir $y - y_0 = \eta$ und $x - x_0 = \xi$ als neue Veränderliche einführen und würden dann in $\frac{d\eta}{d\xi} = f(\xi + x_0, \eta + y_0)$ eine neue Differentialgleichung von demselben Typus erhalten, auf die wir unsere Betrachtung anwenden könnten.

Für den Beweis dürfen wir uns auf eine passend kleine Umgebung der Stelle $x = 0$ beschränken. Haben wir Existenz und Eindeutigkeit für ein solches den Punkt $x = 0$ umgebendes Intervall bewiesen, so können wir Existenz und Eindeutigkeit dann von dem Endpunkt ausgehend für ein anschließendes Intervall beweisen usw.

Wir überzeugen uns zunächst davon, daß es nicht mehr als eine Lösung unserer Differentialgleichung unter unseren Anfangsbedingungen geben kann. Gäbe es nämlich zwei Lösungen $y_1(x)$ und $y_2(x)$, so würde für die Differenz $d(x) = y_1 - y_2$ gelten

$$d'(x) = f\big(x, y_1(x)\big) - f\big(x, y_2(x)\big).$$

Die rechte Seite dieser Gleichung können wir nach dem Mittelwertsatz in der Form $(y_1 - y_2)\, f_y(x, \bar{y}) = d(x)\, f_y(x, \bar{y})$ setzen, wo $\bar{y}$ ein Zwischenwert zwischen y_1 und y_2 ist. y_1 und y_2 sind in einer Umgebung $|x| \leq a$ des Nullpunktes stetige Funktionen von x, die für $x = 0$ verschwinden, und es möge in dieser Umgebung b eine obere Schranke für den absoluten Betrag beider Funktionen sein, so daß also für $|x| \leq a$ jedenfalls auch $|\bar{y}| \leq b$ gilt. Ferner wollen wir unter M eine Schranke für $|f_y|$ in dem Bereich $|x| \leq a$, $|y| \leq b$ verstehen. Schließlich möge D den größten Wert von $|d(x)|$ im Intervall $|x| \leq a$ bedeuten; dieser Wert mag für $x = \xi$ angenommen werden. Dann ist

$$|d'(x)| = |d(x)\, f_y(x, \bar{y})| \leq D M.$$

Also ist

$$D = |d(\xi)| = \left| \int\limits_0^{\xi} d'(x)\, dx \right| \leq |\xi|\, D M \leq a\, D M.$$

Wenn nun a so klein gewählt ist, daß $aM < 1$ wird — eine solche Wahl von a ist natürlich stets möglich, denn wenn $|f_y(x, y)|$ in einem

Bereich $|x| \leq a$, $|y| \leq b$ kleiner als M ist, so gilt dasselbe erst recht für jeden Bereich, der aus diesem durch eine Verkleinerung von a entsteht — so folgt aus $D \leq a M D$ sofort $D = 0$; d.h.: In einem solchen Intervalle $|x| \leq a$ ist $y_1(x) = y_2(x)$ [1].

Durch eine ähnliche Integralabschätzung gelangen wir zu einem Beweise für die Existenz der Lösung. Die Lösung konstruieren wir durch ein auch für die Anwendungen, insbesondere für die numerische Behandlung von Differentialgleichungen wichtiges Verfahren der *Iteration* (in der Literatur häufig als *sukzessive Approximation* bezeichnet). Man erhält dabei die Lösung als Grenzfunktion aus einer Folge von Näherungslösungen $y_0(x)$, $y_1(x)$, $y_2(x)$, $\ldots$. Als erste Näherung $y_0(x)$ wählen wir $y_0(x) = 0$. Die zweite Näherung $y_1(x)$ bilden wir gemäß der Differentialgleichung in der Form

$$y_1(x) = \int_0^x f(\xi, 0)\, d\xi,$$

hieraus die nächste Näherung $y_2(x)$ durch

$$y_2(x) = \int_0^x f(\xi, y_1(\xi))\, d\xi$$

und allgemein die $(n+1)$-te Näherung aus der n-ten durch die Gleichung

$$y_n(x) = \int_0^x f(\xi, y_{n-1}(\xi))\, d\xi.$$

Wenn diese Näherungsfunktionen in einem Intervall $|x| \leq a$ gleichmäßig gegen eine Grenzfunktion $y(x)$ konvergieren, so können wir den Grenzübergang ohne weiteres unter dem Integralzeichen vornehmen und erhalten für die Grenzfunktion die Gleichung

$$y(x) = \int_0^x f(\xi, y(\xi))\, d\xi,$$

woraus sich durch Differentiation $y' = f(x, y)$ ergibt, so daß y dann tatsächlich die gesuchte Lösung wird.

Den Konvergenzbeweis führen wir für ein passend klein zu wählendes Intervall $|x| \leq a$ durch folgende Abschätzung: Wir setzen $y_{n+1}(x) - y_n(x) = d_n(x)$ und bezeichnen wiederum mit D_n das Maximum von $|d_n(x)|$ im Intervall $|x| \leq a$.

Es gilt

$$d_n'(x) = y_{n+1}' - y_n' = f(x, y_n) - f(x, y_{n-1}),$$

---

[1] Der Leitgedanke, der diesem Beweise zugrunde liegt, ist die Bemerkung, daß bei beschränkt bleibendem Integranden das Integrieren eine Größe liefert, welche mit klein werdendem Integrationsintervall klein wird wie das Intervall.

also mit Rücksicht auf den Mittelwertsatz

$$d_n'(x) = d_{n-1}(x)\, f_y\big(x, \bar{y}_{n-1}(x)\big),$$

wo $\bar{y}_{n-1}$ einen Mittelwert zwischen y_n und y_{n-1} bedeutet. Es mögen nun in dem Rechtecksbereich $|x| \leq a$, $|y| \leq b$ die Ungleichungen $|f_y(x, y)| \leq M$, $|f(x, y)| \leq M_1$ gelten. Nehmen wir an, daß für die Funktion y_n im Intervall $|x| \leq a$ noch die Beziehung $|y_n| \leq b$ gilt, so wird zufolge der Definition von y_{n+1} in diesem Intervall

$$|y_{n+1}(x)| = \left| \int_0^x f\big(\xi, y_n(\xi)\big)\, d\xi \right| \leq |x|\, M_1 \leq a M_1.$$

Wir wollen daher die Schranke a für $|x|$ jedenfalls so klein wählen, daß $a M_1 \leq b$ wird. Dann wird sicher in dem betrachteten Intervall $|x| \leq a$ auch $|y_{n+1}(x)| \leq b$ werden. Da nun für $y_0(x) = 0$ sicher $|y_0| \leq b$ gilt, so ist für unser Intervall $|x| \leq a$ überall $|y_n(x)| \leq b$ für alle n. Somit dürfen wir in der Gleichung

$$d_{n+1}(x) = \int_0^x f_y\big(\xi, \bar{y}_n(\xi)\big)\, d_n(\xi)\, d\xi$$

das Integral rechts unter Benutzung von $|f_y| \leq M$ abschätzen und erhalten sofort für das Maximum D_{n+1} von $|d_{n+1}(x)|$ im Intervall $|x| \leq a$

$$D_{n+1} \leq a M D_n.$$

Wir verfügen nun schließlich über a noch so, daß $a M \leq q < 1$ wird, wobei q ein fester echter Bruch, z. B. $q = \frac{3}{4}$ ist. Dann wird $D_{n+1} \leq q D_n \leq q^n D_0$.

Nunmehr betrachten wir die Reihe

$$d_0(x) + d_1(x) + d_2(x) + \cdots + d_{n-1}(x) + \cdots.$$

Die n-te Teilsumme dieser Reihe ist $y_n(x)$. Der absolute Betrag des n-ten Gliedes dieser Reihe liegt für $|x| \leq a$ unterhalb der Zahl $D_0 q^{n-1}$. Unsere Reihe wird also durch eine konvergente geometrische Reihe mit konstanten Gliedern majorisiert. Sie wird somit (vgl. Bd. I, Kap. VIII, § 4, S. 343) in unserem Intervall $|x| \leq a$ gleichmäßig gegen eine Grenzfunktion $y(x)$ konvergieren, und so ist es ersichtlich, daß es ein Intervall $|x| \leq a$ gibt, in welchem die Differentialgleichung eine eindeutige Lösung hat.

Man hat nur noch zu zeigen, daß eine schrittweise Fortsetzung dieser Lösung bis zur Grenze des (abgeschlossenen, begrenzten) Bereiches R, in welchem $f(x, y)$ definiert wurde, möglich ist. Der vorangehende Beweis zeigt, daß, wenn die Fortsetzung der Lösung bis zu einem gewissen Punkte durchgeführt ist, man damit über ein x-Intervall der Länge a fortfahren kann, wobei aber a noch von den

Koordinaten (x, y) des Endpunktes des bisher konstruierten Intervalles abhängt. Man könnte fürchten, daß diese Größe a Schritt für Schritt so schnell abnimmt, daß die Fortsetzung der Lösung nur in einem sehr kleinen Bereiche möglich ist, wie viele Schritte man auch macht. Dies ist aber, wie wir zeigen werden, nicht der Fall.

Wir nehmen nun an, daß R' ein abgeschlossener, begrenzter Bereich gänzlich im Innern von R ist. Dann können wir ein so kleines b finden, daß für jeden Punkt (x_0, y_0) in R' das ganze Quadrat $x_0 - b \leq x \leq x_0 + b$, $y_0 - b \leq y \leq y_0 + b$ in R liegt. Wenn wir die oberen Schranken von $|f_y(x, y)|$ und $|f(x, y)|$ in dem Bereich R mit M und M_1 bezeichnen, dann sehen wir, daß alle a auferlegten Bedingungen im vorangehenden Beweise bestimmt erfüllt sind, falls wir etwa a als die kleinste der Zahlen b, $\dfrac{M}{2}$ und $\dfrac{b}{M_1}$ wählen. Dieser Wert hängt nicht mehr von (x_0, y_0) ab; somit können wir bei jedem Schritt mit einer nunmehr konstanten Größe a vorrücken. Wir können nun schrittweise fortfahren, bis wir die Grenze von R' erreichen. Da R' ein ganz beliebiger abgeschlossener Bereich in R ist, sehen wir, daß die Fortsetzung der Lösung bis zur Grenze von R möglich ist.

5. Systeme von Differentialgleichungen und Differentialgleichungen höherer Ordnung.

Viele der obigen Überlegungen übertragen sich sinngemäß auf Systeme von Differentialgleichungen erster Ordnung mit ebenso vielen gesuchten Funktionen einer unabhängigen Veränderlichen x wie Gleichungen. Als Beispiel von hinreichender Allgemeinheit betrachten wir ein System von zwei Differentialgleichungen für zwei Funktionen $y(x)$ und $z(x)$:

$$y' = f(x, y, z),$$
$$z' = g(x, y, z).$$

Die Funktionen f und g setzen wir wiederum als stetig differenzierbar voraus. Auch dieses Differentialgleichungssystem kann man durch ein Richtungsfeld deuten, und zwar durch ein *räumliches Richtungsfeld* im x, y, z-Raume; es wird nämlich dem Punkte x, y, z dieses Raumes eine Richtung zugeordnet, deren Richtungskosinus sich zueinander verhalten wie $dx : dy : dz = 1 : f : g$. Die Aufgabe der Integration der Differentialgleichungen besteht, geometrisch gesprochen, wiederum darin, Raumkurven zu finden, welche in dieses Richtungsfeld passen. Wie bei e i n e r Differentialgleichung gilt hier der Fundamentalsatz, daß durch jeden Punkt eines Bereiches G, in welchem die obigen Funktionen stetig differenzierbar sind, genau eine und nur eine Integralkurve des Differentialgleichungssystems hindurchgeht. Der Bereich G wird von einer zweiparametrigen Schar von Raumkurven durchzogen; diese liefern die Lösung des Differentialgleichungssystems durch zwei Funktionen $y(x)$ und $z(x)$, welche beide außer von der unabhängigen Veränderlichen x noch von zwei willkürlichen Parametern c_1 und c_2, den Integrationskonstanten, abhängen. Wie in Nummer 4 kann der Existenzbeweis mit Hilfe der Iterationsmethode geführt werden.

Die Differentialgleichungssysteme erster Ordnung gewinnen dadurch besondere Bedeutung, daß man Differentialgleichungen höherer Ordnung, d.h. Differentialgleichungen, in denen höhere als erste Ableitungen vorkommen, stets auf Systeme von Differentialgleichungen erster Ordnung zurückführen kann; z.B. läßt sich die Differentialgleichung zweiter Ordnung

$$y'' = h(x, y, y')$$

als ein System von zwei Differentialgleichungen erster Ordnung schreiben; man braucht nur die erste Ableitung von y nach x als neue gesuchte Funktion z einzuführen und sodann das Differentialgleichungssystem

$$y' = z$$

$$z' = h(x, y, z)$$

hinzuschreiben. Dieses ist der gegebenen Differentialgleichung zweiter Ordnung völlig äquivalent in dem Sinne, daß jede Lösung des einen Problems gleichzeitig das andere löst.

Wir müssen auf weitere Ausführungen über diese Fragen verzichten und verweisen zur Erläuterung dieser allgemeinen Dinge lediglich auf die schon früher behandelten Differentialgleichungen zweiter Ordnung (vgl. §§ 3 und 4).

6. Integration durch Potenzreihenansatz.

Zum Schluß sei noch ein allgemeiner Ansatz berührt, der häufig zur Integration von Differentialgleichungen verwendet werden kann, nämlich die Methode der Integration durch Potenzreihen. Nehmen wir an, daß in der Differentialgleichung

$$y' = f(x, y)$$

die Funktion $f(x, y)$ sich in eine Potenzreihe nach den Variablen x und y entwickeln läßt und demgemäß Ableitungen beliebig hoher Ordnung nach x und y besitzt. Man kann dann versuchen, auch die Lösungen der Differentialgleichung in Form einer Potenzreihe

$$y = c_0 + c_1 x + c_2 x^2 + \cdots$$

zu gewinnen und die Koeffizienten dieser Potenzreihe aus der Differentialgleichung zu bestimmen[1]. Hierzu kann man beispielsweise so vorgehen, daß man die differenzierte Reihe

$$y' = c_1 + 2 c_2\, x + 3 c_3\, x^2 + \cdots$$

bildet, ferner in die Potenzreihe für $f(x, y)$ die Reihe für y einsetzt und nun die Koeffizienten der einzelnen Potenzen von x rechts und links einander gleich setzt. *(Methode der unbestimmten Koeffizienten.)* Man kann dann, wenn $c_0 = c$ irgendwie gegeben wird, die Koeffizienten

$$c_1, c_2, c_3, c_4, \ldots$$

der Reihe nach zu bestimmen suchen.

Einfacher und übersichtlicher jedoch ist häufig folgendes Verfahren: Nehmen wir etwa an, es handelte sich darum, diejenige Lösung der Differentialgleichung zu finden, für welche $y(0) = 0$ ist, für welche also die Integralkurve durch den Nullpunkt geht; es wird dann $c_0 = c = 0$. Beachten wir, daß nach dem TAYLORschen Lehrsatz die Koeffizienten der Potenzreihe durch die Ausdrücke

$$c_\nu = \frac{1}{\nu!}\, y^{(\nu)}(0)$$

gegeben sind, so können wir sie nunmehr leicht gewinnen. Zunächst wird $c_1 = y'(0) = f(0, 0)$. Um den zweiten Koeffizienten c_2 zu erhalten, differenzieren wir die Differentialgleichung nach x und gewinnen

$$y''(x) = f_x + f_y\, y'.$$

Setzen wir hierin $x = 0$ und die schon gewonnenen Werte $y(0) = 0$ und $y'(0) = f(0, 0)$ rechts ein, so erhalten wir den Wert $y''(0) = 2 c_2$. In derselben Weise können wir fortschreiten und der Reihe nach die weiteren Koeffizienten $c_3, c_4, \ldots$ usw. bestimmen.

Es läßt sich zeigen, daß dieses Verfahren z.B. immer dann eine Lösung liefert, wenn die Potenzreihe für $f(x, y)$ im Innern eines Kreises um $x = 0$, $y = 0$ absolut konvergiert. Auf den Beweis können wir hier nicht eingehen. Es sei lediglich daran erinnert, daß wir in speziellen Fällen schon früher die Methode der unbestimmten Koeffizienten zur Integration von Differentialgleichungen angewandt und vollständig durchgeführt haben (vgl. Bd. I, S. 353 ff.).

§6. Das Potential anziehender Ladungen.

Differentialgleichungen für Funktionen einer einzigen unabhängigen Veränderlichen, wie wir sie bisher behandelten, nennt man gewöhnliche Differentialgleichungen, um anzudeuten, daß in ihnen nur

---

[1] Die ersten Glieder der Reihe bilden dann ein Näherungspolynom für die Lösung; die Methode ist also gewissermaßen ein analytisches Gegenstück zu der in Nr. 1 erwähnten graphischen genäherten Integration.

„gewöhnliche" Differentialquotienten von Funktionen einer unabhängigen Veränderlichen vorkommen. In vielen Zweigen der Analysis und der Anwendungen spielen nun aber gerade *„partielle Differentialgleichungen"* für Funktionen mehrerer Veränderlicher eine große Rolle, d. h. Gleichungen, in welche außer den Veränderlichen noch partielle Ableitungen der gesuchten Funktion eingehen. In diesem Paragraphen soll im Zusammenhang mit der Theorie der Massenanziehung ein einfaches und typisches Beispiel für eine solche partielle Differentialgleichung berührt werden.

Kraftfelder, welche von Massen nach dem NEWTONschen Anziehungsgesetz erzeugt werden, haben wir schon früher betrachtet und als Gradienten eines Potentials Φ dargestellt (vgl. Kap. IV, § 7, S. 251 ff.). Wir wollen in diesem Paragraphen auf diese Potentiale noch etwas weiter eingehen[1].

1. Potentiale von Massenbelegungen.

In Erweiterung der früher betrachteten Fälle verstehen wir unter μ eine positive oder negative Masse oder Ladung — negative Massen treten zwar bei der gewöhnlichen NEWTONschen Massenanziehung nicht auf, wohl aber in der Elektrizitätslehre, wo der Masse die Elektrizitätsmenge entspricht und positive von negativer Elektrizität unterschieden wird; das COULOMBsche Anziehungsgesetz elektrischer Ladungen hat dieselbe Gestalt, wie das Anziehungsgesetz mechanischer Massen —; ist eine solche Ladung μ in einem einzelnen Punkte des Raumes mit den Koordinaten ξ, η, ζ konzentriert, so nennen wir den Ausdruck

$$\frac{\mu}{r} \quad \text{mit} \quad r = \sqrt{(x - \xi)^2 + (y - \eta)^2 + (z - \zeta)^2}$$

das Potential[2] dieser Masse im Punkte x, y, z. Durch Addition mehrerer solcher Potentiale für verschiedene *„Quellpunkte"* oder *„Pole"* ξ_i, η_i, ζ_i erhalten wir wie früher (vgl. S. 252) das Potential eines Systems von Massenpunkten

$$\Phi = \sum_i \frac{\mu_i}{r_i}.$$

Aus diesen Potentialen ergaben sich die betreffenden Kraftfelder durch den Ausdruck $\mathfrak{k} = \varkappa \operatorname{grad} \Phi$, wo $\varkappa$ eine feste von den Massen und ihrer Lage unabhängige Konstante ist.

---

[1] Im übrigen sei auf die weitergehende Literatur zu diesem wichtigen Zweige der Analysis hingewiesen, z. B. KELLOG, Foundations of Potential Theory. Berlin 1929.

[2] Wir könnten dies *ein* Potential der Masse nennen. Jede andere Funktion, welche man durch Addition einer willkürlichen Konstanten erhält, könnte ebenso ein Potential der Masse genannt werden, da sie dasselbe Kraftfeld darstellt.

Sind die Massen nicht in einzelnen Punkten oder „Quellen" konzentriert, sondern über ein bestimmtes Stück G des ξ, η, ζ-Raumes mit der Massendichte $\mu(\xi, \eta, \zeta)$ ausgebreitet, so haben wir schon früher als Potential dieser räumlichen Massenbelegung den Ausdruck

$$\Phi = \iiint \frac{\mu}{r}\, d\xi\, d\eta\, d\zeta$$

betrachtet.

Sind die Massen flächenhaft über eine Fläche F mit der Flächendichte μ verbreitet, so stellt das über das Flächenstück F mit dem Oberflächenelement do erstreckte Oberflächenintegral

$$\iint \frac{\mu(u, v)}{r}\, do$$

das Potential dieses Flächenstückes dar, wenn die Fläche in Parameterdarstellung (S. 139ff.) mit u und v als Parametern gegeben ist.

Ähnlich erhalten wir als Potential einer mit Masse belegten Linie einen Ausdruck der Form

$$\int \frac{\mu(s)}{r}\, ds,$$

wenn s die Bogenlänge auf dieser Linie, $\mu(s)$ die Liniendichte der Masse und r den Abstand des Punktes x, y, z von dem Punkte s der Linie bedeutet.

Für jedes solche Potential stellen die Flächen

$$\Phi = \text{konst.}$$

die sog. *Äquipotentialflächen oder Niveauflächen* dar; der Kraftvektor steht überall senkrecht auf diesen Niveauflächen[1].

Als Beispiel des Potentials einer Linie betrachten wir folgendes: Es sei eine Masse der konstanten Liniendichte μ längs des Stückes $-l \leq z \leq +l$ der z-Achse ausgebreitet. Wir fassen dann einen Punkt P mit den Koordinaten x, y in der Ebene $z = 0$ ins Auge und erhalten, wenn wir zur Abkürzung den Abstand $\varrho = \sqrt{x^2 + y^2}$ des Punktes P vom Nullpunkt einführen, als Potential den Ausdruck

$$\Phi(x, y) = \mu \int\limits_{-l}^{+l} \frac{dz}{\sqrt{\varrho^2 + z^2}} + C.$$

---

[1] Linien, die in jedem Punkte die Richtung des Kraftvektors haben, nennt man *Kraftlinien*. Die Kraftlinien sind also Linien, die überall die Niveauflächen senkrecht durchschneiden. Man erkennt hieraus, daß die Scharen der Kraftlinien bei Potentialen, die von einem einzelnen Pol oder einer endlichen Anzahl von Polen herrühren, aus diesen Polen wie aus Quellen entspringen. Bei einem einzigen Pol z. B. sind es einfach die geraden Linien, die durch diesen Pol gehen.

Hier haben wir zu dem Integral noch eine Konstante C hinzugefügt, welche für den aus dem Potential abgeleiteten Kraftvektor unerheblich ist. Das unbestimmte Integral rechts können wir nach Bd. I, Kap. IV, S. 187 ausführen und erhalten

$$\int \frac{dz}{\sqrt{\varrho^2 + z^2}} = \mathfrak{Ar}\,\mathfrak{Sin}\,\frac{z}{\varrho} = \log \frac{z + \sqrt{z^2 + \varrho^2}}{\varrho},$$

also für unser Potential in der x,y-Ebene den Wert

$$\Phi(x, y) = 2\mu \log \frac{l + \sqrt{l^2 + \varrho^2}}{\varrho} + C.$$

Um hieraus das Potential einer beiderseits ins Unendliche laufenden Geraden zu gewinnen, wählen[1] wir für die verfügbare Konstante den Wert

$$C = -2\mu \log 2l$$

und erhalten damit

$$\Phi(x, y) = 2\mu \log \frac{l + \sqrt{l^2 + \varrho^2}}{2l} - 2\mu \log \varrho.$$

Lassen wir nunmehr die Größe l über alle Grenzen wachsen, d.h. die Länge der mit Masse belegten Linie ins Unendliche streben, so erhalten wir, da hierbei der Ausdruck $\dfrac{l + \sqrt{l^2 + \varrho^2}}{2l}$ gegen 1 strebt, als Grenzwert für $\Phi(x, y)$ den Ausdruck

$$\Phi(x, y) = -2\mu \log \varrho.$$

Wir sehen also, daß, abgesehen von dem Faktor -2μ, der Ausdruck

$$\log \varrho = \log \sqrt{x^2 + y^2}$$

als *Potential einer zur x,y-Ebene senkrechten homogen mit Masse belegten geraden Linie* erscheint.

Neben den bisher betrachteten Belegungen treten in der Potentialtheorie auch sog. *Doppelbelegungen* auf, zu denen wir folgendermaßen gelangen. Stellen wir uns vor, daß im Punkte ξ, η, ζ eine Ladung M und im Punkte mit den Koordinaten $\xi + h, \eta, \zeta$ die entgegengesetzt große Ladung $-M$ konzentriert ist, so ist das Potential dieses Massenpaares durch

$$\Phi = \frac{M}{\sqrt{(x - \xi)^2 + (y - \eta)^2 + (z - \zeta)^2}} - \frac{M}{\sqrt{(x - \xi - h)^2 + (y - \eta)^2 + (z - \zeta)^2}}$$

gegeben. Denken wir uns den Abstand h der beiden Pole immer kleiner werden und gegen Null streben, lassen aber gleichzeitig die Größe M

---

[1] Wir treffen diese Wahl, um zu erreichen, daß bei dem Grenzübergang $l \to \infty$ das Potential Φ endlich bleibt.

derart über alle Grenzen wachsen, daß etwa immer $M = -\frac{1}{h}\mu$ ist, wobei μ eine feste Zahl bleibt, so erhalten wir im Limes für Φ den Ausdruck

$$\mu\,\frac{\partial}{\partial \xi}\left(\frac{1}{r}\right).$$

Wir bezeichnen diesen Ausdruck als das *Potential eines Dipoles* oder eines *Doppelpoles* mit der Achse in der ξ-Richtung und dem „*Moment*" μ. Er stellt physikalisch das Potential eines Paares von entgegengesetzt gleich großen und sehr nahe aneinanderliegenden Ladungen dar. Ebenso können wir Potentiale von Dipolen in der Form

$$\frac{\partial}{\partial \nu}\left(\frac{1}{r}\right)$$

betrachten, wo mit $\frac{\partial}{\partial \nu}$ die Differentiation nach einer beliebigen Richtung r, der Achse des Dipols, bezeichnet wird.

Denken wir uns Dipole mit der Momentdichte μ über eine Fläche F verteilt, wobei wir annehmen, daß in jedem Punkt die Achse des Dipols senkrecht zur Fläche steht, so erhalten wir einen Ausdruck der Form

$$\iint\limits_{F} \mu(\xi,\eta,\zeta)\,\frac{\partial}{\partial \nu}\left(\frac{1}{r}\right)do,$$

wobei $\frac{\partial}{\partial \nu}$ die Differentiation nach der positiven Flächennormalen — die positive Normalenrichtung kann dabei wieder willkürlich festgesetzt sein — bedeutet, mit r die Entfernung des Flächenpunktes ξ,η,ζ vom Punkte x, y, z bezeichnet wird und der Punkt ξ,η,ζ die Fläche durchläuft. Ein solches *Potential einer flächenhaften Doppelbelegung* kann man sich auch dadurch entstanden denken, daß man parallel zu der Fläche auf beiden Seiten im Abstande h Flächen legt, deren eine man mit der Massendichte $\frac{\mu}{2h}$, deren andere mit der Massendichte $-\frac{\mu}{2h}$ belegt. Diese beiden Schichten zusammen üben auf einen Punkt außerhalb ein Potential aus, welches in der Grenze für $h \to 0$ gegen den obigen Ausdruck strebt. Wir wollen der Einfachheit halber annehmen, daß in allen unseren Ausdrücken der betrachtete Punkt x, y, z sich immer an einer Stelle des Raumes befindet, in welcher keine Massen liegen, so daß die Integranden unserer Integrale und ihre Ableitungen nach x, y, z stetig bleiben.

2. Die Differentialgleichung des Potentials.

Auf Grund dieser Voraussetzungen können wir eine für alle unsere Potentialausdrücke gültige Beziehung herleiten, nämlich die sog. Differentialgleichung des Potentials

$$\Phi_{xx} + \Phi_{yy} + \Phi_{zz} = 0$$

oder, wie wir abgekürzt schreiben,

$$\Delta \Phi = 0,$$

die man auch die LAPLACEsche Gleichung nennt. Diese Differentialgleichung ist nämlich, wie wir schon früher (Kap. II, S. 48) durch einfache Ausrechnung feststellten, für den Ausdruck $\frac{1}{r}$ erfüllt. Nunmehr aber folgt sie für alle unsere weiteren durch Summation oder Integration gebildeten Ausdrücke sofort, da wir die Differentiation nach x, y, z stets unter dem Integralzeichen ausführen dürfen. Auch für die Potentiale von Doppelschichten ergibt sich unsere Differentialgleichung, da für das Potential eines einzelnen Dipoles wegen der Vertauschbarkeit der Differentiationsreihenfolgen[1] gilt:

$$\Delta \frac{\partial}{\partial v}\left(\frac{1}{r}\right) = \frac{\partial}{\partial v}\, \Delta \frac{1}{r} = 0.$$

Auch der für das Potential einer vertikalen Linie eben gefundene Ausdruck

$$\log \sqrt{x^2 + y^2}$$

genügt, wie man leicht bestätigt (vgl. auch Kap. II, S. 70), der Potentialgleichung, und zwar, da er von der Variablen z gar nicht mehr abhängt, schon der einfacheren *„Potentialgleichung für zwei Dimensionen"*

$$\Phi_{xx} + \Phi_{yy} = 0.$$

Die Behandlung dieser und verwandter partieller Differentialgleichungen bildet eines der wichtigsten Kapitel der Analysis. Es sei jedoch darauf hingewiesen, daß das Hauptinteresse der Potentialtheorie sich keineswegs auf das Aufsuchen allgemeiner Lösungen von $\Delta \Phi = 0$ richtet, sondern mehr auf die Frage nach der Existenz und auf die Diskussion solcher Lösungen, die vorgegebenen Bedingungen genügen. Eine wichtige, im Mittelpunkt der Theorie stehende Aufgabe ist z. B. die *„Randwertaufgabe"*, welche verlangt, in einem Bereich G eine mit ihren Ableitungen bis zur zweiten Ordnung stetige Lösung Φ von $\Delta \Phi = 0$ zu finden, welche auf dem Rande von G vorgeschriebene stetige Werte annimmt.

---

[1] Dabei ist zu beachten, daß die Differentiation $\frac{\partial}{\partial v}$ sich auf die Variablen ξ, η, ζ, der Ausdruck Δ auf die Veränderlichen x, y, z bezieht. Im übrigen genügt $\frac{1}{r}$, als Funktion der sechs Veränderlichen $x, y, z; \xi, \eta, \zeta$ aufgefaßt, wegen der Symmetrie in den beiden Variablenpaaren auch hinsichtlich der Veränderlichen ξ, η, ζ der Differentialgleichung

$$\Delta \Phi = \Phi_{\xi\xi} + \Phi_{\eta\eta} + \Phi_{\zeta\zeta} = 0.$$

3. Homogene Doppelschicht.

Wir können hier auf ein näheres Studium der *Potentialfunktionen*, d. h. der Funktionen, welche der Potentialgleichung $\Delta u = 0$ genügen, nicht eingehen. Die im vorigen Kapitel gewonnenen Integralsätze von GAUSS und GREEN bilden dabei ein hauptsächliches Hilfsmittel. Es mag genügen, an einigen Beispielen zu zeigen, wie solche Untersuchungen sich vollziehen.

Zunächst betrachten wir das Potential einer Doppelschicht mit konstantem Moment $\mu = 1$, d. h. ein Integral der Form

$$S = \iint_F \frac{\partial}{\partial \nu}\left(\frac{1}{r}\right) d o.$$

Dieses Integral hat eine einfache geometrische Bedeutung. Nehmen wir zunächst an, daß jeder Punkt des Flächenstückes, welches die Doppelschicht trägt, von dem Punkte P mit den Koordinaten x, y, z aus gesehen wird, d. h. mit diesem Punkte P durch eine die Fläche sonst nicht treffende gerade Linie verbunden werden kann; dann bildet dieses Flächenstück F mit den vom Punkte P nach seinem Rand ausgehenden Strahlen einen räumlichen kegelartigen Bereich G. Wir behaupten nun: *Das Potential der homogenen Doppelschicht ist bis auf das Vorzeichen gleich dem räumlichen Winkel, unter welchem der Rand des Flächenstückes F vom Punkte P aus erscheint*; dabei verstehen wir unter diesem räumlichen Winkel die Größe eines Stückes der Kugeloberfläche vom Radius 1 um den Punkt P, und zwar desjenigen Stückes, welches durch die von P ausgehenden Strahlen nach dem Rande von F aus der Kugeloberfläche ausgeschnitten wird. Wir schreiben der Größe dieses räumlichen Winkels das positive Vorzeichen zu, wenn die Strahlen die Fläche F in derselben Richtung wie die positive Normale ν passieren, andernfalls das negative Zeichen.

Zum Beweise beachten wir, daß die Funktion $u = \dfrac{1}{r}$ nicht nur als Funktion von x, y, z, sondern auch als Funktion von ξ, η, ζ der Differentialgleichung

$$u_{\xi\xi} + u_{\eta\eta} + u_{\zeta\zeta} = \Delta u = 0$$

genügt. Wir denken uns den Punkt P mit den Koordinaten x, y, z fest, bezeichnen in unserem Bereich G die rechtwinkligen Koordinaten mit ξ, η, ζ und schneiden aus G durch eine kleine, um den Punkt P geschlagene Kugel vom Radius ϱ die Spitze heraus; den übrigbleibenden Bereich bezeichnen wir mit G_ϱ. Nunmehr wenden wir mit der Funktion $u = \dfrac{1}{r}$ als Funktion von ξ, η, ζ auf den Bereich G_ϱ den GREENschen Satz (Kap. V, S. 350) in der Form

$$\iiint_{G_\varrho} \Delta u \, d\xi \, d\eta \, d\zeta = \iint_O \frac{\partial u}{\partial n} \, d o$$

an, wobei O die Oberfläche von G_ϱ und $\frac{\partial}{\partial n}$ die Differentiation nach der äußeren Normalen bedeutet. Der Wert der linken Seite ist Null wegen $\varDelta u = 0$[1]. Das Oberflächenintegral auf der rechten Seite besteht, wenn wir die positive Normalenrichtung ν auf F übereinstimmend mit der äußeren Normalen n gewählt haben, erstens aus dem Oberflächenintegral

$$\iint\limits_F \frac{\partial}{\partial n}\left(\frac{1}{r}\right) do = \iint\limits_F \frac{\partial}{\partial \nu}\left(\frac{1}{r}\right) do$$

über das Flächenstück F, d.h. gerade aus dem oben betrachteten Ausdruck S. Zweitens aus einem Integral über die aus den geradlinigen Strahlen gebildete Seitenfläche, drittens aus einem Integral über ein Stück $\varGamma_\varrho'$ der Oberfläche der kleinen Kugel vom Radius ϱ. Der zweite Bestandteil ist Null, da dort die Normalenrichtung n senkrecht auf dem Radius, also tangential zu der Kugel $r=$ konst. steht. Für die innere Kugel mit dem Radius ϱ ist das Symbol $\frac{\partial}{\partial n}$ gleichbedeutend mit $-\frac{\partial}{\partial \varrho}$, da die äußere Normalenrichtung in Richtung abnehmender Werte von r zeigt. Wir erhalten somit die Gleichung

$$S - \iint\limits_{\varGamma_\varrho} \frac{\partial}{\partial \varrho}\left(\frac{1}{\varrho}\right) do = 0$$

oder

$$S = -\frac{1}{\varrho^2} \iint\limits_{\varGamma_\varrho} do,$$

wobei rechts über das zum Rande von G_ϱ gehörige Stück $\varGamma_\varrho$ der kleinen Kugeloberfläche zu integrieren ist. Schreiben wir nun das Oberflächenelement auf der Kugel mit dem Radius ϱ in der Form $do = \varrho^2\, d\omega$ — unter $d\omega$ das Oberflächenelement der Einheitskugel verstanden —, so erhalten wir sofort

$$S = -\iint d\omega.$$

Das Integral rechts ist über den in unserem Strahlenkegel liegenden Teil der Kugeloberfläche vom Radius 1 zu erstrecken, und wir erkennen nunmehr sofort, daß tatsächlich die rechte Seite die oben ausgesprochene geometrische Bedeutung besitzt, nämlich gleich der *negativen* scheinbaren Größe, wenn die Normalenrichtung ν auf F so gewählt war,

---

[1] Es folgt aus der GREENschen Formel in dieser Gestalt allgemein, daß das über eine geschlossene Fläche erstreckte Oberflächenintegral $\iint \frac{\partial u}{\partial n}\, do$ stets verschwinden muß, wenn die Funktion u im Innern der Fläche überall der Potentialgleichung $\varDelta u = 0$ genügt.

daß sie aus dem betrachteten kegelartigen Raumstück G hinausweist[1]. Andernfalls ist das positive Vorzeichen zu nehmen.

Wenn das Flächenstück F zum Punkte P nicht die beschriebene einfache Lage besitzt, sondern von gewissen durch P gehenden Strahlen mehrfach getroffen wird, so brauchen wir es nur in eine Anzahl von Flächenstücken der einfachen Art zu zerlegen, um zu erkennen, daß trotzdem unsere Behauptung bestehen bleibt. *Das Potential der homogenen Doppelschicht* (vom Moment 1) *einer beranderten Fläche ist also bis aufs Vorzeichen gleich der „scheinbaren" Größe, welche der Rand vom Punkte x, y, z aus gesehen darbietet.*

Für eine *geschlossene Fläche* erkennen wir durch Zerlegung in zwei berandete Flächenstücke leicht, daß unser Ausdruck gleich Null ist, wenn der Punkt P außerhalb liegt, gleich -4π, wenn er innerhalb liegt.

Eine ganz ähnliche Überlegung zeigt auch im Falle von zwei unabhängigen Veränderlichen, daß das Integral

$$\int\limits_C \frac{\partial}{\partial \nu} (\log r)\, ds,$$

erstreckt über einen Kurvenbogen C, bis aufs Vorzeichen gleich dem Winkel ist, unter welchem dieser Kurvenbogen vom Punkte P mit den Koordinaten x, y aus erscheint.

Man kann dieses Resultat, ähnlich wie das entsprechende im Raume übrigens auch direkt folgendermaßen geometrisch verständlich machen: Der Punkt Q mit den Koordinaten ξ und η möge auf dem Kurvenbogen C liegen. Dann ist die im Punkte Q in Richtung der Kurvennormalen genommene Ableitung von $\log r$ durch die Gleichung

$$\frac{\partial}{\partial \nu} (\log r) = \frac{\partial}{\partial r} (\log r) \cos(\nu, r) = \frac{1}{r} \cos(\nu, r)$$

gegeben, wobei durch das Zeichen (ν, r) der Winkel zwischen dieser Normalen und der Richtung des Radiusvektor r bezeichnet wird. Andererseits hat das Bogenelement ds der Kurve in Polarkoordinaten r, φ die Gestalt

$$ds = \frac{r\, d\varphi}{\cos(\nu, r)}$$

(vgl. Bd. I, S. 239f. und 227), so daß unser Integral sich wie folgt umformt:

$$\int \frac{\partial}{\partial \nu} (\log r)\, ds = \int \frac{1}{r} \cos(\nu, r) \frac{r\, d\varphi}{\cos(\nu, r)} = \int d\varphi.$$

Der letzte Ausdruck rechts aber enthält gerade den Inhalt unserer Behauptung.

---

[1] Das negative Vorzeichen erklärt sich daraus, daß bei dieser Wahl der Normalenrichtung die negative Ladung dem Punkte P „näher" gelegen ist.

4. Der Satz vom Mittelwert.

Als zweite Anwendung der GREENschen Umformungen beweisen wir den Satz: Jede Potentialfunktion, d.h. jede Funktion u, welche in einem gewissen Bereiche G der Differentialgleichung $\Delta u = 0$ genügt, hat folgende Mittelwertseigenschaft: *Der Wert der Potentialfunktion im Mittelpunkt P einer beliebigen Kugel vom Radius r, welche vollständig in dem Bereiche G liegt, ist gleich dem Mittelwert der Funktion u auf der Oberfläche K_r der Kugel, d.h. es ist*

$$u(x, y, z) = \frac{1}{4\pi r^2} \iint\limits_{K_r} \bar{u}\, do,$$

wobei $u(x, y, z)$ den Wert im Mittelpunkt P und $\bar{u}$ den Wert auf der Oberfläche K_r der Kugel vom Radius r bedeutet.

Zum Beweise gehen wir so vor: Es sei K_ϱ eine ganz in K_r enthaltene mit K_r konzentrische Kugel vom Radius $0 < \varrho \leq r$. Da im Innern von K_ϱ überall $\Delta u = 0$ ist, so ist nach Nr. 3, S. 419, Anm. 1, das über die Oberfläche von K_ϱ erstreckte Integral

$$\iint\limits_{K_\varrho} \frac{\partial u}{\partial n}\, do = 0,$$

wobei $\frac{\partial u}{\partial n}$ die Ableitung von u in Richtung der nach außen weisenden Normalen von K_ϱ ist. Sind ξ, η, ζ die laufenden Koordinaten, und führen wir um den Punkt x, y, z als Mittelpunkt Polarkoordinaten ein durch die Gleichungen

$$\xi - x = \varrho \cos\varphi \sin\vartheta, \quad \eta - y = \varrho \sin\varphi \sin\vartheta, \quad \zeta - z = \varrho \cos\vartheta,$$

so geht die obenstehende Gleichung über in

$$\iint\limits_{K_\varrho} \frac{\partial u(\varrho, \vartheta, \varphi)}{\partial \varrho}\, do = 0.$$

Da nun das Oberflächenelement do der Kugel K_ϱ gleich $\varrho^2\, d\bar{o}$ ist, wobei $d\bar{o}$ das Oberflächenelement der Kugel K vom Radius eins ist (vgl. Kap. IV, § 6, S. 243), so wird für $\varrho > 0$

$$\iint\limits_{K} \frac{\partial u}{\partial \varrho}\, d\bar{o} = 0,$$

wobei $d\bar{o}$ nicht mehr von ϱ abhängt. Es wird also weiter auch

$$\int\limits_0^r d\varrho \iint\limits_{K} \frac{\partial u}{\partial \varrho}\, d\bar{o} = 0,$$

woraus durch Vertauschung der Integrationsfolgen und Ausführung der Integration nach ϱ folgt

$$\iint\limits_{K} \{u(r,\vartheta,\varphi) - u(0,\vartheta,\varphi)\}\,d\bar{o} = 0.$$

Da nun $u(0,\vartheta,\varphi) = u(x,y,z)$ ist, unabhängig von ϑ und φ, so wird

$$\iint\limits_{K} u(r,\vartheta,\varphi)\,d\bar{o} = u(x,y,z)\iint\limits_{K} d\bar{o} = 4\pi\,u(x,y,z).$$

Da

$$\iint\limits_{K} u(r,\vartheta,\varphi)\,d\bar{o} = \frac{1}{r^2}\iint\limits_{K_r} u(r,\vartheta,\varphi)\,do$$

ist, wobei das Integral rechts über die Oberfläche von K_r zu erstrecken ist, so ist die Mittelwerteigenschaft von u bewiesen.

In genau derselben Weise folgt für Funktionen u von zwei Veränderlichen, welche der Potentialgleichung $u_{xx} + u_{yy} = 0$ genügen, die entsprechende *Mittelwerteigenschaft für den Kreis*, die sich durch die Formel

$$2\pi r\,u(x,y) = \int\limits_{K_r} \bar{u}\,ds$$

ausdrückt. Dabei sind mit $\bar{u}$ die Werte der Potentialfunktion auf einem Kreise K_r mit dem Radius r um den Punkt (x,y) und mit s die Bogenlänge auf diesem Kreise bezeichnet.

5. Die Randwertaufgabe für den Kreis. Das POISSONsche Integral.

Als ein Beispiel für eine Randwertaufgabe erörtern wir nun die LAPLACEsche Gleichung für zwei unabhängige Veränderliche im Falle eines kreisförmigen Randes. Im kreisförmigen Bereich $x^2 + y^2 \leq R^2$ führen wir die Polarkoordinaten (r,ϑ) ein. Wir suchen eine Funktion $u(x,y)$, welche im Kreise und am Rande stetig ist, stetige Ableitungen erster und zweiter Ordnung im Bereich besitzt, der LAPLACEschen Gleichung $\Delta u = 0$ genügt und vorgeschriebene Randwerte $u(R,\vartheta) = f(\vartheta)$ besitzt. Wir nehmen hier an, daß $f(\vartheta)$ eine stetige periodische Funktion von ϑ mit stückweise stetigen ersten Ableitungen ist.

Die Lösung dieses Problems in Polarkoordinaten ist durch das sog. POISSONsche Integral

$$u = \frac{R^2 - r^2}{2\pi}\int\limits_{0}^{2\pi} \frac{f(\alpha)}{R^2 - 2Rr\cos(\vartheta - \alpha) + r^2}\,d\alpha$$

gegeben.

Um dies zu beweisen, versucht man, eine beliebige Anzahl von Lösungen der LAPLACEschen Gleichung zu bilden. Nach Einführung von Polarkoordinaten erhält man für die Laplacesche Gleichung (vgl. S. 330)

$$\Delta u = \frac{1}{r}\,(r\,u_r)_r + \frac{1}{r^2}\,u_{\vartheta\vartheta} = 0\,.$$

Man sucht nun Lösungen der Form $u = \varphi(r)\,\psi(\vartheta)$, d.h. Lösungen, die als Produkte einer Funktion von r und einer Funktion von ϑ ausgedrückt werden können. Wenn man diesen Ausdruck für u in die Laplacesche Gleichung einsetzt, so erhält man

$$r\,\frac{(r\,\varphi'(r))_r}{\varphi(r)} = -\,\frac{\psi''(\vartheta)}{\psi(\vartheta)}\,.$$

Da ϑ in der linken und r in der rechten Seite nicht vorkommt, müssen beide Seiten von beiden Veränderlichen unabhängig, d.h. gleich derselben Konstanten k sein. Demgemäß erhält man die Differentialgleichung $\psi'' + k\,\psi = 0$.

Da die Funktion u, und folglich auch $\psi(\vartheta)$, periodisch mit der Periode 2π sein muß, folgt, daß die Konstante k gleich n^2 ist, wobei n eine ganze Zahl bedeutet.

Die Differentialgleichung für $\varphi(r)$,

$$r^2\,\varphi''(r) + r\,\varphi'(r) - n^2\,\varphi(r) = 0,$$

ist eine lineare Differentialgleichung, für welche die Funktionen r^n und r^{-n} unabhängige Lösungen sind, was unmittelbar bestätigt werden kann. Da die zweite Lösung im Nullpunkt unendlich groß wird, während u dort stetig bleiben soll, bleibt nur die erste Lösung $\varphi = r^n$ übrig. Die Lösungen der Laplaceschen Gleichung sind somit

$$r^n\,(a \cos n\,\vartheta + b \sin n\,\vartheta)\,.$$

Wir machen nun Gebrauch von der Tatsache, daß wir dem Überlagerungsprinzip (vgl. § 4, S. 389) gemäß durch lineare Kombination solcher Lösungen weitere Lösungen

$$\tfrac{1}{2}\,a_0 + \sum r^n\,(a_n \cos n\,\vartheta + b_n \sin n\,\vartheta)$$

erhalten können. Sogar eine unendliche Reihe von dieser Form wird eine Lösung liefern, vorausgesetzt daß die Reihe im Innern des Kreises gleichmäßig konvergiert und dort zweimal gliedweise differenzierbar ist.

Wenn man sich nun die vorgeschriebene Randfunktion $f(\vartheta)$ in eine Fouriersche Reihe

$$f(\vartheta) = \tfrac{1}{2}\,a_0 + \sum_{n=1}^{\infty} (a_n \cos n\,\vartheta + b_n \cos n\,\vartheta)$$

entwickelt denkt, dann konvergiert diese Reihe, als eine Reihe von ϑ betrachtet, absolut und gleichmäßig (vgl. Bd. I, Kap. IX, S. 396). Daher konvergiert die Reihe

$$u(r, \vartheta) = \frac{1}{2} a_0 + \sum_{n=1}^{\infty} \frac{r^n}{R^n} (a_n \cos n\vartheta + b_n \cos n\vartheta)$$

a fortiori gleichmäßig und absolut im Innern des Kreises. Diese Reihe kann jedoch gliedweise differenziert werden, vorausgesetzt, daß $r < R$ ist, da die durch Differentiation entstehende Reihe ebenfalls gleichmäßig konvergiert (vgl. die Darstellung der Theorie der Potenzreihen in Bd. I, Kap. VIII, S. 351). Demgemäß ist diese Funktion eine Potentialfunktion; sie hat den vorgeschriebenen Randwert und ist daher eine Lösung unseres Randwertproblems.

Diese Lösung kann auf die oben gegebene Integralform zurückgeführt werden, wenn wir für die FOURIER-Koeffizienten die Integrale

$$a_n = \frac{1}{\pi} \int_0^{2\pi} f(\alpha) \cos n\alpha \, d\alpha, \qquad b_n = \frac{1}{\pi} \int_0^{2\pi} f(\alpha) \sin n\alpha \, d\alpha$$

einführen. Da die Konvergenz gleichmäßig ist, dürfen wir die Reihenfolge der Operationen Integration und Summation vertauschen, und erhalten

$$u(r, \vartheta) = \frac{1}{\pi} \int_0^{2\pi} f(\alpha) \left\{ \frac{1}{2} + \sum_{n=1}^{\infty} \frac{r^n}{R^n} \cos n(\vartheta - \alpha) \right\} d\alpha.$$

Die POISSONsche Integralformel ist also bewiesen, vorausgesetzt, daß wir die Beziehung

$$\frac{1}{2} + \sum_{n=1}^{\infty} \frac{r^n}{R^n} \cos n\tau = \frac{1}{2} \cdot \frac{R^2 - r^2}{R^2 - 2Rr\cos\tau + r^2}$$

begründen können. Diese kann aber durch die in Bd. I, Kap. IX, S. 383 f. beschriebene Methode bewiesen werden; der Beweis wird dem Leser überlassen.

§7. Weitere Beispiele partieller Differentialgleichungen.

Wir wollen nun einige häufig vorkommende partielle Differentialgleichungen kurz erörtern.

1. Die Wellengleichung in einer Dimension.

Die Erscheinungen der Fortpflanzung von Wellen, z. B. Licht oder Schall, können durch die sog. Wellengleichung beschrieben werden. Wir wollen zunächst den einfachen, idealisierten Fall der sog. „eindimensionalen Welle" betrachten. Solch eine Welle hängt von irgendeiner

Eigenschaft u, z. B. vom Druck, von der Änderung der Lage des Teilchens oder von der Intensität eines elektrischen Feldes ab, und zwar nicht nur von der Koordinate der Lage x (wir betrachten die Richtung der Fortpflanzung als x-Achse), sondern auch von der Zeit t.

Die Funktion $u(x, t)$ genügt dann einer partiellen Differentialgleichung der Form

$$u_{xx} = \frac{1}{a^2}\, u_{tt},$$

wobei a eine von der physikalischen Beschaffenheit des Mediums abhängende Konstante ist. Lösungen dieser Gleichung können in der Form

$$u = f(x - a t)$$

ausgedrückt werden, wobei $f(\xi)$ eine willkürliche Funktion von ξ ist, von welcher wir nur annehmen, daß sie stetige Ableitungen erster und zweiter Ordnung hat. Wenn wir $\xi = x - at$ setzen, sehen wir sofort, daß diese Funktion unserer Differentialgleichung tatsächlich genügt, da

$$u_{xx} = f''(\xi), \qquad u_{tt} = a^2 f''(\xi)$$

ist. Benutzen wir eine andere willkürliche Funktion $g(\xi)$, so erhalten wir in ähnlicher Weise eine Lösung der Form

$$u = g(x + a t).$$

Beide Lösungen stellen längs der x-Achse mit der Geschwindigkeit a fortschreitende Wellenbewegungen dar; die erstere stellt eine sich in der positiven x-Richtung, die zweite eine sich in der negativen x-Richtung fortbewegende Welle dar. Wenn nämlich u den Wert $u(x_1, t_1)$ in irgendeinem Punkte x_1 zur Zeit t_1 annimmt, so hat u denselben Wert zur Zeit t im Punkte $x = x_1 + a(t - t_1)$. Dann gilt $x - at = x_1 - at_1$, so daß $f(x - at) = f(x_1 - at_1)$ ist. Man sieht in der gleichen Weise, daß die Funktion $g(x + at)$ eine sich mit der Geschwindigkeit a in der negativen x-Richtung fortbewegende Welle darstellt.

Wir werden nun das folgende Anfangswertproblem für diese Wellengleichung lösen. Von allen möglichen Lösungen der Differentialgleichung wollen wir diejenigen auswählen, für welche die Anfangslage ($t = 0$) durch die zwei gegebenen Funktionen $u(x, 0) = \varphi(x)$ und $u_t(x, 0) = \psi(x)$ festgelegt ist. Um dieses Problem zu lösen, brauchen wir nur

$$u = f(x - a t) + g(x + a t)$$

zu setzen und die Funktionen f und g aus den zwei Gleichungen

$$\varphi(x) = f(x) + g(x)$$
$$\frac{1}{a}\, \psi(x) = -f'(x) + g'(x)$$

zu bestimmen. Die zweite Gleichung liefert

$$c + \frac{1}{a} \int_0^x \psi(\tau)\, d\tau = -f(x) + g(x),$$

wobei c eine willkürliche Integrationskonstante ist. Nun erhalten wir leicht die gewünschte Lösung in der Form

$$u(x, t) = \frac{\varphi(x + at) + \varphi(x - at)}{2} + \frac{1}{2a} \int_{x-at}^{x+at} \psi(\tau)\, d\tau.$$

Der Leser kann durch Einführung der neuen Veränderlichen $\xi = x - at$, $\eta = x + at$ an Stelle von x und t beweisen, daß außer den gegebenen keine anderen Lösungen der Differentialgleichung möglich sind.

2. Die Wellengleichung im dreidimensionalen Raum.

In der Wellengleichung für den dreidimensionalen Raum hängt die Funktion u von vier unabhängigen Veränderlichen, nämlich von den drei Ortskoordinaten x, y, z und der Zeit t ab. Die Wellengleichung lautet dann

$$u_{xx} + u_{yy} + u_{zz} = \frac{1}{a^2} u_{tt},$$

oder kurz

$$\Delta u = \frac{1}{a^2} u_{tt}.$$

Hier können wir auch wieder leicht Lösungen finden, welche die Fortpflanzung einer ebenen Welle im physikalischen Sinne darstellen.

In der Tat, jede als zweimal stetig differenzierbar angenommene Funktion $f(\xi)$ liefert eine Lösung der Differentialgleichung, wenn ξ ein linearer Ausdruck der Form

$$\xi = \alpha x + \beta y + \gamma z \pm at$$

ist, wobei die Koeffizienten der Beziehung

$$\alpha^2 + \beta^2 + \gamma^2 = 1$$

genügen. Es ist dann

$$\Delta u = (\alpha^2 + \beta^2 + \gamma^2) f''(\xi) = f''(\xi)$$

und

$$u_{tt} = a^2 f''(\xi),$$

so daß $u = f(\alpha x + \beta y + \gamma z \pm at)$ tatsächlich eine Lösung der Gleichung

$$\Delta u = \frac{1}{a^2} u_{tt}$$

liefert.

Wenn q die Entfernung des Punktes (x, y, z) von der Ebene $\alpha x + \beta y + \gamma z = 0$ bezeichnet, dann wissen wir aus der analytischen Geometrie (vgl. Kap. I, S. 8), daß

$$q = \alpha x + \beta y + \gamma z$$

ist. So sehen wir zunächst aus dem Ausdruck

$$u = f(q \pm a t),$$

daß die (durch u dargestellte) sich ausbreitende Erregung in einer zu der Ebene $\alpha x + \beta y + \gamma z = 0$ in der Entfernung q parallelen Ebene überall denselben Wert in einem gegebenen Zeitpunkt annimmt. Diese Erregung breitet sich im Raum derart aus, daß Ebenen parallel zu $\alpha x + \beta y + \gamma z = 0$ stets Flächen konstanten Erregungszustandes sind. Die Fortpflanzungsgeschwindigkeit in der Richtung senkrecht zu den Ebenen ist gleich a.

In der theoretischen Physik nennt man eine sich in dieser Weise ausbreitende Erscheinung eine *ebene Welle*.

Ein besonders wichtiger Fall ist der, in welchem die Erregung sich periodisch mit der Zeit ändert. Wenn W die Frequenz der Schwingung ist, so kann eine solche Erscheinung durch

$$u = e^{i k (\alpha x + \beta y + \gamma z)} \, e^{i \omega t}$$

dargestellt werden, wobei k, wie gewöhnlich, den reziproken Wert der Wellenlänge: $k = \dfrac{1}{\lambda} = \dfrac{\omega}{a}$ bezeichnet.

Im Falle der Wellengleichung mit vier unabhängigen Veränderlichen kann man andere Lösungen finden, welche eine sich von einem gegebenen Punkte, etwa dem Nullpunkte, aus fortbewegende *Kugelwelle* darstellen. Eine Kugelwelle kann dadurch definiert werden, daß zu einem gegebenen Zeitpunkte die Erregung auf einer Kugelfläche um den Nullpunkt überall konstant ist, d.h. u hat den gleichen Wert in jedem Punkte der Kugelfläche. Um Lösungen zu finden, welche dieser Bedingung genügen, drücken wir Δu in Polarkoordinaten (r, ϑ, φ) aus, und haben dann nur noch anzunehmen, daß u von r und t allein, und nicht mehr von ϑ und φ abhängt. Wenn wir demgemäß die Ableitungen von u nach ϑ und φ gleich Null setzen (vgl. S. 351), dann erhalten wir die Differentialgleichung

$$u_{rr} + \frac{2}{r} u_r = \frac{1}{a^2} u_{tt},$$

oder

$$(r u)_{rr} = \frac{1}{a^2} (r u)_{tt}.$$

Wenn wir für einen Augenblick $r\,u$ durch w ersetzen, dann ist w eine Lösung der Gleichung

$$w_{rr} = \frac{1}{a^2}\,w_{tt},$$

welche wir schon erörtert haben, und kann daher in der Form

$$w = f(r - a\,t) + g(r + a\,t)$$

ausgedrückt werden. Dann ist

$$u = \frac{1}{r}\{f(r - a\,t) + g(r + a\,t)\}.$$

Der Leser mag selbst bestätigen, daß eine Funktion dieser Art tatsächlich eine Lösung der Differentialgleichung

$$\Delta u = \frac{1}{a^2}\,u_{tt}$$

liefert.

Im physikalischen Sinne stellt die Funktion $u = \frac{1}{r}\,f(r - a\,t)$ eine Welle dar, welche von einem Mittelpunkt aus mit der Geschwindigkeit a im Raume fortschreitet.

3. Die MAXWELLschen Gleichungen im leeren Raume.

Als ein letztes Beispiel wollen wir ein System von Gleichungen, die sog. MAXWELL*schen Gleichungen*, erörtern, welche die Grundlagen der Elektrodynamik bilden. Wir werden aber nicht versuchen, die Gleichungen vom physikalischen Standpunkte aus zu behandeln, sondern sie nur als Erläuterungen der verschiedenen oben entwickelten mathematischen Begriffe betrachten.

Der elektromagnetische Zustand im leeren Raume ist durch zwei Vektoren bestimmt: Einem elektrischen Vektor $\mathfrak{E}$ mit Komponenten E_1, E_2, E_3 und einem magnetischen Vektor $\mathfrak{H}$ mit Komponenten H_1, H_2, H_3. Diese Vektoren genügen den MAXWELLschen Gleichungen

$$\operatorname{rot}\mathfrak{E} + \frac{1}{c}\,\frac{\partial \mathfrak{H}}{\partial t} = 0,$$

$$\operatorname{rot}\mathfrak{H} - \frac{1}{c}\,\frac{\partial \mathfrak{E}}{\partial t} = 0,$$

wobei c die Lichtgeschwindigkeit im leeren Raume ist. In Komponentenschreibweise lauten die Gleichungen:

$$\frac{\partial E_3}{\partial y} - \frac{\partial E_2}{\partial z} + \frac{1}{c}\,\frac{\partial H_1}{\partial t} = 0,$$

$$\frac{\partial E_1}{\partial z} - \frac{\partial E_3}{\partial x} + \frac{1}{c}\,\frac{\partial H_2}{\partial t} = 0,$$

$$\frac{\partial E_2}{\partial x} - \frac{\partial E_1}{\partial y} + \frac{1}{c}\,\frac{\partial H_3}{\partial t} = 0,$$

und

$$\frac{\partial H_3}{\partial y} - \frac{\partial H_2}{\partial z} - \frac{1}{c}\frac{\partial E_1}{\partial t} = 0,$$

$$\frac{\partial H_1}{\partial z} - \frac{\partial H_3}{\partial x} - \frac{1}{c}\frac{\partial E_2}{\partial t} = 0,$$

$$\frac{\partial H_2}{\partial x} - \frac{\partial H_1}{\partial y} - \frac{1}{c}\frac{\partial E_3}{\partial t} = 0.$$

Wir haben daher für die Komponenten als Funktionen des Ortes und der Zeit ein System von sechs partiellen Differentialgleichungen erster Ordnung, d.h. Gleichungen, welche die ersten partiellen Ableitungen der Komponenten nach den Ortskoordinaten und der Zeit enthalten.

Wir wollen nun einige besondere Folgerungen aus den MAXWELL-schen Gleichungen ableiten. Wenn wir die „Divergenz" beider Gleichungen bilden, unter Berücksichtigung der Tatsache, daß div rot $\mathfrak{A} = 0$ und die Reihenfolge der Differentiation der Divergenz nach der Zeit und den Ortskoordinaten vertauschbar ist, dann erhalten wir

$$\operatorname{div} \mathfrak{E} = \text{konst.},$$

$$\operatorname{div} \mathfrak{H} = \text{konst.};$$

d.h. die beiden „Divergenzen" sind von der Zeit unabhängig.

Wenn man annimmt, daß die Konstanten im Anfangszustand gleich Null sind, so bleiben sie die ganze Zeit gleich Null.

Wir wollen nun irgendeine, in dem Feld liegende geschlossene Fläche F betrachten und die Volumenintegrale

$$\iiint \operatorname{div} \mathfrak{E}\, d\tau$$

und

$$\iiint \operatorname{div} \mathfrak{H}\, d\tau$$

über das von F eingeschlossene Volumen bilden. Wenn wir den GAUSS-schen Integralsatz (vgl. Kap. V, S. 348) auf diese Integrale anwenden, dann verwandeln sie sich in Integrale der Normalkomponenten E_n, H_n erstreckt über die Fläche F. Das heißt, die Gleichungen

$$\operatorname{div} \mathfrak{E} = 0,$$

$$\operatorname{div} \mathfrak{H} = 0,$$

liefern

$$\iint_F E_n\, do = 0,$$

$$\iint_F H_n\, do = 0.$$

In der Theorie der Elektrizität werden die Flächenintegrale

$$\iint_F E_n\, do \qquad \text{oder} \qquad \iint_F H_n\, do$$

der *elektrische oder magnetische Fluß* durch die Fläche F genannt. Wir können demgemäß unser Resultat in der folgenden Weise formulieren:

Unter den obigen Annahmen verschwinden der elektrische Fluß und der magnetische Fluß durch eine geschlossene Fläche.

Wir erhalten eine weitere Folgerung aus den MAXWELLschen Gleichungen, wenn wir ein von einer Kurve R begrenztes Flächenstück F auf unserer Fläche betrachten.

Wenn man die Komponenten eines zur Fläche A senkrecht stehenden Vektors mit dem Index n bezeichnet, dann folgt aus den MAXWELLschen Gleichungen sofort, daß

$$(\text{rot } \mathfrak{E})_n = - \frac{1}{c} \frac{\partial H_n}{\partial t} \, ,$$

$$(\text{rot } \mathfrak{H})_n = + \frac{1}{c} \frac{\partial E_n}{\partial t}$$

ist. Integriert man diese Gleichungen über die Fläche mit dem Oberflächenelement do, dann können die linken Seiten durch Anwendung des STOKESschen Integralsatzes (vgl. Kap. V, S. 354) in Kurvenintegrale längs des Randes R transformiert werden. Wenn dies geschehen und die Differentiation nach t vor dem Integralzeichen ausgeführt ist, dann erhält man die Gleichungen

$$\int\limits_R E_s \, ds = - \frac{1}{c} \frac{d}{dt} \iint\limits_F H_n \, do \, ,$$

$$\int\limits_R H_s \, ds = + \frac{1}{c} \frac{d}{dt} \iint\limits_F E_n \, do \, ,$$

wobei die Symbole E_s und H_s unter den Integralzeichen auf der linken Seite die tangentiellen Komponenten des elektrischen und des magnetischen Vektors in der Richtung zunehmender Bogenlänge sind, und der Sinn, in welchem die Kurve R durchlaufen wird, zusammen mit der Richtung der Normalen n eine Rechtsschraubung bildet.

Diese Gleichungen drücken also folgendes aus: Das Kurvenintegral einer elektrischen oder magnetischen Kraft um ein Oberflächenelement ist der Änderungsgeschwindigkeit des elektrischen oder magnetischen Flusses durch das Oberflächenelement proportional, wobei die Proportionalitätskonstante $- \frac{1}{c}$ oder $+ \frac{1}{c}$ beträgt.

Zum Schluß wollen wir noch den Zusammenhang zwischen den MAXWELLschen Gleichungen und der Wellengleichung feststellen. Wir finden tatsächlich, daß jeder der Vektoren $\mathfrak{E}$ und $\mathfrak{H}$, d.h. alle Komponenten der Vektoren, der Wellengleichung

$$\Delta u = \frac{1}{c^2} u_{tt}$$

genügen. Man kann nämlich beispielsweise den Vektor $\mathfrak{H}$ aus den zwei Gleichungen eliminieren, indem man die zweite Gleichung nach der Zeit differenziert und den Ausdruck für $\dfrac{\partial \mathfrak{H}}{\partial t}$ aus der ersten Gleichung einsetzt.

Es folgt dann, daß

$$c \operatorname{rot} \operatorname{rot} \mathfrak{E} + \frac{1}{c} \frac{\partial^2 \mathfrak{E}}{\partial t^2} = 0$$

ist. Wenn wir nun von der Vektorbeziehung[1]

$$\operatorname{rot} \operatorname{rot} \mathfrak{A} = - \varDelta \mathfrak{A} + \operatorname{grad} \operatorname{div} \mathfrak{A}$$

und von

$$\operatorname{div} \mathfrak{E} = 0$$

Gebrauch machen, so erhalten wir sofort

$$\varDelta \mathfrak{E} = \frac{1}{c^2} \frac{\partial^2 \mathfrak{E}}{\partial t^2} \, .$$

In der gleichen Weise kann gezeigt werden, daß der Vektor $\mathfrak{H}$ einer ähnlichen Gleichung

$$\varDelta \mathfrak{H} = \frac{1}{c^2} \frac{\partial^2 \mathfrak{H}}{\partial t^2}$$

genügt.

---

[1] Diese Vektorbeziehung folgt unmittelbar aus den Ausdrücken für die Koordinaten.

Verzeichnis der wichtigsten Formeln und Sätze zu beiden Bänden.

Römische Ziffern I, II bei den Verweisungen geben die Nummer des Bandes an.

I. Hyperbelfunktionen.

(I, S. 163—168.)

$$\mathfrak{Sin}\, x = \frac{e^x - e^{-x}}{2}.$$

$$\mathfrak{Tg}\, x = \frac{\mathfrak{Sin}\, x}{\mathfrak{Cof}\, x} = \frac{e^x - e^{-x}}{e^x + e^{-x}}.$$

$$\mathfrak{Cof}\, x = \frac{e^x + e^{-x}}{2}.$$

$$\mathfrak{Cotg}\, x = \frac{1}{\mathfrak{Tg}\, x} = \frac{e^x + e^{-x}}{e^x - e^{-x}}.$$

$$\mathfrak{Cof}^2 x - \mathfrak{Sin}^2 x = 1.$$

$$\mathfrak{Cof}^2 x = \frac{1}{1 - \mathfrak{Tg}^2 x}.$$

$$\mathfrak{Cof}(x \pm y) = \mathfrak{Cof}\, x\, \mathfrak{Cof}\, y \pm \mathfrak{Sin}\, x\, \mathfrak{Sin}\, y.$$

$$\mathfrak{Cof}^2 x = \frac{\mathfrak{Cof}\, 2x + 1}{2}.$$

$$\mathfrak{Sin}(x \pm y) = \mathfrak{Sin}\, x\, \mathfrak{Cof}\, y \pm \mathfrak{Cof}\, x\, \mathfrak{Sin}\, y.$$

$$\mathfrak{Sin}^2 x = \frac{\mathfrak{Cof}\, 2x - 1}{2}.$$

$$\mathfrak{Ar}\, \mathfrak{Sin}\, x = \log\left(x + \sqrt{x^2 + 1}\right).$$

$$\mathfrak{Ar}\, \mathfrak{Tg}\, x = \frac{1}{2} \log \frac{1 + x}{1 - x}\ (|x| < 1).$$

$$\mathfrak{Ar}\, \mathfrak{Cof}\, x = \log\left(x \pm \sqrt{x^2 - 1}\right)(x \geq 1).$$

$$\mathfrak{Ar}\, \mathfrak{Cotg}\, x = \frac{1}{2} \log \frac{x + 1}{x - 1}\ (|x| > 1).$$

II. Konvergenz von Zahlenfolgen und Reihen.

1. Unendliche Zahlenfolgen. (Konvergenz: I, S. 33; II, S. 90 ff.)

Cauchysches *Konvergenzkriterium* (I, S. 35): Eine Zahlenfolge a_n ist dann und nur dann konvergent, wenn es zu jedem $\varepsilon > 0$ ein N gibt, so daß

$$|a_n - a_m| < \varepsilon,$$

sobald $n > N$, $m > N$.

Rechenregeln (I, S. 37): Existieren $\lim\limits_{n\to\infty} a_n$ und $\lim\limits_{n\to\infty} b_n$, so ist:

$$\lim_{n\to\infty} (a_n \pm b_n) = \lim_{n\to\infty} a_n \pm \lim_{n\to\infty} b_n;$$

$$\lim_{n\to\infty} (a_n \cdot b_n) = \lim_{n\to\infty} a_n \cdot \lim_{n\to\infty} b_n;$$

$$\lim_{n\to\infty} \frac{a_n}{b_n} = \frac{\lim\limits_{n\to\infty} a_n}{\lim\limits_{n\to\infty} b_n} \quad \text{für} \quad b_n \neq 0,\ \lim_{n\to\infty} b_n \neq 0.$$

Konvergenzkriterium für *Doppelfolgen* (II, S. 90—94): Die Zahlenfolge a_{nm} konvergiert dann und nur dann, in Zeichen:

$$\lim_{\substack{n\to\infty\\m\to\infty}} a_{nm} = a,$$

wenn es zu jedem $\varepsilon > 0$ ein N gibt, so daß

$$|a_{nm} - a_{n'm'}| < \varepsilon,$$

sobald $n > N$, $m > N$, $n' > N$, $m' > N$. Dann ist, sofern $\lim\limits_{m\to\infty} a_{nm}$ bzw. $\lim\limits_{n\to\infty} a_{nm}$ existieren:

$$\lim_{\substack{n\to\infty\\m\to\infty}} a_{nm} = \lim_{n\to\infty} \left(\lim_{m\to\infty} a_{nm} \right) = \lim_{m\to\infty} \left(\lim_{n\to\infty} a_{nm} \right).$$

2. Unendliche Reihen. (Konvergenz: I, S. 320ff.)

CAUCHY*sches Konvergenzkriterium* (I, S. 321f.): Die Reihe $\sum a_n$ konvergiert dann und nur dann, wenn es zu jedem $\varepsilon > 0$ ein N gibt, so daß

$$|a_n + a_{n+1} + \cdots + a_m| < \varepsilon,$$

sobald $m > n > N$.

Alle folgenden Kriterien sind *hinreichend*, aber *nicht notwendig*.

Prinzip der Reihenvergleichung (I, S. 330): $\sum a_n$ konvergiert, wenn es Zahlen b_n gibt, so daß für alle n stets $b_n \geq |a_n|$ ist, und $\sum b_n$ konvergiert.

Quotienten- und Wurzelkriterium (I, S. 331f.): $\sum a_n$ konvergiert, wenn es ein N und ein $q < 1$ gibt, so daß für alle $n > N$

$$\left| \frac{a_{n+1}}{a_n} \right| < q \quad \text{bzw.} \quad \sqrt[n]{|a_n|} < q$$

ist, insbesondere also, wenn es ein $k < 1$ mit

$$\lim_{n\to\infty} \left| \frac{a_{n+1}}{a_n} \right| = k \quad \text{bzw.} \quad \lim_{n\to\infty} \sqrt[n]{|a_n|} = k$$

gibt. $\sum a_n$ divergiert, wenn es ein $k > 1$ mit

$$\lim_{n\to\infty} \left| \frac{a_{n+1}}{a_n} \right| = k \quad \text{bzw.} \quad \lim_{n\to\infty} \sqrt[n]{|a_n|} = k$$

gibt.

LEIBNIZsches *Kriterium* (I, S. 324): $\sum a_n$ konvergiert, wenn die Vorzeichen der Glieder abwechseln und $|a_n|$ monoton gegen Null strebt.

III. Differentiation.

1. Allgemeine Regeln. (Grundbegriffe: I, S. 82 ff.)

$$(f(x) \pm g(x))' = f'(x) \pm g'(x);$$

$$(f(x) g(x))' = f'(x) g(x) + f(x) g'(x);$$

$$\left(\frac{f(x)}{g(x)}\right)' = \frac{f'(x) g(x) - f(x) g'(x)}{(g(x))^2}; \quad g(x) \neq 0 \qquad \text{(I, S. 122/124)}$$

$$(f(x) g(x))^{(n)} = f^{(n)}(x) g(x) + \binom{n}{1} f^{(n-1)}(x) g'(x) + \binom{n}{2} f^{(n-2)}(x) g''(x) + \cdots$$

$$+ f(x) g^{(n)}(x) \quad \text{(LEIBNIZsche Regel)}. \qquad \text{(I, S. 178.)}$$

Kettenregel: Aus $f(x) = g(\varphi(x))$ folgt

$$\frac{df}{dx} = \frac{dg}{d\varphi} \cdot \frac{d\varphi}{dx},$$

$$\frac{d^2 f}{dx^2} = \frac{d^2 g}{d\varphi^2} \cdot \left(\frac{d\varphi}{dx}\right)^2 + \frac{dg}{d\varphi} \cdot \frac{d^2\varphi}{dx^2}$$

$$\text{usw.} \qquad \text{(I, S. 135 f.)}$$

Aus $u = f(\xi, \eta, \zeta, \ldots)$ mit $\xi = \xi(x, y)$, $\eta = \eta(x, y)$ usw. folgt

$$u_x = f_\xi \xi_x + f_\eta \eta_x + f_\zeta \zeta_x + \cdots,$$

$$u_{xx} = f_{\xi\xi} \xi_x^2 + f_{\eta\eta} \eta_x^2 + f_{\zeta\zeta} \zeta_x^2 + \cdots$$

$$+ 2 f_{\xi\eta} \xi_x \eta_x + 2 f_{\xi\zeta} \xi_x \zeta_x + \cdots$$

$$+ 2 f_{\eta\zeta} \eta_x \zeta_x + \cdots\cdots\cdots\cdots$$

$$+ \cdots\cdots\cdots\cdots\cdots\cdots$$

$$+ f_\xi \xi_{xx} + f_\eta \eta_{xx} + f_\zeta \zeta_{xx} + \cdots,$$

entsprechende Formeln gelten für u_{xy} und u_{yy}. (II, S. 65 f.)

Implizite Funktionen: Aus $F(x, y, z, \ldots) = 0$ folgt

$$\frac{dy}{dx} = -\frac{F_x}{F_y},$$

$$\frac{d^2 y}{dx^2} = -\frac{F_{xx} F_y^2 - 2 F_{xy} F_x F_y + F_{yy} F_x^2}{F_y^3}. \qquad \text{(II, S. 102 f.)}$$

Funktionen in Parameterdarstellung: Aus $x = x(t)$, $y = y(t)$ folgt

$$\frac{dy}{dx} = \frac{\dfrac{dy}{dt}}{\dfrac{dx}{dt}}. \qquad \text{(I, S. 226.)}$$

Umkehrfunktionen:

$$\frac{dy}{dx} = \frac{1}{\dfrac{dx}{dy}}.$$

(I, S. 128.)

Aus $\xi = \varphi(x, y)$, $\eta = \psi(x, y)$ folgt

$$\frac{\partial x}{\partial \xi} = \frac{\psi_y}{D}, \quad \frac{\partial x}{\partial \eta} = -\frac{\varphi_y}{D}, \quad \frac{\partial y}{\partial \xi} = -\frac{\psi_x}{D}, \quad \frac{\partial y}{\partial \eta} = \frac{\varphi_x}{D}$$

mit

$$D = \frac{\partial(\xi, \eta)}{\partial(x, y)} = \begin{vmatrix} \varphi_x & \varphi_y \\ \psi_x & \psi_y \end{vmatrix} = \varphi_x \psi_y - \varphi_y \psi_x$$

(Funktionaldeterminante).

(II, S. 126.)

Rechnungsregeln für Funktionaldeterminanten:

Es ist

$$\frac{\partial(x, y)}{\partial(\xi, \eta)} = \frac{1}{\dfrac{\partial(\xi, \eta)}{\partial(x, y)}}.$$

(II, S. 127.)

Ist $u = u(\xi, \eta)$, $v = v(\xi, \eta)$ und weiter $\xi = \xi(x, y)$, $\eta = \eta(x, y)$, so ist

$$\frac{\partial(u, v)}{\partial(x, y)} = \frac{\partial(u, v)}{\partial(\xi, \eta)} \cdot \frac{\partial(\xi, \eta)}{\partial(x, y)}.$$

(II, S. 129.)

2. Spezielle Formeln (I, S. 86—88, 124—126, 130—134, 153 f.).

$$(x^n)' = n\, x^{n-1}.$$

$$(\sin x)' = \cos x. \qquad (\arcsin x)' = \frac{1}{\sqrt{1 - x^2}}.$$

$$(\cos x)' = -\sin x. \qquad (\arccos x)' = -\frac{1}{\sqrt{1 - x^2}}.$$

$$(\operatorname{tg} x)' = \frac{1}{\cos^2 x}. \qquad (\operatorname{arc\,tg} x)' = \frac{1}{1 + x^2}.$$

$$(\operatorname{cotg} x)' = -\frac{1}{\sin^2 x}. \qquad (\operatorname{arc\,cotg} x)' = -\frac{1}{1 + x^2}.$$

$$(\mathfrak{Sin}\, x)' = \mathfrak{Cof}\, x. \qquad (\mathfrak{Ar}\,\mathfrak{Sin}\, x)' = \frac{1}{\sqrt{1 + x^2}}.$$

$$(\mathfrak{Cof}\, x)' = \mathfrak{Sin}\, x. \qquad (\mathfrak{Ar}\,\mathfrak{Cof}\, x)' = \pm\frac{1}{\sqrt{x^2 - 1}}\ (x > 1).$$

$$(\mathfrak{Tg}\, x)' = \frac{1}{\mathfrak{Cof}^2 x}. \qquad (\mathfrak{Ar}\,\mathfrak{Tg}\, x)' = \frac{1}{1 - x^2}\ (|x| < 1).$$

$$(\mathfrak{Cotg}\, x)' = -\frac{1}{\mathfrak{Sin}^2 x}. \qquad (\mathfrak{Ar}\,\mathfrak{Cotg}\, x)' = \frac{1}{1 - x^2}\ (|x| < 1).$$

$$\left(\log_a x\right)' = \frac{1}{x} \log_a e, \qquad (a^x)' = a^x \log a,$$

28*

speziell   speziell

$$(\log x)' = \frac{1}{x}.$$ $$(e^x)' = e^x.$$

$$(u^v)' = u^v \left(\frac{v\,u'}{u} + v' \log u \right).$$

IV. Integration.
1. Allgemeine Regeln. (Grundbegriffe: I, S. 72 f.)

$$\int\limits_a^b f(x)\,dx + \int\limits_b^c f(x)\,dx = \int\limits_a^c f(x)\,dx;$$

$$\int\limits_a^b f(x)\,dx = - \int\limits_b^a f(x)\,dx;$$

$$\int\limits_a^b (f(x) + g(x))\,dx = \int\limits_a^b f(x)\,dx + \int\limits_a^b g(x)\,dx;$$

$$\int\limits_a^b c\,f(x)\,dx = c \int\limits_a^b f(x)\,dx. \qquad \text{(I, S. 75 f., 126.)}$$

Integralabschätzung: Aus $f(x) \geq g(x)$, $b \geq a$ folgt

$$\int\limits_a^b f(x)\,dx \geq \int\limits_a^b g(x)\,dx. \qquad \text{(I, S. 115.)}$$

Produktintegration (partielle Integration) (I, S. 191):

$$\int\limits_a^b f(x)\,g'(x)\,dx = f(x)\,g(x)\,\big|_a^b - \int\limits_a^b f'(x)\,g(x)\,dx.$$

Substitutionsregel (I, S. 182—187):

$$\int\limits_a^b f(x)\,dx = \int\limits_\alpha^\beta f\big(\varphi(u)\big)\,\varphi'(u)\,du$$

mit $a = \varphi(\alpha)$, $b = \varphi(\beta)$.

Zusammenhang zwischen Differentiation und Integration (I, S. 101 f.):

$$\frac{d}{dx} \int\limits_a^x f(u)\,du = f(x).$$

Uneigentliche Integrale (I, S. 214—222):

Wenn $f(x)$ bis auf den Punkt $x = b$ stetig ist, daselbst aber unendlich wird, so ist $\int\limits_a^b f(x)\,dx$ (absolut) konvergent, wenn in der Umgebung von $x = b$

$$|f(x)| \leq \frac{M}{|b - x|^\nu}$$

mit einem $\nu < 1$ gilt. (I, S. 216.)

$$\int\limits_a^\infty f(x)\,dx \text{ konvergiert (absolut), wenn für } x \geq A$$

$$|f(x)| \leq \frac{M}{x^\nu}$$

mit $\nu > 1$ gilt (I, S. 218).

2. Spezielle Formeln (I, S. 76—81, 117—118, 127, 134, 148f., 181, 183, 187f., 188—190, 193f.).

$$\int x^n\,dx = \frac{x^{n+1}}{n+1}. \qquad\qquad \int \log x\,dx = x \log x - x.$$

$$\int \frac{dx}{x} = \log|x|. \qquad\qquad \int \frac{1}{x} \log x\,dx = \frac{1}{2}(\log x)^2.$$

$$\int a^x\,dx = \frac{a^x}{\log a}. \qquad\qquad \int \frac{1}{x \log x}\,dx = \log|\log x|.$$

$$\int \sin x\,dx = -\cos x.$$

$$\int \cos x\,dx = \sin x. \qquad \int x^a \log x\,dx = \frac{x^{a+1}}{a+1}\left(\log x - \frac{1}{a+1}\right)$$

$$\int \operatorname{tg} x\,dx = -\log|\cos x|. \qquad\qquad \text{für } a \neq -1.$$

$$\int \operatorname{cotg} x\,dx = \log|\sin x|.$$

$$\int \mathfrak{Sin}\, x\,dx = \mathfrak{Cof}\, x.$$

$$\int \mathfrak{Cof}\, x\,dx = \mathfrak{Sin}\, x.$$

$$\int \mathfrak{Tg}\, x\,dx = \log \mathfrak{Cof}\, x.$$

$$\int \mathfrak{Cotg}\, x\,dx = \log |\mathfrak{Sin}\, x|.$$

$$\int \operatorname{arc\,sin} x\,dx = x \operatorname{arc\,sin} x + \sqrt{1 - x^2}.$$

$$\int \operatorname{arc\,cos} x\,dx = x \operatorname{arc\,cos} x - \sqrt{1 - x^2}.$$

$$\int \operatorname{arc\,tg} x\,dx = x \operatorname{arc\,tg} x - \tfrac{1}{2}\log(1 + x^2).$$

$$\int \operatorname{arc\,cotg} x\,dx = x \operatorname{arc\,cotg} x + \tfrac{1}{2}\log(1 + x^2).$$

$$\int \mathfrak{Ar\,Sin}\, x\,dx = x \,\mathfrak{Ar\,Sin}\, x - \sqrt{1 + x^2}.$$

$$\int \mathfrak{Ar\,Cof}\, x\,dx = x \,\mathfrak{Ar\,Cof}\, x - \sqrt{x^2 - 1}.$$

$$\int \mathfrak{Ar\,Tg}\, x\,dx = x \,\mathfrak{Ar\,Tg}\, x + \tfrac{1}{2}\log(1 - x^2)$$

$$\int \mathfrak{Ar\,Cotg}\, x\,dx = x \,\mathfrak{Ar\,Cotg}\, x + \tfrac{1}{2}\log(x^2 - 1).$$

$$\int \frac{dx}{\sin x} = \log \operatorname{tg} \frac{x}{2}. \qquad\qquad \int \frac{dx}{\mathfrak{Sin}\, x} = \log \mathfrak{Tg} \frac{x}{2}.$$

$$\int \frac{dx}{\cos x} = \log \operatorname{tg}\left(\frac{x}{2} + \frac{\pi}{4}\right) = 2\,\mathfrak{Ar\,Tg}\left(\operatorname{tg} \frac{x}{2}\right). \qquad \int \frac{dx}{\mathfrak{Cof}\, x} = 2 \operatorname{arc\,tg}\left(\mathfrak{Tg} \frac{x}{2}\right).$$

$$\int \frac{dx}{\sin x \cos x} = \log|\operatorname{tg} x|. \qquad\qquad \int \frac{dx}{\mathfrak{Sin}\, x\, \mathfrak{Cof}\, x} = \log|\mathfrak{Tg}\, x|.$$

$$\int \frac{dx}{\sin^2 x} = -\operatorname{cotg} x. \qquad\qquad \int \frac{dx}{\mathfrak{Sin}^2 x} = -\mathfrak{Cotg}\, x.$$

$$\int \frac{dx}{\cos^2 x} = \operatorname{tg} x. \qquad\qquad \int \frac{dx}{\mathfrak{Cof}^2 x} = \mathfrak{Tg}\, x.$$

$$\int \sin^2 x\, dx = \tfrac{1}{2}\,(x - \sin x \cos x).$$

$$\int \cos^2 x\, dx = \tfrac{1}{2}\,(x + \sin x \cos x).$$

$$\left.\begin{aligned}
\int \frac{dx}{a^2 \sin^2 x + b^2 \cos^2 x} &= \frac{1}{ab}\,\mathrm{arc\,tg}\left(\frac{a}{b}\,\mathrm{tg}\,x\right) \\
\int \frac{dx}{a^2 \sin^2 x - b^2 \cos^2 x} &= -\frac{1}{ab}\,\mathfrak{Ar\,Tg}\left(\frac{a}{b}\,\mathrm{tg}\,x\right)
\end{aligned}\right\} a, b \neq 0.$$

$$\int \frac{dx}{x^2 + a^2} = \frac{1}{a}\,\mathrm{arc\,tg}\,\frac{x}{a}\,.$$

$$\int \frac{dx}{x^2 - a^2} = \begin{cases}
-\dfrac{1}{a}\,\mathfrak{Ar\,Tg}\,\dfrac{x}{a} = \dfrac{1}{2a}\log\dfrac{a-x}{a+x}\,, & \text{wenn } |x| < a; \\[2ex]
-\dfrac{1}{a}\,\mathfrak{Ar\,Cotg}\,\dfrac{x}{a} = \dfrac{1}{2a}\log\dfrac{x-a}{x+a}\,, & \text{wenn } |x| > a, \quad a > 0.
\end{cases}$$

$$\int \frac{dx}{\sqrt{a^2 - x^2}} = \begin{cases}
\mathrm{arc\,sin}\,\dfrac{x}{a} \\[2ex]
-\,\mathrm{arc\,cos}\,\dfrac{x}{a}\,.
\end{cases}$$

$$\int \frac{dx}{x\sqrt{x^2 - a^2}} = \begin{cases}
-\dfrac{1}{a}\,\mathrm{arc\,sin}\,\dfrac{a}{x} \\[2ex]
+\dfrac{1}{a}\,\mathrm{arc\,cos}\,\dfrac{a}{x}\,.
\end{cases}$$

$$\int \frac{x\, dx}{\sqrt{a^2 - x^2}} = -\sqrt{a^2 - x^2}.$$

$$\int \sqrt{a^2 - x^2}\, dx = -\frac{a^2}{2}\,\mathrm{arc\,cos}\,\frac{x}{a} + \frac{x}{2}\sqrt{a^2 - x^2}.$$

$$\int \frac{dx}{\sqrt{a^2 + x^2}} = \mathfrak{Ar\,Sin}\,\frac{x}{a} = \log\left(\pm\, x + \sqrt{x^2 + a^2}\right).$$

$$\int \frac{dx}{\sqrt{x^2 - a^2}} = \mathfrak{Ar\,Cof}\,\frac{x}{a} = \log\left(x \pm \sqrt{x^2 - a^2}\right).$$

$$\int \frac{dx}{x\sqrt{x^2 + a^2}} = -\frac{1}{a}\,\mathfrak{Ar\,Sin}\,\frac{a}{x} = -\frac{1}{a}\log\frac{\pm\, a + \sqrt{a^2 + x^2}}{x}\,.$$

$$\int \frac{dx}{x\sqrt{a^2 - x^2}} = -\frac{1}{a}\,\mathfrak{Ar\,Cof}\,\frac{a}{x} = -\frac{1}{a}\log\frac{a \pm \sqrt{a^2 - x^2}}{x}\,.$$

$$\int \frac{x\, dx}{\sqrt{a^2 + x^2}} = \sqrt{a^2 + x^2}.$$

$$\int \sqrt{x^2 - a^2}\, dx = -\frac{a^2}{2}\,\mathfrak{Ar\,Cof}\,\frac{x}{a} + \frac{x}{2}\sqrt{x^2 - a^2}.$$

$$\int \sqrt{x^2 + a^2}\, dx = \frac{a^2}{2}\,\mathfrak{Ar\,Sin}\,\frac{x}{a} + \frac{x}{2}\sqrt{x^2 + a^2}.$$

$$\int \frac{dx}{x^2 + 2bx + c} = -\frac{1}{\sqrt{b^2 - c}} \operatorname{Ar} \mathfrak{Tg} \frac{x + b}{\sqrt{b^2 - c}}$$

$$= -\frac{1}{2\sqrt{b^2 - c}} \log \left| \frac{\sqrt{b^2 - c} - x - b}{\sqrt{b^2 - c} + x + b} \right|,$$

falls $c < b^2$, d.h. $x^2 + 2bx + c$ indefinit.

$$\int \frac{dx}{x^2 + 2bx + c} = \frac{1}{\sqrt{c - b^2}} \arctan \frac{x + b}{\sqrt{c - b^2}},$$

falls $c > b^2$, d.h. $x^2 + 2bx + c$ positiv definit.

$$\int e^{ax} \sin bx \, dx = \frac{1}{a^2 + b^2} e^{ax} (a \sin bx - b \cos bx).$$

$$\int e^{ax} \cos bx \, dx = \frac{1}{a^2 + b^2} e^{ax} (a \cos bx + b \sin bx).$$

$$\int \sin^n x \cos x \, dx = \frac{\sin^{n+1} x}{n + 1}.$$

Rekursionsformeln (I, S. 194 f.):

$$\int \cos^n x \, dx = \frac{1}{n} \cos^{n-1} x \sin x + \frac{n - 1}{n} \int \cos^{n-2} x \, dx.$$

$$\int \sin^n x \, dx = -\frac{1}{n} \sin^{n-1} x \cos x + \frac{n - 1}{n} \int \sin^{n-2} x \, dx.$$

$$\int x^n \cos x \, dx = x^n \sin x - n \int x^{n-1} \sin x \, dx.$$

$$\int x^n \sin x \, dx = -x^n \cos x + n \int x^{n-1} \cos x \, dx.$$

$$\int \sin^m x \cos^n x \, dx = \frac{\sin^{m+1} x \cos^{n-1} x}{m + n} + \frac{n - 1}{m + n} \int \sin^m x \cos^{n-2} x \, dx.$$

$$\int (\log x)^n \, dx = x (\log x)^n - n \int (\log x)^{n-1} \, dx.$$

$$\int x^n e^x \, dx = x^n e^x - n \int x^{n-1} e^x \, dx.$$

$$\int x^a (\log x)^n \, dx = \frac{x^{a+1} (\log x)^n}{a + 1} - \frac{n}{a + 1} \int x^a (\log x)^{n-1} \, dx \quad (\text{für } a \neq -1).$$

$$\int \frac{dx}{(1 + x^2)^n} = \frac{x}{2(n - 1)(1 + x^2)^{n-1}} + \frac{2n - 3}{2(n - 1)} \int \frac{dx}{(1 + x^2)^{n-1}}.$$

3. Integration spezieller Funktionenklassen.

a) *Rationale Funktionen* werden durch Partialbruchzerlegung auf folgende drei Grundtypen zurückgeführt (I, S. 197—205):

$$\int \frac{dx}{(x - \alpha)^n} = -\frac{1}{n - 1} \cdot \frac{1}{(x - \alpha)^{n-1}},$$

$$\int \frac{dx}{(x^2 + 2bx + c)^n} = \frac{1}{(c - b^2)^{n-\frac{1}{2}}} \int \frac{du}{(1 + u^2)^n};$$

dabei ist

$$c - b^2 > 0, \qquad u = \frac{x+b}{\sqrt{c-b^2}};$$

das Integral rechts wird nach der letzten Rekursionsformel von oben berechnet.

$$\int \frac{x\,dx}{(x^2 + 2b\,x + c)^n} = -\frac{1}{2(n-1)} \cdot \frac{1}{(x^2 + 2b\,x + c)^{n-1}} - b \int \frac{dx}{(x^2 + 2b\,x + c)^n};$$

das Integral rechts ist vom zweiten Typus.

Im folgenden bedeutet R eine rationale Funktion.

b) $\int R(\sin x, \cos x)\,dx$ (I, S. 207):

Substitution: $t = \mathrm{tg}\,\dfrac{x}{2}$, also $\sin x = \dfrac{2t}{1+t^2}$, $\cos x = \dfrac{1-t^2}{1+t^2}$, $\dfrac{dx}{dt} = \dfrac{2}{1+t^2}$.

Wenn aber R eine gerade Funktion ist oder bloß von $\mathrm{tg}\,x$ abhängt, ist folgende Substitution zweckmäßiger:

$$u = \mathrm{tg}\,x, \qquad \sin^2 x = \frac{u^2}{1+u^2}, \qquad \cos^2 x = \frac{1}{1+u^2}, \qquad \frac{dx}{du} = \frac{1}{1+u^2}.$$

c) $\int R(\mathfrak{Cof}\,x, \mathfrak{Sin}\,x)\,dx$ (I, S. 207):

Substitution: $t = \mathfrak{Tg}\,\dfrac{x}{2}$, also $\mathfrak{Sin}\,x = \dfrac{2t}{1-t^2}$, $\mathfrak{Cof}\,x = \dfrac{1+t^2}{1-t^2}$, $\dfrac{dx}{dt} = \dfrac{2}{1-t^2}$.

d) $\int R(e^{m\,x})\,dx$:

$$\text{Substitution:} \quad t = e^{m\,x}, \quad \frac{dx}{dt} = \frac{1}{m\,t}.$$

e) $\int R\!\left(x, \sqrt{1-x^2}\right)dx$ (I, S. 207):

Substitution: $t = \sqrt{\dfrac{1-x}{1+x}}$, $x = \dfrac{1-t^2}{1+t^2}$, $\sqrt{1-x^2} = \dfrac{2t}{1+t^2}$, $\dfrac{dx}{dt} = -\dfrac{4t}{(1+t^2)^2}$.

f) $\int R\!\left(x, \sqrt{x^2-1}\right)dx$ (I, S. 208):

Substitution: $t = \sqrt{\dfrac{x-1}{x+1}}$, $x = \dfrac{1+t^2}{1-t^2}$, $\sqrt{x^2-1} = \dfrac{2t}{1-t^2}$, $\dfrac{dx}{dt} = \dfrac{4t}{(1-t^2)^2}$.

g) $\int R\!\left(x, \sqrt{1+x^2}\right)dx$ (I, S. 208):

Substitution: $t = x + \sqrt{x^2+1}$, $x = \dfrac{t^2-1}{2t}$, $\sqrt{x^2+1} = \dfrac{1+t^2}{2t}$, $\dfrac{dx}{dt} = \dfrac{t^2+1}{2t^2}$.

h) $\int R\!\left(x, \sqrt{a\,x^2 + 2b\,x + c}\right)dx$ (I, S. 208):

Die Substitution $\xi = \dfrac{a\,x+b}{\sqrt{|a\,c - b^2|}}$ führt dieses Integral auf einen der letzten drei Typen zurück.

i) $\int R\!\left(x, \sqrt{a\,x+b}, \sqrt{c\,x+d}\right)dx$ (I, S. 209):

Substitution: $\xi = \sqrt{c\,x+d}$ oder $x = \dfrac{1}{c}(\xi^2 - d)$, $\dfrac{dx}{d\xi} = \dfrac{2\xi}{c}$.

k) $\displaystyle\int R\left(x,\sqrt[n]{\frac{a\,x+b}{c\,x+d}}\right)d\,x$ (I, S. 209):

Substitution: $\displaystyle \xi=\sqrt[n]{\frac{a\,x+b}{c\,x+d}}\,,\quad x=-\frac{d\,\xi^n-b}{c\,\xi^n-a}\,,\quad \frac{d\,x}{d\,\xi}=\frac{a\,d-b\,c}{(c\,\xi^n-a)^2}\cdot n\,\xi^{n-1}.$

V. Gleichmäßige Konvergenz und Vertauschung unendlicher Prozesse.

(Definition der gleichmäßigen Konvergenz: I, S. 338ff.)

Eine in einem abgeschlossenen Intervall gleichmäßig konvergente Reihe, deren Glieder stetige Funktionen sind, stellt dort wieder eine stetige Funktion dar. (I, S. 345f.)

Satz von DINI (II, S. 95): Wenn eine Reihe *positiver* stetiger Funktionen in einem abgeschlossenen Bereich gegen eine stetige Grenzfunktion konvergiert, so konvergiert sie *gleichmäßig*.

Ist
$$|f_n(x)|\le a_n$$

und konvergiert $\sum a_n$, so konvergiert $\sum f_n(x)$ gleichmäßig (und absolut). (I, S. 343.)

Vertauschung von Summation und Differentiation (I, S. 346f.): Jede konvergente Reihe stetiger Funktionen darf „gliedweise" differenziert werden, wenn die durch Differentiation entstehende Reihe *gleichmäßig* konvergiert.

Vertauschung von Summation und Integration (I, S. 345f.): Jede gleichmäßig konvergente Reihe stetiger Funktionen darf gliedweise integriert werden. Die durch Integration entstehende Reihe konvergiert dann ebenfalls gleichmäßig.

Vertauschung von Differentiation und Integration (Differentiation eines Integrals nach einem Parameter) (II, S. 189f.): Es ist

$$\frac{d}{d\,x}\int_a^b f(x,y)\,d\,y=\int_a^b f_x(x,y)\,d\,y,$$

falls im betrachteten Bereiche $f(x,y)$ und $f_x(x,y)$ stetig sind.

Vertauschung von Differentiation und Integration bei uneigentlichen Integralen (II, S. 277f.): Es ist

$$\frac{d}{d\,x}\int_0^\infty f(x,y)\,d\,y=\int_0^\infty f_x(x,y)\,d\,y,$$

falls $f_x(x,y)$ im betrachteten Intervall stetig ist und die Integrale $\int_0^\infty f(x,y)\,d\,y$ und $\int_0^\infty f_x(x,y)\,d\,y$ dort gleichmäßig konvergieren.

Vertauschung zweier Integrationen: Wenn $f(x, y)$ stetig ist und a, b, α und β Konstante bedeuten, so gilt

$$\int\limits_a^b dx \int\limits_\alpha^\beta f(x, y)\, dy = \int\limits_\alpha^\beta dy \int\limits_a^b f(x, y)\, dx. \qquad \text{(II, S. 211.)}$$

Die Reihenfolge der Integrationen darf auch bei nicht konstanten Grenzen vertauscht werden; nur hat man dann darauf zu achten, daß über den ganzen Bereich integriert wird, und demgemäß die neuen Grenzen einzusetzen. (II, S. 214 f.)

Vertauschung zweier Integrationen bei uneigentlichen Integralen (II, S. 276, 277): Es ist

$$\int\limits_\alpha^\beta dx \int\limits_0^\infty f(x, y)\, dy = \int\limits_0^\infty dy \int\limits_\alpha^\beta f(x, y)\, dx,$$

wenn das Integral $\int\limits_0^\infty f(x, y)\, dy$ im Intervall $\alpha \le x \le \beta$ gleichmäßig konvergiert.

VI. Spezielle Grenzwerte.

STIRLINGsche *Formel* (I, S. 317):

$$\lim_{n \to \infty} \frac{n!}{\sqrt{2\pi}\, n^{n+\frac{1}{2}} e^{-n}} = 1.$$

WALLISsches *Produkt* (I, S. 195, 319, 390):

$$\frac{\pi}{2} = \prod_{n=1}^\infty \left(\frac{2n}{2n-1} \cdot \frac{2n}{2n+1} \right),$$

$$\sqrt{\pi} = \lim_{n \to \infty} \frac{(n!)^2\, 2^{2n}}{(2n)!\, \sqrt{n}}.$$

(Unendliche Produkte: I, S. 368—370.)

$$e^x = \lim_{n \to \infty} \left(1 + \frac{x}{n} \right)^n. \qquad \text{(I, S. 155, 363 f.)}$$

$$\zeta(s) = \sum_{n=1}^\infty \frac{1}{n^s} = \prod_p \frac{1}{1 - \dfrac{1}{p^s}} \qquad \text{für} \quad s > 1. \qquad \text{(I, S. 369 f.)}$$

$$\sin \pi x = \pi x \prod_{n=1}^\infty \left(1 - \frac{x^2}{n^2} \right). \qquad \text{(I, S. 390.)}$$

(Größenordnung von Funktionen: I, S. 168—172.)

$$\lim_{x \to \infty} \frac{e^{c\,x}}{x^\alpha} = \infty, \quad \text{wenn} \quad c > 0. \qquad \text{(I, S. 170.)}$$

$$\lim_{x \to \infty} \frac{\log x}{x^\alpha} = 0, \quad \text{wenn} \quad \alpha > 0. \qquad \text{(I, S. 170.)}$$

$$\lim_{x \to 0} x^\alpha \log x = 0, \quad \text{wenn} \quad \alpha > 0. \qquad \text{(I, S. 172.)}$$

VII. Spezielle bestimmte Integrale; Γ- und B-Funktion.

$$\int_{-\pi}^{+\pi} \sin m\,x \sin n\,x\,d x = \begin{cases} 0 & \text{für} \quad m \neq n, \\ \pi & \text{für} \quad m = n, \quad n \neq 0. \end{cases}$$

$$\int_{-\pi}^{+\pi} \sin m\,x \cos n\,x\,d x = 0.$$

$$\int_{-\pi}^{+\pi} \cos m\,x \cos n\,x\,d x = \begin{cases} 0 & \text{für} \quad m \neq n, \\ \pi & \text{für} \quad m = n, \quad n \neq 0. \end{cases}$$

(Orthogonalitätsrelationen der trigonometrischen Funktionen.)

$$\text{(I, S. 191.)}$$

$$\int_0^\infty e^{-x^2}\,d x = \frac{1}{2}\sqrt{\pi}. \qquad \text{(I, S. 365 f.; II, S. 232.)}$$

$$\int_0^\infty \frac{\sin x}{x}\,d x = \frac{\pi}{2}. \qquad \text{(I, S. 394 f.; II, S. 281)}$$

Die *Gammafunktion* (II, S. 287—302) $\Gamma(x)$ ist für $x > 0$ definiert durch

$$\Gamma(x) = \int_0^\infty e^{-t}\,t^{x-1}\,d t = 2 \int_0^\infty e^{-t^2}\,t^{2\,x-1}\,d t.$$

Es gilt die Funktionalgleichung

$$\Gamma(x + 1) = x\,\Gamma(x).$$

Für jede natürliche Zahl n ist $\Gamma(n) = (n-1)!$. Darstellungen für alle $x \neq 0, -1, -2, \ldots$ sind

$$\Gamma(x) = \lim_{n \to \infty} \frac{(n-1)!}{x(x+1)\ldots(x+n-1)}\,n^x = \frac{1}{x} \prod_{v=1}^{\infty} \frac{\left(1 + \frac{1}{v}\right)^x}{1 + \frac{x}{v}},$$

$$\frac{1}{\Gamma(x)} = x\,e^{\gamma x} \prod_{v=1}^{\infty} \left(1 + \frac{x}{v}\right) e^{-\frac{x}{v}}.$$

$$\left[\gamma = \lim_{n \to \infty} \left(\sum_{v=1}^{n} \frac{1}{v} - \log n\right) \text{ ist die EULERsche Konstante (I, S. 334, 413).}\right]$$

Weiter gilt für jede natürliche Zahl $m \geq 2$

$$\sum_{\nu=0}^{\infty} \frac{1}{(x+\nu)^m} = \frac{(-1)^m}{(m-1)!} \frac{d^m}{dx^m} \log \Gamma(x)$$

und

$$\Gamma(x)\,\Gamma(1-x) = \frac{\pi}{\sin \pi x}$$

(„Ergänzungssatz"). Hieraus folgt insbesondere

$$\Gamma(\tfrac{1}{2}) = 2 \int_0^{\infty} e^{-t^2}\, dt = \sqrt{\pi}.$$

Die *Betafunktion* $B(x, y)$ ist für $x > 0$, $y > 0$ definiert durch:

$$B(x, y) = \int_0^1 t^{x-1}(1-t)^{y-1}\, dt = \int_{-\frac{1}{2}}^{+\frac{1}{2}} (\tfrac{1}{2}+t)^{x-1}(\tfrac{1}{2}-t)^{y-1}\, dt$$

$$= 2 \int_0^{\frac{\pi}{2}} \sin^{2x-1}\varphi \, \cos^{2y-1}\varphi \, d\varphi.$$

Es ist

$$B(x, y) = \frac{\Gamma(x)\,\Gamma(y)}{\Gamma(x+y)}. \qquad\qquad \text{(II, S. 301.)}$$

VIII. Mittelwertsätze. — Interpolation.

Mittelwertsatz der Differentialrechnung (I, S. 95):

$$\frac{f(x+h) - f(x)}{h} = f'(x + \vartheta h) \quad \text{mit} \quad 0 < \vartheta < 1.$$

Für $f(x) = f(x+h) = 0$ ergibt sich daraus der

Satz von ROLLE (I, S. 96): Zwischen zwei Nullstellen der Funktion liegt immer eine Nullstelle der Ableitung.

Verallgemeinerter Mittelwertsatz (I, S. 121, 179):

$$\frac{f(b) - f(a)}{g(b) - g(a)} = \frac{f'(\xi)}{g'(\xi)}, \quad \text{wo } \xi \text{ eine Stelle zwischen } a \text{ und } b \text{ ist.}$$

TAYLORsche *Formel* (I, S. 273 f.):

$$f(x+h) = f(x) + \frac{h}{1!} f'(x) + \frac{h^2}{2!} f''(x) + \cdots + \frac{h^n}{n!} f^{(n)}(x) + R_n$$

mit dem „Restglied" (I, S. 274 f.):

$$R_n = \frac{1}{n!} \int_0^h (h-\tau)^n f^{(n+1)}(x+\tau)\, d\tau$$

$$= \frac{h^{n+1}}{(n+1)!} f^{(n+1)}(x + \vartheta h)$$

$$= \frac{h^{n+1}}{n!} (1-\vartheta)^n f^{(n+1)}(x + \vartheta h) \qquad (0 < \vartheta < 1).$$

Mittelwertsatz für Funktionen zweier Veränderlicher (II, S. 72):

$$f(x + h, y + k) - f(x, y)$$
$$= h f_x(x + \vartheta h, y + \vartheta k) + k f_y(x + \vartheta h, y + \vartheta k) \qquad (0 < \vartheta < 1).$$

TAYLOR*sche Formel für Funktionen zweier Veränderlicher* (II, S. 73):

$$f(x + h, y + k) - f(x, y) = h f_x + k f_y +$$
$$+ \frac{1}{2!} [h^2 f_{xx} + 2 h k f_{xy} + k^2 f_{yy}]$$
$$+ \cdots$$
$$+ \frac{1}{n!} \left[h^n f_{x^n} + \binom{n}{1} h^{n-1} k f_{x^{n-1} y} + \cdots + k^n f_{y^n} \right]$$
$$+ R_n,$$

mit dem Restglied (in der symbolischen Schreibweise von II, S. 72):

$$R_n = \frac{1}{(n+1)!} \{ h f_x(x + \vartheta h, y + \vartheta k) + k f_y(x + \vartheta h, y + \vartheta k) \}^{(n+1)} \qquad (0 < \vartheta < 1).$$

Mittelwertsätze der Integralrechnung (I, S. 116):

$$\int_a^b f(x) \, dx = (b - a) f(\xi) \quad \text{mit} \quad a \leq \xi \leq b.$$

$$\int_a^b f(x) \, p(x) \, dx = f(\xi) \int_a^b p(x) \, dx, \quad \text{wenn} \quad p(x) \geq 0.$$

Mittelwertsätze für Gebietsintegrale (II, S. 203):

$$\iint_G f(x, y) \, dg = \mu \, \Delta G,$$

wo ΔG der Flächeninhalt von G, μ ein Wert zwischen dem Maximum und dem Minimum von $f(x, y)$ in G ist. Ebenso:

$$\iint_G f(x, y) \, p(x, y) \, dg = \mu \iint_G p(x, y) \, dg, \quad \text{wenn} \quad p(x, y) \geq 0.$$

(Interpolation: I, S. 296—302.)

LAGRANGE*sche Interpolationsformel* (I, S. 302): Das Polynom n-ten Grades $f(x)$, das an den $n + 1$ Stellen $x_0, x_1, \ldots, x_n$ vorgegebene Werte $f(x_0), f(x_1), \ldots, f(x_n)$ annimmt, ist gegeben durch:

$$f(x) = \psi(x) \left\{ \frac{f(x_0)}{(x - x_0)\, \psi'(x_0)} + \frac{f(x_1)}{(x - x_1)\, \psi'(x_1)} + \cdots + \frac{f(x_n)}{(x - x_n)\, \psi'(x_n)} \right\}$$

mit

$$\psi(x) = (x - x_0)(x - x_1) \ldots (x - x_n).$$

IX. Reihenentwicklungen — TAYLORsche und FOURIERsche Reihe.

1. Potenzreihen. (Definition: I, S. 347f.)

a) Allgemeine Potenzreihen.

Jede Potenzreihe

$$\sum_{n=0}^{\infty} a_n\, x^n$$

in einer Veränderlichen hat einen „*Konvergenzradius*" ϱ: sie konvergiert für $|x| < \varrho$, und zwar *gleichmäßig* und absolut in jedem Intervall $|x| \leq \eta$ mit $\eta < \varrho$; sie divergiert für $|x| > \varrho$. (I, S. 348f.)

Konvergiert in der TAYLORschen Formel das Restglied mit wachsendem n gegen Null, so ergibt sich die Potenzreihenentwicklung

$$f(x + h) = f(x) + \frac{h}{1!}\, f'(x) + \frac{h^2}{2!}\, f''(x) + \cdots + \frac{h^n}{n!}\, f^{(n)}(x) + \cdots$$

bzw.

$$f(x + h, y + k) = f(x, y) + \frac{1}{1!}\, [h f_x + k f_y] + \frac{1}{2!}\, [h^2 f_{xx} + 2 h k f_{xy} + k^2 f_{yy}]$$

$$+ \cdots + \frac{1}{n!}\left[h^n f_{x^n} + \binom{n}{1} h^{n-1} k f_{x^{n-1} y} + \cdots + k^n f_{y^n} \right] + \cdots.$$

(*TAYLORsche Reihe.*) (I, S. 276f.)

b) Spezielle TAYLOR-Entwicklungen (I, S. 268—272, 278—284, 354—358, 406f.).

$$\log(1 + x) = x - \frac{x^2}{2} + \frac{x^3}{3} - \frac{x^4}{4} + - \cdots + (-1)^{n-1} \frac{x^n}{n} + \cdots$$

$$\text{für} \quad -1 < x \leq 1.$$

$$e^x = 1 + \frac{x}{1!} + \frac{x^2}{2!} + \cdots + \frac{x^n}{n!} + \cdots$$

$$\sin x = x - \frac{x^3}{3!} + \frac{x^5}{5!} - + \cdots + (-1)^n \frac{x^{2n+1}}{(2n+1)!} + \cdots$$

$$\cos x = 1 - \frac{x^2}{2!} + \frac{x^4}{4!} - + \cdots + (-1)^n \frac{x^{2n}}{(2n)!} + \cdots$$

$$\mathfrak{Sin}\, x = x + \frac{x^3}{3!} + \frac{x^5}{5!} + \cdots + \frac{x^{2n+1}}{(2n+1)!} + \cdots$$

$$\mathfrak{Cof}\, x = 1 + \frac{x^2}{2!} + \frac{x^4}{4!} + \cdots + \frac{x^{2n}}{(2n)!} + \cdots$$

$$\left.\vphantom{\begin{matrix}1\\1\\1\\1\\1\end{matrix}}\right\} \quad \text{für alle } x.$$

$$\operatorname{tg} x = \sum_{\nu=1}^{\infty} (-1)^{\nu-1}\, \frac{2^{2\nu}(2^{2\nu} - 1)\, B_{2\nu}}{(2\nu)!}\, x^{2\nu-1} \quad \text{für} \quad -\frac{\pi}{2} < x < \frac{\pi}{2};$$

$$x \operatorname{cotg} x = \sum_{\nu=0}^{\infty} (-1)^{\nu}\, \frac{2^{2\nu} B_{2\nu}}{(2\nu)!}\, x^{2\nu} \quad \text{für} \quad -\pi < x < \pi;$$

dabei bedeuten die $B_{2\nu}$ die BERNOULLIschen *Zahlen* (I, 405 f.).

$$\arcsin x = x + \frac{1}{2}\frac{x^3}{3} + \frac{1\cdot 3}{2\cdot 4}\frac{x^5}{5} + \frac{1\cdot 3\cdot 5}{2\cdot 4\cdot 6}\frac{x^7}{7} + \cdots$$

$$\mathfrak{Ar}\,\mathfrak{Sin}\,x = x - \frac{1}{2}\frac{x^3}{3} + \frac{1\cdot 3}{2\cdot 4}\frac{x^5}{5} - \frac{1\cdot 3\cdot 5}{2\cdot 4\cdot 6}\frac{x^7}{7} + - \cdots \quad\Big\}\ \text{für } -1 \leq x \leq 1.$$

$$\operatorname{arc\,tg} x = x - \frac{x^3}{3} + \frac{x^5}{5} - + \cdots$$

Binomische Reihe:

$$(1+x)^\alpha = 1 + \alpha x + \frac{\alpha(\alpha-1)}{2!}x^2 + \cdots + \frac{\alpha(\alpha-1)(\alpha-2)\ldots(\alpha-n+1)}{n!}x^n + \cdots$$

$$\text{für}\quad -1 < x < 1,$$

$$\text{bei}\quad \alpha > -1 \quad \text{auch für}\quad x = 1,$$
$$\text{bei}\quad \alpha \geq 0 \quad \text{auch für}\quad x = -1;$$

speziell:

$$\frac{1}{1+x} = 1 - x + x^2 - x^3 + - \cdots;$$

$$\frac{1}{(1+x)^2} = 1 - 2x + 3x^2 - 4x^3 + - \cdots;$$

$$\sqrt{1+x} = 1 + \frac{1}{2}x - \frac{1}{2\cdot 4}x^2 + \frac{1\cdot 3}{2\cdot 4\cdot 6}x^3 - \frac{1\cdot 3\cdot 5}{2\cdot 4\cdot 6\cdot 8}x^4 + - \cdots,$$

$$\frac{1}{\sqrt{1+x}} = 1 - \frac{1}{2}x + \frac{1\cdot 3}{2\cdot 4}x^2 - \frac{1\cdot 3\cdot 5}{2\cdot 4\cdot 6}x^3 + \frac{1\cdot 3\cdot 5\cdot 7}{2\cdot 4\cdot 6\cdot 8}x^4 - + \cdots.$$

Elliptisches Integral:

$$\int_0^{\frac{\pi}{2}} \frac{d\varphi}{\sqrt{1 - k^2 \sin^2\varphi}} = \frac{\pi}{2}\left\{1 + \left(\frac{1}{2}\right)^2 k^2 + \left(\frac{1\cdot 3}{2\cdot 4}\right)^2 k^4 + \left(\frac{1\cdot 3\cdot 5}{2\cdot 4\cdot 6}\right)^2 k^6 + \cdots\right\}$$

$$\text{für}\quad -1 \leq k \leq 1.$$

2. FOURIER-Reihen.

Ist im Intervall $-\pi \leq x \leq \pi$ die Funktion $f(x)$ stückweise glatt, d. h. ist die erste Ableitung stückweise stetig, so ist die mit

$$a_\nu = \frac{1}{\pi}\int_{-\pi}^{\pi} f(t)\cos\nu t\,dt, \qquad b_\nu = \frac{1}{\pi}\int_{-\pi}^{\pi} f(t)\sin\nu t\,dt$$

gebildete FOURIERsche Reihe

$$f(x) = \frac{a_0}{2} + \sum_{\nu=1}^{\infty}(a_\nu\cos\nu x + b_\nu\sin\nu x)$$

im ganzen Intervall absolut konvergent. Besitzt $f(x)$ endlich viele Sprungstellen, während sonst $f'(x)$ stückweise stetig ist, so konvergiert die Reihe gleichmäßig in jedem abgeschlossenen Teilintervall, welches keine Unstetigkeitsstelle von $f(x)$ enthält. In jedem Punkt, in dem $f(x)$ stetig ist, stellt die Reihe die Funktion $f(x)$ dar, an jeder Unstetigkeitsstelle das arithmetische Mittel des rechten und linken Limes von $f(x)$. (I, S. 391—400.)

Es besteht dann die *Vollständigkeitsrelation* der trigonometrischen Funktionen:

$$\frac{a_0^2}{2} + \sum_{\nu=1}^{\infty} (a_\nu^2 + b_\nu^2) = \frac{1}{\pi} \int_{-\pi}^{+\pi} (f(x))^2 \, dx. \qquad \text{(I, S. 403.)}$$

Komplexe Schreibweise (I, S. 385):

$$f(x) = \sum_{\nu=-\infty}^{+\infty} \alpha_\nu \, e^{i\nu x}$$

mit

$$\alpha_\nu = \frac{1}{2\pi} \int_{-\pi}^{+\pi} f(t) \, e^{-i\nu t} \, dt.$$

X. Vektoren.

(Definition: II, S. 3.)

$\mathfrak{v}$ sei ein räumlicher Vektor mit den drei Komponenten v_1, v_2, v_3.
Länge (II, S. 4):

$$|\mathfrak{v}| = \sqrt{v_1^2 + v_2^2 + v_3^2}.$$

Summe (II, S. 4):

$$\mathfrak{z} = \mathfrak{u} + \mathfrak{v}$$

bedeutet den Vektor mit den Komponenten

$$z_1 = u_1 + v_1, \quad z_2 = u_2 + v_2, \quad z_3 = u_3 + v_3.$$

Inneres (skalares) Produkt (II, S. 6f.):

$$\mathfrak{u} \cdot \mathfrak{v} = |\mathfrak{u}| \, |\mathfrak{v}| \cos \delta$$
$$= u_1 v_1 + u_2 v_2 + u_3 v_3,$$

wenn δ den Winkel zwischen $\mathfrak{u}$ und $\mathfrak{v}$ bedeutet.

Äußeres Produkt (II, S. 12f.):

$$\mathfrak{z} = \mathfrak{u} \times \mathfrak{v}$$

bedeutet den Vektor mit den Komponenten

$$z_1 = \begin{vmatrix} u_2 & u_3 \\ v_2 & v_3 \end{vmatrix}, \quad z_2 = \begin{vmatrix} u_3 & u_1 \\ v_3 & v_1 \end{vmatrix}, \quad z_3 = \begin{vmatrix} u_1 & u_2 \\ v_1 & v_2 \end{vmatrix}.$$

Differentiationsregeln (II, S. 77):

$$\frac{d(\mathfrak{u}+\mathfrak{v})}{dt} = \frac{d\mathfrak{u}}{dt} + \frac{d\mathfrak{v}}{dt};$$

$$\frac{d(\mathfrak{u}\cdot\mathfrak{v})}{dt} = \frac{d\mathfrak{u}}{dt}\cdot\mathfrak{v} + \mathfrak{u}\cdot\frac{d\mathfrak{v}}{dt};$$

$$\frac{d(\mathfrak{u}\times\mathfrak{v})}{dt} = \frac{d\mathfrak{u}}{dt}\times\mathfrak{v} + \mathfrak{u}\times\frac{d\mathfrak{v}}{dt}.$$

Bei Drehung des Koordinatensystems transformieren sich die Vektorkomponenten wie die Komponenten des Ortsvektors x, y, z („kogredient" zu diesen; II, S. 75 f.).

Unter der *Ableitung der Funktion* $f(x, y)$ *in der Richtung des Vektors* $\mathfrak{n}$ mit den Komponenten $\cos\alpha$, $\sin\alpha$ versteht man den Limes

$$\lim_{\varrho\to0}\frac{f(x+\varrho\cos\alpha,\ y+\varrho\sin\alpha)-f(x,y)}{\varrho} = \frac{\partial f(x,y)}{\partial n}.$$

Also:

$$\frac{\partial}{\partial n} = \cos\alpha\,\frac{\partial}{\partial x} + \sin\alpha\,\frac{\partial}{\partial y}.$$

Insbesondere ist also

$$\frac{\partial x}{\partial n} = \cos\alpha,$$

$$\frac{\partial y}{\partial n} = \sin\alpha,$$

demnach allgemein:

$$\frac{\partial f}{\partial n} = \frac{\partial f}{\partial x}\frac{\partial x}{\partial n} + \frac{\partial f}{\partial y}\frac{\partial y}{\partial n}.$$

Entsprechend ergibt sich im Raum als Ableitung in der Richtung des Vektors $\mathfrak{n}$ mit den Komponenten $\cos\alpha$, $\cos\beta$, $\cos\gamma$:

$$\left.\begin{aligned}
\frac{\partial f}{\partial n} &= \cos\alpha\,\frac{\partial f}{\partial x} + \cos\beta\,\frac{\partial f}{\partial y} + \cos\gamma\,\frac{\partial f}{\partial z}\\[4pt]
&= \frac{\partial f}{\partial x}\cdot\frac{\partial x}{\partial n} + \frac{\partial f}{\partial y}\cdot\frac{\partial y}{\partial n} + \frac{\partial f}{\partial z}\cdot\frac{\partial z}{\partial n}.
\end{aligned}\right\} \qquad \text{(II, S. 58 f.)}$$

Die Differentialoperationen:

Zu jeder skalaren Funktion $f(x_1, x_2, x_3)$ gehört der Vektor $\operatorname{grad} f$ mit den Komponenten $f_{x_1}, f_{x_2}, f_{x_3}$. (II, S. 80 f.) Die Ableitung von f in Richtung des Einheitsvektors $\mathfrak{n}$ ist gleich $\mathfrak{n}\cdot\operatorname{grad} f$.

Zu jedem Vektorfeld $\mathfrak{u}(x_1, x_2, x_3)$ gehört der Vektor

$\operatorname{rot}\mathfrak{u}$ mit den Komponenten $\dfrac{\partial u_3}{\partial x_2} - \dfrac{\partial u_2}{\partial x_3},\quad \dfrac{\partial u_1}{\partial x_3} - \dfrac{\partial u_3}{\partial x_1},\quad \dfrac{\partial u_2}{\partial x_1} - \dfrac{\partial u_1}{\partial x_2}$

$$\text{(II, S. 83)}$$

und die skalare Funktion

$$\operatorname{div}\mathfrak{u} = \frac{\partial u_1}{\partial x_1} + \frac{\partial u_2}{\partial x_2} + \frac{\partial u_3}{\partial x_3}. \qquad \text{(II, S. 82.)}$$

Mit Hilfe des symbolischen Vektors V (*Nabla*) mit den „Komponenten" $\dfrac{\partial}{\partial x_1}$, $\dfrac{\partial}{\partial x_2}$, $\dfrac{\partial}{\partial x_3}$ wird

$$\operatorname{grad} f = V f, \qquad \operatorname{rot} \mathfrak{u} = V \times \mathfrak{u}, \qquad \operatorname{div} \mathfrak{u} = V \cdot \mathfrak{u}. \qquad \text{(II, S. 83 f.)}$$

Es ist

$$\operatorname{rot} \operatorname{grad} f = 0, \qquad \operatorname{div} \operatorname{rot} \mathfrak{u} = 0,$$

$$\operatorname{div} \operatorname{grad} f = \Delta f = \frac{\partial^2 f}{\partial x_1^2} + \frac{\partial^2 f}{\partial x_2^2} + \frac{\partial^2 f}{\partial x_3^2}.$$

XI. Gebietsintegrale.
(Definition: II, S. 196 ff.)

Die Rechnungsregeln für Addition der Integranden und Zusammenfügung von Integrationsgebieten sind dieselben wie bei gewöhnlichen Integralen. (II, S. 202 f.)

Transformationsformel für Gebietsintegrale: Der orientierte Bereich G der xy-Ebene werde durch eine umkehrbar eindeutige Transformation mit nirgends verschwindender Funktionaldeterminante

$$D = \frac{\partial(x, y)}{\partial(u, v)}$$

auf einen entsprechend orientierten Bereich G^* der uv-Ebene abgebildet; dann ist

$$\iint\limits_{G} f(x, y)\, dx\, dy = \iint\limits_{G^*} f(x, y)\, D\, du\, dv. \qquad \text{(II, S. 224, 328, 337.)}$$

Eine entsprechende Formel gilt für beliebig viele Dimensionen. (II, S. 225.)

Speziell ergibt die *Transformation auf Polarkoordinaten*

$$x = r \cos\varphi, \qquad y = r \sin\varphi$$

bzw.

$$x = r \cos\varphi \sin\vartheta, \qquad y = r \sin\varphi \sin\vartheta, \qquad z = r \cos\vartheta$$

die Formel

$$\iint\limits_{G} f(x, y)\, dx\, dy = \iint\limits_{G^*} f(r \cos\varphi, r \sin\varphi)\, r\, dr\, d\varphi \qquad \text{(II, S. 219)}$$

bzw.

$$\iiint\limits_{G} f(x, y, z)\, dx\, dy\, dz = \iiint\limits_{G^*} f(x, y, z)\, r^2 \sin\vartheta\, dr\, d\varphi\, d\vartheta. \qquad \text{(II, S. 226.)}$$

Zurückführung der Gebietsintegrale auf gewöhnliche Integrale (II, S. 209 ff.): In G sei $\alpha \leq y \leq \beta$; für jedes y sei $a = a(y) \leq x \leq b(y) = b$; dann ist

$$\iint\limits_{G} f(x, y)\, dx\, dy = \int\limits_{\alpha}^{\beta} dy \int\limits_{a}^{b} f(x, y)\, dx.$$

XII. Integralsätze.

(Definition des Kurvenintegrals: II, S. 306 ff.)

1. In der Ebene.

Ist der Bereich G einfach zusammenhängend, so ist das Kurvenintegral

$$\int_C \{a\,dx + b\,dy\} = \int_C \mathfrak{A}\,d\mathfrak{x}$$

dann und nur dann vom Verbindungswege C zweier Punkte in G unabhängig, wenn in allen Punkten von G die Integrabilitätsbedingung

$$a_y = b_x$$

erfüllt ist. In diesem Falle ist das Integral bei festem Anfangspunkt eine Funktion $U(\xi, \eta)$ des Endpunktes, und für den Vektor $\mathfrak{A}$ mit den Komponenten a, b gilt

$$\mathfrak{A} = \operatorname{grad} U. \qquad\qquad \text{(II, S. 314.)}$$

GAUSSscher Satz: Es sei G ein einfach zusammenhängender Bereich und R sein Rand. Dann ist

$$\iint_G \{f_x(x, y) + g_y(x, y)\}\,dx\,dy = \int_{\overleftarrow{R}} \{f(x, y)\,dy - g(x, y)\,dx\} \quad \text{(II, S. 320)}$$

oder vektoriell geschrieben

$$\iint_G \operatorname{div}\mathfrak{A}\,dx\,dy = \int_R \mathfrak{A}\cdot\mathfrak{n}\,ds = \int_R \mathfrak{A}_n\,ds; \qquad\qquad \text{(II, S. 324)}$$

dabei bedeutet $\mathfrak{n}$ den Einheitsvektor nach der äußeren Normalenrichtung, $\mathfrak{A}_n$ die Normalkomponente des Vektors $\mathfrak{A}$ mit den Komponenten f und g und s die Bogenlänge auf der Randkurve.

GREENsche Formeln (II, S. 326):

$$\iint_G (u_x v_x + u_y v_y)\,dx\,dy = -\iint_G u\,\Delta v\,dx\,dy + \int_{\overleftarrow{R}} \{-u v_y\,dx + u v_x\,dy\}$$

$$= -\iint_G v\,\Delta u\,dx\,dy + \int_R v\,\frac{\partial u}{\partial n}\,ds,$$

$$\iint_G (u\,\Delta v - v\,\Delta u)\,dx\,dy = \int_{\overleftarrow{R}} \{(v u_y - u v_y)\,dx - (v u_x - u v_x)\,dy\}$$

$$= \int_R \left(u\,\frac{\partial v}{\partial n} - v\,\frac{\partial u}{\partial n}\right)ds.$$

Vektoriell geschrieben lautet die erste Formel:

$$\iint_G (\operatorname{grad} u \cdot \operatorname{grad} v)\,dx\,dy = -\iint_G v\,\operatorname{div}\operatorname{grad} u\,dx\,dy + \int_R v\,\frac{\partial u}{\partial n}\,ds.$$

Dabei ist

$$\Delta u = \operatorname{div} \operatorname{grad} u = u_{xx} + u_{yy},$$

und $\dfrac{\partial}{\partial n}$ bedeutet die Differentiation nach der äußeren Normalen.

2. Im Raume.

Für die Unabhängigkeit des Kurvenintegrals

$$\int\limits_{C} \{a\,dx + b\,dy + c\,dz\} = \int\limits_{C} \mathfrak{A}\,d\mathfrak{x}$$

vom Verbindungswege zweier Punkte im einfach zusammenhängenden Bereiche G ist die Bedingung

$$\operatorname{rot} \mathfrak{A} = 0$$

oder ausgeschrieben

$$a_y = b_x, \qquad b_z = c_y, \qquad c_x = a_z$$

notwendig und hinreichend. (II, S. 318.)

Oberflächenintegral (II, S. 342f.):

$$\iint\limits_{F} \{a(x,y,z)\,dy\,dz + b(x,y,z)\,dz\,dx + c(x,y,z)\,dx\,dy\}$$

oder

$$\iint\limits_{B} \left\{ a(x,y,z)\,\frac{\partial(y,z)}{\partial(u,v)} + b(x,y,z)\,\frac{\partial(z,x)}{\partial(u,v)} + c(x,y,z)\,\frac{\partial(x,y)}{\partial(u,v)} \right\} du\,dv,$$

wenn

$$x = x(u,v), \qquad y = y(u,v), \qquad z = z(u,v)$$

gesetzt ist und dem Flächenstück F der orientierte Bereich B in der $u\,v$-Ebene entspricht.

Satz von GAUSS: Es sei $\mathfrak{n}$ der Einheitsvektor in der Richtung der äußeren Normalen und $\mathfrak{A}_n$ die Normalkomponente des Vektors $\mathfrak{A}$ mit den Komponenten a, b, c; ferner bedeute $\dfrac{\partial}{\partial n}$ die Ableitung in der Richtung der äußeren Normalen. Dann ist

$$\iiint\limits_{G} (a_x + b_y + c_z)\,dx\,dy\,dz = \iint\limits_{F} \left(a\,\frac{\partial x}{\partial n} + b\,\frac{\partial y}{\partial n} + c\,\frac{\partial z}{\partial n} \right) dF \qquad \text{(II, S. 346)}$$

oder vektoriell geschrieben

$$\iiint\limits_{G} \operatorname{div} \mathfrak{A}\,dx\,dy\,dz = \iint\limits_{F} \mathfrak{A} \cdot \mathfrak{n}\,dF = \iint\limits_{F} \mathfrak{A}_n\,dF. \qquad \text{(II, S. 348.)}$$

Dabei wird rechts über die geschlossene Oberfläche F des Bereiches G integriert.

GREEN*sche Formeln* (II, S. 350f.):

$$\iiint\limits_{G} (u_x v_x + u_y v_y + u_z v_z)\, dx\, dy\, dz = -\iiint\limits_{G} u\, \Delta v\, dx\, dy\, dz + \iint\limits_{F} u\, \frac{\partial v}{\partial n}\, dF,$$

$$\iiint\limits_{G} (u\, \Delta v - v\, \Delta u)\, dx\, dy\, dz = \iint\limits_{F} \left(u\, \frac{\partial v}{\partial n} - v\, \frac{\partial u}{\partial n}\right) dF.$$

Dabei haben $\dfrac{\partial}{\partial n}$ und F die Bedeutung von vorhin, und es ist

$$\Delta u = u_{xx} + u_{yy} + u_{zz}.$$

Satz von STOKES (II, S. 352f.): Das orientierte Flächenstück F sei von der entsprechend orientierten Kurve C begrenzt. Dann ist

$$\iint\limits_{F} \left\{\left(\frac{\partial \chi}{\partial y} - \frac{\partial \psi}{\partial z}\right) dy\, dz + \left(\frac{\partial \varphi}{\partial z} - \frac{\partial \chi}{\partial x}\right) dz\, dx + \left(\frac{\partial \psi}{\partial x} - \frac{\partial \varphi}{\partial y}\right) dx\, dy\right\}$$
$$= \int\limits_{C} \{\varphi\, dx + \psi\, dy + \chi\, dz\}.$$

Vektoriell: Ist $\mathfrak{A}_t$ die tangentielle Komponente des Vektors $\mathfrak{A} = (\varphi, \psi, \chi)$, die in die Richtung des Durchlaufungssinnes von C fällt, $(\mathrm{rot}\,\mathfrak{A})_n$ die Komponente von $\mathrm{rot}\,\mathfrak{A}$ in Richtung der äußeren Normalen, s die im Durchlaufungssinne gemessene Bogenlänge von C, so ist

$$\iint\limits_{F} (\mathrm{rot}\,\mathfrak{A})_n\, dF = \int\limits_{C} \mathfrak{A}_t\, ds.$$

XIII. Maxima und Minima.

Die folgenden Regeln gelten nur für Extremwerte im *Innern* des Bereiches, in dem die Funktion betrachtet wird.

Funktionen einer Veränderlichen: $y = f(x)$. (I, S. 141f.)

Für eine Extremalstelle ξ muß $f'(\xi)$ verschwinden. Ist diese Bedingung erfüllt, so liegt ein Extremum vor oder nicht, je nachdem die erste nicht verschwindende Ableitung von gerader oder ungerader Ordnung ist. Im ersten Falle handelt es sich um ein Maximum oder Minimum, je nachdem diese Ableitung negativ oder positiv ist.

Funktionen zweier Veränderlicher: $u = f(x, y)$.

Notwendig für ein Extremum sind die beiden Gleichungen

$$f_x = 0, \quad f_y = 0. \qquad \text{(II, S. 160f.)}$$

Ist dann

$$f_{xx} f_{yy} - f_{xy}^2 > 0,$$

so liegt eine Extremalstelle vor, und zwar ein Maximum oder ein Minimum, je nachdem f_{xx} (und daher auch f_{yy}) negativ oder positiv ist. Ist

$$f_{xx}f_{yy} - f_{xy}^2 < 0,$$

so liegt ein Sattelpunkt vor. (II, S. 180.)

Extrema mit Nebenbedingungen (Multiplikatorenmethode). (II, S. 164 bis 176.) Wenn in der Funktion $u = f(x_1, \ldots, x_n)$ die n Veränderlichen durch die m Nebenbedingungen $(m < n)$

$$\varphi_1(x_1, \ldots, x_n) = 0, \quad \ldots, \quad \varphi_m(x_1, \ldots, x_n) = 0$$

aneinander gebunden sind, so führe man m Multiplikatoren $\lambda_1, \ldots, \lambda_m$ ein und bilde die Funktion

$$F = f + \lambda_1\varphi_1 + \lambda_2\varphi_2 + \cdots + \lambda_m\varphi_m.$$

Dann stellen die m Bedingungsgleichungen und die n weiteren Gleichungen

$$\frac{\partial F}{\partial x_1} = 0, \quad \ldots, \quad \frac{\partial F}{\partial x_n} = 0$$

$m + n$ *notwendige* Bedingungen für die Extremalstellen dar.

XIV. Kurven und Flächen.

Im folgenden bedeuten ξ, η bzw. ξ, η, ζ die laufenden Koordinaten.

1. Ebene Kurven.

Kurvengleichung:

$$\text{a) } y = f(x), \quad \text{b) } F(x, y) = 0, \quad \text{c) } x = \varphi(t), \quad y = \psi(t).$$

Gleichung der Tangente im Punkte (x, y) (II, S. 108):

$$\text{a) } \eta - y = (\xi - x)f'(x), \quad \text{b) } (\xi - x)F_x + (\eta - y)F_y = 0,$$

$$\text{c) } (\xi - \varphi(t))\psi'(t) - (\eta - \psi(t))\varphi'(t) = 0.$$

Gleichung der Normalen im Punkte (x, y) (II, S. 108, 147):

$$\text{a) } \xi - x + (\eta - y)f'(x) = 0, \quad \text{b) } (\xi - x)F_y - (\eta - y)F_x = 0,$$

$$\text{c) } (\xi - \varphi(t))\varphi'(t) + (\eta - \psi(t))\psi'(t) = 0.$$

Krümmung (I, S. 241; II, S. 111):

$$\text{a) } k = \frac{y''}{(1 + y'^2)^{\frac{3}{2}}}, \quad \text{b) } k = -\frac{F_{xx}F_y^2 - 2F_{xy}F_xF_y + F_{yy}F_x^2}{(F_x^2 + F_y^2)^{\frac{3}{2}}},$$

$$\text{c) } k = \frac{\dot{\varphi}\ddot{\psi} - \ddot{\varphi}\dot{\psi}}{(\dot{\varphi}^2 + \dot{\psi}^2)^{\frac{3}{2}}}.$$

Krümmungsradius (I, S. 242; II, S. 111):

$$\varrho = \frac{1}{|k|}.$$

Evolute (Ort des Krümmungsmittelpunktes) (I, S. 243, 265—268):

$$\text{a)}\quad \xi = x - y'\frac{1+y'^2}{y''}, \qquad \eta = y + \frac{1+y'^2}{y''},$$

$$\text{b)}\quad \xi = x + F_x \frac{F_x^2 + F_y^2}{F_{xx}F_y^2 - 2F_{xy}F_xF_y + F_{yy}F_x^2},$$

$$\eta = y + F_y \frac{F_x^2 + F_y^2}{F_{xx}F_y^2 - 2F_{xy}F_xF_y + F_{yy}F_x^2},$$

$$\text{c)}\quad \xi = \varphi - \dot\psi \frac{\dot\varphi^2 + \dot\psi^2}{\dot\varphi\ddot\psi - \ddot\varphi\dot\psi}, \qquad \eta = \psi + \dot\varphi \frac{\dot\varphi^2 + \dot\psi^2}{\dot\varphi\ddot\psi - \ddot\varphi\dot\psi}.$$

Evolvente (I, S. 266f.):

$$\xi = x + (a - s)\dot x, \qquad \eta = y + (a - s)\dot y.$$

Dabei ist a eine willkürliche Konstante, und s bedeutet die von einem beliebigen Punkt aus gemessene Bogenlänge.

Wendepunkte (I, S. 140; II, S. 111): Notwendig für einen Wendepunkt ist

a) $y'' = 0,$ b) $F_{xx}F_y^2 - 2F_{xy}F_xF_y + F_{yy}F_x^2 = 0,$ c) $\dot x\ddot y - \ddot x\dot y = 0.$

Winkel zwischen zwei Kurven (I, S. 228; II, S. 111f.):

$$\text{b)}\quad \cos\omega = \frac{F_xG_x + F_yG_y}{\sqrt{F_x^2 + F_y^2}\,\sqrt{G_x^2 + G_y^2}}, \qquad \text{c)}\quad \cos\omega = \frac{\dot x\dot x_1 + \dot y\dot y_1}{\sqrt{\dot x^2 + \dot y^2}\,\sqrt{\dot x_1^2 + \dot y_1^2}}.$$

Insbesondere lautet die Bedingung für das Senkrechtstehen

$$\text{b)}\quad F_xG_x + F_yG_y = 0, \qquad \text{c)}\quad \dot x\dot x_1 + \dot y\dot y_1 = 0;$$

die für eine Berührung

$$\text{b)}\quad F_xG_y - F_yG_x = 0, \qquad \text{c)}\quad \dot x\dot y_1 - \dot x_1\dot y = 0.$$

Zwei Kurven $y = f(x)$ und $y = g(x)$ berühren sich in einem Punkte von der Ordnung n, wenn daselbst

$$f(x) = g(x), \quad f'(x) = g'(x), \ldots, f^{(n)}(x) = g^{(n)}(x),$$

$$f^{(n+1)}(x) \neq g^{(n+1)}(x)$$

ist. (I, S. 285.)

2. Raumkurven.

Kurvengleichungen:

$$x = \varphi(t), \quad y = \psi(t), \quad z = \chi(t).$$

Richtungskosinus der Tangente:

$$\frac{\dot{x}}{\sqrt{\dot{x}^2 + \dot{y}^2 + \dot{z}^2}}, \quad \frac{\dot{y}}{\sqrt{\dot{x}^2 + \dot{y}^2 + \dot{z}^2}}, \quad \frac{\dot{z}}{\sqrt{\dot{x}^2 + \dot{y}^2 + \dot{z}^2}}.$$

Betrag der Krümmung (II, S. 78):

$$|k| = \frac{1}{\varrho} = \sqrt{\left(\frac{d^2 x}{d s^2}\right)^2 + \left(\frac{d^2 y}{d s^2}\right)^2 + \left(\frac{d^2 z}{d s^2}\right)^2} \qquad (s \text{ Bogenlänge}).$$

3. Flächen.

Flächengleichung:

a) $z = f(x, y)$, b) $F(x, y, z) = 0$, c) $x = \varphi(u, v)$, $y = \psi(u, v)$, $z = \chi(u, v)$.

Gleichung der Tangentialebene (II, S. 115):

$$\text{a)} \quad \zeta - z = (\xi - x) f_x + (\eta - y) f_y,$$

$$\text{b)} \quad (\xi - x) F_x + (\eta - y) F_y + (\zeta - z) F_z = 0,$$

$$\text{c)} \quad (\xi - x)(\psi_u \chi_v - \psi_v \chi_u) + (\eta - y)(\chi_u \varphi_v - \chi_v \varphi_u)$$
$$+ (\zeta - z)(\varphi_u \psi_v - \varphi_v \psi_u) = 0.$$

Richtungskosinus der Normalen (I, S. 227; II, S. 115, 143):

$$\text{a)} \quad \cos\alpha = -\frac{f_x}{\sqrt{1 + f_x^2 + f_y^2}}, \quad \cos\beta = -\frac{f_y}{\sqrt{1 + f_x^2 + f_y^2}}, \quad \cos\gamma = \frac{1}{\sqrt{1 + f_x^2 + f_y^2}};$$

$$\text{b)} \quad \cos\alpha = \frac{F_x}{\sqrt{F_x^2 + F_y^2 + F_z^2}}, \quad \cos\beta = \frac{F_y}{\sqrt{F_x^2 + F_y^2 + F_z^2}}, \quad \cos\gamma = \frac{F_z}{\sqrt{F_x^2 + F_y^2 + F_z^2}};$$

$$\text{c)} \quad \cos\alpha = \frac{A}{\sqrt{A^2 + B^2 + C^2}}, \quad \cos\beta = \frac{B}{\sqrt{A^2 + B^2 + C^2}}, \quad \cos\gamma = \frac{C}{\sqrt{A^2 + B^2 + C^2}}$$

mit

$$A = \psi_u \chi_v - \psi_v \chi_u, \quad B = \chi_u \varphi_v - \chi_v \varphi_u, \quad C = \varphi_u \psi_v - \varphi_v \psi_u.$$

Winkel zwischen zwei Flächen (II, S. 144):

$$\cos\omega = \cos\alpha_1 \cos\alpha_2 + \cos\beta_1 \cos\beta_2 + \cos\gamma_1 \cos\gamma_2.$$

Insbesondere lautet die Bedingung für das Senkrechtstehen:

$$\cos\alpha_1 \cos\alpha_2 + \cos\beta_1 \cos\beta_2 + \cos\gamma_1 \cos\gamma_2 = 0.$$

4. Enveloppe (II, S. 147—159).

Um die Enveloppe der ebenen Kurvenschar

$$f(x, y, c) = 0$$

oder der Flächenschar

$$f(x, y, z, c) = 0$$

zu erhalten, berechne man durch Elimination der Größe c aus den beiden Gleichungen

$$f = 0, \quad f_c = 0$$

die „Diskriminantengleichung". Diese enthält die Enveloppe sowie den geometrischen Ort der singulären Stellen.

Ist die Kurvenschar in Parameterform: $x = \varphi(t, c)$, $y = \psi(t, c)$ gegeben, so erhält man die Diskriminantengleichung durch Elimination von c und t aus

$$x = \varphi(t, c), \quad y = \psi(t, c), \quad \frac{\partial \varphi}{\partial t} \frac{\partial \psi}{\partial c} - \frac{\partial \varphi}{\partial c} \frac{\partial \psi}{\partial t} = 0. \qquad \text{(II, S. 151.)}$$

Die Enveloppe einer zweiparametrigen Flächenschar

$$f(x, y, z, c_1, c_2) = 0$$

ist enthalten in der Gleichung, die sich durch Elimination der beiden Parameter c_1 und c_2 aus den Gleichungen

$$f = 0, \quad f_{c_1} = 0, \quad f_{c_2} = 0$$

ergibt.

XV. Bogenlänge, Flächeninhalt, Volumen.

Bogenlänge (I, S. 237—240). Die ebene Kurve sei gegeben durch die Gleichungen

$$\text{a) } y = f(x), \quad \text{b) } F(x, y) = 0, \quad \text{c) } x = \varphi(t), \quad y = \psi(t),$$

$$\text{d) (Polarkoordinaten) } r = r(\varphi).$$

Die Bogenlänge wird

$$\text{a) } s = \int_{x_0}^{x_1} \sqrt{1 + y'^2}\, dx, \quad \text{b) } s = \int_{x_0}^{x_1} \sqrt{F_x^2 + F_y^2}\, \frac{1}{F_y}\, dx,$$

$$\text{c) } s = \int_{t_0}^{t_1} \sqrt{\dot{x}^2 + \dot{y}^2}\, dt, \quad \text{d) } s = \int_{\varphi_0}^{\varphi_1} \sqrt{r^2 + r'^2}\, d\varphi.$$

Die Bogenlänge der Raumkurve

$$x = \varphi(t), \quad y = \psi(t), \quad z = \chi(t)$$

ist

$$s = \int_{t_0}^{t_1} \sqrt{\dot{x}^2 + \dot{y}^2 + \dot{z}^2}\, dt.$$

Flächeninhalt ebener Bereiche. Der von der Kurve

$$r = r(\varphi)$$

und zwei Radiusvektoren φ_0 und φ_1 begrenzte Flächeninhalt wird in Polarkoordinaten gegeben durch

$$\tfrac{1}{2} \int_{\varphi_0}^{\varphi_1} r^2\, d\varphi \qquad\qquad \text{(I, S. 237.)}$$

Der Flächeninhalt des von der Kurve

$$y = f(x),$$

den beiden Achsenparallelen $x = x_0$ und $x = x_1$ und der x-Achse eingeschlossenen Bereiches ist

$$\int_{x_0}^{x_1} y\, dx.$$

Es sei G ein positiv orientierter Bereich, R sein Rand (über die Orientierung und das Vorzeichen des Flächeninhalts vgl. II, Kap. V, § 4, Nr. 1). Der Flächeninhalt des Bereiches ist

$$\iint_G dx\, dy = - \int_{\overleftarrow{R}} y\, dx = \int_{\overleftarrow{\cdot R}} x\, dy = \tfrac{1}{2} \int_{\overleftarrow{R}} (x\, dy - y\, dx).$$

$$\text{(II, S. 335, 336; vgl. auch II, S. 309.)}$$

Flächeninhalt krummer Oberflächen (II, S. 238—244, 254f.). Die Oberfläche sei gegeben durch

$$\text{a) } z = f(x, y), \qquad \text{b) } F(x, y, z) = 0,$$

$$\text{c) } x = \varphi(u, v), \quad y = \psi(u, v), \quad z = \chi(u, v).$$

Im Falle c) seien E, F und G die sog. Fundamentalgrößen der Fläche, nämlich

$$\left.\begin{aligned}
E &= \varphi_u^2 + \psi_u^2 + \chi_u^2, \\
F &= \varphi_u \varphi_v + \psi_u \psi_v + \chi_u \chi_v, \\
G &= \varphi_v^2 + \psi_v^2 + \chi_v^2.
\end{aligned}\right\} \qquad \text{(II, S. 142, 243.)}$$

Dann ist

$$E\,G - F^2 = (\varphi_u\,\psi_v - \varphi_v\,\psi_u)^2 + (\psi_u\,\chi_v - \psi_v\,\chi_u)^2 + (\chi_u\,\varphi_v - \chi_v\,\varphi_u)^2.$$

$$\text{(II, S. 243.)}$$

Die Bogenlänge der auf der Fläche gezogenen Kurve

$$u = u(t), \quad v = v(t)$$

ist dann

$$s = \int_{t_0}^{t_1} \sqrt{E\,\dot{u}^2 + 2F\,\dot{u}\dot{v} + G\,\dot{v}^2}\,dt. \qquad \text{(II, S. 142.)}$$

Der Flächeninhalt des über dem Bereich g der $x\,y$-Ebene liegenden Flächenstückes ist

$$O = \iint_g do,$$

a) $O = \iint_g \sqrt{1 + f_x^2 + f_y^2}\,dx\,dy,$ b) $O = \iint_g \sqrt{F_x^2 + F_y^2 + F_z^2}\,\dfrac{1}{F_z}\,dx\,dy,$

c) $O = \iint_B \sqrt{E\,G - F^2}\,du\,dv.$

Dabei ist das letzte Integral über den Bereich B der $u\,v$-Ebene zu erstrecken, der dem Bereiche g entspricht.

Die Oberfläche der *Rotationsfläche*

$$x = u\cos v, \quad y = u\sin v, \quad z = \varphi(u),$$

die durch Rotation der Kurve

$$z = \varphi(x)$$

um die z-Achse entsteht, ist

$$O = 2\pi \int_{u_0}^{u_1} \sqrt{1 + \varphi'^2(u)}\,u\,du = 2\pi \int_{s_0}^{s_1} u\,ds,$$

wobei s die Bogenlänge der Meridiankurve $z = \varphi(x)$ bedeutet. (II, S. 244; vgl. auch I, S. 245.)

Oberfläche ω_n der n-dimensionalen Einheitskugel (II, S. 270): $x_1^2 + x_2^2 + \cdots + x_n^2 = 1$:

$$\omega_n = \frac{2(\sqrt{\pi})^n}{\Gamma\left(\dfrac{n}{2}\right)}.$$

Volumenberechnung. Das über dem Bereiche G liegende von oben durch das Flächenstück F mit der Gleichung

$$z = f(x, y)$$

begrenzte Volumen ist

$$V = \iint_G f(x, y)\,dx\,dy \qquad \text{(II, S. 196)}$$

(über das Vorzeichen vgl. II, Kap. V, § 4, 1).

Ist das *Flächenstück F geschlossen* und begrenzt den räumlichen Bereich V, so ist dessen Volumen

$$V = \iiint\limits_V dx\,dy\,dz = -\iint\limits_F z\,dx\,dy = -\iint\limits_F x\,dy\,dz = -\iint\limits_F y\,dz\,dx.$$

(II, S. 347f.)

In *Polarkoordinaten* drückt sich dasselbe Volumen aus durch

$$V = \iiint\limits_B r^2 \sin\vartheta\,dr\,d\vartheta\,d\varphi,$$

wobei B der dem Bereiche V entsprechende Bereich des $r\vartheta\varphi$-Raumes ist. (II, S. 226.)

Das Volumen der *Rotationsfläche*

$$x = u\cos v, \quad y = u\sin v, \quad z = \varphi(u),$$

die durch Rotation der Kurve

$$z = \varphi(x)$$

um die z-Achse entsteht, ist

$$V = \pi \int\limits_{z_0}^{z_1} u^2\,dz.$$

(II, S. 237f.; vgl. auch I, S. 245.)

Volumen v_n der n-dimensionalen Einheitskugel $x_1^2 + x_2^2 + \cdots + x_n^2 = 1$:

$$v_n = \begin{cases} \dfrac{\pi^{\frac{n}{2}}}{\left(\dfrac{n}{2}\right)!} & \text{für gerades } n, \\[2em] \dfrac{2^n\,\pi^{\frac{n-1}{2}}\left(\dfrac{n-1}{2}\right)!}{n!} & \text{für ungerades } n. \end{cases} \qquad \text{(II, S. 270.)}$$

Sachverzeichnis.